Medical
Series

全方位護理
應考e寶典

書中QR碼
下載試題

2024

必勝秘笈　考前衝刺

兒科護理學

羅高文◎編著

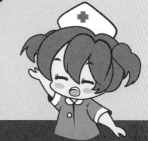

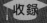收錄　護理師國考試題｜助產師國考試題

★ 護理、助產相關科系升學及執照考試專用

國家圖書館出版品預行編目資料

全方位護理應考 e 寶典：兒科護理學／
羅高文編著.－第十六版.－新北市：新
文京開發出版股份有限公司，2024.09
面；　公分
ISBN　978-626-392-048-4（平裝）
1.CST：小兒科護理
419.84　　　　　　　　　　113011240

全方位護理應考 e 寶典－兒科護理學　　（書號：B265e16）

編 著 者	羅高文
出 版 者	新文京開發出版股份有限公司
地　　址	新北市中和區中山路二段 362 號 9 樓
電　　話	(02) 2244-8188（代表號）
Ｆ　Ａ　Ｘ	(02) 2244-8189
郵　　撥	1958730-2
第十一版	2019 年 03 月 01 日
第十二版	2020 年 03 月 13 日
第十三版	2021 年 03 月 20 日
第十四版	2022 年 09 月 25 日
第十五版	2023 年 09 月 10 日
第十六版	2024 年 09 月 15 日

建議售價：370 元

ISBN　978-626-392-048-4

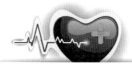

完勝國考三步驟

　　按照下面三個步驟練習，《全方位護理應考e寶典》就能幫你在考前完整複習，戰勝國考！挑戰國考最高分！

✔ Step 1　了解重點

　　詳讀「重點彙整」**黑體字國考重點**，學會重要概念。♥標示點出命題比例，考前先知得分區。

✔ Step 2　訓練答題技巧

　　讓專家為你解析考題，藉由「題庫練習」歷屆考題，複習考試重點，找到自己的弱點。

✔ Step 3　模擬試題

　　考前的實戰練習，讓你應考更得心應手。

　　覺得練習不足嗎？《全方位護理應考e寶典》還**收錄歷屆考題QR code**，不管是「升學、考照、期中期末考」，《全方位護理應考e寶典》永遠能幫你在最短時間內，做好最佳的準備！

　　考選部於2022年啟動國家考試數位轉型發展及推動計畫，將國家考試擴大為電腦化測驗，以順應數位化趨勢。有關國家考試測驗式試題採行電腦化測驗及各項應考注意事項請至考選部應考人專區查詢。

　　應考人專區　QR code

♥ 新文京編輯部祝你金榜題名 ♥

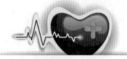

編·者·簡·介

| 羅高文 |

學歷　台北護理健康大學博士班進修中

　　　國防大學醫學院護理研究所兒科組碩士

現職　長庚科技大學護理系專任講師

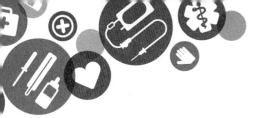

CONTENTS 目錄

CHAPTER 01

緒　論 1

♥ ♡ ♡

1-1　兒科護理的定義 2

1-2　兒科護理的發展史 2

1-3　兒科護理人員的角色及功能 4

1-4　兒科護理人員對倫理及法律應有的
　　　基本認識 5

＊　題庫練習 7

CHAPTER 02

兒童的生長及發展 11

♥ ♥ ♡

2-1　兒童生長及發展概論 13

2-2　兒童的生理發展 15

2-3　性心理發展－佛洛依德(Freud) 21

2-4　社會心理發展－艾瑞克森(Erikson) 22

2-5　認知發展－皮亞傑(Piaget) 23

2-6　其他發展 26

2-7　嬰幼兒的氣質特徵 28

2-8　嬰幼兒的發展評估 30

2-9　嬰幼兒發展的特殊問題 31

＊　題庫練習 34

CHAPTER 03

兒童的健康照護 49

♥ ♥ ♡

3-1　兒童的健康促進 50

3-2　安全維護及事故傷害的預防 59

＊　題庫練習 74

CHAPTER 04

新生兒的護理 89

4-1　新生兒的定義 90

4-2　新生兒的生理發展及特徵 90

4-3　新生兒的整體性護理 96

4-4　新生兒常見的健康問題 100

4-5　新生兒篩檢 103

4-6　先天性異常 110

＊ 題庫練習 113

CHAPTER 05

高危險新生兒的護理 131

5-1　高危險新生兒概論 132

5-2　常見的高危險新生兒疾病 135

＊ 題庫練習 151

CHAPTER 06

住院兒童的護理 167

6-1　住院兒童的護理 168

6-2　住院兒童家屬的護理 178

6-3　常用兒科護理技術 179

＊ 題庫練習 188

CHAPTER 07

慢性病兒童及家屬的護理 209

7-1　慢性病對兒童及家屬的衝擊、因應及
　　 適應 210

7-2　慢性病兒童及家屬常見的照護問題 ... 212

7-3　照顧慢性病兒童及家屬護理人員的
　　 角色 212

＊ 題庫練習 214

CHAPTER 08

♥ ♡ ♡

瀕死兒童的護理 219

8-1　兒童對死亡概念的發展 220

8-2　兒童對瀕死的反應 220

8-3　照顧瀕死兒童及家屬護理重點 223

＊ 題庫練習 225

CHAPTER 09

♥ ♥ ♡

傳染性疾病患童的護理 233

9-1　兒童傳染性疾病概論 234

9-2　兒童常見的傳染性疾病 237

＊ 題庫練習 256

CHAPTER 10

♥ ♥ ♥

呼吸系統疾病患童的護理 271

10-1　兒童呼吸系統概論 272

10-2　兒童常見的呼吸系統疾病 277

＊ 題庫練習 293

CHAPTER 11

♥ ♥ ♡

循環系統疾病患童的護理 313

11-1　兒童心臟血管概論 314

11-2　兒童常見的心臟血管疾病 319

＊ 題庫練習 332

CHAPTER 12

♥ ♥ ♥

血液及免疫系統疾病患童的護理 353

12-1　兒童血液及免疫系統概論 354

12-2　兒童常見的血液疾病 356

＊ 題庫練習 370

CHAPTER 13

♥ ♥ ♡

內分泌及代謝功能異常患童的護理 385

13-1　兒童內分泌及代謝系統概論 386

13-2　兒童常見的內分泌及代謝系統疾病 ...388

＊ 題庫練習 402

CHAPTER 14

消化系統疾病患童的護理 **415**

14-1　兒童消化系統概論 416

14-2　兒童常見的消化系統疾病 420

＊題庫練習 443

CHAPTER 15

泌尿生殖系統疾病患童的護理 **459**

15-1　兒童泌尿生殖系統概論 460

15-2　兒童常見的泌尿生殖系統疾病 462

＊題庫練習 471

CHAPTER 16

神經、肌肉及骨骼系統疾病患童的
護理 **483**

16-1　兒童神經、肌肉及骨骼系統概論 484

16-2　兒童常見的神經、肌肉及骨骼系統
疾病 490

＊題庫練習 511

CHAPTER 17

癌症兒童的護理 **533**

17-1　兒童癌症概論 534

17-2　兒童常見的癌症 540

＊題庫練習 548

113年第二次專技高考 560

掃描QR code
或至reurl.cc/QR4nRO下載題庫

緒　論

出題率：♥ ♡ ♡

CHAPTER
01

兒科護理的定義

兒科護理的發展史——西方兒科護理的演進
　　　　　　　　　├臺灣兒科護理的演進
　　　　　　　　　├國內兒童健康問題的變遷
　　　　　　　　　└兒科護理未來的發展趨勢

兒科護理人員的——兒科護理人員的行為
角色及功能　　　　└兒科護理人員的角色功能

兒科護理人員對倫理及——法律概念及責任
法律應有的基本認識　　├法律及倫理議題
　　　　　　　　　　　└兒童及少年福利與權益保障法

Pediatric Nursing

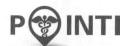

1-1　兒科護理的定義

1. 現代兒科護理原則是以**家庭為中心**的護理，視兒童為獨立個體，**依生長發展程度及其特殊需要**，輔以相關醫學知識以**照護生病兒童**，並促進身體、認知、情緒之健康。其照護理念強調**賦權**(empowerment)，**即醫療人員與家庭互動過程中，讓家庭成員獲得自我控制感，並建立醫護專業人員與家人的夥伴關係，進而增加優勢、能力及行動**，鼓勵並支持病童父母或手足有機會時**參與共同照顧**。

2. 強調疾病預防，使兒童與家庭達到身、心、社會健康狀態。

3. **世界衛生組織：兒科護理的對象為未滿 18 歲的兒童及少年。**

1-2　兒科護理的發展史

一、西方兒科護理的演進

1. 1789 年，法國革命將小兒科從內科分離。

2. 1869 年，哈佛大學成立兒童醫院。

3. 1912 年美國成立兒童局，為兒童福利與健康照顧做有系統的規劃研究；1921 年通過婦幼保健法；1964 年提供早期與週產期兒童篩檢、診斷及治療；1975 年通過殘障兒童教育法案。

二、臺灣兒科護理的演進

1. 1973 年，通過「兒童福利法」；1985 年，實施優生保健法。

2. 1992 年，林口長庚醫院成立第一所兒童醫院。

3. 1999 年，內政部成立兒童局。

4. 2000 年，全世界發起全民健康，希望降低新生兒死亡率、減少先天性缺陷；應用公共衛生護理之「三段五級學說」於兒童保健中。

5. 2003 年，合併「兒童福利法」及「少年福利法」為「兒童及少年福利法」；2012 年改為「兒童及少年福利與權益保障法」。

三、國內兒童健康問題的變遷

1. 兒童因感染而引起的死亡率已有下降的趨勢。

2. 兒童罹患惡性腫瘤的死亡率仍有逐年升高的現象。

3. 兒童事故傷害的死亡率仍有偏高的現象。

4. 依衛生福利部之統計資料，**國內嬰兒（未滿 1 歲）主要死亡原因為先天性畸形、變形及染色體異常。**

四、兒科護理未來的發展趨勢

1. **兒科護理未來將會著重於青少年族群之健康照顧。**

2. 我國兒童健康問題由急性病轉為慢性病，需長期照護。

3. 兒童人權不容忽視，故兒科護理人員宜加強相關法規知識、運用倫理原則，分析常見的倫理議題，協助父母處理相關問題。

4. 著重優生保健及健康促進，並加強視力保健、口腔衛生保健等。

5. 衛生福利部國民健康署，設定我國**嬰幼兒健康促進及保護計畫目標，針對 1~14 歲兒童之目標在減少事故傷害。**

6. 尊重文化不同性與家庭的個別性，隨時提供完整的資訊給家庭成員及專業人員。

7. 臺灣少子化問題日趨嚴重，為提升出生率及降低嬰兒死亡率，可藉由**分析嬰兒死因及死亡率、提升孕產期醫療照護的品質、提供優質的托育計畫及補助**等措施達到上述目標。

1-3　兒科護理人員的角色及功能

一、兒科護理人員的行為

1. **保護性行為**(protective behavior)：指直接保護孩童免於受到傷害的活動，如術前衛教指導、圍床欄等。

2. **養育性行為**(nurturing behavior)：指照顧促進生長的活動，如餵食、擁抱、撫摸等。

3. **創造性行為**(generative behavior)：指帶來有益健康的活動和態度，如擬定飲食計畫、休閒活動規劃等。

二、兒科護理人員的角色功能

包括**了解各年齡層兒童的正常生長發育過程、了解國家對嬰幼兒保健的政策發展、依據實證研究結果改善兒童與家庭的照護**，說明如下：

1. 健康照顧提供者：運用專業知識及護理技術提供護理措施，滿足病童的需要。

2. 協調者及合作者：擔任各健康照護人員之間的協調者與合作者，成為最了解兒童及其家人需求的主要人員。

3. 代言人：作為兒童、家屬、醫療人員溝通的橋樑。

4. 衛生教育者：提供家庭健康促進、疾病預防、長期照護的知識與技能。

5. 支持者及諮商者：當家庭中有兒童產生健康問題時，透過支持者的角色傾聽陪伴，並以諮商者的角色鼓勵病童與家屬表達感受以協助解決問題。

6. 家庭功能評估者：包括家庭角色、家庭結構等相關知識、溝通特性、處理問題的方法、家庭支持系統、手足是否了解家庭常規角色的改變等相關議題。

1-4 兒科護理人員對倫理及法律應有的基本認識

一、法律概念及責任

1. 護理業務的規則：臨床護理業務的標準，包括照護標準、工作評價、專業分享、資源利用、倫理、教育研究等。
2. 護理人員有責任擴展知識基礎，以辨識病童執行醫療措施後，如病況有重大改變時，馬上採取必要動作以保護兒童。
3. 必須詳細客觀記錄病童生理反應、治療反應及相關病程進展。

二、法律及倫理議題

1. 告知同意書：其內容包括醫師需提供病童病況的解釋、治療、預後、問題等的回答。
2. 保守祕密：當保守的祕密會危害大眾的健康，或牽涉到複雜的治療時，則會造成保密更加困難。
3. 精進的醫療技術除能延續病童的生命，可能也會產生許多法律及倫理上的問題，如臨終維持生命的治療、器官移植等議題。
4. 護理師應主動與父母討論相關議題，鼓勵他們與孩子討論治療意願，較大的病童需要讓其適切參與有關自己照護的決策。

三、兒童及少年福利與權益保障法

（2021年1月20日修正）

兒童福利之中央主管機關為衛生福利部，相關法條如下：

1. 依據施行細則，**發展遲緩早期療育**實施服務的流程，主要負責**協調整合與管理的窗口**為**兒童早期療育通報轉介中心**。

2. 第 2 條：本法所稱**兒童及少年**，指未滿 18 歲之人；所稱**兒童**，指未滿 12 歲之人；所稱**少年**，指 12 歲以上未滿 18 歲之人。

3. 第 51 條：父母、監護人或其他實際照顧兒童及少年之人，**不得使 6 歲以下兒童或需要特別看護之兒童及少年獨處**或由不適當之人代為照顧。

4. 第 53 條：**醫事人員**、社會工作人員、教育人員、保育人員、教保服務人員、警察、司法人員、移民業務人員、戶政人員、村（里）幹事及其他執行兒童及少年福利業務人員，於執行業務時**知悉兒童及少年有施用毒品、非法施用管制藥品或其他有害身心健康之物質、遭受其他傷害之情形者，應立即向直轄市、縣（市）主管機關通報，不得超過 24 小時**。

QUESTI❓N

1. 兒科護理最新趨勢為：(A)以照護為中心　(B)以家庭為中心　(C)以治療為中心　(D)以預防為中心　　　　　　　　　　　　（97專高一）

   解析 以家庭為中心的護理，視兒童為一個獨立的個體，輔以兒童的生長發展程度及其特殊的需要，使兒童與家庭均達到身、心、社會都健康的狀態。

2. 有關兒科護理的敘述，下列何者錯誤？(A)照顧兒童及青少年，需要注意其有著脆弱性高及發展不成熟的特點　(B)兒童的表達能力差，應以家庭主要照顧者提供的資料為唯一的判斷依據　(C)兒科護理人員必須了解兒童的正常生長發育過程，才能提供適當的照顧　(D)兒科護理強調以家庭為中心的護理，並重視人權與倫理法規　　　　　　　　　　　　　　　　　（98專普二）

3. 下列何者不是我國兒童常見的健康問題？(A)齲齒　(B)發展遲緩　(C)視力問題　(D)頭蝨　　　　　　　　　　　　　　　　（101專高二）

4. 兒童及少年福利法規定，當醫事人員知悉兒童或少年有施用毒品，應於幾小時內立即向直轄市、縣（市）主管機關通報？(A) 24　(B) 36　(C) 48　(D) 72　　　　　　　（101專普二；102專高二）

5. 有關小兒重症照護中的法律與倫理問題，下列何者正確？(A)小於18歲的兒童，行為不具法律效力，護理師執行醫療行為時，不須與其討論　(B)父母有權替孩子決定一切醫療行為，包括是否要施行救命治療，護理師聽從父母決定即可　(C)為了擔心青少年在了解自己的病情後，會做出不理智的事，護理師必須隱瞞病情　(D)護理師應主動與父母討論相關議題，鼓勵他們與孩子討論治療意願　　　　　　　　　　　　　　　　　（102專高二）

6. 依據2012年8月8日修正的兒童及少年福利與權益保障法，當護理師知悉兒童施用毒品時，應於幾小時內向主管機關通報？(A) 24　(B) 48　(C) 72　(D) 96　　　　　　　　　　　　（103專高一）

解答：　　1.B　　2.B　　3.D　　4.A　　5.D　　6.A

7. 有關「以家庭為中心的照護」，下列敘述何者正確？(A)為了避免家人過於擔心，與家屬溝通病情時應先過濾訊息　(B)為了減少交互感染的機率，應盡量避免病童之手足來探病　(C)為了病房環境管理，應嚴格執行病房會客時間之規定　(D)為了增強照護能力，鼓勵父母或手足一起參與照護病童的計畫　（105專高一）

解析 (A)為了避免家人過於擔心，與家屬溝通病情時應完整詳盡地告知；(B)(C)為了減少交互感染的機率，應告知多洗手，與配戴口罩，但不應限制手足來探訪。

8. 兒科護理師的角色和功能，下列敘述何者錯誤？(A)了解各年齡層兒童的正常生長發育過程　(B)了解國家對嬰幼兒保健的政策發展　(C)促進12歲以下兒童的身體健康為主　(D)依據研究實證結果改善兒童與家庭的照護　（106專高二）

9. 衛生福利部國民健康署，2013年提倡嬰幼兒健康促進及保護計畫目標，針對1~14歲兒童之目標，期望減少哪一項之死亡率？(A)兒童重症腸病毒　(B)先天代謝性異常　(C)意外事故及傷害　(D)呼吸系統疾病　（106專高二）

10. 依據2015年修正之「兒童及少年福利與權益保障法」，此法所稱之兒童及少年是指未滿幾歲之人？(A) 12歲　(B) 14歲　(C) 15歲　(D) 18歲　（107專高一）

11. 台灣少子化問題日趨嚴重，因此提升出生率及降低嬰兒死亡率為政府的重要目標，下列哪項措施無助於達到上述目標？(A)降低法定結婚的年齡　(B)分析嬰兒死因及死亡率　(C)提升孕產期醫療照護的品質　(D)提供優質的托育計畫及補助　（107專高一）

12. 臺灣發展遲緩早期療育實施服務的流程，主要負責協調整合與管理的窗口為何？(A)兒童早期療育通報轉介中心　(B)發展遲緩兒童聯合評估中心　(C)各縣市政府衛生局　(D)發展遲緩兒童早期療育中心　（109專高二）

解答：　7.D　8.C　9.C　10.D　11.A　12.A

13. 依據「兒童及少年福利與權益保障法」第53條，當護理師知悉兒童非法施用毒品或管制藥品、遭受虐待或其他傷害，至遲不得超過幾小時，應立即向主管機關通報？(A) 12小時　(B) 24小時　(C) 36小時　(D) 48小時　（110專高一）

14. 小傑，2歲，罹患重度海洋性貧血(Thalassemia)，需反覆入院輸血。母親為印尼裔回教徒的新住民，中文溝通有限，有關以家庭為中心的護理計畫，下列敘述何者最適當？(A)提供家庭以臺灣本土文化為主的照護計畫　(B)完全配合印尼文化，進行所有病童與其家庭對疾病與住院的反應和需求照護　(C)在住院期間，盡量與家庭的文化習慣和常規保有一致性　(D)在所有照護決策過程，請小傑母親找尋其他家人幫忙做翻譯　（110專高一）

15. 因應少子化時代來臨，為保護兒童，兒童及少年福利與權益保障法規，下列何者錯誤？(A)醫護人員執行業務時知悉兒童及青少年有施用毒品時，應於24小時內通報相關主管機關　(B)兒童及少年福利與權益保障法主要保護20歲以下之兒童及青少年　(C)任何人對兒童及少年不得有遺棄、身心虐待、猥褻或性交行為　(D)孕婦不得吸菸、酗酒、嚼檳榔或施用毒品等有害胎兒發育之行為　（111專高一）

解析 本法所稱兒童及少年，指未滿18歲之人。

16. 兒科護理重視以家庭為中心的照護，有關其基本觀念之一「賦權(empowerment)」的定義，下列敘述何者正確？(A)治療兒童疾病需考量健康提供者、病童及父母親的相互利益，以滿足家庭成員需求　(B)醫療人員與家庭互動過程中，讓家庭成員獲得自我控制感，進而增加優勢、能力及行動　(C)由護理師扮演兒童發言人，讓家庭對兒童的健康需求有所認知　(D)專業人員使用高科技輔助溝通，使兒童及其家庭減輕其壓力，讓傷害降低　（111專高一）

解答：　13.B　14.C　15.B　16.B

17. 以「家庭為中心的照護」應用於加護病房的照顧，下列敘述何者正確？(A)鼓勵並支持病童父母或手足有機會時參與共同照顧 (B)加強管理，嚴格規定父母會客時間，以預防感染 (C)為減少交互感染之風險，應盡量避免家人探視 (D)兒童、青少年住院，醫師應以父母作為病情溝通與解釋對象 （112專高一）

18. 有關賦權(empowerment)在兒科護理照護的應用，下列敘述何者錯誤？(A)強調醫護人員有權利決定病童照護的選擇 (B)強調病童及其家人能有能力與行動促進病童的健康 (C)建立醫護專業人員與家人的夥伴關係，協同照護病童 (D)強調家人有權利與能力決定家庭成員的健康需求 （112專高三）

解析 賦權即醫護人員與家庭互動過程中，讓家庭成員獲得自我控制感，鼓勵並支持病童父母或手足有機會時參與共同照顧。

兒童的生長及發展

兒童生長及發展概論┬生長的定義
├發展的定義
├發展的原則
└影響生長及發展的因素

兒童的生理發展┬整體性的發展
└系統性的發展

性心理發展┬口慾期
─佛洛依德├肛門期
├性蕾期
├潛伏期
└生殖期

社會心理發展┬嬰兒期－信任感－不信任感
─艾瑞克森├幼兒期－自主性－差恥感及懷疑
├學齡前期－進取性－罪惡感
├學齡期－勤勉感－自卑感
└青春期－認同感－角色混淆

認知發展－皮亞傑┬感覺運動期
├運思前期
├具體運思期
└形式運思期

Pediatric Nursing

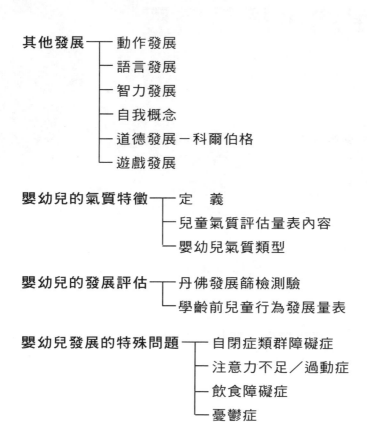

其他發展 ── 動作發展
　　　　 ── 語言發展
　　　　 ── 智力發展
　　　　 ── 自我概念
　　　　 ── 道德發展－科爾伯格
　　　　 ── 遊戲發展

嬰幼兒的氣質特徵 ── 定　義
　　　　　　　　 ── 兒童氣質評估量表內容
　　　　　　　　 ── 嬰幼兒氣質類型

嬰幼兒的發展評估 ── 丹佛發展篩檢測驗
　　　　　　　　 ── 學齡前兒童行為發展量表

嬰幼兒發展的特殊問題 ── 自閉症類群障礙症
　　　　　　　　　　 ── 注意力不足／過動症
　　　　　　　　　　 ── 飲食障礙症
　　　　　　　　　　 ── 憂鬱症

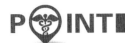

2-1　兒童生長及發展概論

一、生長的定義

1. 量的增加：細胞數目及大小的增加，使個體的重量隨之增加。

2. 質的改變：結構組織的改變與功能的發揮，包括心理和生理。

3. 身體大小改變和進化的過程。

二、發展的定義

1. 係指「量」的增加及「質」的改進。

2. **由一個較低的複雜度到一個較高的複雜度**；可藉由成長、學習、成熟，使個體由擴展能力，而在功能上逐漸完善。

3. **係指個體遵循一定程序和連貫的變化過程。**

4. 兒童發展的分期
   (1) 胎兒期：懷孕至出生。
   (2) 新生兒期：出生～28 天。
   (3) 嬰兒期：28 天～1 歲。
   (4) 幼兒期：1~3 歲。
   (5) 學齡前期（兒童早期）：3~6 歲。
   (6) 學齡期（兒童中期）：6~12 歲。
   (7) 青少年期：12~20 歲。

三、發展的原則

1. **早期發展是後期發展的基礎**，也互為因果關係。

2. 兒童發展**遵循一定的模式**，其生長與發育是有順序可循的，但在**共同模式下仍有個別差異**，且**發展具有關鍵期**，即在某些年齡內某種發展是特別重要的。

3. 發展過程具有共同模式：**有方向性模式，各項發展獨立，但彼此間仍有關聯**。

   (1) **首尾定律**(cephalocaudal law)：**從頭到尾發展**。

   A. 嬰兒先抬頭→豎頸→翻身→坐→站→走。

   B. 先會用眼睛，才學會用手。

   C. 先會控制手，之後才會控制腳。

   D. 先完成頭部控制，而後才是軀體。

   (2) **近遠原則**(proximal-distal law)：**從軀幹到四肢發展**。嬰兒先會抬手→抓握→手指取物。

   (3) 分化的原則：**由簡單到複雜**，從**整體性到特殊發展**。先發展粗動作（全身大肌肉）→精細動作（局部小肌肉）。

四、影響生長及發展的因素

1. 遺傳因素：生理、智能和人格等。

2. 環境因素（自然及人為、內在及外在）：

   (1) 胎兒期：母體年齡、飲食、疾病、藥物、壓力事件等影響。

   (2) 出生後：兒童的營養、疾病、藥物、壓力事件、心理情緒、排行、生活型態，以及氣候的變化、社經地位、父母婚姻狀況、學校照護、社區環境等。

2-2　兒童的生理發展

一、整體性的發展

嬰兒期與青春期是生長快速期，尤其是出生至 6 個月。

(一) 身高及體重

表 2-1　兒童的身高及體重相關發展

分　期	身　高	體　重
· 新生兒期 （出生~28 天） · 嬰兒期 （28 天~1 歲）	· 出生時：約 48~53 公分 · 6 個月：每月增加約 2.5 公分，為生長最快的時期 · 1 歲：是出生時的 1.5 倍	· 出生時：約 2,700~4,000 公克，每星期增加約 140~200 公克 · 6 個月：是出生時的 2 倍 · 1 歲：是出生時的 3 倍
幼兒期 （1~3 歲）	· 2 歲：是成年時的一半	· 2 歲半：是出生時的 4 倍
學齡前期 （3~6 歲）	· 4 歲：是出生時的 2 倍 · 逐年增加 5~7.5 公分	· 逐年增加約 2~3 公斤
學齡期 （6~12 歲）	· 7 歲後：逐年增加 5 公分 · 13 歲：是出生時的 3 倍	· 逐年增加約 2~3 公斤
青少年期 （12~20 歲）	· 男性：增加 10~30 公分，15 歲達成年的 95% · 女性：增加 5~25 公分，13 歲達成年的 95%	· 男性：增加 7~30 公斤 · 女性：增加 7~25 公斤

(二) 頭部、胸部及腹部

1. 新生兒出生時**頭圍大於胸圍約 2 公分**（頭圍正常範圍約 33~37 公分），1 歲時頭圍等於胸圍，2 歲以後胸圍大於頭圍。

2. 新生兒**出生時頭部比例占身長的 1/4**，青春期時約占 1/8。

3. 出生時身體的中點約在肚臍處，2 歲時在肚臍下方，**青春期時在接近恥骨聯合處**。

4. 呼吸速率及每分鐘心跳次數隨著年齡增加而減少。

5. **後囟門呈三角形**，約在**出生後 6~12 週時關閉；前囟門呈菱形**，約在**出生後 12~18 個月時關閉**，觸摸此處可感到心跳搏動。

6. 前囟門為觀察生理狀況的重要指標，**若將嬰兒抱起直立，發現前囟門平或微凹陷，是正常的生理徵象**；當姿勢改變時，如躺下、哭泣或咳嗽，會有暫時膨出的情形。但下陷可能為脫水，膨出可能為顱內壓上升的表徵。

(三) 姿勢改變及骨骼肌肉

1. 姿勢改變
   (1) 新生兒時期的原發性彎曲，包括**胸椎與薦椎**（向前凹）。
   (2) 3 個月能控制頭部，**頸椎出現繼發性彎曲**（向前凸）。
   (3) 7 個月能維持坐姿，**腰椎出現繼發性彎曲**（向前凸）。
   (4) **兒童開始學站立，走路時會代償地產生脊柱前彎**(lordosis)。
   (5) 小於 1 歲的幼兒因髖關節外轉、脛骨內轉，會有 O 形腿（生理性弓形腿）；於 3~4 歲時，會因進行自發性矯正過度，而出現 X 形腿（膝內翻），此種生理性角度改變會在 5~8 歲時自發性恢復正常。

2. 骨骼肌肉
   (1) **6 歲以前測量腕骨鈣化程度**之手腕部 X 光片，可以提供最有效的骨骼年齡。
   (2) 骨骼發生順序，從頜骨、膜狀骨至四肢及脊椎。
   (3) 兒童早期脂肪組織發展較肌肉組織快。

(四) 體　液

1. 評估體液平衡最有效的方法是**體重**。
2. 體液及電解質不平衡對嬰幼兒造成的危險比成人嚴重。
3. 造成體液及電解質不平衡的主要因素：
   (1) **嬰幼兒身體內的水分總量占體重 70~80%**。
   (2) **嬰幼兒有較高的新陳代謝率**。
   (3) **嬰幼兒腎功能較不成熟**，無法達到成人濃縮尿液的功能。
   (4) **嬰幼兒體表面積與體重的比率比成人大**。

(五) 牙　齒

1. **幼兒時期的牙齒稱為乳牙**，2 歲以前評估乳牙數公式如下：
   應出現的乳牙總數＝兒童的年齡（月）－6
2. 乳牙生長順序：**先下而上、由前至後**（表 2-2）。
3. 第一顆乳牙約於 6 個月大時長出，**2 歲半左右 20 顆乳牙可全部長出**。一般於 6 歲開始換牙，最先長出的第一顆恆齒（永久齒）是第一臼齒，**恆齒共 32 顆**。
4. **第一顆乳牙長出後，每次餵食完都應使用濕紗布清潔牙齒**；1 歲後開始用軟毛牙刷清潔口腔；1 歲半後應定期接受例行性檢查。

表 2-2 乳牙長出順序	
乳牙長出順序	長出時間
下方正中門牙（2 顆）	6~10 個月
上方正中門牙（2 顆）	8~12 個月
上方側門牙（2 顆）	9~13 個月
下方側門牙（2 顆）	10~16 個月
第一乳臼齒（4 顆）	13~19 個月
犬齒（4 顆）	16~23 個月
第二乳臼齒（4 顆）	23~33 個月

(六) 生命徵象(Vital Signs)

1. 體溫(body temperature; T)：兒童體表面積大，散熱快，應注意保暖。正常範圍：肛溫 37.0~37.8℃、口溫 36.4~37.4℃、腋溫 35.8~36.6℃。

2. 脈搏(pulse; P)：**嬰兒的心跳**可觀察前囟門的搏動、觸摸頸動脈、股動脈或聽診器聽心尖脈（**左鎖骨中線與第三、四肋骨的交會處**）；出生時脈搏約 90~190 次／分鐘。

3. 呼吸(respiration; R)：新生兒呼吸不規則，呼吸型態快而淺，採**腹式呼吸**，約 30~60 次／分鐘、**學齡前期 20~40 次／分鐘**、學齡期 15~25 次／分鐘，15 歲以後和成人相同。

4. 血壓(blood pressure; BP)：出生時 40~50/60~80 mmHg。

(七) 睡　眠

1. 新生兒睡眠以快速動眼期(rapid eye movement; REM)最多。
2. 學齡前期常有怕做惡夢而不敢睡覺的情況。

二、系統性的發展

(一) 呼吸系統

1. 氣管分叉位置：嬰兒在第三胸椎，成年時在第四胸椎。
2. 胸腔形狀：出生時前後徑與左右徑同（略呈圓形）；成年前後徑較平坦。

(二) 血液循環系統

1. **心臟是胎兒最早開始有功能的器官**，心跳開始於懷孕第 4 週。
2. 胚胎在受孕第 18~19 天時，形成兩條原始的管狀心臟，第 3 週末血液開始循環，進行母體與胎兒間氧氣、營養及廢物交換。
3. 新生兒出生時，心臟呈水平方向，約位於左鎖骨中線左側第三至第四肋間，隨年齡增加逐漸成垂直狀。

(三) 神經系統

1. 腦重量：出生時約 350 公克、1 歲約 800 公克（成人的 50%）、2 歲時是出生時的 3 倍。

2. 出生 3 個月內，吞嚥是自動反射動作。

3. 6 歲前是人類神經系統發育最快速的時期。

4. 中樞神經系統不成熟，易發生呼吸暫停現象。

(四) 免疫系統

1. IgG 可通過胎盤且含量最多、IgD 人體含量少、IgE 為過敏反應球蛋白。

2. IgA 及 IgM 隨年齡增加而增加。

3. 細胞性免疫由 T 細胞負責，體液性免疫由 B 細胞負責。

4. **母乳中富含 IgA 免疫球蛋白**，可幫助嬰兒對抗流行性感冒病毒及輪狀病毒感染與某些細菌的感染。

5. **淋巴組織**於出生後快速發育（學齡期發育速度最快），**青春期達到高峰**，然後逐漸退化。

6. 胸腺出生時約 10 公克，12 歲達最高峰，然後逐漸退化。

(五) 消化系統

1. 3 個月大時才會大量分泌唾液。

2. 因賁門括約肌不成熟且鬆弛，易發生嘔吐、食物逆流情形。

3. 餵奶後宜採右側臥，可減少產生逆流的情形。

4. **退行性行為**指個人退卻現有的行為模式，而回復到過去發展階段的行為，如**已完成大小便訓練的 4 歲兒童因手術住院，卻經常把大便解在尿片上**。

(六) 泌尿系統

1. 新生兒腎絲球過濾率(GFR)約成人的 30~50%，2 歲左右才達到成人標準。

2. 新生兒排尿是一種反射動作。

3. 出生後 24~48 小時內未解胎便，須做進一步的診斷檢查。

(七) 生殖系統

1. 睪丸在妊娠第 8 個月至出生後 2 週下降至陰囊中。

2. 部分女嬰因受母體荷爾蒙影響，於出生後陰道會有帶血的分泌物或黏液，稱為「假性月經」。

3. 生殖系統於青春期迅速發展。

(八) 感覺系統

1. 觸覺是新生兒最早發育的感覺器官，對觸覺最敏感的區域為口腔周圍。新生兒有皮膚觸覺刺激的需要，可以多擁抱及按摩。

2. 新生兒出生後即對光線產生反應，淚腺的功能於 3~4 週出現，若 3~4 個月眼睛仍無法注視及跟隨目標，則須作進一步的視力測驗。一般而言，3.5~4 歲是視力檢查的理想時機。

3. 兒童的斜視約在 5~6 個月時會逐漸轉為正常，若不正常且未予以矯正，可能會有弱視的情形發生。6 歲以前是斜、弱視治療的黃金時期。

4. 嬰幼兒的視力呈現遠視，眼部肌肉約於 1 歲時發展完成，須至 5~6 歲後視力才能與成人相同。

5. 新生兒可看見最清楚的距離是 20 公分，偏愛黑白對比色。

6. 嬰兒於 3 個月會對聲源出現尋找的行為，至 6 個月開始能分辨主要照顧者或母親。

7. 嬰兒特別偏愛甜味。

8. 出生 5 天的新生兒已能辨識母親的奶味。

2-3 性心理發展－佛洛依德(Freud)

一、口慾期（0~1 歲）

1. **滿足來自口腔**，此期的需求及表達方式集中在嘴部及唇舌。

2. 滿足生理需求為首要任務，發展不順利會出現人格特質偏向悲觀、較被動、退縮、依賴、苛求等，有些人會有咬指甲、嚼口香糖、吸菸、酗酒等行為。

二、肛門期（1~3 歲）

1. **滿足來自排便**，可依兒童的成熟度適時給予大便訓練，當兒童能夠表示想解便、能模仿成人並表現出對如廁的興趣時就可以給予訓練。

2. 發展不順利會出現二元化人格（肛門性格）、拘泥形式、過分要求秩序、吝嗇、暴躁等性格。

三、性蕾期（3~6 歲）

1. **興趣由肛門轉移到生殖器官**，可查知性別差異，故此時期是開始性教育的最佳時機。

2. 發展不順利男孩對母親會出現戀母情結，女孩對父親會有戀父情結，這種關係通稱為依底帕斯情節(Oedipus complex)；男孩對父親亦會產生閹割焦慮(castration anxiety)。

四、潛伏期（6~12 歲）

1. 興趣不再侷限於身體，轉而**注意周圍環境中的事物**，喜歡與同性別同儕相處，並重視同性同儕間的友誼。

2. 兒童會放棄戀父或戀母情結，轉而認同同性父母，並學習模仿符合性別角色的技巧與行為。

五、生殖期（12 歲後）

　　開始對異性產生興趣、有職業計畫、婚姻理想。此期主要是發展成熟的性親密行為。

2-4　社會心理發展－艾瑞克森(Erikson)

一、嬰兒期（0~1 歲）－信任感－不信任感

1. 此期生理需求包括餵食、吸吮、愛和安全感、感官刺激、溫暖舒適等，如有獲得妥善照顧，會建立對社會的信任感。

2. **一般於 6 個月開始會發展出「陌生人焦慮」。**

3. 重要關係人：母親或母親的代理人。

二、幼兒期（1~3 歲）－自主性－羞恥感及懷疑

1. 此期的幼兒喜歡控制一切，**希望獲得獨立自主能力**，會出現任性、**喜歡發脾氣、常常說不、儀式化**等行為，為**人生的第一個反抗期**，而心愛的毛毯或玩具常是安全感的來源。

2. 重要關係人：父母。

三、學齡前期（3~6 歲）－進取性－罪惡感

1. 此期的兒童喜歡幻想，對新奇事物具有操作性行為，學習興趣高，有創造與實際從事的能力。若因手淫或自動自發得到責備，則會產生罪惡感。

2. 重要關係人：家庭內的成員。

四、學齡期（6~12 歲）－勤勉感－自卑感

1. **此期兒童的注意力集中在學校課業**、學會與他人競爭、合作、守規矩，是訓練兒童執行規律生活最好的時機。若在學習過程中遭受太多挫折，達不到期望中的要求時，會產生自卑感。

2. 重要關係人：老師、同學、鄰居。

五、青春期（12~18 歲）－認同感－角色混淆

1. 面臨課業壓力及選擇職業、學校的衝突，重視同儕關係，積極參與團體活動，尋求認同感。

2. 容易出現反抗權威、尋求獨立現象；若遭遇家庭衝突、學業壓力、人際關係狀況不良等問題時，容易出現憂鬱的狀況，也易造成藥物濫用等情形（**教育是解決的根本之道**）；為**人生的第二個反抗期**。

3. 重要關係人：同儕、崇拜的對象。

2-5　認知發展－皮亞傑(Piaget)

一、感覺運動期（出生～2 歲）

1. **運用感官對事物所得的心像來了解世界，但仍不能以質量保留和長度保留來認知事物。**

2. 4~8 個月：**主要是發展物體恆存**(permanence)**的概念**，意即物體雖然不再被人看見，它也仍然是存在的，例如**喜歡玩躲貓貓遊戲**，會去尋找被隱藏的物體。

3. 8~12 個月：**開始學習事件**(events)**與象徵**(symbols)**之間的關係**，例如在醫院看到白色制服的人就以為要打針，而開始哭泣。

4. 12~18 個月：會以實驗方式，主動追求新事物，例如從不同高度丟東西聽聲音。開始對時間、因果、空間有相關的了解。

5. 18~24 個月：心靈表象階段，模仿更具象徵性，對時間有一些了解，能有所期待及記憶。

二、運思前期（2~7 歲）

1. 2~4 歲屬於前概念階段，4~7 歲屬於直覺思考階段。

2. 此期以**自我為中心**，所以不必太過於強調周遭環境的變化，溝通重點著重於現在及這裡，不必強調未來。是屬於萬物有靈觀(animism)、集中作用的概念期。

3. 象徵性思考：出現延遲模仿、象徵性遊戲、**符號思考**、使用語言及圖畫行為、經由幻想產生創造感，**尚缺乏容積守恆概念**。

4. **著重事物的狀態**，以直覺判斷事物，想法絕對分明。

5. **直接性思考的推理特徵**：如 5 歲小傑看見護理師手上的噴霧杯冒煙且發出聲響，會以為如同沸水冒煙一樣熱拒絕噴霧療法。

6. 沒有完整的時間概念，**以每天固定的時間表中**，如太陽下山、吃飯後、午睡後等**一些可預測的具體活動來了解時間**。

7. 信仰發展處於**神話－寫實期**，能接受神或萬能者的存在。

8. **治療性遊戲最適合此時期進行。**

9. **事物轉換。**

三、具體運思期（7~11 歲）

1. 開始有邏輯、推理、抽象等概念。

2. 具有**保留性**(conservation)概念：包括**數目**、**體積（液體）、長度**、面積、重量、空間等，即**質量恆存**。

3. 開始了解序列性、分類性、數量、時間等概念，並應用在日常生活上。較能了解相互間的關係，**可將不同事物連接，開始可逆性思考**。

4. **認為生病原因是接觸生病的人。**

四、形式運思期（11~15 歲）

　　此期已具有邏輯分析、判斷、推論、歸納、演繹、**抽象思考**、問題解決及自我意識的能力，且智力發展完全成熟。

表 2-3　主要發展理論的比較				
＼＼＼＼理論 分期	主要人際 關係	性心理發展 佛洛依德	社會心理發展 艾瑞克森	認知發展 皮亞傑
嬰兒期 （0~1 歲）	主要照顧者 或母親	口慾期	信任感－ 不信任感	感覺運動期 （出生~2 歲）
幼兒期 （1~3 歲）	父母親	肛門期	自主性－ 羞恥感及懷疑	運思前期－ 前概念階段 （2~4 歲）
學齡前期 （3~6 歲）	家人	性蕾期	進取性－罪惡感	運思前期－ 直覺思考階段 （4~7 歲）
學齡期 （6~12 歲）	學校、鄰居	潛伏期	勤勉感－自卑感	具體運思期 （7~11 歲）
青春期 （12~18 歲）	同儕和 崇拜者	生殖期	認同感－ 角色混淆	形式運思期 （11~15 歲）

2-6　其他發展

一、動作發展

1. 1 個月內：頭平放時會移向側位，並漸漸地俯臥時能抬頭 15 秒。

2. 1~4 個月：俯臥時可抬頭 90 度，能夠**左右轉身**。能逐漸維持頭部平衡，**當拉著坐起時，頭不再向後倒**。

3. 5~6 個月：能自己握奶瓶喝奶，可將手中的玩具接到另一手。

4. 7~8 個月：**可獨坐得很好，並能以四肢爬行**。

5. 9~12 個月：可短暫站立，逐漸能慢慢地扶持家具移步；能**以手指及拇指合作抓東西**。

6. 12~18 個月：學習走路階段，**能走得很穩**，協助下可爬樓梯、**自己握湯匙吃東西，用杯子喝水**。

7. 18 個月~2 歲：能跑步，獨自上下樓梯。

8. 2 歲半：能踮著腳尖走路，可舉手投球。

9. 3 歲：可騎三輪車，交互用腳上下樓梯。

10. 4 歲：單腳站，模仿畫「○」、「□」。

11. 5 歲：能跳繩，雙腳輪流跳。

二、語言發展

1. 1 個月內：慢慢地於愉快時會發出一些無意義的聲音。

2. 2~4 個月：發音練習，會大笑，喜歡發出聲音。

3. 5~7 個月：發出更多聲音。

4. 8~12 個月：對名字有反應，牙牙學語，對聲音立即模仿。

5. **1 歲~1 歲半：單字期**。

6. 1 歲半~2 歲：**雙字期，能說出約 10 個有意義的字**，如「媽媽，抱」或「媽媽，怕」的**電報式語言**，並能依母親指示拿東西，**依問話正確指出自己的五官**。

7. 2 歲~2 歲半：單句期，開始能說出性別、全名及年齡，**以及能說出 6 個身體部位**。

8. 2 歲半~3 歲：雙句與平行句期，為「好問期」，能分辨性別及描述圖畫書上的東西。

三、智力發展

1. 智力：適應新環境、抽象想像、記憶、推理、注意力等能力。

智商(I.Q.)計算公式：智力年齡／實際年齡×100

2. 智能不足：**智力在平均水準以下**，發育期間**有適應行為障礙**。

3. 智商：140 以上為天才、90~109 為正常、不足 70 為智能不足。
   (1) 55~69：輕度智能不足，不易被發覺，發展順序正常。
   (2) 30~54：中度智能不足，可經由訓練執行日常生活。
   (3) 24 以下：極重度智能不足。

四、自我概念

1. 2~3 個月：對人有社交性的微笑。

2. 6~8 個月：了解母親與自己是分開的個體，會有陌生人焦慮。

3. 1 歲：喜歡探索外在世界，模仿大人說不要。

4. 幼兒期：對想要的東西有占有的情緒表現、辨別性別。

5. 學齡前期：進一步了解自己與別人不同，確認性別。

6. 學齡期至青春期：已知性別恆定不變、男與女之差別，發展性別認同與喜愛。青春期面對重大決定時，自我影響更為清晰。

五、道德發展－科爾伯格(Kohlberg)

1. 道德成規前期（1~6 歲）：
   (1) 1~3 歲道德判斷依據：處罰及服從為取向。
   (2) **2~4 歲**道德判斷依據：**服從權威人士，避免懲罰**。
   (3) 3~6 歲道德判斷依據：單純利益取向。

2. 道德成規期（6~12 歲）：以好男孩、好女孩為取向，以及法律與秩序為取向。

3. 道德自律期或原則期（12~18 歲）：以社會制約為取向。

六、遊戲發展

1. 嬰兒期：單獨遊戲，獨自玩玩具，無意與其他幼兒玩耍。

2. **幼兒期：平行遊戲**，雖與其他兒童一起玩，卻是**各玩各的**，彼此間少有溝通。

3. **學齡前期：聯合遊戲**，與周遭玩伴共同遊戲，但**不具團體目標**，彼此會相互借用遊戲物品。

4. 學齡期：合作遊戲或競爭遊戲，有組織、以團體的方式與其他兒童一起玩。

2-7　嬰幼兒的氣質特徵

一、定　義

　　氣質(temperament)係指個體對內在或外在刺激的反應模式，可協助家長建立親子關係及作為因材施教的依據，並協助家長發展最適合孩子氣質特點的社會適應模式。

二、兒童氣質評估量表內容

1. **反應閾**：引起孩子反應所需要的刺激量。

2. **趨避性**：對於新刺激（包括人、事、物）的最初反應性質；趨近反應是正向的，退縮反應是負向的。趨避性**高**的嬰兒，**初次接受或拒絕人事物**的**態度明顯**。

3. 反應強度：兒童對刺激的反應程度。

4. **適應性**：兒童對於新情境或情境改變的適應難易程度。

5. 注意力集中度及堅持度：指兒童從事某項特定活動的時間長度，以及不畏阻礙地對於某項活動的持續性。

6. 注意力分散度：指兒童是否容易被外界刺激所干擾，而改變其正在進行的活動。

7. **情緒本質**：指兒童一天中，行為表現愉快或不愉快、友善或不友善程度的比例。

8. **活動量**：從事活動（睡眠、進食、遊戲、穿衣及洗澡）時身體移動的程度。

9. 規律性：指嬰兒的反覆性、生理機能、睡眠、清醒時間、排泄、飢餓、食量等是否有規律。

三、嬰幼兒氣質類型

1. **易養育型**或乖寶寶型：正向情緒、規律性高、趨性高、適應性好、注意力集中、反應強度弱等，占所有兒童的大多數。

2. 慢吞吞型：負向情緒、活動力差、避性高、適應性差、反應強度弱等。

3. **難養育型**或磨娘精型：**負向情緒**、規律性低、**避性高**、適應性差、堅持度高、**反應強度強**、**活動量大**等。

2-8 嬰幼兒的發展評估

一、丹佛發展篩檢測驗
(Denver Development Screening Test; DDST)

1. 目的：**是一種發展測驗，非智力測驗**，期能早期發現發展遲緩的兒童，並給予訓練與治療。

2. 適用對象：主要測試 **0~6 歲兒童**，若為**早產兒，未滿 2 足歲前須依據矯正年齡（現有的月數減去其提早出生的月數）測試**。

3. 項目：包括**粗動作、細動作、語言、社會適應能力**。如 **7.5~11 個月大可用手指夾葡萄乾**、**4 歲可自己扣鈕釦**、4.5~5.5 歲可單腳站立 5 秒鐘。

4. 測驗結果判讀
   (1) 發展遲緩：受試者同年齡兒童有 90%通過的項目，但受試兒童呈現不會的情形時。例如 **90%滿 7 個月的嬰兒可以通過「不需支持即能坐穩」的項目**，若無法通過則為發展遲緩。
   (2) 發展異常：有 2 項或更多項目發展遲緩時。
   (3) 生病、害怕會影響兒童之測驗結果。

5. 發展障礙兒童的護理原則
   (1) **指導家屬訓練孩子生活照顧能力。**
   (2) **讓父母了解孩子的能力及潛能。**
   (3) **鼓勵父母參與支持團體。**

二、學齡前兒童行為發展量表
(Chinese Child Development Inventory; CCDI)

1. 目的：早期發現發展遲緩的兒童，並給予訓練與治療。

2. 適用對象：主要為**測試 6 個月～6 歲半的兒童**。

3. 項目：包括粗動作、細動作、溝通表達、人際社會行為、概念理解、環境理解、身邊處理、一般發展。

4. 施測者：主要照顧者或親近者（至少相處 1 個月以上）。

2-9　嬰幼兒發展的特殊問題

一、自閉症類群障礙症 (Autism Spectrum Disorder; ASD)

1. 成因：真正原因不明，可歸納為腦損傷、病毒感染、新陳代謝失調、遺傳基因、染色體異常等。經診斷為罹患 DSM-IV 中的自閉症、亞斯伯格症或其他未註明的廣泛性發展障礙症者，皆應給予自閉症類群障礙症的診斷。

2. 症狀：(1)**不易建立親密人際關係**，與父母少有依戀行為；(2)**固定、儀式化行為**；(3)對周遭人事物無反應，常不和別人玩；(4)**語言發展與溝通障礙**，沒說過話或**鸚鵡式對話**；(5)**對感覺刺激有過度或不及的反應**；(6)**在嬰幼兒期的症狀表現，易與聽覺障礙混淆**。

3. 預後：越早接受早期療育，正面成效越大。有些病童某些方面表現突出，但仍有 70%左右伴有智能不足。通常高功能自閉症兒童語言表達與理解能力較佳。

4. 護理措施
   (1) **採一對一**，給予輔助性藥物，並提供心理及行為治療，鼓勵盡早學會說話。有**新事物的變動要提前說明**，因突然的環境改變會引發焦慮，於照護上反而不利，需建立秩序感。
   (2) 於照顧上**給予簡短、具體、明確的指示，使其對周圍的人產生信任感**，建議父母讓病童擁有過去常帶著的東西；若不願有身體接觸，盡量減少擁抱，且盡量避免過度視聽刺激，照

護期間持續的觀察病童，若有**自傷**行為的自閉兒，必要時可執行**適當的約束以維持安全的環境**。

(3) 提供特殊教育、基金會、成長團體等相關訊息。

二、注意力不足／過動症(ADHD)

1. 成因：不明，可能為早產、遺傳、新生兒缺氧或腦部受傷等。

2. 症狀：**不專注或過動及衝動（持續六個月）、易分心**，精細動作協調差、**重複一些被禁止的行為，企圖引起他人注意**。

3. 預後：大部分 12~13 歲時有改善，若特殊學習障礙則預後差。

4. 護理措施

(1) 居家安排安全保護性的環境。

(2) 表現出良好行為時給予稱讚。

(3) 向家屬解釋孩子並非故意搗蛋，盡量**安排學童在固定地點完成家庭作業**。

(4) 建立過動兒自尊，教導時要簡單明瞭，慢慢使注意力延長。

(5) 若有使用藥物要注意副作用。

三、飲食障礙症(Feeding and Eating Disorders)

好發於青春期或成年早期女性，由多重因素互相影響所形成，包括遺傳、腦內分泌異常、自我身體心像扭曲、家庭因素、社會文化因素等。

◆厭食症(Anorexia Nervosa)

1. 症狀：攝取過少食物而體重過輕，對肥胖及體重增加有強烈害怕，即使過瘦仍覺得自己很胖，表現出強迫性行為和低自尊；連續 3 個月無月經，且有便祕、失眠、皮膚乾燥、憂鬱等。

2. **護理措施**：建立行為契約，**與個案討論營養攝取目標、最低標準體重，平均每天增重 0.2 kg，因短期內體重迅速增加會造成心血管負擔過重**。飲食以少量多餐、營養均衡為原則。心理治療可藉由認知行為治療、家庭治療、團體治療等，修正對身體心像的錯誤觀念。

◆**暴食症**(Bulimia Nervosa)

1. 症狀：吃下過量食物，隨後催吐、使用利尿劑或瀉劑等，並產生自我責備和憂鬱情形，但少有體重過輕、過重問題。

2. 護理措施：改善暴食併發症造成的生理症狀、修正飲食習慣。

四、憂鬱症(Depression)

1. 成因：血清素、正腎上腺素分泌異常，會出現情緒、內分泌、睡眠、食慾改變等憂鬱症狀。心理因素如個性、生活壓力、人際關係等或遺傳因素，都可能誘發憂鬱症。

2. 症狀：憂鬱情緒、對事情失去興趣、食慾改變、嗜睡或失眠、低自我價值、記憶力或注意力變差等。

3. **治療**：傳統三環抗鬱劑(TCAs)並不適合兒童及青少年，目前**首選藥物為選擇性血清素再吸收抑制劑**(SSRIs)，另配合心理治療（如認知行為治療）與溝通支持管道，幫助孩子適當宣洩情緒。**可多攝取多醣類、奶製品、魚油及維生素**以提升血清素、安定情緒。

QUESTI?N

1. 有關8個月大嬰兒生長、發展之敘述，下列何者正確？(A)主要的原始反射均已消失，但仍保有頸部強直反射(tonic neck reflex) (B)目前尚無物體恆存的概念，無法和他玩躲貓貓的遊戲　(C)可獨坐得很穩，利用單手抓玩具或是兩手相互交換玩具　(D)能自行使用湯匙進食　　　　　　　　　　　　　　　　（101專普二）

   解析 (A)頸強直反射約於2~3個月消失；(B)約6個月大開始有物體恆存概念；(D)至少約於12個月大時才會使用湯匙進食。

2. 依據皮亞傑(Piaget)認知發展理論，有關4歲兒童的溝通互動，下列敘述何者錯誤？(A)具有邏輯性思考，能以言語充分溝通　(B)目前處於運思前期，無法具體說出身體不適的原因　(C)以自我為中心，可用畫圖方式表達想法　(D)溝通重點著重於「現在及這裡」，不必向兒童說明未來　　　　　　　　　（101專普二）

   解析 4~7歲時是直覺思考，約11歲以後才有邏輯思考。

3. 根據皮亞傑的認知發展理論，18個月的小楓，應已具有下列哪一項概念？(A)時間概念　(B)物體恆存概念　(C)質量保留概念 (D)萬物有靈觀的概念　　　　　　　　　　　　　　（102專高一）

   解析 (A)7~11歲才發展出時間概念；(C)7~11歲具有保留性概念，及質量恆存；(D)2~7歲屬萬物有靈的概念期。

4. 小燕，12個月大，至健兒門診接受健康檢查，小燕應可以通過下列哪一項丹佛II發展測驗？(A)可以說出雙字句且正確運用連接詞 (B)懂得用拇指和食指拿葡萄乾　(C)可以將瓶子內的小東西倒出來　(D)可以依問話指出自己的五官　　　　　　　（102專高一）

5. 下列何者不是兒童體重快速生長期？(A)出生～半歲　(B) 7個月～1歲　(C) 2歲～10歲　(D) 12歲～16歲　　　　　（102專高一）

解答：　　1.C　　2.A　　3.B　　4.B　　5.C

6. 下列敘述何者不是6個月大嬰兒的正常發展現象？(A)後囪門未關閉　(B)俯臥時能抬頭至90度　(C)用力哭鬧時，前囪門鼓脹　(D)頭圍大於胸圍　　　　　　　　　　　　　　　（102專高一）

【解析】後囪門約在出生後6~8週關閉。

7. 有關兒童生理發展之敘述，下列何者錯誤？(A)新生兒時頭圍大於胸圍2~3公分　(B)前囪門在出生後12~18個月閉合　(C)滿週歲時體重是出生體重的3倍　(D)滿4歲時身高是出生身高的4倍

【解析】(D)滿4歲時身高是出生身高的2倍。　　　　　（103專高一）

8. 信宏，出生時體重3,500公克，身長52公分，目前剛滿1歲，根據最近評估所得之下列資料，何者顯示信宏的生長發育有問題？(A)身高78公分　(B)體重8,500公克　(C)已長出上下中央及側門齒　(D)胸圍與頭圍皆為48公分　　　　　　　　（103專高一）

【解析】(B)1歲時體重約為3倍，故體重應約為10,500公克。

9. 護理師需要對下列哪一位個案做進一步的評估？(A) 1歲的小英，只能獨自站立2秒鐘　(B) 2歲的大明，除有意義叫爸媽外，只會一個單字　(C) 6歲的小華，仍會吸吮大拇指，且偶爾尿床　(D) 10歲的小民告訴媽媽，如果爸媽再吵架，他就要離家出走

【解析】1歲半~2歲為雙字期，能說出約10個有意義的字。　（103專高一）

10. 小芳，5歲，各項生長發育評估皆正常，下列哪一項是小芳目前發展階段會出現的遊戲特點？(A)在旁觀看其他小朋友玩，從中分享很快樂，但無意加入　(B)喜歡跟其他小朋友玩，偶而有交換玩具，但仍各玩各的　(C)會把玩具拿出來讓別的孩子一起玩，但沒有團體遊戲規則　(D)玩團體遊戲，有團體目標，開始出現分工合作的情形　　　　　　　　　　　　　（103專高二）

解答：　　6.A　　7.D　　8.B　　9.B　　10.C

11. 林小美就讀國小三年級，開學1個月內已因腹痛及嘔吐被送到保健室多次，經醫師檢查沒有問題，但媽媽發現小美在家休息時肚子就不痛，今日上學前又抱怨腹痛，不想上學，但媽媽仍強迫她到學校，此時護理師優先處理的步驟，下列何者最合適？(A)建議媽媽當小美抱怨腹痛時可讓她留在家休息　(B)建議媽媽嘗試鼓勵小美說出上學的感受　(C)建議媽媽帶小美去找專業人員做心理諮商　(D)建議媽媽鼓勵小美邀請同學到家裡來玩（103專高二）

12. 媽媽告訴護理師3歲的吳小弟抱怨藥水太多，不願意吃，因此護理師將高瘦藥杯更換為較矮胖的杯子後，吳小弟才願意喝，上述情況護理師乃應用吳小弟尚未發展完成哪一項認知概念？(A)質量保留的概念　(B)逆轉變換的概念　(C)主動進取的概念　(D)物體恆存概念　（103專高二）

解析 3歲處於概念前階段，尚缺乏質量保留的概念。

13. 明華，10歲，罹患白血病末期，他在住院期間仍擔心著學校老師規定的作業還未完成，依據艾瑞克森理論(Erikson theory)，這表示明華的心理社會發展屬於何種狀況？(A)完成主動進取的發展任務　(B)表現出自我認同之發展任務　(C)完成正常化的發展任務　(D)符合現階段勤勉的發展任務　（103專高二）

解析 10歲為學齡期，發展任務為勤勉／自卑，此期注意力集中在學校課業。

14. 小茗，4歲，已完成大小便訓練，因手部蜂窩性組織炎手術住院，常把大便解在尿片上，這現象是屬於下列哪種行為？(A)儀式化行為　(B)不合作行為　(C)退行性行為　(D)自卑性行為
（103專高二）

15. 下列何者不是護理師觀察嬰幼兒氣質特徵的項目？(A)一天的活動中，動作節奏的快慢及活動頻率多寡　(B)一天中表現快樂、友善等正負向情緒的比例　(C)一天中對於適應新的人、環境的難易程度　(D)一天的遊戲中，能區辨玩具的顏色　（104專高一）

解答：　11.B　12.A　13.D　14.C　15.D

16. 有關嬰兒牙齒生長的順序，最先長出的牙齒為：(A)上門牙　(B)下門牙　(C)前臼齒　(D)後臼齒　　　　　　　　　　（104專高一）

解析 順序為：下門牙→上門牙→前臼齒→後臼齒。

17. 依照丹佛II嬰幼兒發展篩檢測驗，90%滿7個月的嬰兒可以通過的發展項目為何？(A)不需支持即能坐穩　(B)自己拿住杯子喝牛奶　(C)揮手表示再見　(D)說出2個字的話　　　　　　　　（104專高一）

18. 阿龐，8歲，依艾瑞克森(Erikson)心理社會發展理論，其發展任務重點與危機，下列何者正確？(A)信任感與不信任感　(B)自動自發與羞怯懷疑　(C)勤奮進取與自卑　(D)自我統整（認同）與角色混淆　　　　　　　　　　　　　　　　　　（104專高二）

解析 學齡期（6~12歲）發展勤奮進取與自卑。

19. 有關嬰兒氣質的敘述，下列何者正確？(A)反應閾高的嬰兒，尿布只要一點點濕就會哭鬧不安　(B)堅持度強的嬰兒，不易受外界刺激干擾　(C)屬於避性的嬰兒，初次接觸副食品時，可能會把食物吐出來　(D)嬰兒氣質是後天的，會因父母的教養方式而有所不同　　　　　　　　　　　　　　　（104專高二）

20. 1歲到1歲半幼兒的正常語言發展可達到的能力為何？(A)為牙牙學語期，將發音當作遊戲　(B)為回聲期，可重複模仿聲音、語調及動作　(C)為單字期，可以有意義地表達自己的意思　(D)為雙字期，開始好問物體名稱及使用電報式語言　（104專高二）

21. 依據兒童的遊戲發展過程，幾歲左右兒童開始出現多人一起玩，且會互相借玩具，但沒有分工合作，也缺乏組織性？(A) 1~2歲　(B) 3~4歲　(C) 5~6歲　(D) 7~8歲　　　　　　　　（104專高二）

解答：　　16.B　　17.A　　18.C　　19.C　　20.C　　21.C

22. 下列何種行為對促進認知障礙兒童的發展有幫助？(A)不需考慮兒童的年齡，而選擇適合兒童認知發展的遊戲及玩具　(B)不要對兒童的任何行為加以限制，以增加多樣發展的機會　(C)為減少兒童被歧視的機會，儘量減少其參與社會性的活動　(D)除非兒童有聽障，否則避免使用非語言的溝通，以增加語言技巧發展的機會　　　　　　　　　　　　　　　　　　　　　　（105專高一）

23. 有關遊戲發展過程的描述，下列何者正確？(A)嬰兒喜歡旁觀者遊戲，從旁觀他人的遊戲中分享到快樂　(B)幼兒喜歡平行式遊戲，並肩而坐，各自玩著自己的玩具　(C)學齡前兒童喜歡合作式遊戲，會將玩具拿出來和別人一起玩　(D)青少年喜歡單獨遊戲，各玩各的，不重視玩伴　　　　　　　　　　　（105專高一）

解析 (A)嬰兒喜歡單獨遊戲，各玩各的，不重視玩伴；(C)學齡前兒童喜歡旁觀者遊戲，從旁觀他人的遊戲中分享到快樂　(D)青少年喜歡合作式遊戲。

24. 小樺，18個月，為她做丹佛 II 嬰幼兒發展測驗(DDST-II)，下列何者是她這個年齡應通過的項目？(A)會向前踢球　(B)自己走得很穩　(C)可以疊6塊積木　(D)會騎三輪車一陣子　　（105專高二）

25. 有關5歲幼兒的生理功能，下列何者尚未達到成人的發展程度？(A)腎絲球的過濾率　(B)骨骼系統的發育　(C)聽覺與嗅覺功能　(D)唾液腺的分泌功能　　　　　　　　　　　　　　　　（105專高二）

26. 有關嬰幼兒氣質評估之敘述，下列何者錯誤？(A)氣質評估可協助家長建立親子關係　(B)嬰幼兒的氣質型態可作為因材施教的依據　(C)氣質評估可以預估兒童未來的智力發展　(D)氣質是嬰幼兒先天對內外在刺激的反應方式　　　　　　　　　　（105專高二）

解析 氣質與智力發展無關。

解答： 　22.A　23.B　24.B　25.B　26.C

27. 林小弟，1歲6個月，護理師使用丹佛Ⅱ發展篩檢測驗林小弟目前的發展情形，下列哪一項測驗結果需懷疑林小弟發展有延遲現象？(A)無法通過倒退走路　(B)無法通過向前踢球　(C)無法通過單腳平穩站立　(D)無法通過以腳跟接腳趾行走　（106專高一）

28. 小馨，20個月，身體評估時，一般而言，哪顆乳齒尚未長出？
(A)犬齒　(B)側門齒　(C)第一大臼齒　(D)第二大臼齒
解析 (A)犬齒16~23個月長出；(B)側門齒9~16個月；(C)第一大臼齒13~19個月。　（106專高一）

29. 小瑛出生體重3 kg，有關體重發展之評估標準，何者正確？(A)足6個月時，體重約為4.5 kg　(B) 12個月大時，體重約為6 kg　(C) 2歲半時，體重約為9 kg　(D) 4歲時，體重約為15 kg（106專高一）
解析 (A) 6個月體重應是出生的2倍，約6 kg；(B) 12個月大體重是出生的3倍，約9 kg；(C) 2歲半時體重是出生的4倍，約12 kg。

30. 下列何者不是16歲青少女神經性厭食症的表徵？(A)進食時會玩弄食物　(B)自覺身體外型太瘦　(C)超過3個月沒來月經　(D)四肢冰冷且較怕冷　（106專高一）
解析 (B)自覺身體外型太胖，且強烈的害怕增加體重。

31. 小銘，2歲6個月，接受丹佛Ⅱ發展測驗(DDST-Ⅱ)前，護理師向母親解釋測驗的目的，除精細及粗動作的評估之外，還包含下列何者？(A)氣質及認知發展程度　(B)記憶及環境適應能力　(C)性別及自我概念的發展　(D)社會適應及語言的發展　（106專高二）

32. 筱華，5歲，在幼兒園吃完午餐時，會模仿老師收拾餐盒，此行為表現依據艾瑞克森的理論，她的發展屬於何階段？(A)自主性　(B)主動進取　(C)勤勉感　(D)認同感　（106專高二）

33. 李小妹，4歲，在幼兒園上課時，經常是笑口常開，對於新同學與老師、玩具或活動均可以很快地接受，此行為表現為嬰幼兒氣質評估中的哪一種項目？(A)趨避性　(B)反應閾　(C)堅持度　(D)反應強度　（106專高二）
解析 趨避性是指對於新刺激的最初反應性質。

解答：　27.A　28.D　29.D　30.B　31.D　32.B　33.A

34. 有關兒童永久齒的敘述，下列何者正確？(A)通常4歲開始長出第1顆，長出位置為第一臼齒　(B)通常6歲開始長出第1顆，長出位置為第一臼齒　(C)通常4歲開始長出第1顆，長出位置為上門牙　(D)通常6歲開始長出第1顆，長出位置為上門牙　（106專高二補）

35. 玉瑄，10歲，根據艾瑞克森的理論，她目前的發展任務為何？(A)主動進取　(B)自主感　(C)勤勉感　(D)信任感　（106專高二補）
解析 學齡期（6~12歲）發展任務為勤勉感－自卑感。

36. 小芙，10歲，就讀國小四年級，依皮亞傑認知發展理論，下列何者是現階段尚未完成的認知發展能力？(A)性別恆定觀　(B)長度及數目保留概念　(C)可逆性思考　(D)抽象性思考　（106專高二補）
解析 (D)抽象性思考是於形式運思期（11~15歲）的階段。

37. 依據丹佛II嬰幼兒發展篩檢測驗(DDST II)，下列哪個年齡的孩子90%以上能說出6個身體部位？(A) 15個月　(B) 18個月　(C) 24個月　(D) 30個月　（106專高二補）

38. 陳小妹，2歲半，在保母家吃飯時，即使弄得到處亂七八糟，仍堅持要自己吃，不要給保母餵，根據艾瑞克森(Erikson)的理論，這個行為表現屬於何種發展任務？(A)認同感(identity)　(B)勤勉感(industry)　(C)進取心(initiative)　(D)自主性(autonomy)
解析 (D)1~3歲的幼兒喜歡控制一切，希望能獨立自主。　（107專高一）

39. 有關自閉症兒童的特徵，下列敘述何者錯誤？(A)語言發展與溝通障礙　(B)喜歡變化多端的環境　(C)對感覺刺激有過度或不及的反應　(D)不易建立親密的人際關係　（107專高一）
解析 (B)無法應付環境改變。

40. 下列何者是丹佛嬰幼兒發展篩檢測驗II (DDST II)的評估項目之一？(A)對於新事物的趨避性　(B)對物體恆存的概念　(C)遇到挫折的容忍度　(D)語言與社會適應力　（107專高二）

41. 在嬰幼兒期自閉症的症狀表現，易與下列何種障礙混淆？(A)味覺障礙　(B)肢體障礙　(C)聽覺障礙　(D)觸覺障礙　（107專高二）

解答：　34.B　35.C　36.D　37.D　38.D　39.B　40.D　41.C

42. 運用感官對事物所得的心像來了解世界，但卻仍不能以質量保留以及長度保留來認知事物，此兒童之認知發展處於：(A)感覺動作期　(B)運思前期　(C)具體運思期　(D)形式運思期

（107專高二）

43. 有關異物吸入造成兒童輕微支氣管阻塞的症狀描述，下列何者錯誤？(A)作嘔　(B)咳嗽　(C)無法說話　(D)哮喘　（108專高一）
   解析 嬰幼兒常見異物吸入表徵包括突然間呼吸急促、咳嗽、喘鳴、作嘔，年紀較大的兒童會出現手握脖子的梗塞徵象。

44. 有關自閉症的護理指導，下列何者最適當？(A)教養方式為自閉症之主要導因，持續與父母親討論教養策略　(B)強調按時服藥的必要性，以能治癒自閉症　(C)盡速提供多元有變化的新情境刺激，發展其潛能　(D)提供正向行為治療，以增強建立適當的行為　（108專高一）

45. 玲玲，14歲，父母親離異後出現進食量少，餐後嘔吐。即使身體質量指數為13，玲玲自覺很胖，故初次診斷厭食症而開始住院接受治療。有關維持營養的護理措施，下列何者最適合？(A)監測玲玲的用餐情形，直到願意開始進食為止　(B)提供玲玲高熱量食物，每週增加3公斤為目標　(C)建立行為契約，與玲玲討論營養攝取目標　(D)邀請父母親參與飲食護理指導，不需轉介家庭心理諮商　（108專高一）

46. 有關青少年憂鬱症的治療與處置，下列何者正確？(A)青少年憂鬱症藥物的使用以三環抗鬱劑為首選　(B)輕度憂鬱症青少年使用電氣痙攣治療效果為佳　(C)可多攝取多醣類、奶製品、魚油及維生素的食物　(D)避免聚焦其人際困擾議題，以免加重憂鬱症狀　（108專高一）
   解析 (A)目前憂鬱症的治療以選擇性血清素再吸收抑制劑(SSRIs)為主；(B)難治、嚴重的患者才需電氣痙攣治療；(D)應予心理輔導與溝通支持管道，幫助孩子適當宣洩情緒。

解答：　42.A　43.C　44.D　45.C　46.C

47. 王小妹，8歲，國小2年級，依據皮亞傑(Piaget)認知發展理論，其處於「具體運思期」階段，有關此階段發展特性，下列何者正確？(A)開始學習使用符號、象徵及語言　(B)較能了解相互間的關係，可將不同事物連接，開始可逆性思考　(C)能使用抽象的符號，由系列觀察中，導出符合邏輯之結論　(D)能融合數個觀念形成概念 （108專高一）

解析 (A)運思前期已可；(C)(D)形式運思期才可。

48. 依據常見的嬰幼兒發展現象，一般嬰幼兒乳齒的生長順序，下列何者正確？(1)上排中央門牙 (2)下排中央門牙 (3)犬齒 (4)第一臼齒 (5)第二臼齒。(A) (1)→(2)→(3)→(4)→(5)　(B) (1)→(2)→(4)→(5)→(3)　(C) (2)→(1)→(3)→(4)→(5)　(D) (2)→(1)→(4)→(3)→(5) （108專高二）

49. 小妮及小美為幼兒園的玩伴，坐在地板互借遊戲器材或玩具一起玩，她們此時的遊戲特徵為何？(A)競爭遊戲　(B)合作遊戲　(C)平行遊戲　(D)聯合遊戲 （108專高二）

解析 嬰兒期遊戲特徵為單獨遊戲，幼兒期為平行遊戲，學齡前期為聯合遊戲，學齡期為合作遊戲或競爭遊戲。

50. 病童罹患厭食症，於營養復健期間，因過度餵食、體重快速增加可能造成的問題，下列敘述何者正確？(A)心血管負擔過重　(B)無月經　(C)胃出血　(D)暴食症 （108專高二）

51. 依據丹佛II嬰幼兒發展篩檢測驗(DDST-II)評估來健兒門診的王小妹，她能自己扣鈕釦、用手指夾葡萄乾、單腳站立5秒鐘，王小妹大約是幾歲？(A) 1~1.5歲　(B) 2~2.5歲　(C) 3~3.5歲　(D) 4~4.5歲 （109專高一）

解析 (D)約4歲可自己扣鈕釦、7.5~11個月大可用手指夾葡萄乾、4.5~5.5歲可單腳站立5秒鐘。

解答： 47.B　48.D　49.D　50.A　51.D

52. 有關兒童罹患自閉症會出現的身心表徵，下列何者錯誤？(A)出現不理人，不看人等，對人缺乏反應的現象　(B)出現鸚鵡式仿說或答非所問　(C)遊戲玩法單調缺變化，出門走一定路線　(D)身體及眼球經常出現不自主擺動　　　　　　　　（109專高一）

解析 (D)出現於妥瑞症病人。

53. 小畢3歲，因為經常出現咬手、打頭、撞牆行為而就醫，醫師診斷有自閉症，護理師指導父母有關自閉症的兒童照護，下列何者錯誤？(A)不要因為孩子診斷有自閉症，而心存罪惡感或愧疚　(B)公平的對待孩子，不必過度關注病童而忽略其他正常孩子的教養　(C)可嘗試帶著病童走入人群，讓其也能享有正常的社交活動　(D)對孩子單調固定的習慣給予改變，儘量每日安排不同活動，使生活多采多姿　　　　　　　（109專高二）

解析 自閉症兒童喜歡維持固定的生活型態，較難接受非預期的突發狀況，因此若有新事物的變動，要提前說明，建立其秩序感。

54. 小宏足月生產，出生體重3公斤，目前3歲，下列敘述何者較不符合此年齡層的生長發展？(A)目前體重13公斤　(B)呼吸以胸壁肌肉為主　(C)乳齒幾乎全部長出　(D)大便訓練完成　（109專高二）

解析 一般6~7歲前的幼兒採腹式呼吸。

55. 婷婷3歲，喜歡吸吮大拇指，但是擔心被母親發現，所以總是以另一手遮掩，婷婷覺得自己隱藏得很好，別人不會發現。她的行為是下列何種認知思考特性的反應？(A)自我為中心　(B)去集中作用　(C)保留概念　(D)可逆性　　　　　　　（109專高二）

解析 自我為中心是2~7歲運思前期的特徵。

56. 小莉被診斷為血小板無力症(thrombasthenia)，此次入院進行首次輸血小板治療，她表示現在最害怕受到懲罰，她的發展最可能屬於下列何階段？(A)學步期　(B)學齡前期　(C)學齡期　(D)青少年期　　　　　　　　　　　　　　　　　　（109專高二）

解答： 52.D　53.D　54.B　55.A　56.B

解析 3~6歲為Erikson之心理社會發展理論的學齡前期，發展特質是主動進取／罪惡感，有「自己有錯而被懲罰住院治療」的錯誤認知。

57. 嬰兒最早發展的知覺為下列何者？(A)聽覺　(B)視覺　(C)觸覺　(D)嗅覺　(110專高一)

　　解析 口腔的觸覺，是嬰兒最早發展的觸覺能力，以便透過順利進食得以延續生命。

58. 針對注意力不足／過動症(attention deficit hyperactivity disorder, ADHD)的行為表現與診斷之敘述，下列何者錯誤？(A)容易分心精神無法集中　(B)過動及衝動行為持續3個月　(C)學齡兒童常見的發展性神經行為障礙之一　(D)重複一些被禁止的行為，企圖引他人注意　(110專高二)

　　解析 過動及衝動行為通常需6個月以上的觀察。

59. 美國精神疾病診斷準則手冊第五版(DSM-5)將自閉症、亞斯伯格症及未分類廣泛性發展障礙，統稱為自閉症類群障礙症(autism spectrum disorder, ASD)，有關其身心表徵，下列何者錯誤？(A)孤立的人際互動　(B)動作協調困難　(C)堅持固定的習慣或玩法　(D)語言和溝通能力障礙　(110專高二)

　　解析 自閉症類群障礙症(ASD)之症狀如不易建立親密的人際關係、固定和儀式化行為、對周遭人事物無反應、鸚鵡式對話與對感覺刺激有過度或不及的反應。

60. 護理師為了讓2~6歲病童認為藥杯內藥物減少，將小藥杯改為較大底面積的藥杯，主要是運用兒童尚未發展何種認知概念？(A)物體恆存　(B)質量保留　(C)象徵符號　(D)抽象邏輯　(110專高二)

　　解析 2~6歲屬運思前期，尚缺乏容積守恆概念。

61. 依據皮亞傑(Piaget)的認知發展理論，感覺運動期(sensory-motor stage)的孩童，主要在建立何種概念？(A)萬物有靈　(B)時間概念　(C)物體恆存　(D)抽象符號　(110專高二)

解答：　57.C　58.B　59.B　60.B　61.C

62. 一般2歲兒童的生長發育，下列敘述何者錯誤？(A)前囟門已閉合，且胸圍大於頭圍　(B)腹式呼吸，速率約15~20次／分　(C)腎絲球過濾率約達成人標準　(D)已長出側門齒和第一大臼齒

(111專高一)

解析 學齡前期兒童呼吸約20~40次／分鐘。

63. 臨床上可以和嬰幼兒玩躲貓貓遊戲，轉移害怕的注意力，主要是利用其已發展何種概念？(A)保留概念(conservation)　(B)符號功能(symbolic function)　(C)物體恆存(object permanence)　(D)視覺暫存(persistence of vision)　　　　(111專高一)

解析 依據皮亞傑的認知發展理論，4~8個月已發展物體恆存的概念，即物體雖然不再被人看見，它也仍然是存在的，例如躲貓貓遊戲。

64. 有關自閉症兒童的敘述，下列何者護理照護較為正確？(A)低功能自閉症兒童語言表達與理解能力通常正常　(B)有自傷行為的自閉兒，必要時可執行適當的約束　(C)增加身體的碰觸可刺激自閉症兒童的感覺統合　(D)經常改變生活環境可增加自閉症兒童的學習刺激　　　　　　　　　　(111專高二)

解析 (A)通常高功能自閉症兒童語言表達與理解能力較佳；(C)自閉症兒童不易建立親密關係，若其不願有身體接觸，盡量少觸碰；(D)突然的環境改變會引發焦慮，於照護上反而不利。

65. 有關兒童遊戲發展的敘述，下列何者錯誤？(A)嬰兒期正發展單獨遊戲，如玩填充玩偶　(B)幼兒期主要發展平行遊戲，如和鄰居一起玩耍，但各玩各的　(C)合作性遊戲是學齡期的特色，如下棋、玩樸克牌　(D)聯合遊戲是青春期的特色，如玩家家酒

解析 (D)聯合遊戲為學齡前期的特色。　　　　　　　(111專高二)

66. 面對自閉症(autism)病童住院，下列護理措施何者最適當？(A)多與病童溝通互動，以利建立護病關係　(B)採一對一的照護，且避免過度視聽騷擾　(C)發現病童有重複固著行為時，要出面制止　(D)避免病童有暴怒行為，不須事先告知說明　(112專高一)

解答：　62.B　63.C　64.B　65.D　66.B

解析 自閉症病童的護理措施要點包括有新事物的變動要提前說明，建立秩序感、於照顧上給予簡短、具體、明確的指示，盡量避免過度視聽刺激，照護期間持續的觀察病童，以維持安全的環境。

67. 李小妹，2歲8個月，屬於李小妹遊戲發展特點，下列敘述何者正確？(A)遊戲過程獨自玩弄玩具，自得其樂，不重視玩伴　(B)遊戲過程與玩伴互換玩具，但各玩各的，無合作行為　(C)聯合遊戲過程，缺乏遊戲規則，亦無分工合作行為　(D)遊戲過程與玩伴合作、競爭，訂立遊戲規則與團體目標　（112專高一）

    解析 幼兒期採平行遊戲，雖與其他兒童一起玩，卻是獨自玩耍，彼此間少有溝通。

68. 針對嬰幼兒生長發展情況之敘述，下列何者錯誤？(A) 2歲身高約成人身高的一半　(B)前囪門約1歲半時關閉　(C) 1歲時腎絲球過濾率達成人標準　(D)觸覺是感覺器官中最早發育的　（112專高一）

    解析 新生兒腎絲球過濾率(GFR)約成人的30~50％，2歲左右才達到成人標準。

69. 有關兒童氣質評估之敘述，下列何者正確？(A)反應閾高的嬰兒，尿布不乾淨就會哭鬧不安　(B)堅持度高的嬰兒，容易受到外界干擾而影響　(C)趨避性高的嬰兒，初次接受或拒絕人事物的態度明顯　(D)反應強度是指引起孩子反應所需最小刺激量

    （112專高一）

70. 罹患自閉症的學齡期兒童，母親應該如何與之互動最合適？(A)多給與刺激性的活動，以增進其認知功能　(B)鼓勵增加與孩子的身體接觸或碰觸，使其感受到關心　(C)給予明確且具體的指示，以增進其信任感　(D)鼓勵多給予意外的驚喜，以增加其生活色彩　（112專高二）

    解析 (A)有新事物的變動要提前說明，以免引發病童焦慮；(B)建議採一對一方式，若不願有身體接觸，盡量減少擁抱；(D)避免過度視聽刺激。

解答：　　67.B　　68.C　　69.C　　70.C

71. 有關兒童氣質的相關敘述，下列何者錯誤？(A)氣質無好壞之分，是個人對內在、外在刺激的行為模式　(B)氣質和父母教養方式有密切關係，在彼此互動下會產生不同的親子關係　(C)瞭解孩子的氣質，可協助父母發展最適合孩子氣質特點的社會適應模式　(D)氣質會影響孩子的智力發展與日後的成就　　（112專高二）

72. 有關兒童生理的發展，下列敘述何者正確？(A)從出生至1歲的嬰兒，其神經系統及附屬器官生長速度最快　(B)從出生到3歲快速長高，約3歲時的身高為出生時身長的2倍　(C)出生時頭圍約30公分，每年增加12~15公分，5歲時可達成人90%　(D)出生時身體中點為肚臍處，3歲時頭約占身長1/3　　（112專高二）

73. 依據皮亞傑(Piaget)認知發展理論，有關具體運思期兒童對疾病的概念，下列敘述何者最適宜？(A)認為生病原因是上天的懲罰　(B)認為生病原因是器官功能不良　(C)認為生病原因是接觸生病的人　(D)能對生病原因提出假設，再進行驗證　　（112專高二）

74. 小花，3歲，因腦膜炎(Meningitis)導致顱內壓升高，不會出現下列何種臨床徵象？(A)前囟門鼓脹或膨出　(B)躁動不安　(C)發燒　(D)嘔吐　　（112專高二）

　解析 (A)前囟門約於12~18個月就已經關閉。

75. 有關厭食症的相關敘述，下列何者錯誤？(A)造成厭食症的可能原因並非單一因素所導致　(B)可運用行為治療與家庭心理諮商修正不良的飲食行為　(C)厭食症者害怕體重增加而甘願忍受飢餓或自我催吐　(D)照護以提供足夠的營養，體重增加速度以每週3~5公斤為理想值　　（112專高三）

　解析 (D)平均每天增重0.2 kg為理想。

解答：　71.D　72.A　73.C　74.A　75.D

76. 小明，16歲，高中一年級，在校成績低落、情緒不穩、易怒、缺課，曾表明想從世界消失。就醫後診斷為青少年憂鬱症。媽媽詢問護理師如何幫助小明時，下列敘述何者錯誤？(A)讓小明知道自己生病了，需要治療　(B)多安排小明的戶外運動　(C)告知小明不要胡思亂想，應致力於課業成就　(D)多陪伴小明，避免小明獨處　　　　　　　　　　　　　　　　　　　　（113專高一）

77. 有關滿15個月大幼兒之動作發展，下列敘述何者正確？(A)能正確指出身體的一部分　(B)能重疊6塊積木　(C)不需扶持可獨自行走　(D)會自己洗手並擦乾　　　　　　　　　　　　　　　（113專高一）

　　解析 (A)(B)約滿24個月才會；(D)滿2歲~未滿3歲才會。

78. 當嬰幼兒初次接觸陌生人或新環境，會表現出接受或退縮的態度。此為氣質評估內容中哪一個項目？(A)反應閾　(B)適應度　(C)趨避性　(D)堅持度　　　　　　　　　　　　　　　　　　（113專高一）

　　解析 (A)要引起孩童產生反應所需的最小刺激量；(B)孩童對適應新的人事物的難易度及所需時間；(D)孩童從事某項活動時，遭遇挫折仍繼續維持活動的傾向。

解答：　　76.C　　77.C　　78.C

兒童的健康照護

出題率：♥ ♥ ♡

兒童的健康促進 —┬— 影響兒童健康促進的因素
　　　　　　　　├— 營養需求
　　　　　　　　└— 預防注射

安全維護及事故傷害的預防 —┬— 概　論
　　　　　　　　　　　　　├— 兒童虐待
　　　　　　　　　　　　　├— 搖晃嬰兒症候群
　　　　　　　　　　　　　├— 燒燙傷
　　　　　　　　　　　　　├— 異物吸入
　　　　　　　　　　　　　├— 溺　水
　　　　　　　　　　　　　├— 窒　息
　　　　　　　　　　　　　├— 中　毒
　　　　　　　　　　　　　├— 動物咬傷
　　　　　　　　　　　　　├— 地　震
　　　　　　　　　　　　　└— 兒童鼻出血

Pediatric Nursing

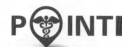

3-1　兒童的健康促進

一、影響兒童健康促進的因素

1. 醫療保健環境：包括兒科醫學知識、現有的兒科醫療服務情形、推廣兒童健康活動、兒童預防注射、早期發現發展遲緩兒童，及早接受妥善治療的計畫。

2. 社會環境：不健康的生活習慣是兒童健康的最大威脅，如喜歡高熱量和高脂肪的小吃、蔬菜和水果攝取不足、缺乏運動、情緒不安、吸菸、二手菸的危害、濫用藥物、近視等。

3. 家庭環境：杜凡爾(Duvall)之家庭發展階段表示，嬰兒期家庭最主要的發展任務為**適應新父母與祖父母的角色**。如父母對子女的期望過高、缺乏溝通等，會增加兒童的精神負擔及壓力。

4. 心理壓力：包括青春痘、肥胖、學習、人際關係等。

5. 健康知識的建立與態度：包括性教育、拒絕毒品、菸、酒等。

6. 「2025 年衛生福利政策白皮書」中，婦幼健康促進長程指標包括孕產婦死亡率降至 0.016‰、嬰兒死亡率降至 2.0‰、**低出生體重比率降到** 5.0%、6 個月以下純母乳哺育率提升至 50%。

二、營養需求

(一) 正常的營養攝取

1. 水分：**新生兒體內水分約占體重 70~80%，每日應攝取** 120~150 c.c.／**每公斤**。

2. 牛奶種類：包括濃縮奶（煉乳）、嬰兒奶粉、早產兒奶粉、蒸發奶、脫脂奶及特殊牛奶。

3. 奶量計算

(1) 一般嬰兒奶粉調成**濃度 14%**（14 g 奶粉加水調成 100 c.c.）的全奶濃度後，**每盎斯(30 c.c.)約含 20 大卡(kcal)熱量**。

(2) 1 歲內每日需要熱量：110~120 大卡／每公斤，公式如下：

$$奶量 = \frac{110\sim120(kcal/kg) \times 嬰兒體重(kg)}{20(kcal)} \times 30(c.c.)$$

4. 母乳與牛奶的比較見表 3-1。

表 3-1　母乳與牛奶的比較

成分	母乳(100 c.c.)	牛奶(100 c.c.)
水	87 c.c.	87 c.c.
蛋白質	1.5 gm（乳清蛋白）	3.5 gm（**酪蛋白**）
脂肪	3.5 gm （**多鏈不飽和脂肪酸**）	3.5 gm （飽和脂肪酸）
鈣磷比	2：1	1.5：1
乳糖	7 gm	4.5 gm
礦物質	0.25%	0.75%
熱量	71 kcal	67 kcal
胃排空時間	快	慢
優點	1. **含乳蛋白及高量免疫抗體 IgA，能增加嬰兒抵抗力** 2. 減低過敏的機會及嚴重度 3. 含有較高的鈣、磷比，減少腎臟負擔 4. 增進母嬰間親密情感、經濟、安全、方便	1. 取得無限量 2. 若嬰兒有先天性疾病，可透過配方奶粉矯正，獲得足夠營養

5. 副食品添加：6 個月大的嬰兒頸部已經挺直，舌頭和嘴部肌肉的控制也較為成熟，是添加副食品的最佳時機，注意事項如下：

(1) 由**少量開始逐漸增多**，並從流質、軟食逐漸轉為固體。

(2) **一次增加一種新食物，且由一小匙開始後再酌量增加，勿同時添加兩樣新食物**，兩種食物要間隔 4~7 天。

(3) 斷奶開始時應照常餵乳，並在二餐間餵副食品。

(4) 應在飢餓時給予，當表現出不喜歡某項食物時勿強迫。

(5) **新食物勿用奶瓶或加進牛奶中給予。**

(6) **注意皮膚及大便情形**，如有過敏或消化不良須停止餵食。

(7) **對添加的副食品適應後，方可添加另一種新食物。**

(8) 11 個月以後可學習自我餵食。

(9) 正常嬰兒體內鐵質可以儲存到 4~5 個月，故喝牛奶的嬰兒 3 個月後需補充鐵質，喝母乳的嬰兒 6 個月後補充。

6. 斷奶：適合 6~12 個月，採漸進式，勿操之過急造成心理傷害。

7. **青春期需補充熱量、蛋白質、礦物質（鈣、鐵、鋅）等。**

(二) 營養問題

1. **蛋白質攝取過少**：會出現疲乏、倦怠、腹水、消瘦、血清蛋白降低等症狀。

2. 生理性厭食

(1) 定義：12~18 個月的幼兒，因身體生長速率減慢，所需熱量減少，而造成食慾降低的現象。

(2) 特徵：幼兒發育正常，活動力良好，只是食量暫時減少，仍然保持每天每公斤體重 100 c.c.以上的進食量。

(3) 護理措施：告知父母這是正常現象，**可減少三餐量並在每餐間給予點心**；允許兒童選擇喜歡的食物，依習慣進食。

3. 肥胖症(Obesity)

  (1) 原因：2 歲內及青春期孩童的脂肪細胞增加最快、遺傳因素、飲食習慣不良、疾病、服用藥物、心理壓力等。

  (2) **減重飲食計畫表考量要點：能讓體重穩定而漸進性的減輕、能維持正常的活動、能滿足生長所需。**

三、預防注射

(一) 運用三段五級學說

1. 初段：一級－促進健康；**二級－特殊保健，如按時預防接種、預防事故傷害**、避免接觸致癌物等。

2. 次段：三級－早期診斷和適當治療。

3. 末段：四級－限制殘障；五級－復健。

(二) 預防注射

1. 免疫能力的種類

  (1) 天然主動免疫：人體接觸到病原體時，自身產生抵抗力。

  (2) 人工主動免疫：將抗原接種到人體內，活化自身免疫系統以抵抗該抗原，進而產生抗體，如疫苗。

  (3) **人工被動免疫：**注射免疫球蛋白或動物的抗毒素使宿主被動獲得免疫能力，**如破傷風免疫球蛋白及狂犬病免疫球蛋白。**

  (4) 天然被動免疫：懷孕時，母親血液中的抗體可藉由胎盤進入到胎兒的循環系統中，使胎兒產生抵抗力，如 IgG。

2. 疫苗種類

  (1) **活性減毒病毒疫苗：麻疹、腮腺炎、德國麻疹、小兒麻痺疫苗（沙賓，**口服**）、**麻疹腮腺炎德國麻疹混合疫苗(MMR)、口服輪狀病毒疫苗等。

(2) **活性減毒細菌疫苗：卡介苗**(BCG)（**牛型結核桿菌**）。

(3) 死菌疫苗：**百日咳**。

(4) **死病毒疫苗：小兒麻痺疫苗**（沙克，注射）、**流行性感冒疫苗、日本腦炎**。

(5) 基因工程：B 型肝炎疫苗、B 型肝炎免疫球蛋白。

(6) 其他：**破傷風類毒素**、白喉類毒素。

3. 疫苗接種部位及途徑：盡量避開有神經及血管的部位，一般選擇大腿前外側或上臂三角肌，針對 2 歲以前**嬰幼兒，建議接種部位為大腿前外側（股外側肌）**；而麻疹、水痘、日本腦炎及MMR 採皮下注射，其餘不活化疫苗則採肌肉注射。

4. 水痘疫苗

   (1) 目前沒有小於 1 歲孩童注射疫苗安全性與有效性的資料，因此 **1 歲以下不適合接種**。一般適用於 1~12 歲兒童和與水痘病人親密接觸的家屬及醫護人員、免疫力較差的**急性白血病病人**、慢性病人。使用免疫抑制劑治療者禁用。

   (2) 癌症病童不幸接觸到水痘病童時，應於 72 小時內注射帶狀疱疹免疫球蛋白，並禁止接種活性病毒疫苗。

5. 結核菌素測驗(PPD Test)

   (1) 2 個月以上的嬰兒用以決定是否需注射卡介苗。

   (2) 方法：左前臂中段內側皮內注射 0.1 c.c.，經 24 及 72 小時觀看結果，反應硬結邊緣在 10 mm 以下者為陰性，10 mm 以上則為陽性，陽性反應表示曾被結核桿菌感染。

   (3) 接受類固醇治療或注射麻疹、德國麻疹、腮腺炎疫苗者，須隔 4~6 週後再施測。

   (4) **國小一年級學童凡無卡介苗疤痕者，先給予結核菌素測驗**，反應陰性者初次接種卡介苗，**反應陽性者需再取得培養標本及胸部 X 光檢查**，以確定是否感染，並追蹤傳染源。

6. b 型嗜血桿菌疫苗

(1) 可預防兒童**腦膜炎**、肺炎、心包膜炎等嚴重合併症。

(2) 目前在臺灣 2 個月、4 個月、6 個月及 18 個月大幼兒免費接種白喉、破傷風、非細胞性百日咳、b 型嗜血桿菌及不活化小兒麻痺五合一疫苗(DTaP-Hib-IPV)，5 歲以上很少出現此症，一般建議不需要接種。

(3) **應於每年 9~10 月施打**，最慢應在 11 月下旬前完成接種，以因應每年農曆春節前後及隔年 2、3 月的流感流行期。

(4) 如果有慢性肺部疾病者，建議嬰兒滿 6 個月以上及其家人可考慮接種流行性感冒疫苗。

(5) 感染 HIV 的病童應於 2 個月大時，接種 b 型嗜血桿菌疫苗。

7. 衛生福利部於 2015 年 1 月起新增幼童常規接種 13 價結合型肺炎鏈球菌疫苗(PCV13)。第一劑與第二劑接種至少間隔 8 週。

8. 各種疫苗接種時間及注意事項見表 3-2、3-3。

表 3-2　各種疫苗接種時間

適合接種年齡	疫苗種類	
出生後盡速接種**（不超過 24 小時）**	B 型肝炎免疫球蛋白（詳見表 3-3）	一劑
	B 型肝炎疫苗	第一劑
出生滿 1 個月	B 型肝炎疫苗	第二劑
出生滿 2 個月	白喉破傷風非細胞性百日咳、b 型嗜血桿菌及不活化小兒麻痺五合一疫苗(DTaP-Hib-IPV)、13 價結合型肺炎鏈球菌疫苗(PCV 13)	第一劑
出生滿 4 個月	**白喉破傷風非細胞性百日咳、b 型嗜血桿菌及不活化小兒麻痺五合一疫苗**、13 價結合型肺炎鏈球菌疫苗(PCV 13)	第二劑
出生滿 5 個月	**卡介苗**	一劑[註1]

表 3-2　各種疫苗接種時間（續）

適合接種年齡	疫苗種類	
出生滿 6 個月	B 型肝炎疫苗、白喉破傷風非細胞性百日咳、b 型嗜血桿菌及不活化小兒麻痺五合一疫苗	第三劑
	流感疫苗	共二劑[註2]
出生滿 12 個月	水痘疫苗	一劑
	麻疹腮腺炎德國麻疹混合疫苗(MMR)	第一劑
出生滿 12~15 個月	A 型肝炎疫苗	第一劑[註3]
	結合型肺炎鏈球菌疫苗(PCV 13)	第三劑
出生滿 1 年 3 個月	活性減毒嵌合型日本腦炎疫苗	第一劑
出生滿 1 年 6 個月	白喉破傷風非細胞性百日咳、b 型嗜血桿菌及不活化小兒麻痺五合一疫苗	第四劑
出生滿 18~21 個月	A 型肝炎疫苗	第二劑
出生滿 2 年 3 個月	活性減毒嵌合型日本腦炎疫苗	第二劑
滿 5 歲至入國小前	白喉破傷風非細胞性百日咳及不活化小兒麻痺混合疫苗	一劑
	麻疹腮腺炎德國麻疹混合疫苗(MMR)	第二劑
	活性減毒嵌合型日本腦炎疫苗	一劑[註4]
國小一年級	卡介苗疤痕普查（無疤且測驗陰性者補種）	

註1：105年起，卡介苗接種時程由出生滿24小時後，調整為出生滿5個月（建議接種時間為出生滿5~8個月）。

註2：8歲（含）以下初次接種流感疫苗應接種二劑，二劑間隔4週。9歲（含）以上初次接種只需要一劑。目前政策規定國小學童於校園集中接種時，全面施打1劑公費疫苗，對於8歲（含）以下初次接種的兒童，若家長覺需要，可於學校接種第一劑間隔4週後，自費接種第二劑。

註3：A型肝炎疫苗107年1月起之實施對象為106年1月1日（含）以後出生，年滿12個月以上之幼兒。另108年4月8日起，擴及國小六年級（含）以下之低收入戶和中低收入戶兒童。

註4：106年5月22日起，改採用細胞培養之日本腦炎活性減毒疫苗，接種時程為出生滿15個月接種第1劑，間隔12個月接種第2劑。針對完成3劑不活化疫苗之幼童，於滿5歲至入國小前再接種一劑，與前一劑間隔至少12個月。

表 3-3 各種疫苗接種注意事項		
接　種	疫苗保存溫度及有效時間	注意事項
B 型肝炎免疫球蛋白(HBIG)	2~8℃，1 年	**母體 HBsAg(+)、HBeAg 不論是否陽性，於新生兒出生後 24 小時內，應注射一劑**
B 型肝炎疫苗(HBV)	2~8℃，2 年半	1. 反應：紅腫、硬結等局部發炎 2. 接種禁忌：先天畸形、嚴重疾病、膽紅素>15 mg/dL、昏迷 3. 早產兒體重達 2,000 公克或滿 1 個月時打第一劑
A 型肝炎疫苗(HAV)	2~8℃	1. 反應：紅腫、硬結等局部發炎 2. 禁忌：發高燒、中重度疾病者、孕婦、對疫苗內任一種成分過敏或第一次注射後產生過敏現象者
卡介苗(BCG)	1. 乾燥：2~8℃保存 2 年；37℃保存 1 個月 2. 稀釋：2 小時內用完；抽於空針中 5 分鐘用完	1. 反應：10~14 天會有小紅痂，微痛癢，但不會發燒；4~6 週會變成膿疱或潰爛；2~3 個月會自行癒合，乾燥結痂 2. 副作用：注射同側腋窩的淋巴腺會腫大，局部化膿潰瘍、發炎、瘢痕 3. 禁忌：發高燒、**早產兒或體重低於 2,500 公克以下新生兒**、嚴重先天性疾病或免疫不全者、嚴重濕疹、結核病新生兒或有家族史
白喉破傷風非細胞性百日咳、b 型嗜血桿菌及不活化小兒麻痺五合一疫苗(DTaP-Hib-IPV)	2~8℃，2 年	1. 反應：接種後 1~3 天可能發生注射部位紅腫、酸痛，偶爾有哭鬧不安、疲倦、食慾不振或嘔吐等症狀，通常 2~3 天後會恢復 2. 如出現接種部位紅腫、硬塊不退、接種後持續高燒或發生嚴重過敏反應及不適症狀，應立即就醫處理 3. 因為**百日咳疫苗所引起的痙攣及高燒，故有痙攣性病史、發燒高過 40.5℃或正在發燒、腦功能受傷者勿接種**；對疫苗內任一種成分過敏或是曾注射過發生不良反應者也不適合接種 4. 7 歲以上不適用

| 表 3-3 各種疫苗接種注意事項（續） |||
接　種	疫苗保存溫度及有效時間	注意事項
麻疹疫苗	1. 2~8℃，2 年 2. 稀釋後要保冷，8 小時內用完	1. 大部分無特殊反應，少數於 7~10 天會有輕微發燒或少量紅疹，應慎防感冒，避免接觸病人或出入公共場所 2. 副作用：局部發紅、疼痛 3. 禁忌：對蛋白過敏、懷孕、發燒、免疫不全或使用免疫制劑者
德國麻疹疫苗	2~8℃，2 年	1. 副作用：局部淋巴腫、發疹、關節炎 2. 育齡婦女接種後 3 個月內不可懷孕
麻疹、腮腺炎、德國麻疹(MMR)混合疫苗	2~8℃，2 年	禁忌：**孕婦**、發燒、先天性心臟病、對蛋及疫苗成分過敏者
日本腦炎疫苗	2~8℃，1 年	1. 反應：局部紅腫 2. 副作用：輕度發燒、局部潮紅、頭痛 3. 禁忌：先天或後天免疫不全者、感染人類免疫缺乏病毒、懷孕
水痘疫苗		反應：局部腫痛，注射後 5~26 天於注射部位或身上出現類似水痘的水泡
結合型肺炎鏈球菌疫苗(PCV)		1. 反應：紅腫、硬結等局部發炎，可能有發燒、不安、食慾減少等 2. 禁忌：發高燒或罹患急性疾病者、出生未滿 6 週、已知對疫苗任何成分或對白喉類毒素過敏者、其他經醫師評估不適合接種者

◆ 預防接種注意事項

1. **接受免疫藥物治療**、**化學藥物治療**、**放射線治療**、**重病**、**嚴重發燒性疾病**、**嚴重感染者**，**不可接種活性疫苗。**

2. 一般**使用靜脈注射的免疫球蛋白(IVIG)的病人**，**需隔 3 個月後才能接種疫苗**，以預防 IVIG 抑制疫苗活性。

3. 進行性中樞神經系統疾病病人，需延遲注射時間或減少劑量。

4. 活性減毒疫苗可同時接種，否則應間隔 1 個月以上。

5. 活性減毒與不活化疫苗可同時接種或間隔任何時間，除黃熱病與霍亂疫苗應間隔 3 週以上。

6. A 型肝炎疫苗接種實施對象：1 歲半接種最容易產生抗體；20 歲以下可以直接接種，20 歲以上應先檢查是否有抗體。

3-2　安全維護及事故傷害的預防

一、概　論

(一) 不同年齡層的主要死因

1. 依據衛生福利部統計，2023 年各年齡層死因前三名分別為：
   (1) 嬰兒：先天性畸形、變形及染色體異常、源於周產期之呼吸性疾患、與妊娠長短及胎兒生長有關的疾患。
   (2) **1~14 歲：事故傷害、惡性腫瘤、蓄意自我傷害（自殺）。**
   (3) **15~24 歲：事故傷害、蓄意自我傷害（自殺）、惡性腫瘤。**

2. **0~4 歲兒童以呼吸道阻塞事故傷害為最多**，而**異物吸入最常發生於小於 5 歲的兒童群。**

3. 容易發生事故傷害的行為或特質，包括活動量大、**愛探險**、**被過分溺愛**、**飢餓**、**順從性低**、有特殊發展問題的孩童。

(二) 安全維護及事故傷害的預防重點

1. 嬰幼兒：注意家中物品及環境安全（如圍床欄）、檢查玩具安全性、移開活動範圍內危險物品、遠離熱源、以淋浴取代盆浴、先放冷水再放熱水、不可邊吃邊玩等。

2. 學齡期兒童：加強運動時的防護措施，**並可利用玩偶、遊戲方式教導相關安全教育。**

3. 青春期：加強騎車安全注意事項，劇烈運動時要防運動傷害。

4. 年齡在 2 歲以下者，**應安置於車輛後座之攜帶式嬰兒床或後向幼童用座椅，**予以束縛或定位。

5. 玩具應清楚標示適用年齡，凡有小零件的玩具，要標示「3 歲以下兒童不宜」。

(三) 兒童事故傷害嚴重度之評估

　　兒童創傷指數(pediatric trauma score; PTS)與兒童昏迷指數(pediatric Glasgow coma score; PGCS)，是以兒童為評量對象發展出的評估事故傷害嚴重度之工具，**PTS 的評估項目包括體重、呼吸道、血壓、意識狀態、開放性傷口、骨折。**

二、兒童虐待

◆ 定　義

　　係指負責照顧兒童者（18 歲以下），本人或准許他人持續、重複的對兒童施加疏忽或違法的行為，導致兒童受到身體、心理的傷害，而使健康和福利受損。

◆ 類　型

　　包括疏忽（又以**疏忽清潔及飲食需要最常見**）、身體虐待、性虐待、情緒或精神虐待。**施虐者多為受虐兒童熟悉或親近的人，尤其是父母。**

◆ 原　因

1. 父母因素：父母親**缺乏支持系統**，同時又面臨育兒或生活環境的**壓力**所導致，或有不良嗜好（如吸毒、酗酒）、**夫妻間的性生活失調和關係失和**等。
2. 兒童因素：非婚生子女、**生長遲緩**、偏差行為、不易照顧者。
3. 環境因素：失業、離婚、分居、婚姻關係失調等。

◆ 常見表徵

1. **常有生長遲緩、營養不良、精神狀況差**、全身健康狀況不佳等情形，常見於社經階層較低、生長環境擁擠的家庭。
2. 需懷疑受虐兒的情形如下：
   (1) 有硬腦膜下血腫或胸腹部內臟的創傷、伴隨不同部位的瘀青和裂傷。
   (2) 1 歲以內的骨折（特別是家長無法描述受傷史），或不同時間發生的**多處骨折**、扭轉造成的骨折，其骨折線呈長螺旋狀。
   (3) 家長態度異常或爭吵、拒絕回答問題或有延遲送醫等現象。
3. **兒童性虐待**的常見表徵：**外陰部、肛門、口部或喉嚨有撕裂傷、瘀傷腫脹、反覆地尿道感染及解尿困難**，以及**睡眠紊亂、害怕獨處、同儕關係薄弱**等。

◆ 治療及處置

1. **發現兒童有被虐待、遭受猥褻行為或性交之現象，以及 1 歲以下嬰兒有任何骨折，依兒童及少年福利與權益保障法第 53 條規**

定，應在 24 小時內向當地主管機關報備；一般民眾可向警察機關或 113 全國婦幼保護專線報案。

2. 由於兒童所知詞彙有限，很難將受虐情形描述清楚，且可能會因為擔心父母不相信他們所說的話，而不敢吐露實情，特別是施虐者係家人或親友時更為嚴重。故醫護人員應多方查詢實情，包括**時間、地點及事情發生的經過**，並**評估兒童的身心發展及行為態度。當與受虐兒童談話時宜注意：**
   (1) 告訴他們將會依法呈報受虐。
   (2) 不斷向他們保證不會和不相關的人討論此事。
   (3) 提供談話的隱密性。
   (4) **避免對著兒童責怪施虐者。**

3. 針對特殊需求家庭（如低收入戶、父母或孩童為身心障礙者、單親家庭、有新生兒家庭、未成年父母等）提供經濟補助、就業輔導等訊息。

4. 強化社區意識及資源：如取締以孩童為對象之色情活動等。

5. 促進父母正向體認，協助建立適當角色模式，並確認有潛在性虐待傾向之高危險性家庭，進一步評估兒童返家是否安全。

三、搖晃嬰兒症候群(Shaken Baby Syndrome; SBS)

◆ 生理病理

　　大力劇烈的來回搖晃嬰兒或是幼小孩童，造成腦組織及硬腦膜下橋接靜脈產生**不可逆的剪力傷害**。

◆ 臨床表徵

　　可能有不安、嗜睡、流口水、四肢無力、抽搐、痙攣、嘔吐、呼吸加快、體溫下降和心跳過慢，嚴重者呈現昏迷、心跳停止、瞳孔放大甚至死亡。

◆ 預防措施

　　教導**主要照顧者學習安撫嬰兒情緒的技巧**、勿將嬰兒反覆拋接或架在肩膀上搖動、當照顧者陷入憤怒中可暫請他人幫忙照顧、移動嬰幼兒時必須給予頭頸部適當支撐等。

四、燒燙傷

◆ 生理病理

1. **引起兒童燒燙傷的主要原因為熱水燙傷，最常發生在三餐期間**，其中至少 3/4 是可以預防的。

2. **燒傷後 24 小時內可能會因低血容量而休克，主要原因為微血管通透性增加**，使蛋白質滲出增加導致低蛋白血症。當血漿滲透壓降低時，體液由受傷位置滲出與喪失，造成低血容量休克。

3. 燒傷初期大量細胞被破壞釋出鉀離子，造成高血鉀現象。

4. 燒傷病童之體液自表皮傷口流失，造成體液電解質不平衡。

5. 體液的影響可從尿比重檢測得知，**兒童正常尿液比重：1.010~1.030，脫水時尿液比重會上升**（因水分減少，溶質不變）。

6. 由於**大範圍的深度燒傷或電燒傷**，導致肌肉受損釋出肌紅素或溶血，紅血球釋出血紅素，這些**大型球蛋白會通過腎臟過濾而阻塞腎小管，引起腎小管壞死**。

◆ 燒傷嚴重度評估

1. **燒傷面積：10 歲以上可用「九法則」**，頭部、上肢各為 9%、軀幹前、後各為 18%、**雙下肢各為 18%**、會陰部為 1%，共為 100%。而年紀較小的孩童及嬰兒，其**頭部為 18%**、上肢各為 9%、軀幹前、後各為 18%、**雙下肢各為 14%**，會陰部為 1%。

2. 燒傷深度

(1) 第一度燒傷：表皮淺層，皮膚微紅，**觸摸會疼痛**，但**復原後不會留下疤痕**。

(2) 第二度燒傷：表皮及部分真皮紅腫、有水泡、水腫、潮濕有滲出物。因為知覺過度敏感，所以非常疼痛。

(3) **第三度燒傷：皮膚外觀變白、焦黑、燒傷深及真皮層**，可能達**皮下組織**。受傷 1~2 天可能就**失去疼痛感**。

(4) 第四度燒傷：**燒傷深及表皮、真皮、皮下組織、肌肉及骨骼**，通常皮膚已焦黑一片、**乾燥**、堅硬似皮革，無彈性。因知覺遲鈍到麻木，所以幾乎無痛覺。

3. 美國燒傷協會對燒傷嚴重程度分類如表 3-4。

表 3-4　燒傷嚴重程度分類

	二度面積	三度面積	頭、頸、手足、會陰部	吸入性燒傷	電傷、化學燒傷
輕度燒傷	成人＜15% 兒童＜10%	＜2%	無	無	無
中度燒傷	成人 15~25% 兒童 10~20%	2~10%	無	無	無
重度燒傷	成人＞25% 兒童＞20%	＞10%	有	有	有

◆ 治　療

1. 治療原則：預防休克、治療傷口、緩解疼痛、預防合併症。

2. **急救期**(Emergent Period)

(1) 燒傷發生至第 2~3 天，症狀有皮膚蒼白、濕冷、口渴等，主要死因為呼吸衰竭、休克。

(2) 處理目標：立即照護治療，**維持呼吸道通暢、預防休克（需以靜脈輸注補充大量液體**，相關輸液治療見表 3-5）、**以靜脈注射方式止痛**，**避免肌肉注射增加疼痛**。

3. **急性期**

(1) 急救期結束至傷口癒合期間。

(2) 處理目標：傷口的照護，包括移除焦痂、擴創、植皮等，可藉由水療來清潔、擴創、鬆脫焦痂，植皮後植皮處要抬高預防腫脹，並防摩擦碰撞；提供適當營養，以供傷口癒合。

表 3-5	燒傷時相關輸液治療時間及方式	
輸　液	時　間	輸液治療方式
乳酸林格氏液	燒傷後最初 24 小時	巴克斯特公式(Baxter Fomula)： 乳酸林格氏液總量＝4mL×體重(kg)×燒傷表面積百分比 ・第一個 8 小時給全量之 1/2 ・第二個 8 小時給全量之 1/4 ・第三個 8 小時給全量之 1/4 尿量宜維持在 1.0~1.5 mL/kg/hr
5%葡萄糖液	燒傷後第二個 24 小時	維持血中鈉值在 140 mEq/L 範圍內
血漿	燒傷後 24~30 小時	・40~50%TBSA：250~500 mL ・50~70%TBSA：500~800 mL ・>70%TBSA：800~1,200 mL

註：TBSA表示燒傷表面積。

4. 恢復期

(1) 傷口癒合至恢復正常活動功能。

(2) 處理目標：

A. 維護肢體功能：**可穿戴彈性衣一年以上，確定疤痕不再增生為止，孩童穿戴時間一天不超過 12 小時**，並可藉由**按摩與運動以預防疤痕增生及關節攣縮**；而正確的擺位可預防肢體關節攣縮。

B. 維持身體正確姿勢：頭頸部後仰伸直、後頸部屈曲、**肩部外展 100~130 度**、腋下外展 90 度及外旋、手肘及膝部伸直、手腕伸直及屈曲 35 度、掌指關節屈曲 70~90 度、髖部伸直及外展 15~30 度、踝部採 90 度平直。

C. 回復以往日常生活。

【範例】阿忠2歲，14公斤，燒傷面積18%，請問燒傷後24小時內應如何提供靜脈輸液？

【解析】 輸液治療公式＝4mL×體重(kg)×燒傷表面積百分比

$$= 4(mL) \times 14(kg) \times 18\% = 1,008$$

第一個 8 小時給全量之 1/2 ＝ 1,008×50% ＝ 504(mL)

第二個 8 小時給全量之 1/4 ＝ 1,008×25% ＝ 252(mL)

第三個 8 小時給全量之 1/4 ＝ 1,008×25% ＝ 252(mL)

◆ 護理措施

1. 燒燙傷的立即照護原則：沖（患部**沖冷水 15~30 分鐘，目的是快速降低皮膚組織溫度，勿使用油膏以免干擾散熱** ）、脫、泡、蓋、送。

2. 急性期燒燙傷病童的營養補充原則：

(1) 補充**高蛋白**、**高熱量**食物，以促進傷口癒合；蛋白質以生物價高的動物性蛋白質為主。

(2) **補充維生素 B**，以促進蛋白質吸收；**維生素 A、C 及鋅促進傷口癒合**。

(3) **盡量鼓勵由口進食**。如果傷及顏面或咀嚼困難，使得進食量無法達到需求量 75~80%時，則建議插管灌食。

3. 主要合併症：呼吸道阻塞、呼吸窘迫、肺水腫、休克、感染、腎衰竭、疤痕、肌肉攣縮、精神創傷等。

4. 病童因住院壓力大，易造成壓力性潰瘍（又稱**克林氏潰瘍**）與麻痺性腸阻塞。

五、異物吸入

◆ 常見原因

1. **5 歲前**吞嚥及呼吸協調功能尚未成熟，如果進食得太急、**邊吃邊跑邊玩**、進食時受到驚嚇，很容易把嘴巴裡尚未嚼碎的食物吸進氣管，產生上呼吸道阻塞。

2. 圓形食物與物品是最常見的異物吸入禍首。

3. **異物吸入部位以環狀軟骨處**（最狹窄）**最多**，而**右側支氣管較短且直**，故較其他處易發生。

◆ 常見症狀

1. **初期症狀包括咳嗽、作嘔及喘鳴。**

2. 突然呼吸困難、臉色發紺、咳嗽不止、咳聲非常粗糙混濁、呼吸間有哮吼聲、氣喘聲及咳嗽中斷聲。

3. 抓住自己的脖子作嘔吐狀。

◆ 處　置

1. 方法：**背部叩擊法及哈姆立克法是簡單及重要的處置方法。**

2. **1 歲以內**呼吸道阻塞的處理步驟：

   (1) **頭朝下低於軀幹**，俯跨於施救者手臂上，施救者的手放在嬰兒下頷上以支持頭部。

   (2) 施救者前臂放在自己大腿上。

   (3) **以手掌在嬰兒背後肩胛骨間拍擊 5 下。**

   (4) 以手固定背部、前頸部及下頷，將嬰兒翻轉過來，置於施救者大腿上，使其頭低於軀幹。

   (5) 若仍臉色發黑、沒有呼吸，則應馬上進行心肺復甦術。

3. **1 歲以上**呼吸道阻塞的處理步驟：意識清楚可以自咳，則觀察自咳情形，若無法自咳**以哈姆立克法在橫膈下擠壓 5 次**，直到異物清除；意識不清則馬上進行心肺復甦術。

六、溺　水

◆ 原　因

1. 易發生溺水的場所：裝滿水的浴缸或澡盆、裝滿水的洗衣機、觀賞用的魚缸、遊樂園的戲水區及蓄水塔等。

2. 大雨過後，許多施工及排水不良地區經常可見積水的大坑洞或滿溢的圳溝，易使人一不留神跌入而發生危險。

◆ 症　狀

1. **核心溫度低於 34℃ 時即會失去意識，低於 22℃ 時則心跳停止。**

2. 若溺水時體溫過低會出現潛水反射，包括**心跳減慢**、血壓上升、血液由周邊流至重要器官等，其反射較成人有高忍受力。

3. 出現缺氧現象。**若是因缺氧致腦幹及延髓受損，可能出現陳施氏呼吸（喘息呼吸與暫停呼吸交替）。**

◆ 護理處置

1. 若無反應或沒有呼吸僅有喘息，應盡快進行 CPR，步驟如下：
溺水幼童平放，確認無反應、10 秒內沒有觸摸到脈搏→快速進
行 5 個週期的胸部按壓與人工呼吸（約 2 分鐘）→啟動緊急應
變系統送往醫院。

2. 進行心肺復甦術恢復呼吸、心跳後，**最可能出現的問題包括低
心輸出量、肺水腫、酸血症等**，需監測生命徵象及意識變化。

3. **可提供溫熱的毯子、給予 40~45℃潮濕氧氣、40~42℃靜脈輸
液、40~45℃電解液行胃灌洗及電熱器加溫等方式來回復體溫；**
回溫過程應緩慢，每小時提升 0.25~0.5℃，避免併發症。

4. 衛教家屬居家安全維護相關事宜。

七、窒　息

◆ 原　因

1. 家中易發生窒息的物品：窗簾、紙箱、衣櫃、櫥櫃或冰箱等。

2. 孩童哭泣時餵食也容易造成哽咽導致窒息。

3. 花生、瓜子、龍眼和硬糖果等，顆粒小、不易咀嚼，對於 2 歲
以下幼兒易造成窒息，如缺氧超過 5 分鐘，會使腦神經受到嚴
重損害，甚至死亡。

◆ 急救方法

1. 口鼻被封住或頸部受勒，應立即解開封住之物，如仍未恢復呼
吸則盡快進行 CPR。

2. 如出現哽塞現象，則先取出口中留存之物，並鼓勵幼兒咳嗽；
如仍無法咳出，則立即施行**哈姆立克法**。

◆ 護理處置

1. 監測意識恢復情形。

2. 居家衛教

(1) 窗簾拉線平時應拉起或固定，以防兒童玩耍。

(2) 紙箱、衣櫃、櫥櫃或冰箱等不用時應上鎖或封好。

(3) 收好小型玩具、硬幣、果核等物品，防止幼兒吞嚥。

(4) 如果發現兒童將異物插入鼻孔應立即制止。

八、中　毒

　　常發生在 6 歲以下兒童，可能會影響生長，造成永久傷害。

◆ 常見的中毒

1. 常見的中毒物品：清潔劑、化妝品、藥物等。

2. 使用鉛水管的飲用水、**中藥**（如八寶散、驚風散）、**糖果紙**、油漆、彩色版報紙、玩具等是常見含鉛的物質，通常**須長久、大量的接觸才會發生中毒現象**，但仍須避免幼兒誤食。

3. 吸入性中毒：如瓦斯桶、汽車引擎漏氣等。

4. 接觸性中毒：如杜鵑花的葉子與花等。

◆ 臨床症狀

1. 消化系統：噁心、嘔吐、吞嚥困難、腹絞痛。

2. 皮膚：乾熱、起水泡、紅斑、流汗。

3. 呼吸系統：呼吸抑制、呼吸過速。

4. 心血管系統：心律不整、血壓改變。

5. 神經系統：抽搐、昏迷、行為改變、體溫改變。

6. **慢性鉛中毒**其症狀為抽搐、昏迷等**中樞神經系統病變**，若無妥善治療，會影響兒童學習能力，嚴重者會引起神經性損傷。

7. **服用乙醯氨基酚**(Acetaminophen)**過量中毒嚴重時**，會造成肝、腎衰竭。常用的解毒劑為 N-acetylcysteine (Mycomyst)。

8. 鐵劑中毒以肝臟受損最嚴重；碳氫化合物中毒會造成吸入性肺炎導致缺氧或呼吸窘迫，尿液會呈深褐或紅橙色。

◆ 醫療處置

1. 小於 6 個月嬰兒、昏迷無嘔吐反應、誤食腐蝕性物質（如漂白劑、強酸、強鹼、氨水等）**不可催吐**，以防食道二次傷害，若意識清醒，發生 2 小時內可給予牛奶中和，並立即送醫治療。

2. 誤食非腐蝕性的物質時可催吐，或以吐根糖漿引發嘔吐。

3. 活性碳能吸附大多數的藥物。

4. 洗胃及全腸性沖洗法可用來稀釋及排除腸胃道毒物。

5. 吸入性中毒則立即鬆開頸部衣物，維持呼吸道通暢，必要時給予氧氣。

6. 皮膚接觸性中毒可用大量清水沖洗皮膚上的毒劑。

7. 攜帶裝有毒物的容器盡早送醫，視需要安排內視鏡檢查。

九、動物咬傷

◆ 蛇咬傷

1. **蛇口腔中以革蘭氏陰性桿菌居多。**

2. 阻止毒液吸收：**在傷口的近心臟處用彈性繃帶等綁住肢體**，以減少靜脈及淋巴回流（不要超過 30 分鐘，每隔 15~20 分鐘需鬆綁一次），盡速送醫治療。

3. 以夾板固定患肢，且保持低於心臟位置。

4. 避免切開傷口，因無法將毒液清出，且易造成感染。

十、地　震

◆ 地震對兒童的影響

1. 害怕黑暗、黑夜，並對聲音敏感。

2. 無法與母親分離，可能會出現焦慮及退行性行為。

◆ 地震防範及求生措施

1. 充實防火消防設施及火災逃生技能訓練。

2. 準備應急的必需品：急救箱、手電筒、電池、乾電池收音機、室內準備好可以撬開門板的工具（如鐵鎚、螺絲起子等）。

3. 地震時要避免被墜落物打傷，並到結構較堅固的地點避難。

4. 地震時與地震後不可使用電梯。

5. 地震時如果正好在公共場所，應保持鎮定先就地避難，以免被人群推擠踐踏造成傷害。

6. 地震時如果正好在車上，將車停放到路邊較空曠的地方，並拉起手煞車，打開收音機收聽地震消息。

十一、兒童鼻出血

◆ 原　因

1. 4~10 歲最常見，出血部位多發生在鼻中隔前下方。

2. 外力因素：如挖鼻孔、用力擤鼻子、打噴嚏、鼻部或頭部損傷、氣壓改變等，使鼻部的血管破損而引起出血。

3. 內在疾病：如感冒、鼻竇炎等也會導致鼻出血。

◆ 治　療

1. 局部使用 Gelfoam 等止血藥物。
2. 施行局部麻醉，使鼻子失去知覺，然後將紗布塞進鼻內止血。
3. 若血管容易出血，可用電燒治療。

◆ 護理處置

1. 出血時應坐下，頭部微向前，捏著鼻翼兩側加壓止血，維持 10 分鐘。
2. 盡量吐出流進咽喉的血液，暫時張嘴呼吸。
3. 10 分鐘後放開鼻孔，出血停止後不要四處走動，應靜坐或躺臥，3 小時之內不要擤鼻子。
4. 如再次出血，可再捏著鼻翼 10 分鐘。
5. 用冷毛巾敷於鼻樑上協助止血。
6. 衛教不要挖鼻孔或把體積細小的物件塞進鼻孔內。

QUESTI?N

1. 3歲的美麗，在家中誤喝漂白水，下列措施何者不適當？(A)在2小時內，讓美麗喝水或牛奶，但勿超過15 c.c./Kg　(B)在2小時內，給予吐根糖漿(ipecac syrup)促使美麗嘔吐　(C)帶著容器，盡早送美麗至醫院求診　(D)依醫囑協助內視鏡檢查，以確立食道燒灼情形 （101專高一）

解析 漂白水具腐蝕性，催吐會造成食道二次灼傷。

2. 根據九法則(rule of nine)，有關嬰兒與兒童燒傷面積評估的計算，下列哪個部位的百分比不同？(A)雙上肢　(B)前軀幹　(C)後軀幹　(D)雙下肢 （101專高一）

解析 嬰兒單隻腳為14%，兒童單隻腳為18%。

3. 40週大的小明，出生體重2770公克，媽媽為B型肝炎帶原者，且e抗原陽性，請問小明於出生多久需注射B型肝炎免疫球蛋白？(A)24小時內　(B) 24~48小時　(C)一週後　(D)滿一個月

（101專高一）

4. 照顧受虐兒童的護理原則，下列何者錯誤？(A)要同時評估受虐兒童的身、心發展及行為態度　(B)必要時，應將父母及受虐兒童分別會談　(C)根據統計，施虐者多為親近家人，所以應先將受虐兒童與家人隔離　(D)採取任何醫療行為或護理活動前，須先向受虐兒童說明清楚 （101專普一）

5. 3個月大的小芳，體重7公斤，現只喝14%的嬰兒配方奶，為滿足其熱量需求，小芳1天需攝取多少c.c.的奶量？(A) 1,365 c.c.　(B) 1,155 c.c.　(C) 945 c.c.　(D) 770 c.c. （101專高二）

解析 總熱量＝110~120（kcal／公斤）×嬰兒體重（公斤）
　　　　＝(110~120)×7＝770~840。
每日總奶量需求＝770~840×30 c.c.÷20 kcal＝1,155~1,260。

解答：　　1.B　　2.D　　3.A　　4.C　　5.B

6. 有關兒童虐待的敘述，下列何者正確？(A)以家庭為中心，進行全家性的會談　(B)發現兒童被虐待的行為應於48小時內向主管機關報備　(C)醫護人員需要依收集到的資料，確認施虐者　(D)虐待兒童行為確立後，需提供保護措施，預防進一步傷害

　解析 (B)發現兒童被虐待應於24小時內向主管機關報備。　（101專高二）

7. 王太太帶4個月大的妮妮到健兒門診接種預防注射，妮妮過去均依照時程完成接種，依照我國現行預防接種時程，今天妮妮會接受以下哪一種疫苗？(A) B型肝炎疫苗　(B)白喉、破傷風、非細胞性百日咳、b型嗜血桿菌及不活化小兒麻痺，五合一疫苗　(C)日本腦炎疫苗　(D)麻疹、腮腺炎、德國麻疹混合疫苗

　解析 (A)出生後盡速接種，以及出生滿1個月、滿6個月接種；(C)出生滿1年3個月、2年3個月、滿五歲至入國小前接種；(D)出生滿1年、滿五歲至入國小前接種。　（101專高二）

8. 有關兒童燒傷後，最初休克期之緊急處置目標，下列敘述何者不適當？(A)使用乳酸林格氏溶液(Lactatcd Ringer's solution)補充水分及電解質　(B)吸入性灼傷之兒童，須維持呼吸道通暢　(C)以肌肉注射給予止痛劑，控制疼痛　(D)以無菌技術處理燒傷部位，預防感染　（101專高二）

　解析 應以靜脈途徑止痛，可減少注射次數。

9. 芳芳6個月大，護理人員在指導芳芳的媽媽有關副食品添加的原則，下列敘述何者錯誤？(A)每種新食物由一小匙開始餵，再逐漸增加　(B)一次增加一種新的食物　(C)每一種新食物的添加，要間隔4~7天　(D)將新食物加到牛奶中，使芳芳較快適應新食物

（101專普二）

10. 有關兒童燒傷復健期維持肢體功能措施之敘述，下列何者錯誤？(A)燒傷部位須採外展及抬高姿勢，以預防攣縮　(B)燒傷部位須做運動訓練，以增強肌力　(C)可利用夾板保護新植皮的部位　(D)除沐浴外，不可以脫掉彈性衣，以預防疤塊增生　（101專普二）

解答：　6.D　7.B　8.C　9.D　10.D

11. 有關燒傷急性期病童的營養，下列敘述何者不適當？(A)重度燒傷病童最初24~72小時需禁食　(B)燒傷病童的熱量需要量為平常的2~3倍　(C)建議營養之供應來源為：25~40% carbohydrate，40~60% protein，15~20% fat　(D)及早補充維生素A、B、C及礦物質、鐵、鋅　（102專高一）

解析 營養補充應以高蛋白、高熱量為原則。

12. 嘉玉不慎掉入游泳池，救生員救起她時，已失去意識，經過急救恢復意識後，被送至醫院住院治療，護理師應觀察下列哪些項目？(1)排尿情形　(2)耳朵分泌物　(3)顱內壓增加徵象　(4)眼睛突出　(5)末梢循環。(A) (1)(2)(3)　(B) (1)(2)(4)　(C) (1)(3)(5)　(D) (2)(4)(5)

解析 進行心肺復甦術後可能出現低心輸出量，故須監測排尿情形及末梢循環；溺水會導致酸血症而引起顱內壓上升故須監測顱內壓力。　（102專高一）

13. 王小弟，9個月大，體重8公斤，不慎被熱水燙傷下腹部、後下背、雙下肢及會陰部，有關輸液急救治療之敘述，依燒傷評估的九法則為考量，則下列何者正確？(A)最初8小時需給與大約500 c.c.的乳酸林格氏液　(B)第二個8小時需給與大約750 c.c.的乳酸林格氏液　(C)最初24小時需給予大約1500 c.c.的乳酸林格氏液　(D)燒傷後24~30小時，給與200 c.c.的血漿　（102專高二）

解析 乳酸林格氏液總量＝4mL×體重×燒傷表面積百分比＝4 mL×8×下腹部(9%)、後下背(9%)、雙下肢(28%)及會陰部(1%)＝1504，故燒傷後最初24小時應給約1,500mL的乳酸林格氏液。

14. 小威因誤食乙醯胺基酚(acetaminophen)過量而入院治療，護理師需持續觀察下列哪些檢驗數值之變化？(1)肝功能　(2)血色素　(3)凝血酶原時間　(4)腎功能　(5)動脈血中二氧化碳($PaCO_2$)。(A) (1)(2)(5)　(B) (1)(3)(4)　(C) (2)(3)(4)　(D) (3)(4)(5)　（102專高二）

解析 過量服用Acetaminophen造成中毒時，會產生肝、腎衰竭，凝血時間延長，故須監測肝腎功能及凝血功能。

解答：　11.C　12.C　13.C　14.B

15. 有關卡介苗接種的敘述，下列何者正確？(A)此疫苗是由殺死的牛型結核桿菌製成　(B)新生兒不管體重多寡均需於出生1週內接種　(C)在左上臂三角肌的中央部位採皮下注射　(D)接種部位產生潰瘍時不可塗藥，讓其自然痊癒　　　　　　　　　（103專高一）

解析 (A)由減毒的牛型結核桿菌製成；(B)於出生後滿5~8個月施打；(C)採皮內注射。

16. 根據我國近3年生命統計資料，顯示1~14歲兒童主要死亡原因前3位，不包括下列何者？(A)氣喘　(B)事故傷害　(C)惡性腫瘤　(D)先天性畸形　　　　　　　　　　　　　　　　　　（103專高二）

17. 護理師針對燒傷兒童於復健期所提供的護理指導，下列何者不適當？(A)可藉由正確擺位及夾板固定以預防肢體攣縮　(B)為了減輕水腫，關節盡量維持屈曲的姿勢　(C)建議穿戴彈性衣時間每天不要超過12小時　(D)彈性衣需持續穿著至疤痕組織不再增生為止　　　　　　　　　　　　　　　　　　　　　（104專高一）

解析 關節需適度伸展，避免攣縮。

18. 有關嬰兒搖晃症候群的預防措施，下列何者不適當？(A)教導主要照顧者學習安撫嬰兒情緒的技巧　(B)勿將嬰兒反覆拋接或架在肩膀上搖動　(C)當照顧者陷入憤怒中可暫請他人幫忙照顧　(D)當移動嬰兒時務必給予胸腰部適當的支撐　　　　（104專高一）

解析 需注意頸部的支撐。

19. 小華，4歲，不慎被熱湯燙傷頸部、前肩部、手肘及手腕內側，屬於三度燒傷而送至燒傷中心治療，目前傷口已癒合，護理師在預防小華肢體攣縮姿勢的照護上，下列那項正確？(A)在頸部下方使用枕頭支托　(B)維持手肘屈曲　(C)使上肢維持100~130度外展　(D)維持手腕屈曲15~35度　　　　　　　　　　（104專高二）

20. 下列何者可以接種流行性感冒疫苗？(A)過去預防接種曾經有不良反應的兒童　(B)罹患白血病等惡性疾病的兒童　(C)已知對蛋過敏的兒童　(D) 6個月以下的嬰兒　　　　　　　　（104專高二）

解答：　15.D　16.A　17.B　18.D　19.C　20.B

21. 有關幼兒被熱水燙傷的處置步驟，下列何者正確？(A)脫→沖→泡→蓋→送　(B)沖→脫→泡→蓋→送　(C)沖→蓋→送→泡→脫　(D)沖→蓋→泡→脫→送　（105專高一）

22. 仔仔，5歲，在醫院中午用餐時，突然噎到東西，無法發聲且出現呼吸困難，此時護理師應該如何處理？(A)施壓劍突下部位　(B)進行人工呼吸　(C)以手掌扣擊背部　(D)給予心外按摩　（105專高二）

23. 大明，至溪邊玩，因溺水約5分鐘，送至急診室後，評估其中心體溫33℃，知覺較遲鈍，有關回復體溫的處置，下列何者不適當？(A)提供溫熱的毯子　(B)提供熱湯並協助餵食　(C)給予加熱的潮濕氧氣　(D)給予電熱器加溫　（105專高二）
解析 知覺較遲鈍時提供熱湯並協助餵食可能會嗆到造成吸入性肺炎。

24. 兒童若長時期接觸玩具上不當的塗料或染料，最容易發生何種物質中毒？(A)鐵　(B)鋰　(C)鉛　(D)汞　（105專高二）

25. 下列何種疫苗的接種途徑是肌肉注射，注射部位在嬰幼兒的大腿前外側？(A)卡介苗　(B)日本腦炎疫苗　(C) B型肝炎免疫球蛋白　(D)麻疹、腮腺炎、德國麻疹混合疫苗　（105專高二）

26. 小亮，8歲，於野外露營時被雨傘節咬傷左小腿，下列何項處置最為適宜？(A)以夾板固定患肢且保持低於心臟位置　(B)建議儘快沖洗傷口並將傷口切開　(C)可於傷口的遠心端用彈性繃帶綁住　(D)常因革蘭氏陽性桿菌感染需使用抗生素治療　（106專高一）
解析 (B)切開傷口無法將毒液清出，且易造成感染；(C)可於傷口的近心端用彈性繃帶綁住；(D)蛇之口腔中以革蘭氏陰性桿菌居多。

27. 幼兒長期大量接觸鉛，導致鉛中毒所產生的合併症，下列哪一項最為嚴重且會造成不可逆的傷害？(A)中樞神經系統病變　(B)吞嚥困難、腹瀉　(C)紅血球過多　(D)呼吸衰竭　（106專高二）

解答：　21.B　22.A　23.B　24.C　25.C　26.A　27.A

28. 廷廷，4歲，自前年冬天開始時常出現流鼻血現象，有關流鼻血時的護理指導，下列何者不適合？(A)協助維持頭向前傾的姿勢 (B)鼓勵將鼻血吞下而不要擤出　(C)捏緊鼻樑加壓約10分鐘　(D)用冷毛巾敷於鼻樑上協助止血 （106專高二）

解析 (B)鼓勵將鼻血吐出，避免吞下血液後刺激胃腸道引起噁心、嘔吐。

29. 臨床上常用兒童創傷指數(pediatric trauma score, PTS)作為判斷兒童在遭受創傷時的嚴重度及預後，下列何者不是PTS的評估項目？(A)體重　(B)舒張壓　(C)意識狀態　(D)呼吸道

解析 PTS的評估項目包括體重、呼吸道、血壓、意識狀態、開放性傷口、骨折。 （106專高二補）

30. 下列哪一種對象是接種麻疹、腮腺炎、德國麻疹混合疫苗(MMR)的禁忌者？(A) 1年前曾輸過血者　(B)靜脈注射高劑量免疫球蛋白11個月以上者　(C) 4個月前肌肉注射B型肝炎免疫球蛋白者 (D)預備3個月內懷孕的婦女 （106專高二）

解析 接種禁忌：孕婦、發燒、先天性心臟病患者、對蛋及疫苗成分過敏者。

31. 小明，7歲，在練習游泳時，被同學推入泳池中，因溺水而窒息，經救生員急救後，送醫院治療，目前懷疑腦幹及延髓受損，有關小明的呼吸型態，下列何者較可能出現？(A)呼吸深且快速（過度換氣型態）　(B)喘息呼吸與暫停呼吸交替出現（陳施氏呼吸）　(C)呼吸偶而會出現深且聽得到嘆息聲（嘆嘆式呼吸）(D)呼吸會出現不規則的穿插呼吸暫停（運動式呼吸） （106專高二）

解析 陳施氏呼吸之呼吸是由深而快逐漸轉變為淺而慢，然後呼吸暫停，以上形式輪替出現。常見於腦損傷的病童。

解答：　28.B　29.B　30.D　31.B

32. 小芳，2歲，13公斤，護理師欲對其父母親進行事故傷害預防的護理指導，下列敘述何者正確？(A)為了預防撞擊，將其固定於車輛後座之嬰兒用臥床　(B)為了預防跌倒，盡可能以盆浴取代淋浴　(C)為了控制洗澡水溫，請父母親應先放冷水再放熱水　(D)為了促進學習機會，父母親應鼓勵其邊吃邊玩　（106專高二補）
解析 (A)將其固定於車輛後座之幼童用座椅；(B)盡可能以淋浴取代盆浴；(D)不可邊吃邊玩，以防異物吸入。

33. 注射流行性感冒疫苗後需3~4週才會產生抗體，臺灣地區應於何時開始施打疫苗較有預防流行性感冒大流行的效果？(A) 2~3月　(B) 5~6月　(C) 9~10月　(D) 11月至隔年1月　（106專高二補）
解析 應於每年9~10月施打，以因應每年農曆春節前後及隔年2、3月的流感流行期。

34. 有關燒燙傷之敘述，下列何者錯誤？(A) 72小時內為急救期，需預防休克　(B)以大量水沖洗，並除去未沾黏之衣物　(C)優先給予的輸液為乳酸林格氏液　(D)若三度燒傷面積大於10%，則為中度燒傷　（107專高一）
解析 (D)應為重度燒傷。

35. 有關誤食毒物對兒童身體器官功能損傷的描述，下列何者正確？(A)鉛中毒以肝臟功能受損最嚴重　(B)鐵劑中毒以泌尿系統受損最嚴重　(C)碳氫化合物中毒會造成心律不整　(D)乙醯氨基酚中毒會造成肝、腎衰竭　（107專高一）
解析 鉛中毒以中樞神經系統功能受損最嚴重；鐵劑中毒以肝臟受損最嚴重；碳氫化合物中毒會造成吸入性肺炎導致缺氧或呼吸窘迫。

36. 強強，1歲，熟睡時，頭部不慎被熱湯燙傷，以嬰兒九分法計算其燙傷範圍為何？(A) 9%　(B) 14%　(C) 18%　(D) 27%
（107專高一）

37. 根據兒童及少年福利與權益保障法(2015)，醫事人員發現兒童遭受猥褻行為或性交，需於多久時間內通報主管機關？(A) 24小時內　(B) 48小時內　(C) 72小時內　(D)一週內　（107專高二）

解答：　　32.C　　33.C　　34.D　　35.D　　36.C　　37.A

38. 陳小妹，2歲，12公斤，被人從火場中救出，全身30%的部分皮層燒傷，至今已過1小時，現以靜脈輸液幫浦提供輸液，輸液的速度每小時應為幾ml？(A) 60 ml　(B) 69 ml　(C) 90 ml　(D) 103 ml
（107專高二）

39. 小倫，1個月大，接種B型肝炎疫苗。下列何者是適合肌肉注射的部位？(A)左上臂三角肌中央　(B)腹直肌　(C)股外側肌　(D)腹臀肌
（107專高二）

解析 針對小於2歲的嬰幼兒，建議注射部位為股外側肌。

40. 小鳴，6個月大，腋下、鼠蹊、頸部長出膿皰後結痂脫屑，求醫確診為膿皰病，下列處置何者不適當？(A)因膿皰病具高度傳染力，避免清洗患部及引流膿皰　(B)依醫囑局部塗抹新黴素(neomycin)抗生素藥膏　(C)協助患嬰清潔及剪短指甲，以保護患處被抓破　(D)指導照顧者適當隔離、維持清潔，預防感染
（107專高二）

41. 張小弟，5個月大，至健兒門診接受預防注射，下列何種預防注射疫苗適合張小弟注射？(A)日本腦炎疫苗　(B)水痘疫苗　(C)卡介苗　(D)麻疹疫苗
（108專高一）

解析 (A)滿15個月注射；(B)(D)滿12個月注射。

42. 常見的兒童虐待類型包括身體虐待、情緒（精神）虐待、性虐待及疏忽，有關兒童虐待的敘述，下列何者正確？(A)多數兒童虐待的施虐者多為認識的人　(B)大部分兒童性虐待很容易由兒童的舉止發現異常　(C)其中只有身體虐待會導致兒童死亡　(D)兒童疏忽主要是來自照顧者的過度保護
（108專高二）

43. 根據衛生福利部擬訂「2025年衛生福利政策白皮書」，婦幼健康促進長程指標，下列敘述何者錯誤？(A)孕產婦死亡率降至0.016‰　(B)嬰兒死亡率降至2.0‰　(C)低出生體重比率降到2.0%　(D) 6個月以下純母乳哺育率提升至50%
（108專高二）

解析 (C)低出生體重比率降到5.0%。

解答：　38.D　39.C　40.A　41.C　42.A　43.C

44. 陳小妹，1歲半，14公斤，從火場中被救出，全身30%的部分皮層燒傷，目前正滴注靜脈輸液，為評估輸液是否適當，陳小妹每小時的尿量應為多少mL較適宜？(A) 6 mL　(B) 14 mL　(C) 30 mL　(D) 60 mL　　　　　　　　　　　　　　　（108專高二）

解析 尿量宜維持在1.0~1.5 mL/kg/hr，陳小妹14公斤，尿量應維持在每小時14 mL。

45. 依照衛生福利部疾病管制署106年公布之「我國現行兒童預防接種時程」，卡介苗(BCG)之建議接種時間為：(A)出生滿7~21天　(B)出生滿1~4個月　(C)出生滿5~8個月　(D)出生滿9~12個月

　　　　　　　　　　　　　　　　　　　　　　　　　（108專高二）

46. 小冬，5歲半，是一位初診斷後長期需要類固醇治療的腎病症候群的病童，今年秋天母親提出預防接種的問題，下列何種疫苗適用於小冬？(A)水痘疫苗(varicella)　(B)麻疹疫苗(measles)　(C)流行性感冒病毒(influenza)　(D)麻疹、腮腺炎、德國麻疹混合疫苗(MMR)　　　　　　　　　　　　　　　　　　　（108專高二）

解析 水痘、麻疹、德國麻疹、腮腺炎疫苗為活性病毒疫苗，患有免疫缺陷及正在接受化療、放射治療或免疫抑制治療的兒童，不可接種。

47. 下列何種中毒情況適合為兒童進行催吐？(A)小於6個月嬰兒口服藥物中毒　(B) 3歲幼兒誤食杜鵑花葉導致昏迷　(C) 4歲兒童誤食有毒磨菇　(D) 5歲兒童誤食廚房清潔劑　　　（109專高一）

解析 兒童催吐禁忌：小於6個月嬰兒、昏迷無嘔吐反應、強酸或強鹼等腐蝕性毒物。

48. 下列何者較不屬於兒童遭受虐待／疏忽的常見徵象？(A)身上有多處瘀傷痕跡　(B)表現活潑好動行為　(C)身體髒污發出異味　(D)寒冬常穿短袖上學　　　　　　　　　　　　　　（109專高二）

解析 通常會有精神狀況差、異常營養不良狀況。

解答：　　44.B　　45.C　　46.C　　47.C　　48.B

49. 有關預防嬰幼兒鉛中毒，下列可減少鉛的吸收之敘述，何者錯誤？(A)進食前應協助嬰幼兒洗手　(B)選擇不會掉漆的安全玩具 (C)避免攝入過多罐頭食物　(D)多攝取富含脂肪酸的食物

　　解析 飲食中易造成鉛中毒的原因有：使用鉛水管的飲用水、食用含鉛成分的中藥（如八寶散、驚風散）。　　　　　　　　（109專高二）

50. 強強4歲，誤食退燒藥，至急診求治，診斷為乙醯氨基酚(acetaminophen)中毒，下列敘述何者正確？(A)誤食後應立即給予naloxone　(B)誤食二小時內應避免洗胃及催吐　(C)誤食三天後開始使用活性碳吸附劑　(D)誤食後常用的解毒劑為N-acetylcysteine (Mycomyst)　　　　　　　　　　（109專高二）

　　解析 誤食非腐蝕性的物質時可儘速洗胃、催吐及使用活性碳，以清除胃中未溶解的藥物。

51. 有關燒傷病童休克期最初24小時的處置措施，下列敘述何者最適當？(A)優先選擇乳酸林格氏液(lactated Ringer solution)補充液體 (B)以皮下或肌肉注射給予止痛藥物，降低病童疼痛不適　(C)提供高蛋白、高熱量飲食，以補充熱量與蛋白質耗損　(D)照護重點是避免燒傷造成關節攣縮或變形後遺症　　　　（110專高一）

　　解析 (B)以靜脈注射方式止痛；(C)高蛋白、高熱量飲食應於急性期提供；(D)此為恢復期之照護重點。

52. 小玉，3歲，體重15公斤，誤食外婆包粽子用的鹼水，就醫時意識清楚，下列處置何者最適當？(A)食入後盡快進行催吐延緩吸收　(B)在食入2小時內喝清水或牛奶中和　(C)給予灌腸或胃灌洗 (D)食入後積極投予deferoxamine治療　　　　　　　（110專高一）

　　解析 (A)誤食腐蝕性物質時不可催吐；(C)會使消化道受損；(D)適用於鐵中毒病人。

53. 下列何者是造成兒童燒傷急救期(emergent period)休克的主要原因？(A)低血量性　(B)壓力性　(C)心因性　(D)敗血性

　　　　　　　　　　　　　　　　　　　　　　　　　　　（110專高一）

解答：　　49.D　　50.D　　51.A　　52.B　　53.A

解析 因為燒傷組織的微血管通透性增強、血漿滲出，造成體內的血液或血漿容量不足，因此有效循環血量不夠而造成休克。

54. 有關兒童事故傷害的預防與處置，下列敘述何者正確？(A)誤食漂白水，在2小時內，給予吐根糖漿(ipecac syrup)催吐　(B)溺水發生時，最優先的緊急處置是恢復體溫　(C)嬰幼兒乘坐汽車，安全座椅應固定於前座駕駛旁　(D)處於口腔階段嬰幼兒容易發生異物哽塞或鉛中毒　（110專高一）

55. 小強，5歲，因溺水急救後送至急診，體溫為29℃，下列處置何者錯誤？(A)使用40~45℃加熱潮濕的氧氣　(B)由靜脈提供40~42℃的溫熱液體　(C)給予40~45℃電解液行胃灌洗　(D)給予加溫毯使體溫上升3℃／小時　（110專高二）

解析 應緩慢回溫，約0.25~0.5℃/hr，避免併發症出現（心律不整等）。

56. 小莉，3歲，因被熱湯潑及，處於燒燙傷急救期(emergent period)，當小莉在低血量休克狀態下時，下列何者為最有效的止痛劑給予途徑？(A)鼻部吸入　(B)皮下注射　(C)肌肉注射　(D)靜脈注射　（110專高二）

57. 有關兒童虐待的敘述，下列何者錯誤？(A)遇到可疑的受虐兒，可撥打110或113專線　(B) 1歲以下嬰兒身上有任何的骨折，都須通報　(C)與受虐兒談話時，需協助指認及責怪施虐者　(D)施虐者大多是受虐兒熟識的身邊人占最多　（110專高二）

解析 與受虐兒童談話時需注意避免對著兒童責怪施虐者。

58. 媽媽看到2歲大的小寶喝了一大口漂白水，應該如何立即處置再送醫？(A)先給小寶清水漱口　(B)先給小寶喝一點牛奶　(C)先幫小寶拍背讓他吐出來　(D)給予吐根糖漿引發嘔吐　（110專高二）

解析 誤食具腐蝕性的物質（如漂白劑、強酸、強鹼等）時，若意識清醒，發生2小時內可給予牛奶中和。

解答：　54.D　55.D　56.D　57.C　58.B

59. 當發現8個月大的張小弟口中塞有異物，有意識、呼吸困難，下列措施何者最適當？(A)挖出異物後，於兩乳頭連線下執行心外按壓　(B)挖出異物後，蓋住口鼻給予人工呼吸　(C)張小弟頭低於軀幹，於肩胛骨間叩擊5下，兩乳頭連線下壓胸5下　(D)雙手環抱張小弟腰部，於劍突下連續向上推擠5下　（111專高一）

60. 有關遭受性虐待後之兒童可能出現的行為表現，下列敘述何者不適當？(A)害怕獨處，討厭他人碰觸身體　(B)出現複雜或不合宜的性知識概念　(C)攻擊性強，說謊行為，但無身體發展遲滯(D)情緒沮喪退縮，對他人充滿敵意、不信任　（111專高一）

61. 有關新生兒搖晃症候群(shaken baby syndrome)的敘述，下列何者錯誤？(A)屬於兒童虐待行為表現之一，需要通報　(B)因外力劇烈晃動所造成，是一種可逆的傷害　(C)初期會有嗜睡或煩躁不安　(D)抱起新生兒時，應該給予頭頸部適當支撐　（111專高一）
解析 會造成腦組織及硬腦膜下橋接靜脈產生不可逆的剪力傷害。

62. 依據美國燒傷協會有關兒童重度燒燙傷程度的分類，下列敘述何者正確？(A)二度燒燙傷占10~20%體表面積　(B)二度燒燙傷占<10%體表面積　(C)三度燒燙傷占2~10%體表面積　(D)三度燒燙傷占>10%體表面積　（111專高二）
解析 二度燒燙傷占>20%體表面積。

63. 玲玲，2歲12公斤，媽媽自己開車載她看醫生，玲玲乘坐汽車的方式，下列何者正確？(A)坐嬰兒安全座椅，置前座，面向車尾(B)坐幼兒安全座椅，置後座，面向車頭　(C)坐幼兒安全座椅，置前座，面向車頭　(D)坐嬰兒安全座椅，置後座，面向車尾
（111專高二）

64. 兒童誤食下列哪種毒物時，可採用催吐處理？(A)清潔劑　(B)鐵劑　(C)漂白劑　(D)洗碗劑　（111專高二）
解析 誤食腐蝕性物質時不可催吐，以防食道二次傷害。

解答：　59.C　60.C　61.B　62.D　63.**送分**　64.B

65. 丁丁，3歲，被家中養的母貓咬傷手背，傷口流血，疼痛哭泣，送至急診處理，下列處置何者錯誤？(A)盡快打破傷風抗毒素 (B)沖洗傷口，予抗生素藥膏局部塗抹　(C)指導家長，傷口若發生紅腫須趕快就醫　(D)指導家長回家應注意體溫及局部淋巴腫脹 （111專高二）

解析 3歲孩童通常已接種過破傷風疫苗，效力約5~10年，故無立即施打急迫性。

66. 嬰幼兒誤食色彩鮮豔的糖果紙、廣告紙、顏料等，容易引起下列何種物質的中毒，造成中樞神經系統的損傷？(A)鉛　(B)鐵　(C)銅　(D)塑化劑 （112專高一）

解析 使用鉛水管的飲用水、中藥（如八寶散、驚風散）、糖果紙、油漆、彩色版報紙、玩具等，皆是常見含鉛的物質。

67. 有關兒童性虐待的常見表徵，下列敘述何者錯誤？(A)外陰部、肛門、嘴部或喉嚨處有撕裂傷瘀傷腫脹　(B)肢體瘦小、皮下脂肪不足的營養不良現象　(C)睡眠紊亂、害怕獨處、同儕關係薄弱　(D)反覆的尿道感染及解尿困難 （112專高一）

68. 楊小妹，1歲，體重10公斤，有關事故傷害預防之護理指導，下列敘述何者最適當？(A)為了提升楊小妹安全意識，應開始利用玩偶及遊戲進行安全教育　(B)為了預防車禍撞擊，乘車時楊小妹應坐在後座之攜帶式嬰兒床或後向式安全座椅　(C)為了促進其自主性之發展，應鼓勵母親開始讓楊小妹自己洗澡　(D)為了補充優質脂肪酸，鼓勵母親開始讓楊小妹進食堅果類食物

（112專高二）

69. 有關預防嬰兒搖晃症候群(Shaken Baby Syndrome)之護理照護措施，下列敘述何者正確？(A)避免劇烈搖晃嬰幼兒，是預防脊柱未成形而造成損害　(B)移動嬰幼兒時，雙手務必適當的支撐背部及腰部　(C)安全抱持是雙手置於嬰幼兒兩側腋窩或抱起雙臂 (D)教導照顧者處於憤怒、焦慮時，先調適自身情緒 （112專高二）

解答：　65.A　66.A　67.B　68.B　69.D

解析 (A)避免對腦組織在短時間內快速晃動，造成顱內或眼內血管破裂；(B)(C)移動嬰幼兒時必須給予頭頸部適當支撐。

70. 小明，1歲8個月大，體重12公斤，不慎被熱水燙到，導致前胸15%的燒傷，立即送醫後經評估為二度燒傷，關於小明的照護措施，下列何者錯誤？(A)在燒傷最初24小時以乳酸林格氏液補充水分及電解質　(B)輸液的速度需觀察生命徵象、尿量，以適時調整滴速　(C)提供足夠營養以修復組織細胞，每日熱量需求為1,050 Kcal　(D)傷口處置包含每天換藥、清洗、水療、清創及植皮等照護　　　　　　　　　　　　　　　　　（112專高三）

71. 小偉因腦膜炎住院，依醫囑給與小偉藥物治療，醫師醫囑為：Dexamethasone (10 mg/2 mL/vial) 7 mg Q8H靜脈滴注，護理師每次給藥應抽多少mL的藥物劑量？(A) 1.2　(B) 1.4　(C) 1.6　(D) 1.8　　　　　　　　　　　　　　　　　　　　　　　（112專高三）

解析 10 mg：2 mL＝7 mg：X，X＝2×7÷10＝1.4 mL

72. 小花因誤食鐵劑而送醫治療，指導小花媽媽之護理措施，下列敘述何者最適當？(A)鐵劑通常不會沉積在肝臟或造成肝損傷　(B)一週後應注意腸胃不適或出血的症狀　(C)使用活性碳可以幫助鐵劑的吸附　(D)注射去鐵質劑，尿液會呈深褐／紅橙色

（113專高一）

解析 鐵會刺激胃腸黏膜，導致出血性胃腸炎，嚴重可導致肝臟損害。

解答：　　70.C　　71.B　　72.D

MEMO

新生兒的護理

出題率：♥ ♥ ♥

CHAPTER

04

新生兒的定義

新生兒的生理發展及特徵 ── 整體性的發展
　　　　　　　　　　　　└─ 系統性的發展

新生兒的整體性護理 ── 新生兒立即護理
　　　　　　　　　├─ 一般性護理
　　　　　　　　　└─ 神經肌肉成熟度及身體成熟度評估

新生兒常見的健康問題 ── 生理性黃疸
　　　　　　　　　　├─ 產瘤及頭血腫
　　　　　　　　　　├─ 新生兒感染
　　　　　　　　　　└─ 生產時的損傷

新生兒篩檢 ── 目　　的
　　　　　├─ 檢體採集
　　　　　└─ 疾　　病

先天性異常 ── 可能影響胎兒腦部發育的畸胎原
　　　　　├─ 染色體異常疾病
　　　　　└─ 遺傳諮詢

Pediatric Nursing

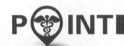

4-1　新生兒的定義

1. 新生兒(neonate, new born)是指出生未滿 28 天的嬰兒。

2. 這段時間之新生兒血糖低於正常值，但並不一定會出現低血糖徵象，呼吸暫停時間及對缺氧忍受度高於成人，感染時不一定會發燒，脫水時呼吸次數無明顯增加等。

4-2　新生兒的生理發展及特徵

一、整體性的發展

(一) 身高及體重

1. 新生兒正常**身高約為 48~53 公分**。

2. 新生兒正常**體重約為 2,700~4,000 公克**，通常在出生後 3~4 天會有**生理性脫水**，體重約減輕 5~10%，1 週後恢復原有體重。

(二) 頭　部

1. 正常為 33~37 公分，通常比胸圍大 2~3 公分。

2. **前囟門為菱形**，約於 12~18 個月關閉，**後囟門為三角形**，約於 6~12 週關閉，當咳嗽或用力哭泣時會引起囟門暫時性的膨脹和緊繃感。

3. 生產時頭骨常因產道壓力造成變形(molding)。

4. 新生兒用鼻呼吸，至 3~4 個月才學會張口輔助呼吸。

(三) 胸　部

1. 正常為 30~34 公分，呈圓桶狀。
2. 部分新生兒受母體荷爾蒙影響，出生 2~3 天會有**乳房脹大**現象，1 週內會分泌白色乳汁（**魔乳**），不需治療會自行消失。

(四) 腹　部

　　臍帶外觀正常沒有紅腫、臭味與分泌物；而臍帶根部腹部肌肉層較薄，部分新生兒用力會出現臍疝氣，一般可自行改善。

(五) 皮　膚

1. 膚色呈淡紅色，胎脂易堆積在皺摺處，可維持體溫保護皮膚。
2. 胎毛是覆蓋在新生兒身上淡色柔軟的細毛，常分布在肩、上臂、前額等部位，出生 2 週後自動脫落不再長出。
3. 鼻部皮脂腺阻塞形成針尖狀白點，稱**粟粒疹**，數星期內消失。
4. 蒙古斑常發生於背部腰薦椎或臀部，隨年齡成長而漸消退。
5. 毒性紅斑約在出生後第 2~4 天出現，不需治療。
6. 毛細血管擴張痣約在一歲半前會自然褪去，因在子宮內受母體荷爾蒙影響而形成，不需治療。

(六) 其他

1. **成熟男嬰之陰囊皺摺多且睪丸已下降**，大部分可能有水腫，看起來腫脹透光，**可運用光線照射分辨為陰囊水腫或疝氣。**
2. **成熟女嬰受母親荷爾蒙影響**會陰部可能出現腫脹，甚至出現帶有**血絲黏液分泌物**，稱為**假性月經。**
3. 新生兒頸部短且柔軟，無法支撐頭部重量；四肢能做全關節活動及恢復正常屈曲姿勢。
4. 正常**瞳孔間距**為 3.5~5.5 cm，**>5.5 cm 可能是唐氏症**、**<3.5 cm**則可能是小眼症。

二、系統性的發展

(一) 呼吸系統

　　出生後血液中化學變化與體溫變化，會刺激體溫調節中樞引發呼吸運動，新生兒適應子宮內環境首先要建立呼吸功能，採淺而快腹式呼吸，速率 30~50 次／分，深度及頻率均不規則。

(二) 血液循環系統

1. 胎兒血液循環特徵：
   (1) **卵圓孔：左右心房中隔的開口，使右心房血液流向左心房。**
   (2) 動脈導管：存在於肺動脈與主動脈之間的血管，使肺動脈血液流向主動脈。
   (3) 臍動脈：將胎兒血液（缺氧血）帶至胎盤。
   (4) 臍帶擁有 2 條動脈及 1 條靜脈。

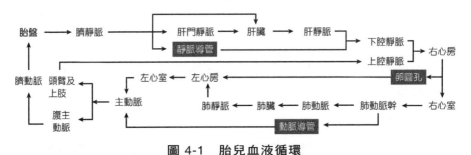

圖 4-1　胎兒血液循環

2. 出生後血液循環特徵：
   (1) 肺循環血管阻力下降（肺動脈壓降低），氣體交換部位由胎盤變為肺臟，**左心房壓力增加。**
   (2) **左心房壓力增加高過右心房，讓卵圓孔（功能性）自然關閉**（卵圓孔永久實質的關閉為出生後 3~4 個月）。
   (3) 肺部擴張血流增加，氧氣交換後的充氧血經肺靜脈送出。

(4) 血中含氧濃度上升，前列腺素濃度下降，促使**動脈導管**於 48 小時後關閉，於**出生後 1~3 個月完全閉塞，形成動脈韌帶**。

(5) **靜脈導管於出生後關閉，形成肝圓韌帶**。

(6) 心房壓力小於心室，**左心室**是負責將血液送至全身起始點，是四個腔室中**壓力最高**。

(三) 神經系統

一般新生兒常見的神經系統反射見表 4-1。

表 4-1　新生兒常見的反射

反射名稱	檢查方法	消失時間
爬行反射 (crawling reflex)	將嬰兒俯臥，使其腹部接觸一平面，四肢會彎曲、用力，出現爬行的動作	6 星期
彎曲回抽反射 (flexor withdrawal reflex)	平躺，頭身保持正中，腿伸直，**刺激腳底，被刺激的腿會不由自主的往回抽、彎曲**	0~2 個月
手掌抓握反射 (palmar grasp reflex)	將手掌放於嬰兒手掌處，嬰兒會緊抓住測試者的手指	3 個月
踏步反射 (stepping reflex)	將嬰兒抱起直立，使其雙腳輕接觸平面，雙腳會交替出現有規律的屈曲與伸展的動作，如踏步的樣子	3~4 個月
頸部強直反射 (tonic neck reflex)	**將嬰兒仰臥平躺後，快速把頭轉向一側，可見同側手腳伸直，另一側手腳屈曲，如拉弓箭的姿勢**	3~4 個月
尋乳反射 (rooting reflex)	**以手指或奶嘴輕觸嬰兒的臉頰或嘴唇，頭會轉向被刺激處，同時出現張口，並企圖吸吮手指或奶嘴**	3~4 個月，但可能持續至 1 歲
莫洛反射或擁抱反射 (moro reflex)	使嬰兒仰臥，頭稍微抬起突然放掉，手臂會向外伸展，頭後仰，**大拇指及食指張開呈「C」狀，其餘指頭張開成扇形。可評估是否有臂神經叢損傷**	3~4 個月

表 4-1　新生兒常見的反射（續）

反射名稱	檢查方法	消失時間
驚嚇反射 (startle reflex)	在嬰兒身旁製造大的聲音，會手臂屈曲、拳頭緊握	4 個月
吸吮反射 (sucking reflex)	將手指或奶嘴放入嬰兒口中，會出現規律的吸吮手指或奶嘴的動作	4 個月
足蹠抓握反射 (plantar grasp reflex)	將手掌加壓於腳掌球區處，腳趾會成蹠向屈曲，即扣向測試者的手指	10 個月
巴賓斯基氏反射 (Babinski's reflex)	沿嬰兒足跟由外側往上向內畫，正常反應會足趾伸展張開。主要評估新生兒神經系統病變	1 歲
洋娃娃反應 (Doll's eye response)	將嬰兒的頭慢慢轉向一側，發現其眼球不會立刻跟著移動，而稍有延遲。可評估滑車神經及外展神經是否損傷	視力發展成熟後
瞳孔反射 (pupillary reflex)	用燈光照射嬰兒眼睛時，瞳孔會縮小	終其一生
眨眼反射或 角膜反射 (blinking reflex or corneal reflex)	用燈光照射眼睛或將物體接近角膜時，會有眨眼反應。主要評估第五對及第七對腦神經	終其一生

(四) 免疫系統

1. 最後一個孕期經由**胎盤傳遞 IgG 給胎兒**，使新生兒出生後免疫力可以持續 6 個月。

2. 出生後 2 個月，嬰兒身體才開始製造 γ 球蛋白。

3. **餵食母乳可以從中獲得 IgA 抗體。**

(五) 消化系統

1. **新生兒於出生 24 小時內應解出胎便**，開始餵奶後排出混和胎便與奶便的過渡便。

2. 餵母乳者排便次數較多，質軟而稀；餵配方奶者排便次數較少，質軟硬且成形，顏色深、味臭。

3. 出生時唾液腺即具有功能，**唾液量少，但分泌量會隨著年齡長大而增加。**

4. **新生兒藉由吸吮反射及吞嚥反射來攝食乳汁。**

5. **胃容量約 90 c.c.，隨著年齡增加而增加，胃排空時間約莫 2~4 小時。** 因神經控制未發育完成，且**賁門括約肌、幽門瓣的功能不全，偶會出現嘔吐**及反流的現象。

6. **胰臟缺乏澱粉酶和脂肪酶**，故對多醣類及高飽和脂肪酸的利用差。

(六) 泌尿生殖系統

出生 24 小時內應解尿，正常尿量是 1~2 c.c./kg/hr。腎絲球過濾率較成人低，濃縮尿液功能未成熟，無法有效排出水分，排尿次數多；易因細胞外液改變，而有水腫或脫水現象。

(七) 感覺系統

1. **視覺**：新生兒的視力測驗目的在測試對光的感應，方法是將燈光照入眼睛，注意瞳孔收縮、眨眼、跟著燈光移到中間等反應，對光的刺激有眨眼反射、角膜反射。如 3~4 **個月嬰兒的眼睛無法注視及跟隨目標，則需做進一步評估。**

2. **聽覺**：一出生就能聽，且能知道聲音來源及分辨頻率不同，可以驚嚇反射來評估新生兒是否有聽力障礙。

3. **味覺**：能分辨不同味覺，喜歡甜食。

4. 觸覺：所有感覺中發展最好。

5. 嗅覺：能分辨出不同氣味。

4-3　新生兒的整體性護理

一、新生兒立即護理

(一) 維持呼吸道通暢

護理人員立即協助醫師將新生兒由產檯移至新生兒處理檯，此時最優先處理的是清除口鼻分泌物（若沒有抽吸的必要，只需將口鼻擦拭乾淨即可，若需抽吸則**先吸口腔再吸鼻道，擺垂頭仰臥姿勢以利吸管插入，必要時亦可將胃中黏液吸出**），其次是保暖。

(二) 阿帕嘉計分(Apgar Score)

1. 用於評估新生兒健康及存活情形；評估時機為出生後第 1 分鐘及第 5 分鐘，主要是用以評估新生兒的身體狀況，判斷是否需進行復甦術。**項目包括心跳速率、呼吸速率、反射能力、肌肉張力、皮膚顏色**（表 4-2）。

表 4-2　阿帕嘉計分

分數 項目	0	1	2
心搏速率	無	低於 100 次／分	高於 100 次／分
呼吸速率	無	慢而不規則	哭聲大
肌肉張力	四肢癱軟不動	四肢微彎曲	四肢彎曲、 主動活潑
反射能力	無反應	皺眉苦臉	咳嗽或打噴嚏
皮膚顏色	全身蒼白、藍色	身體粉紅色、 四肢呈藍色	全身皆為粉紅色

2. 評估結果：每一項目分成 0~2 分，滿分 10 分。

(1) 7~10 分：表示不需要復甦術。

(2) 4~6 分：**表示中度窘迫**，需立即援助以建立有效的呼吸。

(3) 0~3 分：表示嚴重窘迫，需立即給予重症復甦術。

(三) 正常生命徵象的穩定

1. 體溫穩定：出生後可以由蒸發、傳導、對流、輻射四種途徑散熱；合宜室溫為 20~24°C、濕度為 45~55%。

2. **新生兒體溫不穩定的原因：**

(1) 體表面積大，散熱快。

(2) 皮下脂肪少，儲存熱能力差。

(3) 肌肉發育差，產熱少。

(4) 排汗功能發育不全。

3. 呼吸速率：新生兒呼吸不規則，每分鐘約 40 次。

4. 心跳速率：出生時心跳可達 180 次／分，出生後第 2 天慢慢穩定，約 120~140 次／分。

5. 其他檢驗值：血色素 15~19 mg/dL、白血球 9,000~30,000/mm^3、紅血球約為 6×10^6/mm^3、血鉀 5.3~7.3 mmol/L。

二、一般性護理

(一) 預防感染

給予 1% 硝酸銀眼藥使用，預防淋病雙球菌感染。

(二) 臍帶護理

洗澡後，以 **75%酒精消毒臍帶橫斷面**，再用 **95%酒精乾燥**，禁用優碘消毒，避免造成先天性甲狀腺功能低下篩檢呈假陽性反應；臍帶約 1 星期後脫落。

(三) 營養需求

1. **一般嬰兒每日每公斤攝取熱量**：110~120 kcal。

2. 早產兒每日每公斤攝取熱量：120 kcal。

3. 濃度 14%的全奶，沖泡後每 30c.c.約 20 kcal。

4. **嬰兒每天攝取奶量計算方法：**

　　110 (kcal/kg)×**嬰兒體重**(kg)×30 (c.c.)÷20 (kcal)。

5. 嬰兒期每天所需蛋白質量為 2~3.5 mg/kg。

6. 一般嬰兒每日每公斤水分需要量 100 c.c./kg。

7. 碳水化合物為供應兒童能量最佳來源，每克醣類約 4 kcal。

8. 年齡越小，每日每公斤體重消耗總熱量越多。

三、神經肌肉成熟度及身體成熟度評估

(一) 新貝拉德量表(New Ballard Scale)

　　新貝拉德量表可評估 26~44 週新生兒的生理及神經肌肉成熟度，最適當的評估時間為出生後生理狀況穩定時，最遲於出生 12 小時內完成評估，有助於評估體重低於妊娠週數及預產期計算錯誤者使用。測量內容包含**神經肌肉成熟度、身體成熟度**。

1. 神經肌肉成熟度：姿勢、方形窗、手臂反彈、膝膕間角度、圍巾徵象、腳跟至耳朵等項目，每一項給-1~5 分，總分最高達 25 分，分數越高表示神經肌肉成熟度越好（表 4-3）。

| 表 4-3 | 神經肌肉成熟度 |

	-1	0	1	2	3	4	5
姿 勢							
方形窗（手腕）	>90°	90°	60°	45°	30°	0°	
手臂反彈		180°	140°~180°	110°~140°	90°~110°	<90°	
膝膕間角度	180°	160°	140°	120°	100°	90°	<90°
圍巾徵象							
腳跟至耳朵							

成熟度分級

週 數	20	22	24	26	28	30	32	34	36	38	40	42	44
分 數	-10	-5	0	5	10	15	20	25	30	35	40	45	50

2. 身體成熟度：外觀、皮膚、胎毛、腳底表面皺紋、乳房、眼睛、耳朵、外生殖器。正常新生兒外表特徵如下：

   (1) 外觀：四肢屈曲。

   (2) 皮膚：膚色粉紅、充盈性好，胎脂覆蓋。

   (3) 胎毛：胎毛少。

   (4) 腳底表面皺紋：足底有皺紋紋路，腿部伸展時會自動縮回。

   (5) 乳房：乳房脹大。

   (6) 眼睛、耳朵：眼睛閉合或微張；耳翼有弧度、柔軟。

   (7) 外生殖器：陰囊水腫，兩側對稱，睪丸下降、大陰唇覆蓋小陰唇及陰蒂。

4-4 新生兒常見的健康問題

一、生理性黃疸（新生兒黃疸）

◆ 生理病理

1. 膽紅素代謝機轉：**未結合型膽紅素**（間接型）與白蛋白在血漿中結合後，於肝臟藉由葡萄糖醛酸轉移酶，轉變成**結合型膽紅素**（直接型），並由膽汁排泄，進入十二指腸。

2. 原因
   (1) 紅血球數量多，壽命短（約 90 天）。
   (2) 腸肝循環再吸收的**未結合型膽紅素**量多。
   (3) **腸道內細菌少**，無法將大部分結合型膽紅素分解成尿膽素原或糞膽素原由大小便排出。
   (4) **腸道內 β 尿苷酸酶量多**，將結合型膽紅素轉換為未結合型膽紅素，又重新被腸道腸黏膜再吸收後，經腸肝循環回肝臟。

◆ 臨床表徵

1. **足月兒出生後 2~3 天膽紅素達到最高**，約 6 mg/dL，1 週後即看不到黃疸，2 週後降到正常範圍(2 mg/dL)以下。

2. 早產兒出生後 5~6 天膽紅素達到最高，約 10~15 mg/dL，2 週後黃疸消失，而膽紅素降到正常範圍以下約需 2~3 週。

3. 黃疸一般出現在出生 24 小時後，若於出生第 1 天就出現，則為病理性黃疸。

二、產瘤及頭血腫

1. 產瘤是頭皮邊緣有水腫且越過骨縫中線，於出生後 3~7 天會自然消失。

2. 頭血腫是血液流入顱骨與骨膜間，界線極為分明，且不會越過骨縫合線，2 週～3 個月會自然消失。

表 4-4　產瘤與頭血腫的比較		
比較	產瘤（胎頭腫塊）	頭血腫
原因	頭皮下軟組織血腫	骨膜下微血管破裂
特性	**跨越骨縫合線**（觸診時摸不到骨縫合線）	**不跨越骨縫合線**（侷限在一側頭骨）
出現時間	生產時或產後 24 小時內出現	產後 24~48 小時出現
消失時間	出生後 3~7 天	出生後 2 週～3 個月

三、新生兒感染

(一) 鵝口瘡(Thrush)

◆ 病　因

1. 由**白色念珠菌**(*Candida Albicans*)引起，又稱念珠菌病(candiasis)。
2. 可因生產過程時由母親陰道傳給新生兒，或奶瓶、奶頭等清潔不當感染。

◆ 臨床症狀

舌、顎及頰部內側有白色凝乳斑，無法輕易刮除。

◆ 治療及護理

1. **兩餐間使用耐絲菌素(Nystatin)塗抹在患處治療**。
2. 因為口腔黏膜改變會引起疼痛，故視情況給予止痛劑減輕疼痛，並注意營養的補充。
3. 教導父母保持新生兒口腔衛生，每次進食後以清水清洗、確實消毒餵食用具，不需額外隔離。
4. **非發紺心臟病兒童可塗抹龍膽紫**。

(二) B 族鏈球菌感染

◆ 病　因

　　約有 5~25%的孕婦可於生殖泌尿道中發現 B 族鏈球菌的帶原，其所產下的新生兒約有一半的比率會形成帶原狀態，但只有 1~2%會發生臨床症狀。

◆ 臨床症狀

1. 早發性感染：常於出生後隨即發病，以垂直感染為主要原因，也就是由母親子宮內感染，造成的疾病以敗血症、肺炎或腦膜炎為主，較常見的是呼吸道方面的症狀，如呼吸急促、呼吸暫停、發紺等。

2. 遲發性感染：常發生於生產 1 週後，以水平感染為主要原因，常因不潔的手而導致間接性的感染。

◆ 治　療

1. 預防最佳方式是以孕婦接受治療為主；高危險群如早產、破水過久、不足月早期破水、分娩時有發燒症狀者，在待產過程中，通常建議預防性抗生素治療，以減少新生兒發病機率。

2. 任何疑似新生兒敗血症的病童，住院後應盡快檢查，而後立刻給予抗生素治療，並觀察病況變化，同時根據細菌培養結果，決定最正確的用藥與治療時間。若有敗血症情形，則需抗生素治療 10~14 天；如有細菌性腦膜炎，則需要治療 2~3 週。

3. 支持性治療：維持適當的環境溫度、保持血液酸鹼度、血糖及電解質平衡；給予足夠的輸液，維持正常血壓。

◆ 護理措施

1. 監測生命徵象、評估意識變化及血氧濃度。

2. 預防感染、詳細記錄輸出入量(I/O)。

四、生產時的損傷

1. 生產時面部神經損傷可在 3~4 日內消失，也可能持續長時間。

2. 鎖骨骨折是生產最容易發生的骨折，特別是體重過重或生產困難之頭、臀產式的新生兒，臨床上可能**無症狀或驚嚇反射與擁抱反射患肢無法上舉、患側局部有觸痛感或腫脹**，故移動新生兒患肢時，可能因痛而哭泣。X 光攝影可協助確定診斷。

3. 護理措施：(1)依醫囑以三角巾或八字型繃帶固定患側，減輕疼痛；(2)協助穿脫衣服時，**患側先穿後脫**；(3)**避免測量圍巾徵象**、將手肘越過對側鎖骨中線；(4)**抱起時支持後背及臀部**，避免自手臂處直接抱起。

4-5 ┃ 新生兒篩檢

一、目　的

　　針對出生的新生兒作常見的先天性代謝異常疾病之全面篩檢，以期早期發現早期治療。目前政府提供補助之新生兒先天性代謝異常疾病篩檢包括：苯酮尿症、高胱胺酸尿症、半乳糖血症、G-6-PD 缺乏症、先天性甲狀腺功能低下、先天性腎上腺增生症、楓漿尿病、中鏈醯基輔酶 A 去氫酶缺乏症、戊二酸血症第一型、異戊酸血症及甲基丙二酸血症、瓜胺酸血症第 I 型、瓜胺酸血症第 II 型、三羥基三甲基戊二酸尿症、全羧化酶合成酶缺乏、丙酸血症、原發性肉鹼缺乏症、肉鹼棕櫚醯基轉移酶缺乏症第 I 型、肉鹼棕櫚醯基轉移酶缺乏症第 II 型、極長鏈醯輔酶 A 去氫酶缺乏症，以及早發型戊二酸血症第 II 型，共計 21 項。

二、檢體採集

1. **出生後滿 48 小時或已完全由腸道進食 24 小時後，由腳底足跟以毛細管採血**，最遲需於出生 1 個月內完成檢查。

2. 足底採血之護理重點：

   (1) 採血最佳部位為**腳跟兩側部分**，以防傷及蹠神經。

   (2) 必要時可讓嬰兒足部先熱敷，以利充血。

   (3) 消毒後需**等待乾燥**才能採血，若立即採血易發生溶血現象。

   (4) 扎針後，滴血時不可用力擠血，以防血球破裂。

   (5) 採血後之扎針器及毛細試管，丟棄於感染垃圾桶。

三、疾　病

　　簡介部分之新生兒先天性代謝異常疾病於下：

(一) 葡萄糖-六-磷酸去氫酶缺乏症（G-6-PD 缺乏症）

1. **病因**：又稱蠶豆症，屬**性聯隱性遺傳疾病**，控制基因位於 X 染色體上。當人體接觸特殊藥物（如磺胺類、**部分解熱鎮痛劑**等）、感染、**蠶豆**、吸入樟腦丸揮發之氣味時，其紅血球的細胞膜會受破壞而溶血。臺灣以客家血緣者為多，亦為發生率最高的先天代謝性疾病。

2. 症狀：高膽紅素血症、黃疸。

3. **護理及治療：避免接觸樟腦丸**、磺胺類藥物、龍膽紫，並禁食蠶豆等。

(二) 先天性甲狀腺功能低下症 (Congenital Hypothyoidism; CHT)

1. **病因：體染色體隱性遺傳疾病**，因甲狀腺生長異常，可依據甲狀腺素(T_4)值低且甲狀腺刺激素(TSH)值高確立診斷。發生在成人會產生黏液性水腫(myxedema)；發生在嬰兒期稱**呆小症**(cretinism)，**好發於女嬰**。

2. **症狀**：出生 2~3 個月後出現症狀，如**餵食困難、活動量減少、明顯矮小、便祕、智力障礙、生長發育遲緩、皮膚與毛髮乾燥、表情呆滯、腹脹、延續性黃疸**等。

3. **診斷**

(1) 出生後 2~5 天抽血進行初步篩檢，**甲狀腺素 T_4 低於正常值、甲狀腺刺激素 TSH 高於正常值。**

(2) 需暫停母乳哺餵以測得正確的甲狀腺素濃度。

4. **護理及治療**

(1) **治療目標之一為維持 T_4 濃度在 10~16 μg/dL。確立診斷後，出生後 3 個月內應治療，80%可以有正常的生長發育，**若 6 個月後治療或**未給予治療，可能產生心智遲緩及身高問題。**

(2) 需預防便祕及體溫過低現象，並觀察黃疸症狀及餵食情況，**提供高纖維食物。**

(3) 使用優碘(beta iodine)進行臍部護理時，可能會影響篩檢的結果判讀，故應避免。

(4) 教導家屬觀察甲狀腺毒性反應，如**脈搏加快、過度興奮、煩躁不安、盜汗、呼吸困難、發燒、嘔吐、腹瀉、體重減輕、痙攣**等。

(5) 強調**長期、定時服藥**（L-thyroxine）、定期回診追蹤血中甲狀腺濃度之重要性。**需注意新生兒聽力檢查及發展評估。**

(三) 苯酮尿症(Phenylketonuria; PKU)

1. **病因**：體染色體隱性遺傳疾病，因肝臟缺乏苯丙胺酸氫化酶，而無法將苯丙胺酸轉變成酪胺酸代謝。

2. **症狀**：**尿中有強烈的霉臭味**（即苯酮味）、皮膚乾燥蒼白有濕疹、外觀瘦小、**智能不足**、運動遲緩等。

3. 護理及治療

(1) 可給予 Tetrahydrobiopterin(BH_4)或 5-Htdopa 改善神經症狀。

(2) 選用**含苯丙胺酸少的特製牛奶**（如 Lofenalac 和 Phenyl-Free）**替代牛奶與母乳，或多吃蔬果、穀類等苯丙胺酸含量低的飲食。限制的食物包括肉類、魚、所有麵粉製品、乾酪、起司、牛奶、硬殼果**（如堅果）**、蛋和豆製品**等，以維持苯丙胺酸於 3~10 mg/dL 之安全範圍。

(3) **飲食治療應在 2~3 歲前開始，持續至 4~10 歲，否則可能會有智能不足的後遺症。**

(四) 高胱胺酸尿症(Homocystinuria; HCU)

1. 病因：**體染色體隱性遺傳疾病**，先天性體內高胱胺酸酶異常，使血中高胱胺酸增加，積存於身體內。

2. 症狀：語言發展遲滯、智能不足、水晶體脫位、骨骼畸形。

3. 護理及治療：**採飲食治療、盡早使用豆類配方特殊奶粉、補充維生素 B_6 和葉酸。而早期發現早期治療雖對於智能方面有較佳的幫助，不過眼睛的病變則難以避免。**

(五) 半乳糖血症(Galactosemia; GAL)

1. 病因：**體染色體隱性遺傳疾病**，因無法將半乳糖經由正常途徑轉變為葡萄糖，而使醣類代謝出現異常，大量囤積於體內。

2. 症狀：出生時通常無異狀，但經過幾天，常在餵奶後發生嚴重吐奶及腹瀉現象，並呈現昏睡狀，之後會有肝脾腫大、黃疸、脫水及體重不增等現象；在 1~2 個月形成**白內障**，或出現**低智能**、肝硬化等情形。

3. 血液與尿液含有高量的半乳糖。

4. 護理及治療：控制飲食，**禁止哺餵母乳**、牛奶等含有半乳糖的食物，**可改用豆奶替代**。早期診斷、治療可避免智力受損、視覺感覺障礙及生長遲滯。

(六) 先 天 性 腎 上 腺 增 生 症 (Congenital Adrenal Hyperplasia; CAH; 17-Hydroxyprogesterone)

1. **病因：體染色體隱性遺傳疾病**，90~95%是因類固醇－21 羥化酶缺乏症(steroid 21-hydroxylase; CYP21A2)基因缺陷，造成腎上腺合成皮質醇不足、腎上腺皮質素(ACTH)和留鹽激素製造不足，**刺激促腎上腺皮質素分泌增加，使雄性素**(androgen)**分泌增加**。

2. 症狀：

   (1) **女嬰外生殖器官嚴重男性化**，如陰蒂較大，形狀類似小陰莖；**男嬰無精子形成**、陰莖偏大但睪丸較小，有時生殖器無明顯異常，故較不易被發現；其他包括腹瀉、嗜睡、脫水、休克。若未治療，青春期前生長快速，有性早熟情形，到了青春期卻生長停滯。

   (2) 失鹽型嬰兒：因留鹽激素不足，常在出生 2 週內發生腎上腺危象，即低血鈉、高血鉀、低血容、色素沈著等症狀。

   (3) 皮質醇不足：使嬰兒生長不良且易感染，若同時缺乏留鹽激素及皮質醇則很容易造成休克。

3. **診斷檢查：**檢查 24 小時尿液中的 **17－酮類固醇**(17-ketosteroids)以確立診斷。

4. 治療

   (1) 嚴重症狀需終身服用皮質酮和留鹽激素；**在早上補充皮質酮，以維持正常分泌。需注意皮質酮治療期間容易出現感染之副作用。**

   (2) 生殖器明顯異常的女嬰可進行整形重建手術；月經不規則或不排卵者，可使用低劑量皮質素治療。

5. 護理措施
   (1) 教導失鹽型父母認識脫水的症狀及緊急處理方式，並了解長期服藥的重要性與定期返診。
   (2) 以家庭為考量，給予心理支持。

(七)楓（糖）漿尿症(Maple Syrup Urine Disease; MSUD)

1. 病因：體染色體隱性遺傳疾病，由於支鏈胺基酸在分解代謝途徑中，缺乏氧化脫羧酶或該酶有缺陷，使酮酸累積在體內所引起，故**尿液中有特殊的楓糖漿氣味**。
2. 症狀：在開始餵食後數天，會逐漸出現嘔吐、嗜睡、體重增加遲緩、呼吸急促、黃疸、抽搐等現象，嚴重者會意識不清、昏迷甚至死亡。
3. 護理及治療：早期發現早期治療，並**終生嚴格控制飲食**，可有正常的生長及智能發展。

(八) 中鏈脂肪酸去氫酶缺乏症 (Medium-Chain Acyl-CoA Dehydrogenase Deficiency; MCAD Deficiency)

1. 病因：因缺少中鏈脂肪酸去氫酶，使不完全分解的脂肪堆積在體內產生毒性所引起。
2. 症狀：通常在出生後前 2 年出現症狀，會造成腦部和神經系統損害、嘔吐、肝臟腫大、低血酮性低血糖、昏迷及抽搐等現象。25%在第一次發作時死亡，故常被誤診為嬰兒猝死症。
3. **護理及治療**：急性期需快速治療低血糖，長期治療需在就寢前提供碳水化合物點心，並積極治療感染或腸胃炎等突發狀況。

(九) 戊二酸血症第一型(Glutaric Acidemia Type I; GA I)

1. 病因：體染色體隱性遺傳疾病，因缺乏戊二基輔酶 A 去氫酶，無法正常分解離胺酸與色胺酸，而使有毒產物過量堆積於血液與組織中所引起。

2. 症狀：出生幾個月內可能沒有異常或僅有無症狀的巨腦，嬰兒期晚期逐漸呈現出運動困難、漸進式的舞蹈徐動症、肌肉低張到僵硬、麻痺、角弓反張等神經症狀，急性發作時可能會有癲癇或昏迷情形。

3. **護理及治療**：早期診斷早期治療可預防神經系統損害。

(十) 異戊酸血症(Isovaleric Acidemia; IVA)

1. 病因：**體染色體隱性遺傳疾病**，因缺乏異戊醯輔酶 A 去氫酶，無法正常分解白胺酸，而使大量有毒的異戊酸堆積在體內。

2. 症狀
   (1) 典型：出生後可能與一般嬰兒無異，但逐漸會出現倦怠、胃口不佳、噁心、嘔吐、嗜睡、活動力差、甚至抽筋、昏迷等，**大量堆積會使得身體和尿液有明顯類似臭腳汗的氣味**，嚴重者甚至死亡。
   (2) 非典型：發病時間較晚，且症狀輕微不明顯，往往在出生後 1 年才會被診斷出來。

3. 護理及治療：**急性發作時的醫療處置是矯正脫水及代謝性酸中毒；嬰幼兒可攝取含有肉鹼(carnitine)的特殊配方奶**，但食用時**需斟酌攝取量**。

(十一) 甲基丙二酸血症(Methylmalonic Acidemia; MMA)

1. 病因：**為有機酸代謝異常的體染色體隱性遺傳疾病**。因甲基丙二酸輔酶 A 變位酶功能異常，或鈷胺素代謝異常，導致體內甲基丙二酸等有機酸蓄積。

2. 症狀：神經系統損害、嚴重時會引起**酮酸中毒**、低血糖、高血氨、**代謝性酸血症，甚至昏迷**、死亡。在新生兒、嬰幼兒期死亡率很高。

3. 護理及治療
   (1) **補充葡萄糖靜脈輸液及碳酸鈉，避免酸中毒。**
   (2) **對於維生素 B$_{12}$ 有效型的病童可給予維生素 B$_{12}$ 治療；無效型可給予特殊配方奶粉、高熱量飲食與普通嬰兒奶粉，**可使血液、尿液中的甲基丙二酸濃度維持在理想範圍。

4-6　先天性異常

一、可能影響胎兒腦部發育的畸胎原

1. 藥物：二苯妥因 (Dilantin)、酒精 (alcohol) 及沙利竇邁 (Thalidomide)等。

2. 母體疾病：疱疹病毒、德國麻疹、巨細胞病毒、毒漿體原蟲、梅毒螺旋體等。

3. 藥物成癮：藥物成癮的母親所生下的新生兒，會出現藥物戒斷徵象，如**發燒、震顫、躁動**等。

4. 輻射：高輻射線治療、碘輻射治療等。

5. 懷孕期間服用動情素：易使男胎生殖器官產生些微的變化，女胎產生生殖器官的癌症。

二、染色體異常疾病

(一) 唐氏症候群(Down's Syndrome)

1. 病理生理：體染色體遺傳疾病，**第 21 對具有 3 個染色體**。

2. 臨床表徵：大多有中等程度的智能不足、身高體重發育較慢、**眼睛斜向外上方**、頸部短而皮膚鬆弛、張口伸舌、**塌鼻**、**肌肉張力低**、活動力差、有半數常合併先天性心臟病、6~10%有腸胃系統畸形、3~5%有泌尿道異常等。

3. 治療：早期療育可協助 0~6 歲病童加強認知功能，包括語言、職能、物理、感覺統合、特殊教育等。

4. 護理措施
   (1) 唐氏症無法根治，應鼓勵家長接納孩子，配合專業指導，投身「早期療育計畫」。
   (2) 提供父母相關醫療及教育資訊，並轉介遺傳諮詢。

(二) 腎上腺腦白質退化症(Adrenoleukodystrophy; ALD)

1. 病理生理
   (1) 母親 X 染色體隱性基因遺傳兒子，多數在 3~5 歲發病。
   (2) 體內缺乏分解長鏈飽和脂肪酸的酵素，以致長鏈脂肪酸過高，堆積在身體各處器官，尤其是大腦白質和腎上腺皮質，導致腎上腺機能與神經傳導功能喪失。

2. 臨床表徵
   (1) 剛開始會狂叫、聽力退化、成績退步、視力不佳、視野變的狹窄。
   (2) 通常到走路不穩才被診斷出來，接著癱瘓在床，喪失說話及吞嚥能力，最後死亡。

3. 治療及護理
   (1) 早期需嚴格控制脂肪攝取。
   (2) 服用「羅倫佐的油」，每公斤體重給予 1.7g Glycerol trioleate oil (GTO)和 0.3g Glycerol trierucate oil (GTE)，可延緩症狀發生。
   (3) 可接受骨髓移植治療。

三、遺傳諮詢

(一) 定　義

遺傳諮詢是溝通、教育、協調的過程。

(二) 內　容

1. 了解醫療相關事實，包括診斷、病程、可能治療的方式等。

2. 了解遺傳型式及疾病的再發機率，選擇最適合個人及家庭的措施及方案，並做最好的調適。

(三) 服務對象

(1)家族史中有任何人罹患遺傳性疾病、先天性疾病、精神疾病等；(2)近親通婚者；(3)曾有多次流產或胎死腹中者；(4)≧34歲的高齡產婦；(5)懷孕期間暴露於可能致畸胎因素者；(6)需安排產前診斷者；(7)產前檢查有胎兒先天性異常者；(8)曾產出先天性異常疾病病童者。

QUESTI?N

1. 有關先天性甲狀腺功能低下症(congenital hypothyroidism)之敘述，下列何者錯誤？(A)引起此病的可能原因為母親懷孕時缺乏碘的攝取　(B)早期症狀為新生兒黃疸與便祕　(C)可以L-thyroxine治療　(D)只要接受治療就不會影響智能　（97專高一）

   解析 出生後3個月內應治療，80％可以有正常的生長發育。

2. 甲狀腺功能低下症的患童口服L-thyroxin治療時，可能發生劑量過高的徵象，護理人員應指導家屬觀察下列何者？(A)嗜睡、體重上升　(B)便祕、腹痛　(C)心悸、過度興奮　(D)皮膚炎、白血球減少　（97專高二）

   解析 尚包括：體重變輕、嘔吐、腹瀉、嗜睡、體溫高等。

3. 有關新生兒頭顱血腫(cephalohematoma)的臨床表徵，下列敘述何者錯誤？(A)因分娩時壓力過大，造成骨膜下出血所致　(B)又名先鋒頭，常合併頭皮損傷　(C)血腫出現在一側，不會越過骨縫合線，且界線分明　(D)於第2、3天時逐漸增大，出生後6週會自然吸收　（97專高二）

4. 小華5個月，下列何種反射仍會存在？(A)驚嚇反射(startle reflex)　(B)爬行反射(crawling reflex)　(C)手掌抓握反射(grasp reflex)　(D)巴賓斯基氏反射(Babinski's reflex)　（97專高二）

   解析 爬行反射約6星期消失、手掌抓握反射約3個月消失、驚嚇反射約4個月消失、巴賓斯基氏反射約1歲消失。

5. 藥物成癮的母親所生下的新生兒，會出現藥物戒斷徵象，下列何者不是藥物戒斷徵象？(A)發燒　(B)呼吸暫停　(C)震顫　(D)躁動　（97專高二）

解答：　1.D　2.C　3.B　4.D　5.B

6. 有關新生兒篩檢的敘述，下列何者正確？(A)出生滿72小時或餵奶滿48小時後方可採血　(B)檢驗前新生兒必須禁食8小時，且膽紅素值低於15 gm/dL　(C)採血穿刺部位宜選擇耳垂、手指或腳趾(D)新生兒有餵食問題或黃疸等異狀時，才須做新生兒篩檢

解析 新生兒篩檢是針對出生的新生兒作全面篩檢。採血最佳部位為腳跟兩側部分，以防傷及蹠神經。　　　　　(97專普二；98專高一)

7. 小明罹患葡萄糖－六－磷酸脫氫酶(G-6-PD)缺乏症，護理人員提供的指導內容，下列何者正確？(A)避免食用含葡萄糖的製品(B)避免食用含乳糖的製品　(C)避免食用豌豆　(D)衣櫥及廁所內不可以放置樟腦丸　　　　　　　　　　　　　　　(98專普二)

解析 避免接觸樟腦丸、磺胺類藥物、龍膽紫、蠶豆等。

8. 罹患苯酮尿症的病童，可以食用下列何種食物？(A)雞肉　(B)芋頭　(C)起司　(D)豆腐　　　　　　　　　　　　　　　(98專普二)

解析 限制食物包括：肉類、魚、所有麵粉製品、乾酪、起司、牛奶、硬殼果、蛋和豆類製品等。

9. 小駿10歲，是後天性甲狀腺功能低下症的兒童，下列何項護理指導最適當？(A)增加運動量　(B)按時口服甲狀腺激素　(C)限制澱粉類食物的攝取　(D)服藥六週，若症狀改善即可停藥(98專普二)

10. 下列何者不是阿帕嘉計分系統(Apgar score system)評分之項目？(A)心跳速率　(B)呼吸狀況　(C)膚色　(D)哭泣聲音　(98專高二)

解析 除(A)(B)(C)外，尚包括：肌肉張力、反射能力等共五項。

11. 有關罹患半乳糖血症(galactosemia)新生兒的敘述，下列何者錯誤？(A)是一種體染色體隱性遺傳疾病　(B)檢驗血液與尿液，發現含有高量的半乳糖　(C)只能哺餵母乳，禁餵牛奶或一般配方奶粉　(D)未及時治療會造成智力受損、視覺感覺障礙及生長遲滯　　　　　　　　　　　　　　　　　　　　　(98專高二)

解析 禁食含半乳糖的牛奶，可改用豆奶餵食新生兒。

解答：　　6.A　　7.D　　8.B　　9.B　　10.D　　11.C

12. 有關正常新生兒出生後循環系統的變化，下列何者錯誤？(A)右心房的壓力增加高於左心房，促使卵圓孔關閉　(B)肺部擴張，肺血流增加，流至左心血液的含氧量上升　(C)血中含氧濃度上升，為促使動脈導管關閉的原因之一　(D)靜脈導管於出生後關閉，形成肝圓韌帶　　　　　　　　　　　　　　(99專高一)

　解析 出生後因呼吸作用，使大量血液由肺靜脈流入左心房，左心房的壓力增加高於右心房，促使卵圓孔關閉。

13. 有關先天性腎上腺增生症之敘述，下列何者正確？(A)屬於性染色體隱性遺傳疾病　(B)雄性素(androgen)分泌過多　(C)留鈉激素(aldosterone)分泌過多　(D)男嬰女性化，陰莖短小　(99專普一)

　解析 (A)屬於體染色體隱性遺傳疾病；(C)留鈉激素(aldosterone)分泌不足；(D)女嬰男性化。

14. 影響新生兒體溫調節之原因，何者正確？(A)汗腺成熟、排汗速率快　(B)體表面積和體重的比例較成人大　(C)代謝較成人慢　(D)缺乏皮下黃色脂肪　　　　　　　　　　　　　　(99專高一)

15. 有關先天性甲狀腺功能低下症(Congenital hypothyroidism)的敘述，下列何者錯誤？(A)出生時體重、身高正常，安靜、體溫低、哭聲沙啞，且餵食困難　(B)血清中甲狀腺素(T_4)會降低　(C)盡快開始治療，當血清中T_4及TSH濃度正常時，即可停藥　(D)未及時治療，會導致身材矮小和智能障礙　(92師檢二；99專高一)

　解析 需長期服藥，並定期監測T_4及TSH濃度以調整劑量，以免影響發展。

16. 有關新生兒生殖系統發展的敘述，下列何者錯誤？(A)因母體荷爾蒙的影響，在出生2至3天內會有乳房腫脹現象　(B)出生1週內分泌類似乳汁的物質，會自然消失　(C)因出生後母體荷爾蒙中斷，造成出生第1週的女嬰可能會有假月經　(D)早產兒陰莖及陰囊發育不完全，龜頭突出於包皮外　　　　　　　(99專高二)

　解析 一般包皮會較緊，龜頭包覆於包皮內。

解答：　12.AD　13.B　14.B　15.C　16.D

17. 評估新生兒眼睛的描述，下列何者錯誤？(A)暫時性斜視，可於3至4個月內逐漸恢復　(B)對異物刺激有眨眼反射及角膜反射　(C)兩眼瞳孔間距小於3.5 cm者可能為唐氏症候群　(D)視力範圍在20公分內，對明亮及紅色的物體最敏感　　　　（100專高一）

    解析 兩眼瞳孔間距大於5.5 cm者可能為唐氏症。

18. 有關嬰兒囟門的敘述，下列何者錯誤？(A)前囟門在12至18個月大時會關閉　(B)後囟門在8至12個月大時會關閉　(C)咳嗽、哭泣或躺下時，囟門會有暫時膨出現象　(D)囟門持續膨出為顱內壓上升徵象，可能有感染或水腦　　　　（100專高一）

    解析 後囟門在6~8週時會關閉。

19. 有關苯酮尿症(phenylketonuria)飲食控制的敘述，下列何者錯誤？(A)餵食嬰兒之特殊牛奶配方，如Lofenalac及Phenyl-Free，其苯胺基丙酸之含量為5%　(B)出生確立診斷後，即開始飲食控制，可預防腦損傷　(C)宜限制病童攝取蛋白質高的食物，如：肉、魚、蛋、豆類　(D)至學齡期血腦障壁發育成熟後，即不需飲食控制　　　　（100專高一）

    解析 一般奶粉的苯胺基丙酸含量為5%，Lofenalac及Phenyl-Free等特殊牛奶配方的苯胺基丙酸含量為0.4%。

20. 藥物成癮的母親生下的新生兒，通常在何時會呈現藥物戒斷徵象(signs of drug withdrawal)？(A)出生後1小時內　(B)出生後2~5小時　(C)出生後6~10小時　(D)出生後12小時以後　　　（100專高一）

    解析 通常發生於出生後72小時內。

21. 唐氏症(Down Syndrome)是最常見的染色體異常疾病之一，其病因是在第幾對染色體出現異常？(A) 20　(B) 21　(C) 22　(D) 23

    解析 第22對染色體異常可能會與法洛氏四重症有關；第23對染色體異常可能會與Turner's症、Klinefelter's症候群、Klinefelter肌肉萎縮症有關。　　　　（100專高二）

解答：　17.C　18.B　19.A　20.D　21.B

22. 有關新生兒出生後1週內處於負平衡時期的敘述，下列何者錯誤？(A)脂肪消耗　(B)體液流失　(C)體循環改變　(D)去掉胎脂

解析 於出生後，剪斷臍帶，即刻有體循環改變。　　（100專高二）

23. 有關葡萄糖-六-磷酸鹽去氫酶缺乏症(Glucose-6-phosphatase dehydrogenase)兒童發生溶血性貧血時之臨床表徵，下列何者錯誤？(A)臉色蒼白　(B)黃疸　(C)尿液呈深褐色　(D)皮膚起皮疹

（100專高二）

24. 有關新生兒尿布疹，下列護理指導何者錯誤？(A)採用透氣合身的尿布，勤換尿布　(B)每次大小便後，以溫水洗淨　(C)臀部局部使用爽身粉，保持乾爽　(D)適當暴露臀部，促進乾燥

解析 爽身粉遇濕後會黏在皮膚上，無法發揮潤滑作用，同時與水分結合成硬塊，增加與皮膚的摩擦、增加皮膚刺激。　（100專普一）

25. 有關新生兒抽吸之敘述，下列何者錯誤？(A)抽吸時，可擺垂頭仰臥姿勢以利吸管插入　(B)抽吸動作宜輕柔，避免傷及新生兒　(C)口鼻分泌物要清乾淨，抽吸時間沒有限制　(D)必要時亦可將胃中黏液吸出　（100專普一）

解析 過度抽吸會刺激迷走神經，造成心搏減慢。

26. 有關新生兒立即護理，首要執行的護理措施為何？(A)測量生命徵象　(B)維持呼吸道通暢　(C)計算Apgar score　(D)讓媽媽擁抱

解析 維持呼吸道通暢、能自行呼吸是新生兒出生後存活於子宮外環境的基本條件。　　（100專普一）

27. 以手指輕觸新生兒臉頰，新生兒會將頭轉向刺激源，同時出現張開嘴巴的動作，稱為：(A)尋乳反射(rooting reflex)　(B)擁抱反射(moro reflex)　(C)頸部強直反射(tonic neck reflex)　(D)吸吮反射(sucking reflex)　（100專普二）

解答：　22.C　23.D　24.C　25.C　26.B　27.A

解析 (B)擁抱反射是突然改變新生兒姿勢，會四肢對稱性的外展伸直、拇指與食指呈C字形、其餘指頭張開呈扇形，然後肢體恢復屈曲與內收、腿微屈曲姿勢；(C)頸部強直反射是將平躺新生兒的頭轉向一側，與頭轉向同側的手腳會伸展，另一側手腳會彎曲；(D)吸吮反射是將手或奶嘴放入新生兒口中，會有吸吮動作。

28. 正常情況下，嬰兒循環系統中，卵圓孔永久實質的關閉是在出生後多久？(A) 2~3天　(B) 1~2個月　(C) 3~4個月　(D) 5~8個月

　　解析 新生兒出生後第一口呼吸即功能性關閉卵圓孔，直至數月後才永久實質的關閉。　　　　　　　　　　　　　　　　（100專普二）

29. 李小妹罹患先天性乳糖酶缺乏症，護理人員指導母親餵食應注意事項，下列何者正確？(A)「不需特別注意，長大就好了。」(B)「不可喝優酪乳。」　(C)「應補充鐵質。」　(D)「以豆奶或米漿來代替牛奶及母奶。」　　　　　　　　　　（100專普二）

　　解析 因新生兒體內缺乏將半乳糖轉為葡萄糖的轉化酶，故不進食含半乳糖的飲食，如母乳、乳製品等。

30. 護理人員在為正常足月新生兒評估神經系統的功能時，下列何者為正常的檢查結果？(A)平舉新生兒，迅速將其放低15公分，新生兒手臂會先抱向中線，頭後仰　(B)新生兒仰臥，施壓於兩隻手掌，其頭會偏向一側，口緊閉，眼張大　(C)給予大的聲音刺激時，新生兒會出現單側肢體外展，且手肘彎曲握拳的姿勢(D)由足跟輕畫腳底外側至腳趾根部時，新生兒的大拇趾往上翹，其餘四趾扇形張開　　　　　　　　　　　　（100專普二）

　　解析 (A)擁抱反射：四肢對稱性的外展伸直、拇指與食指呈C字型、其餘指頭張開呈扇形；(C)驚嚇反射：會雙手手指緊握、手臂外展、手肘內彎。

解答：　　28.C　　29.D　　30.D

31. 男童生殖器官的檢查評估之敘述，何者正確？(A)3歲以上男童睪丸尚未下降是正常的情形　(B)兩側睪丸若位置高低不同，則需進一步評估　(C)檢查隱睪的方法之一為視診兩側腹股溝有沒有鼓起　(D)可以運用光線照射，辨別陰囊水腫與疝氣的情況
    解析 (A)睪丸最晚應於出生後1歲內下降至陰囊；(B)兩側睪丸大小、位置高低稍有不同為正常；(C)通常用觸診。　(101專高一)

32. 小玲罹患苯酮尿症(phenylketonuria; PKU)，護理師指導媽媽，小玲應避免何種飲食？(A)含蛋白質高的食物，如：魚、肉、牛奶、蛋、豆類及麵粉製品等　(B)含乳糖的奶類製品，如：母乳、牛奶及一般配方奶粉　(C)含高鐵的食物，如：葡萄乾、麥片粥、肝、腎、深綠色蔬菜　(D)高熱量的飲食，如：高糖的糕點、蜜餞、水果　(101專高一)
    解析 蛋白質高的食物含有豐富的苯酮胺酸，需避免食用。

33. 有關高胱胺酸尿症之敘述，下列何者錯誤？(A)是一種性染色體隱性遺傳　(B)缺乏胱硫醚β合成酶(cystathionine-β-synthase)　(C)病童的動、靜脈易出現栓塞　(D)需補充維生素B_6　(101專普一)
    解析 是體染色體隱性遺傳。

34. 有關胎兒出生後心臟血管系統的改變，下列敘述何者錯誤？(A)肺臟血管阻力增加　(B)全身血管阻力增高　(C)臍靜脈閉合會形成肝圓韌帶　(D)卵圓孔出生後會功能性閉合　(101專高二)
    解析 肺擴張後肺血流增加，使肺動脈阻力降低。

35. 有關新生兒黃疸，下列何者正確？(A)生理性黃疸在出生24小時內出現　(B)黃疸的出現主要是結合型膽紅素無法排出　(C)母乳中的黃體脂酶會抑制膽紅素代謝，必須絕對禁止哺餵母乳　(D)足月新生兒之生理性黃疸持續時間，應不超過七天　(101專普二)
    解析 (A)出現於出生後2~3天；(B)主要是未結合型（間接型）膽紅素無法排出；(C)母乳性黃疸會隨時間而消失，不會引起核黃疸。

解答：　31.D　32.A　33.A　34.A　35.D

36. 有關出生後血液循環系統變化的敘述，下列何者正確？(A)出生後因左心室壓力大於右心室而使卵圓孔關閉　(B)連接主動脈與肺動脈間的動脈導管，出生後因血氧濃度及前列腺素濃度上升而關閉　(C)出生後因肺泡擴張，肺血管阻力減小、肺動脈壓降低，而使肺臟的血流增加　(D)右心室的血液經由肺靜脈流至肺臟行氣體交換後，匯集至肺動脈回到左心房　（101專普二）

    解析 (A)因呼吸作用減輕肺血管阻力，使肺動脈增加，左心房壓力大於右心房而使卵圓孔關閉；(B)因血氧濃度上升及前列腺素濃度下降而關閉肺動脈導管；(D)右心室的血液經由肺動脈流至肺臟行氣體交換後，匯集至肺靜脈回到左心房。

37. 張小弟出生時體重為3,400公克，出生後第3天為3,200公克，此種現象稱為：(A)生理性脫水　(B)輕度脫水　(C)中度脫水　(D)重度脫水　（101專普二）

    解析 正常新生兒出生後7天內，因相對體表面積較成人大，消耗的水分比較多而出現「生理性脫水」。約減少原來體重2~10%。

38. 邱小弟，妊娠週數40週又3天，出生體重4480公克，出生後疑似左手上臂神經叢麻痺受損，有關上臂神經叢麻痺之症狀與照護，下列敘述何者正確？(A)呈現左手無抓握反射，且左手腕內縮而下垂的現象　(B)維持左側肩部外展、外轉、肱屈曲、前臂後旋及腕部微背屈曲的姿勢　(C)每2小時給予翻身及全關節運動(range of motion)　(D)應於一個月後開始執行肩膀及手肘的復健運動　（102專高二）

39. 林小弟，出生週數40週又3天出生，體重4,350公克，自然娩出，進行新生兒身體評估時，下列徵象何者不是鎖骨骨折現象？(A)測試驚嚇反射時，兩手臂動作不對稱　(B)患側局部有觸痛感或腫脹　(C)雙手手臂不等長、肩部不等高　(D)方形窗測試角度大於90度　（103專高二）

    解析 (D)方形窗測試角度大於90度為早產兒之徵象。

解答：　36.C　37.A　38.B　39.D

40. 汪小妹，8個月，看到護理師進入病室就會哭，如果您是主護護理師，計畫運用遊戲建立與汪小妹的護病關係，下列哪一項最合適？(A)拿繪本跟她說故事　(B)拿顏色鮮豔的貼紙貼在她手上　(C)拿空針筒跟她玩打針遊戲　(D)用手遮住臉跟她玩躲貓貓
（104專高一）

41. 哪種新生兒反射檢查可評估臂神經叢受損情形？(A)手掌抓握反射(palmar grasp reflex)　(B)擁抱反射(Moro reflex)　(C)頸部強直反射(tonic neck reflex)　(D)踏步反射(stepping reflex)（104專高二）

42. 有關先天性腎上腺增殖症(congenital adrenal hyperplasia)的敘述，下列何者錯誤？(A)是一種體染色體隱性遺傳疾病　(B)因體內缺乏21-羥基化酶(21-hydroxylase)　(C)須給予皮質類固醇(cortisone)治療　(D)必須限制鹽分的攝取　（104專高二）
解析 飲食中應添加適量的鹽分，以補充流失的鈉離子。

43. 下列新生兒視覺評估結果，何者為不正常現象？(A)出現斜視現象　(B)對光不會反應　(C)哭泣時沒有眼淚　(D)會產生眨眼反射
解析 眨眼反射自出生起為終其一生的反射，若新生兒對光沒有反應是異常現象。　（105專高一）

44. 足月男嬰泌尿生殖系統之評估，下列何者為異常？(A)兩側睪丸已下降　(B)陰囊表面光滑少皺褶　(C)陰莖長度約2~3公分　(D)出生後24小時內已解尿　（105專高一）

45. 林小弟妊娠42週出生，出生時發現羊水有胎便。有關護理師維持林小弟呼吸道通暢之護理措施，下列敘述何者正確？(A)胎頭娩出時即用導管(DeLee's tube)對新生兒的鼻咽及口腔進行抽吸　(B)新生兒完全產出時，應立即使用甦醒球(ambu bag)加壓給氧　(C)到嬰兒室時於鼻咽及口腔注入生理食鹽水清洗　(D)做完新生兒護理後，插入氣管內管給予正壓氧氣　（105專高一）

解答：　40.D　41.B　42.D　43.B　44.B　45.A

46. 有關出生的過渡期，下列何者不是胎兒動脈導管的發展變化？ (A)出生後，肺動脈壓上升導致動脈導管收縮而關閉　(B)出生後約2~4天，產生功能上的關閉　(C)出生後約1~3個月，產生解剖上的關閉　(D)出生3個月後，動脈導管萎縮變成動脈韌帶
  解析 出生後，肺動脈壓降低導致左心房壓力增加，使卵圓孔關閉，肺血流增加使血中含氧量上升促使動脈導管關閉。　（105專高二）

47. 黃小妹，出生48小時即全身黃疸，膽紅素值12 mg/dL，檢驗結果為血型不合造成之溶血性黃疸，有關病理性黃疸的原因，下列敘述何者正確？(A)母親的血型是A型，胎兒的血型是O型　(B)母親的血型是O型，胎兒的血型是A或B型　(C)母親的血型是AB型，胎兒的血型是O型　(D)母親為Rh(+)，胎兒為Rh(-)　（105專高二）

48. 琪琪，女嬰，新生兒篩檢診斷為葡萄糖－6－磷酸鹽去氫酶缺乏症 (glucose-6-phosphate dehydrogenase deficiency, G-6-PD deficiency)，下列有關此代謝疾病之敘述，何者錯誤？(A)此疾病主要由父親傳給小孩，以女嬰居多　(B)易發生溶血性貧血及高膽紅素血症　(C)嬰兒發燒時應避免使用Aspirin　(D)母親哺乳期間應避免食用蠶豆　（105專高二）
  解析 (A)此疾病主要由母親傳給小孩，以男嬰居多。

49. 有關苯酮尿症(phenylketonuria)病童飲食指導之敘述，下列何者錯誤？(A)於確定診斷後，即開始終身飲食控制　(B)嬰幼兒時，餵食特殊配方奶Lofenalac和Phenyl-Free　(C)長大後可以多補充水果、蔬菜、根類或澱粉類食物　(D)應限制麵粉製品、肉類、魚類、牛奶及豆類等食物　（106專高一）

解答：　46.A　47.B　48.A　49.A

50. 郭小妹，妊娠週數39週又4天，自然產娩出，有關健康新生兒篩檢之時間安排，下列敘述何者正確？(A)於出生滿24小時，或已完全由腸道進食12小時後　(B)於出生滿36小時，或已完全由腸道進食24小時後　(C)於出生滿48小時，或已完全由腸道進食24小時後　(D)於出生滿72小時，或已完全由腸道進食12小時後

（106專高二）

51. 新生兒篩檢之代謝性異常疾病，若未及時治療，下列何者較不會影響智力的發展？(A)苯酮尿症　(B) G-6-PD缺乏症(glucose-6-phosphate dehydrogenase)　(C)半乳糖血症　(D)先天性甲狀腺功能低下症

（106專高二）

解析 (B) G-6-PD缺乏症為紅血球的細胞膜受破壞而溶血，不會影響智力發展。

52. 章小妹，出生3天的足月兒，疑似罹患先天性腎上腺增生症，下列敘述何者錯誤？(A)由檢查血中19-KS (19-ketosteroids)的含量做診斷　(B)從外生殖器的觀察，不易分辨性別　(C)在早上補充皮質酮治療，以維持正常分泌　(D)皮質酮治療期間容易出現感染之副作用

（106專高二）

解析 (A)由檢查24小時尿液中的17-酮類固醇(17-ketosteroids)來診斷。

53. 有關嬰兒吞嚥攝食的生理特性，下列何者錯誤？(A)新生兒是藉由吸吮反射及吞嚥反射來攝食乳汁　(B)嬰兒3~4週大時即會嘗試自主控制吞嚥動作　(C)嬰兒的下食道括約肌較為鬆弛故易有溢奶情形　(D)嬰兒4個月大時，自發性吸吮反射會消失（106專高二）

54. 明明，男嬰，新生兒篩檢診斷為葡萄糖－六－磷酸鹽去氫酶缺乏症 (glucose-6-phosphate dehydrogenase deficiency, G-6-PD deficiency)，有關此代謝疾病誘發之因子，下列何者錯誤？(A)樟腦丸　(B)蠶豆　(C)解熱鎮痛劑　(D)抗痙攣藥物　（106專高二補）

解答：　50.C　51.B　52.A　53.B　54.D

55. 小虎，2個月大，診斷為先天性甲狀腺功能低下，有關護理指導之敘述，下列何者正確？(A)指導服用特殊配方奶粉　(B)家中避免放置樟腦丸及奈丸　(C)提供高纖維食物，以預防便祕　(D)教導補充維生素B_{12}及葉酸　　　　　　　　　　（106專高二補）

    解析(A)此疾病無特殊配方奶粉；(B)為G-6-PD缺乏症之護理指導；(D)教導補充維生素D，以促骨骼發育。

56. 林小弟，出生時，哭聲宏亮大聲，心跳速率：170次／分，軀幹顏色粉紅手腳微發紫，四肢屈曲彈性好，吸取鼻腔黏液時，臉部扭曲，其Apgar score的評估數值何者正確？(A) 10分　(B) 9分　(C) 8分　(D) 7分　　　　　　　　　　　　　　　　（107專高一）

    解析哭聲宏亮大聲：2分，心跳速率170次／分：2分，軀幹顏色粉紅手腳微發紫：1分，四肢屈曲彈性好：2分，吸取鼻腔黏液時臉部扭曲：1分。

57. 陳小妹，妊娠週數39週又5天，自然產及使用真空吸引娩出，頭部受到擠壓而嚴重變形，出生體重3,890公克，在執行身體評估時觸摸其頭部，發現整個頭皮邊緣有水腫且越過骨縫中線，生命徵象穩定，瞳孔大小及對光反射正常，有關陳小妹頭部的創傷問題，下列何者正確？(A)產瘤(caput succedaneum)　(B)水腦(hydrocephalus)　(C)硬腦膜下腔血腫(subdura hematoma)　(D)顱內出血(intracranial hematoma)　　　　　　　　　　（107專高一）

58. 有關先天性甲狀腺功能低下症(congenital hypothyroidism)，下列何者錯誤？(A)是一種自體隱性遺傳的疾病　(B)早期症狀為新生兒黃疸、生長緩慢、明顯矮小及餵食困難　(C)若無法及時提供適當甲狀腺素，則可能導致病童心智遲緩　(D)好發於男性

    解析女嬰較男嬰多。　　　　　　　　　　　　　　　　（107專高一）

解答：　55.C　56.C　57.A　58.D

59. 有關罹患甲基丙二酸血症(methylmalonic acidemia)的患童，下列敘述何者錯誤？(A)是一種有機酸代謝異常的體染色體隱性遺傳疾病　(B)適時補充葡萄糖靜脈輸液及碳酸鈉，避免酸中毒症狀　(C)大量甲基丙二酸、丙酸等有機酸堆積會造成楓糖漿尿症　(D)未治療會造成嚴重的代謝性酸血症、酮酸血症、昏迷

    解析 (C)會造成酮酸中毒，楓（糖）漿尿症是支鏈氨基酸代謝異常疾病。　（107專高一）

60. 有關胎血循環的血流方向，下列敘述何者正確？(A)臍動脈血液流入靜脈導管　(B)動脈導管血液流入主動脈　(C)肺靜脈血液流入肺臟　(D)左心室的血液經卵圓孔流入右心室　（107專高一）

61. 小玉，罹患先天性甲狀腺功能低下(congenital hypothyroidism)，長期服用甲狀腺藥物，下列何者不是甲狀腺毒性反應之症狀？(A)心跳減緩　(B)腹瀉　(C)呼吸困難　(D)痙攣　（107專高二）

    解析 (A)應為心跳變快。

62. 有關先天性甲狀腺功能低下嬰幼兒之症狀處理，下列何者錯誤？(A)嬰兒出生24小時內抽血驗TSH值以確立診斷　(B)嬰兒需暫停母乳哺餵以正確測得甲狀腺素濃度　(C)治療目標之一為維持T_4濃度在10~16 μg/dL　(D)需定期注意新生兒聽力檢查及發展評估

    解析 (A)嬰兒出生後2~5天抽血進行初步篩檢。　（107專高二）

63. 有關新生兒生產過程造成的鎖骨骨折，下列護理措施何者錯誤？(A)協助穿脫衣服時，採患側先穿後脫的原則　(B)建議採趴睡姿勢，以利患部癒合　(C)避免測量圍巾徵象，將手肘越過對側鎖骨中線　(D)抱起時支持後背及臀部，避免自手臂處抱起

    （108專高一）

64. 阿帕嘉評分(Apgar score)是最常用來評估新生兒對子宮外生活立即適應的方法。下列何者不是阿帕嘉評分的計分項目？(A)心跳速率　(B)膚色　(C)肌肉張力　(D)排泄情況　（108專高二）

    解析 阿帕嘉評分項目包括心跳速率、呼吸速率、反射能力、肌肉張力、皮膚顏色。

解答：　59.C　60.B　61.A　62.A　63.B　64.D

65. 有關新生兒各系統生理特徵與調節，下列何者正確？(A) IgG不會通過母體胎盤到達新生兒體內　(B)女嬰出生後，陰道出現紅色分泌物，此徵象乃是受母親雌激素中斷所影響　(C)出生後肺血流增加，肺靜脈血回流至左心房血流量與壓力增加，使靜脈導管關閉　(D)新生兒黃疸主要是由於體內甲硫胺酸(methionine)量不足或未活化，而導致結合型膽紅素無法排出　　　（108專高二）

66. 新生兒篩檢為半乳糖血症陽性之飲食原則，下列何者錯誤？(A)禁止餵食市售兒童配方奶　(B)應避免餵食乳酪製品　(C)依醫囑建議補充維生素與礦物質　(D)維持完全母乳哺餵以維持足夠營養　　　（108專高一）

解析 (D)母乳含有半乳糖，新生兒可使用「去乳醣配方奶」或以豆奶替代牛、母乳餵食。

67. 有關於先天性腎上腺素增生症(congenital adrenal hyperplasia, CAH)，下列敘述何者正確？(A)是一種體染色體顯性遺傳疾病　(B) 24小時尿液17-ketosteroids (17-KS)會下降　(C)夜間服用cortisone，以維持正常皮質類固醇分泌　(D)注意每日體重、輸入、輸出量及鈉、鉀離子之平衡　　　（108專高二）

解析 (A)是一種體染色體隱性遺傳疾病；(B)可經由檢查24小時尿液中的17-ketosteroids而確立診斷；(C)早上補充皮質酮，以維持正常分泌。

68. 小銘，2歲，罹患典型的異戊酸血症(isovaleric acidemia)，下列敘述何者正確？(A)小銘的疾病是一種有機酸代謝異常的體染色體顯性遺傳疾病　(B)大量的異戊酸堆積在體內，小銘的尿液會有明顯的臭腳汗味　(C)小銘急性發作時主要的醫療處置是矯正脫水及呼吸性鹼中毒　(D)小銘可以攝取特殊配方奶，並逐漸增加肉鹼(carnitine)攝取量　　　（109專高一）

解答：　65.B　66.D　67.D　68.B

解析 (A)為有機酸代謝異常的體染色體隱性遺傳疾病；(C)急性發作時的醫療處置是矯正脫水及代謝性酸中毒；(D)含有肉鹼(carnitine)的特殊配方奶粉所含的鈉、鉀、鈣、磷等電解質成分皆過高，食用時仍需斟酌攝取量。

69. 正常情況下，兒童心臟血管的含氧量下列何處最高？(A)肺靜脈 (B)肺動脈　(C)上腔靜脈　(D)右心房　　　　　　　　（109專高一）

解析 在肺臟進行氧氣交換的充氧血經肺靜脈送出。

70. 下列何者不屬於新生兒篩檢的項目？(A)葡萄糖-6-磷酸鹽去氫酵素(G-6-PD)缺乏症　(B)唐氏症　(C)苯酮尿症　(D)甲基丙二酸血症(MMA)　　　　　　　　（109專高二）

解析 新生兒篩檢項目有21項：包含葡萄糖-6-磷酸去氫酶(G-6-PD)缺乏症、先天性甲狀腺功能低下症、苯酮尿症、高胱胺酸尿症、半乳糖血症、先天性腎上腺增生症、楓漿尿症、中鏈醯基輔酶A去氫酶缺乏症、戊二酸血症第一型、異戊酸血症、甲基丙二酸血症等。唐氏症篩檢可於母親孕期16~18週時進行母體血清α－胎兒蛋白(AFP)檢查，或孕期11~14週以超音波檢查胎兒頸部透明帶和鼻樑骨，並抽取母血進行血清學分析。

71. 有關胎血循環的敘述，下列何者錯誤？(A)臍靜脈的血液經由靜脈導管流向下腔靜脈　(B)經過卵圓孔的血液是由左心房流向右心房　(C)右心室的血液多數由肺動脈幹直接經動脈導管流入主動脈　(D)臍靜脈的血氧濃度高於臍動脈　　　（109專高二）

解析 來自胎兒下半身之靜脈血混合進入右心房後，大部分血液經卵圓孔進入左心房。

72. 有關胎兒出生後的心臟血管變化，下列敘述何者錯誤？(A)左心房壓力大於右心房，導致卵圓孔瓣膜關閉　(B)臍動脈閉合，形成肝圓韌帶　(C)左心房與左心室的壓力增加　(D)動脈導管於出生後1~3個月閉塞，形成動脈韌帶　　　　（110專高一）

解析 (B)靜脈導管於出生後關閉，形成肝圓韌帶。

解答：　69.A　70.B　71.B　72.B

73. 餵食母乳之新生兒，可由母乳得到何種抗體，協助其對抗水痘、單純性疱疹與流行性感冒？(A) IgA　(B) IgD　(C) IgE　(D) IgG
　　解析 最後一個孕期，母親透過胎盤傳遞 IgG給胎兒；餵食母乳則可以獲得IgA抗體。　　　　　　　　　　　（110專高二）

74. 阿強，9歲，罹患G-6-PD缺乏症，因全身黃疸住院治療，有關此疾病之誘發因子，下列敘述何者錯誤？(A)最近是否吃蠶豆　(B)最近是否服用Aspirin　(C)最近是否有使用樟腦丸　(D)最近是否服用止咳藥　　　　　　　　　　　　　　　（110專高二）
　　解析 G-6-PD缺乏症之誘發因子：磺胺類藥物、部分解熱鎮痛劑、食用蠶豆、吸入樟腦丸之氣味等。

75. 小花，3個月大，診斷為先天性甲狀腺功能低下，有關其疾病之臨床表徵，下列敘述何者正確？(A)肌肉張力強　(B)前囪門未閉合　(C)常有腹瀉情形　(D)皮膚乾粗　　　　　　　　（110專高二）
　　解析 先天性甲狀腺功能低下之臨床表徵：餵食困難、活動量減少、明顯矮小、便祕、智力障礙、生長發育遲緩、皮膚和毛髮乾燥、黃疸等。

76. 正常新生兒消化系統特徵的敘述，下列何者錯誤？(A)唾液的分泌量少　(B)賁門括約肌不成熟　(C)胃排空時間約6小時　(D)出生後24小時內排出胎便　　　　　　　　　　　　（111專高一）
　　解析 新生兒胃排空時間約莫2~4小時。

77. 有關新生兒篩檢的敘述，下列何者錯誤？(A)透過篩檢可早期發現和治療先天代謝異常的疾病　(B)採血位置為兩腳後足跟外側　(C)於新生兒出生滿24小時，或已完全由腸道進食12小時後採檢　(D)初步報告疑陽性者，由負責採集機構通知家長帶個案進行複檢　　　　　　　　　　　　　　　　　　（111專高一）
　　解析 採檢時機為出生後滿48小時或已完全由腸道進食24小時後。

解答：　73.A　74.D　75.D　76.C　77.C

78. 對於高胱胺酸尿症(homocystinuria; HCU)兒童的長期照護，下列何者錯誤？(A)禁食母奶，採用豆類配方之特殊奶粉（如3200-K）　(B)對於維生素B₆反應不佳的兒童，需限制含甲硫胺酸食物 (C)建議按時接受體格與智力發育評估　(D)早期發現早期治療可以避免近視、水晶體脫垂等眼睛病變　　　　　　（111專高二）

解析 早期發現早期治療對於智能方面有較佳的幫助，不過眼睛的病變則難以避免。

79. 有關新生兒篩檢的敘述，下列何者錯誤？(A)新生兒出生後須滿48小時才能採檢　(B)採檢前須熱敷足部3~10分鐘　(C)以75%酒精棉球消毒穿刺部位　(D)手執濾紙接取穿刺後流出的第一滴血

解析 採血方式為由腳底足跟以毛細管採血。　　　　　（112專高一）

80. 曹小妹為足月產新生兒，有關其出生後會出現之循環變化，下列何者正確？(A)血氧濃度降低，讓動脈導管收縮而關閉　(B)臍靜脈出生後立即關閉形成靜脈韌帶　(C)全身血管阻力增加，肺動脈阻力降低　(D)卵圓孔自然關閉是因為右心房壓力高於左心房壓力　　　　　　　　　　　　　　　　　　　　　（112專高二）

解析 (A)血中含氧濃度上升，促使動脈導管於48小時後關閉；(B)臍靜脈閉鎖形成肝圓韌帶；(C)肺循環血管阻力下降，肺動脈壓降低。

81. 有關苯酮尿症病童之臨床症狀，下列敘述何者正確？(A)出生即出現酮酸中毒　(B)一般症狀包括嘔吐、尿、體汗有霉臭味　(C)皮膚色澤呈現潮濕紅潤，髮色烏黑　(D)黃疸、生長遲緩、白內障　　　　　　　　　　　　　　　　　　　　（112專高二）

解析 (A)糖尿病會引起酮酸中毒；(C)皮膚乾燥蒼白有濕疹；(D)為半乳糖血症症狀。

解答：　78.D　79.D　80.C　81.B

82. 6個月大之嬰兒健檢時，母親詢問護理師：「我孩子頭頂中間摸起來軟軟的，這是正常的嗎？」，下列何項回應最為適當？(A)這是前囟門，約於12至18個月大時會完全關閉　(B)這是前囟門，應該在出生後3個月關閉　(C)這是後囟門，應該會在最近2個月內關閉　(D)建議轉診小兒神經外科做進一步檢查

（112專高三）

解析〉(C)後囟門位於頂骨與枕骨交界，呈三角形，約在出生後6~12週時關閉。

83. 小萍診斷為先天性甲狀腺功能低下症，有關血液檢驗值之敘述，下列何者正確？(A)甲狀腺素T_4高於正常值、甲狀腺刺激素TSH高於正常值　(B)甲狀腺素T_4高於正常值、甲狀腺刺激素TSH低於正常值　(C)甲狀腺素T_4低於正常值、甲狀腺刺激素TSH低於正常值(D)甲狀腺素T_4低於正常值、甲狀腺刺激素TSH高於正常值

（113專高一）

解答：　82.A　83.D

高危險新生兒的護理

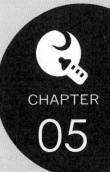

高危險新生兒概論 —— 高危險新生兒的定義
　　　　　　　　—— 危險因子
　　　　　　　　—— 分　類
　　　　　　　　—— 新生兒黃疸整體性護理

常見的高危險新生兒疾病 —— 早產兒
　　　　　　　　　　　—— 過熟兒
　　　　　　　　　　　—— 高膽紅素血症
　　　　　　　　　　　—— 溶血性疾病
　　　　　　　　　　　—— 呼吸窘迫症候群
　　　　　　　　　　　—— 壞死性腸炎
　　　　　　　　　　　—— 新生兒感染
　　　　　　　　　　　—— 胎便吸入症候群
　　　　　　　　　　　—— 嬰兒猝死症候群
　　　　　　　　　　　—— 糖尿病母親的嬰兒

Pediatric Nursing

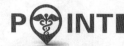

5-1　高危險新生兒概論

一、高危險新生兒的定義

係指出生的新生兒**比一般新生兒有更高的罹病率及死亡率**，包括在產前、產中、產後階段皆會威脅到其生命與健康，並且必須靠著醫療協助維持生命。

二、危險因子

1. 母體危險因子：慢性病、遺傳疾病、年齡、社經地位低、多胞胎、胎盤早期剝離、Rh 或 ABO 血型不合、早期破水、羊水過多、分娩合併症、藥物成癮、暴露於感染環境中等現象。

2. 胎兒危險因子：子宮內胎兒生長遲滯、體重不足、感染、先天異常、遺傳疾病、早產、過期妊娠等。

三、分　類

(一) 依出生體重

1. 低體重兒(LBW)：體重低於 2,500 公克。

2. 非常低體重兒(VLBW)：體重低於 1,500 公克。

3. 極低體重兒(ELBW)：體重低於 1,000 公克。

4. 子宮內胎兒生長遲滯(intrauterine growth retardation; IUGR)：出生時較小，生長遲緩者。

(二) 依妊娠週數

1. 早產兒(pre-term)：指妊娠週數＜37 週的新生兒。

2. 足月兒(full-term)：指妊娠週數介於 38~42 週的新生兒。

3. 過期兒(post-term)：指妊娠週數＞42 週的新生兒。

(三) 依出生體重與妊娠週數相關性

1. **孕期小的胎兒**(small for gestational age, SGA)：體重在 10 百分位以下。

2. 平均妊娠週數(average for gestational age, AGA)：體重在 10~90 百分位內。

3. 孕期大的胎兒(large for gestational age, LGA)：體重在 90 百分位以上。

四、新生兒黃疸整體性護理

◆ 評　估

觀察易變黃的部位，如鞏膜、手掌、腳掌等。

◆ 治療及護理

1. 提早餵食：因葡萄糖有助於尿苷酸轉化酶之形成，以及刺激腸蠕動以利胎便排出，故**高膽紅素血症新生兒應即早給予餵食，使膽紅素能正常排泄**；同時，由於攝入食物有助於正常菌叢的引入，亦可使腸道內尿膽素原(urobilinogen)及早形成。

2. 藥物治療：**給予巴比妥類藥物(Luminal)，可刺激肝臟產生尿苷酸轉化酶，促進膽紅素排泄。**

3. 照光治療
   (1) 適應症：足月兒膽紅素＞12 mg/dL；早產兒＞10 mg/dL。

(2) **原理**：光線照射皮膚，可促使膽紅素產生光氧作用，形成可溶於水的物質由尿液排出。臨床照光療法使用藍光 300~500 nm（460 nm 最有效）波長，**燈光與嬰兒距離為 50~75 cm**。

(3) 護理措施

A. **易導致水分散失，須給予水分補充，約比平常多 25%。**

B. 照光時除去衣服，**戴不透光眼罩保護眼睛**，避免損害到視網膜，**並遮蔽生殖器**，以防陰莖勃起疼痛。**照光前全身塗抹乳液，以減少皮膚乾燥、脫皮。**

C. **每 2 小時翻身一次**，照光時間依膽紅素下降的狀況而定。

D. 觀察副作用：如**體溫不穩定**或**脫水**、皮膚變成古銅色、腹瀉，解**綠色疏鬆大便**（因**膽紅素進入腸道後會刺激腸液分泌，使排便次數增加**）。

4. 換血治療

(1) 適應症：**足月兒出生後第 5 天，膽紅素值＞20 mg/dL。**

(2) 目的：稀釋降低膽紅素。

(3) 換血過程：

A. 換血後禁食約 4 小時或至穩定。

B. **換血的備血量：全身血量的 2 倍**（體重(kg)×170 c.c.），以不超過 500 c.c.為原則。

C. **備血**：當 Rh 不合造成溶血現象必須立即換血時，須備 **Rh(－)且 ABO 血型以新生兒同型為主的血液**；當 ABO 血型不合造成溶血現象必須立即換血時，須備 O 型且 Rh 以新生兒同型為主的血液。

D. 最好**使用新鮮血液或不超過 72 小時之血庫血袋**，以防血袋中鉀離子過高。

E. **換血前先給予 25%白蛋白(albumin)，可與血中膽紅素結合，**促進散於血管外的膽紅素進入血管內，提高換血效率。

F. 將換血管插入臍靜脈中，或大隱靜脈、前脛靜脈。

G. **溫血至 35~37℃（不可超過 37℃）。** 換血時，每次抽血量為每公斤體重 5 c.c.，但是不可超過 20 c.c.，**需於 45~90 分鐘之間完成。**

H. 血袋中所含檸檬酸會與嬰兒血中鈣結合，引起**低血鈣症**，故**每注入 100 c.c.血液後，加入 1 c.c. 10%葡萄糖鈣**(calcium gluconate)，**並測量及記錄生命徵象。**

(4) 護理措施

A. 每 15 分鐘監測一次生命徵象，穩定後每 4 小時監測一次；每 2 小時監測一次血糖值的變化。

B. 注意電解質平衡：如低血鈣（造成心律不整）、低血鉀等。

C. 繼續照光治療，並追蹤膽紅素值直到穩定為止。

5-2　常見的高危險新生兒疾病

一、早產兒

◆ 病理生理

　　妊娠週數小於 37 週不論其出生體重多少，皆稱為早產兒。發生原因尚不清楚，可能與母體及胎兒本身有關。

◆ 外表特徵

1. 身體成熟度

(1) 外觀：四肢無力性伸直。

(2) 皮膚：薄且透明可見血管。

(3) **胎毛：妊娠 27~28 週時最豐富**，隨著妊娠週數的增加而脫落。

(4) **腳底表面皺紋：**足跟與足底皺摺少。

(5) **乳房：**乳暈平坦無突起。

(6) **眼與耳朵：**極度早產兒的上下眼瞼未分開、耳廓扁平易摺。

(7) **外生殖器**：男嬰睪丸未下降，陰囊小且無皺摺；女嬰陰蒂及小陰唇突出。

2. **神經肌肉成熟度**

(1) 手肘容易越過對側的鎖骨中線外（圍巾徵象）、腳跟容易觸及耳朵、前臂與手腕彎曲度呈 90 度（方形窗）。

(2) **反射較弱，缺乏尋乳反射、吸吮反射及踏步反射。**

3. 其他：眨眼和聽覺在 28 週後出現、嗅覺在 29~32 週出現、**吞嚥反射在 35 週才會出現；未滿 37 週腸胃道的生理結構和消化功能皆尚未發育成熟。**

◆ **系統生理特徵**

1. 早產兒缺乏棕色脂肪、皮下脂肪少，儲熱能力低；體表面積比例大且肌肉顫抖反應不足，無法以顫抖產生熱量，**體溫不穩。**

2. 新生兒暴露於**寒冷的環境中，容易造成低血糖。**

3. 呼吸系統：早產兒肺部發育尚未成熟，表面張力素缺乏，可能出現**呼吸窘迫症候群，其胸部 X 光表現為肺擴張不全、毛玻璃樣變化；**又因呼吸中樞未成熟且肌肉張力低，容易造成窒息及**呼吸暫停（呼吸停止 15~20 秒或大於 20 秒），並合併心跳減緩及發紺，**故須加強監測生命徵象和血氧濃度。若**維持俯臥姿勢或給予刺激（輕拍腳底或以手掌輕撫背部），可縮短早產兒發生呼吸暫停時的心跳遲緩或發紺持續時間。**

4. **早產兒腦室出血：**腦室血流豐富但血管脆弱，且血流不穩，加上維生素 K 不足，易產生凝血功能不良，故需密切監測出血徵象（如血壓降低、血比容下降）及囟門膨出、頭圍增加等顱內壓升高情形；**抬高床頭 15~20 度可減輕顱內壓。**

5. 膽紅素排泄功能不良，易產生高膽紅素血症及核黃疸。

6. **無法由母體得到免疫球蛋白 IgG，故免疫力差**；白血球活動力弱及噬菌力差且量減少，即使感染也不會發燒，白血球亦不會升高。

7. **早產兒視網膜病變**：低出生體重(<1,500 gm)、低出生週數（＜32 週）早產兒長期使用呼吸器，暴露於高濃度氧氣中，造成視網膜血管增生；第一、二期為輕度病變，會自行好轉，一般不需治療，少有視力障礙，但若**視網膜完全剝離，手術成功率低**，視力預後較差，**無法完全治癒**。出生週數滿 28 週以上，應於出生後 4 週進行眼底檢查；不足 28 週者，應於出生後孕齡滿 31 週時檢查。

◆ 治　療

1. 使用保溫箱以維持體溫恆定。

2. 給予呼吸治療，解決缺氧問題。接受呼吸治療時，**維持動脈血液：PaO_2 50~70 mmHg、$PaCO_2$ 35~45 mmHg**。

3. 選擇適當營養方式，獲得適當的輸液及熱量。**小於 32 週出生者應採口或鼻胃管餵食**，34 週後出生者若吸吮及吞嚥能夠協調，則可由奶瓶餵食。**置管時管路**前端 **3~5 公分應以無菌蒸餾水**或水性潤滑劑潤滑，而**管灌食之注意事項**如下：

   (1) 採**右側臥，頭部抬高 20~30 度**。

   (2) 每次**餵食前先反抽，檢查胃內殘餘量**，評估完後打回胃內。

   (3) **每日攝取熱量以 100~120 Kcal/kg 為宜**。

◆ 護理措施

1. 體溫維持

   (1) 早產兒室的室溫維持在 24~27°C。

   (2) **保溫箱的使用：執行醫療措施時避免離開保溫箱。**

      A. 溫度設定為 32~34°C、氧氣濃度維持在 40%、濕度維持在 55~65%，以提供高溫、高濕度環境。

B. 使用呼吸器加熱潮濕器，以維持氧氣的溫度。

C. 可於早產兒頭部戴帽及毛毯包裹，以保持體溫。

D. 在保溫箱內使用包巾築巢，以提供類似子宮的安全感。

(3) 每天以氧濃度分析器偵測給氧濃度。

(4) 輻射型加溫床上可覆蓋特殊透明膠膜，以減少體熱散失。

2. 早產兒每公斤體重所需熱量較正常新生兒多，故需隨時評估熱量的供給情況，並按時測量體重變化。

3. 監測尿排出量及尿比重，詳實檢查及評估身體各系統之變化。

4. 早產兒發展支持性照護：集中護理照顧，減少不必要的移動與刺激，以擺位、適度的撫觸及寧握方式來增加肌肉張力與行為的穩定性。

5. 辨別早產兒的行為線索，提供個別性的措施，協助其恢復及維持協調，如辨別早產兒在進食過程中，是否出現壓力性行為線索(feeding stress cues)，包含吸不到 5 分鐘就不吸奶，睡著了、呼吸喘且鼻翼煽動、心跳變慢、嗆奶、膚色改變。

6. 協助合宜的姿位：側臥時的擺置原則為維持頭在中線位置，避免頸部呈過度伸展；四肢呈屈曲狀，並朝向中線位置。

7. 溫和燈光；夜間可在保溫箱上覆蓋布罩，調節日夜光線變化。

8. 執行醫療處置時，應提供合適的減痛措施，如非營養性吸吮、口服蔗糖溶液及寧握等。

9. 預防早產兒顱內壓升高造成顱內出血：疼痛治療後，安撫以減少哭泣不安、避免突然將頭轉向一側，而身體姿勢未隨之轉動、維持體內適當的氧氣濃度、靜脈輸入低張溶液，補充體液時需緩慢輸注等。

10. 提供袋鼠式護理，採皮膚接觸皮膚的方式照顧早產兒。

11. 重視家屬反應及情緒支持：
   (1) 鼓勵父母說出對此次生產及孩子的想法。
   (2) 簡單說明早產兒身上現有的設備，讓父母有心理準備。
   (3) 可從探訪的頻率、觸摸的方式與部位、對照護情況了解的程度，加以評估親子關係建立的情況。
   (4) **父母初次探視早產兒時，安排觸摸的機會，協助父母做袋鼠式護理，有助於親子關係建立及穩定早產兒的狀態（如心跳、呼吸、體溫等）。**

二、過熟兒

◆ 定　義

指妊娠週數 ＞ 42 週的新生兒。

◆ 臨床表徵

1. 身體成熟度
   (1) 皮膚：堅韌、乾裂。
   (2) **胎毛：大部分沒有。**
   (3) **腳底皺摺：全腳底有皺摺。**
   (4) 乳房：充盈約 2.5~10 mm 芽組織。
   (5) 耳朵：軟骨厚、耳朵變硬。
   (6) 生殖器：睪丸下垂皺摺深；陰蒂及小陰唇完全被覆蓋。

2. 吸入胎便：如羊水中有胎便，表示胎兒有缺氧現象。

3. 出現呼吸窘迫，活力差，甚至窒息的現象。

◆ 治療及護理

1. 矯正酸中毒，補充體液，需要時給予氧氣使用。

2. 監測生命徵象。

3. 評值給氧情形，同呼吸窘迫症候群(RDS)的護理。

三、高膽紅素血症

(一) 病理性黃疸

◆ 病　因

溶血性疾病（ABO 血型不合等）、先天性膽道疾病（**膽道閉鎖**）、感染（敗血症）等。

◆ 臨床表徵

1. 足月兒膽紅素值超過 13 mg/dL，持續 1 星期以上。

2. **出生 24 小時內出現黃疸。**

3. **每天膽紅素值上升超過 5 mg/dL。**

4. 出現肝脾腫大、貧血。

5. Coomb 氏試驗呈陽性反應。

(二) 母乳性黃疸

1. 母乳哺餵的嬰兒在出生第 4~7 天時，最高膽紅素為 12 mg/dL。

2. **膽紅素超過 15~20 mg/100 mL 時才建議處理**，若暫停哺餵母乳，**48 小時內膽紅素值可下降**，如需要可接受照光治療。

(三) 核黃疸

◆ 病　因

1. 主要發生於新生兒；**未結合型膽紅素（間接型）沉澱在基底核**，一般以血中膽紅素濃度達中毒濃度稱之。

2. 早產、窒息、酸血症等皆會影響黃疸程度而造成核黃疸。

3. 第一個月死亡率 50%，存活者日後**常見神經損傷，不可回復**。

◆ 臨床表徵

1. 早期症狀：**神經系統抑制症狀**，如**擁抱反射消失、肌肉張力變差、活力差、嗜睡等**。

2. 晚期症狀：神經系統興奮症狀，如抽搐、肌肉張力大、角弓反張、哭聲尖銳等，甚至聽力喪失、智能不足、腦性麻痺、窒息而死等合併症。

四、溶血性疾病

(一) Rh 因子不合

◆ 病理生理

1. 當 Rh(−)**母親懷了 Rh(＋)胎兒時**，其抗 Rh 的抗體會通過胎盤障壁並侵襲胎兒紅血球，造成血球被破壞。

2. 通常第一胎後才會受影響（抗原抗體反應），若在產生 D 抗體前注射 Rh 免疫球蛋白，可避免影響下一胎。

◆ 臨床表徵

1. 溶血嚴重者：肝脾腫大、胎兒血腫。

2. 嚴重黃疸，接著出現貧血。

3. 有較高機會發生**聽力損傷、發展遲緩**等後遺症。

◆ 治　療

1. 嚴重水腫及貧血者要交換輸血。

2. 膽紅素 20 mg/dL 以上者要換血，可使用符合新生兒 ABO 血型及 Rh(-)之血液。

(二) ABO 血型不合

1. 母親與胎兒血型不合，較容易產生抗原抗體溶血反應。其中，**母親為 B 型，新生兒為 O 型的血型組合，較不容易發生不合**。

2.臨床表徵為黃疸。早期可接受照光治療，嚴重者需要換血。

表 5-1	會產生高膽紅素血症之母子血型類別	
母親血型	**嬰兒血型**	
A	B 或 AB	
B	A 或 AB	
O	A 或 B 或 AB	

五、 呼吸窘迫症候群
(Respiratory Distress Syndrome; RDS)

◆ 病理生理

又稱肺透明膜症(hyaline membrane disease; HMD)。由於**肺泡表面張力素**(surfactant)**是經由上皮細胞第二型細胞製造**，在妊娠 20~24 週時，肺泡上皮細胞開始分化成第二型細胞，第 28~32 週開始製造表面張力素，到 35 週才有足夠量。若檢測**卵磷脂／抱合髓磷脂**(lecithin/sphingomyelin; L/S)**之比值≧2**，表示肺部已成熟。因此，**早產兒容易缺乏表面張力素**，而使肺泡塌陷，導致呼吸困難，**是造成死亡的主要原因**。

◆ 臨床表徵

1.出生後 4~8 小時，會出現明顯呼吸困難的症狀，如**鼻翼搧動**、**呼氣時有咕嚕聲**(grunting) 、**呼吸急促，每分鐘超過 60 次、胸骨或肋緣凹陷、血中二氧化碳分壓高於 45 mmHg 等**。

2.**可用斯弗門－安德生計分法**(Silverman Anderson score)**評估，分數越高表示呼吸困難的症狀越嚴重，滿分為 10 分；6 分或以上為嚴重呼吸窘迫**。

3.X-ray **呈現毛玻璃樣**；水腫及少尿。

4. 氧分壓(PaO$_2$)及血液 pH 值降低，二氧化碳分壓(PaCO$_2$)增加，**易出現呼吸性酸中毒**。

◆ 治　療

1. 藥物治療
   (1) 因間質水腫及細胞壁充血，導致肺細胞 Type II 脫落及肺小管擴張，而肺泡內因缺乏表面張力素而呈塌陷無氣狀態。於**出生 2 小時內可經由氣管內管滴入 Survanta 治療**肺塌陷。
   (2) 給予預防性抗生素並注意血液酸鹼度，視情況予碳酸氫鈉。
   (3) 出生 48 小時如有水腫及少尿，可給予利尿劑；若嚴重 RDS 時，可給予類固醇以預防肺支氣管發育不良(BPD)。
2. 氧氣治療：使用氧氣罩、持續性呼吸道正壓(CPAP)、插入氣管內管使用呼吸器等。

◆ 護理措施

1. 監測氧濃度：
   (1) **氧氣罩內之氧流量必須大於 5 L/min，以免二氧化碳滯留。**
   (2) 氧氣濃度＜40%，避免視網膜病變。
   (3) **持續性呼吸道正壓(CPAP)**：不論在吸氣或呼氣都會持續對呼吸道保持加壓，可使用於有**自發性呼吸**的早產兒，能**增加早產兒肺功能性肺餘容積**。用於呼吸窘迫時至少 6 cmH$_2$O，一般為 4~7 cmH$_2$O。
   (4) 使用 CPAP 後仍有呼吸窘迫的早產兒，需插入氣管內管使用呼吸器。
2. 評估動脈血分析：維持 PaO$_2$ 50~70、PaCO$_2$ 35~45 (mmHg)。
3. 評估呼吸型態及體溫，減少不必要的刺激，以減少氧的消耗。

六、壞死性腸炎(Necrotizing Enterocolitis; NEC)

◆ 病理生理

　　主要因新生兒周產期窒息缺氧，造成消化道缺血壞死，絕大部分發生在開始餵食後的新生兒。最常侵犯的部分在迴腸尾端、升結腸及盲腸處。

◆ 診斷檢查

1. X 光檢查；腹部 X 光檢查可看到腸壁積氣。
2. 血液檢查及糞便檢查。

◆ 臨床表徵

　　消化吸收差（胃餘量增加）、體溫不穩、血便或糞便中有潛血反應、腹脹、呼吸窘迫、活動力變差、嘔吐物含膽汁等。

◆ 治　療

1. 症狀治療：禁食、鼻胃管減壓、視病情給予抗生素。
2. 手術治療：腸穿孔者。

◆ 護理措施

1. 禁食，以靜脈輸液補充熱能、電解質；監測生命徵象，避免量肛溫，以免傷害腸黏膜。
2. 鼓勵哺餵母乳，因母乳中含抗體 IgA 可以保護新生兒腸壁，避免壞死性腸炎。
3. 勿趴睡。
4. 術後腹部有人工肛門造口，造口處以清潔的水清洗即可。

七、新生兒感染

(一) 新生兒敗血症(Neonatal Sepsis)

◆ 病理生理

1. 出生 1 個月以內的新生兒，有疾病徵兆且血液培養長出細菌。

2. 國內新生兒敗血症垂直感染的主要致病微生物，以 G(－)大腸桿菌(*E. coli*)感染最為常見。

3. **發生率與週數成反比**，早產兒為 1/250，足月產為 1/1,000。

◆ 臨床表徵

　　早期症狀不明顯，最常出現**體溫不穩（過高或過低）、嗜睡、呼吸暫停、餵食不良**，有時會有呼吸窘迫、發紺、嘔吐等症狀。

◆ 診斷標準

1. **不成熟白血球與嗜中性白血球比**(I/TN)≧0.2。

2. C 反應蛋白(CRP)＞5。

3. **肝蛋白**(hepatoglobin)＞200 mg/dL。

◆ 治　療

1. 支持性療法：維持體液電解質平衡及生命徵象穩定。

2. 抗生素治療。

◆ 護理措施

1. 接觸新生兒前後徹底洗手。

2. 新生兒皮膚及臍帶護理很重要，避免在皮膚上留下傷口。

3. 給予全靜脈營養，並注意是否有感染徵象。

(二) 先天性梅毒(Congenital Syphilis)

◆ 病理生理

　　是一種先天性感染疾病，由梅毒螺旋體經胎盤由母體傳給胎兒，感染時間多在懷孕 18 週後，**母體若在 18 週前接受治療，可預防胎兒感染。**

◆ 臨床表徵

1. 持續性鼻塞、流鼻水。

2. **皮膚病變**：背部、臀部皮膚出現圓形丘疹的病灶，具傳染力。

3. **肝脾腫大**、明顯黃疸、貧血及紅血球母細胞數量增多。

4. 子宮內胎兒生長遲滯、有抽搐或水腦。

5. **骨骼病變**：早期出現病理性骨折，稱**溫伯格式**(Wimberger's)**徵象**，晚期出現軍刀狀脛骨(saber shin)。

6. 神經性梅毒：神經性耳聾、痙攣性麻痺，出現於 1~10 歲間。

◆ 治　療

　　新生兒的血清學檢查有陽性反應，應給予 Penicillin 治療。

◆ 護理措施

1. **出現皮膚丘疹及脫屑**：鼓勵家人探視，並教導接觸時需穿著隔離衣及戴手套。評估是否有因皮膚丘疹造成的不適或乾燥，可塗抹嬰兒油，減輕不適。

2. 維持呼吸道通暢。

八、 胎便吸入症候群
(Meconium Aspiration Syndrome; MAS)

◆ 病理生理

1. 妊娠 10~16 週，胎兒小腸末端即有胎便存在，當胎兒在子宮內遭遇生理壓力，腸胃道周邊血流減少，發生缺血或缺氧時，會刺激迷走神經，加速腸蠕動與肛門括約肌放鬆，造成胎便因此進入羊水中；而胎兒娩出後胸部快速擴張，會將胎便吸入氣管內，**導致小氣道阻塞，形成出生時即有呼吸急促、呼吸困難徵象。**

2. 胎便對呼吸道上皮細胞有細胞毒性，會引發發炎反應，也會抑制表面張力素作用，增加肺泡塌陷的危險。亦**可能導致肺部過度膨脹，甚至氣胸。**

3. **足月兒或過熟兒（妊娠超過 42 週）較容易發生。**

◆ 臨床表徵

1. 破水後的**羊水呈黃或黃綠色。**

2. **新生兒指甲床、皮膚、毛髮、臍帶有胎便染色。**

3. 出生時活力差，**出現呼吸窘迫的症狀，呈現呼吸性酸中毒。**

◆ 治　療

1. 支持療法：監測生命徵象、矯正缺氧及電解質不平衡。

2. **不可立刻給予氧氣袋加壓處理**，應以喉鏡檢查會厭部，並**插上氣管內管以抽出胎便**，待呼吸道暢通後才給予氧氣。

3. 表面張力素治療及**使用抗生素預防感染。**

◆ 護理措施

1. 維持呼吸道通暢，並監測血氧值及各項呼吸治療的效果。

2. 必要時抽吸口鼻、氣管內管分泌物。1 個月以下新生兒鼻腔內迷走神經多，抽吸時易引發心跳減緩，必須小心觀察。抽吸順序為：氣管內管→口→鼻。

九、嬰兒猝死症候群
(Sudden Infant Death Syndrome; SIDS)

◆ 病理生理

1. 原因不明，多半發生在睡眠中，不可預期情況下突然死亡。
2. 未滿 1 歲者皆有可能發生，但母乳哺育者較少見，可能與母乳內含有某些保護因子有關。**常見於 2~4 個月的嬰兒**，發生率約 1~3/1,000。

◆ 高危險因素

1. **冷的季節（如冬天）較常發生**：因為嬰幼兒的上呼吸道及氣管特別狹窄，很容易因感染、發炎、腫脹及分泌物增加而阻塞，導致身體缺氧及 CO_2 堆積，最後發生窒息而死亡。
2. 睡眠：因睡眠時上呼吸道（咽喉及舌頭）的肌肉放鬆、塌陷、狹窄，以致阻塞。
3. **趴睡**：可較安睡及沉睡，肢體動作少，易忘記呼吸及掙扎。
4. 早產兒。
5. 易嘔吐或溢奶的嬰兒：嘔吐或溢奶易產生呼吸道的緊縮反射、憋氣不呼吸或吸嗆窒息。
6. 環境溫度過高：會使嬰兒有如回到母體子宮一般，易抑制自發性的呼吸功能。最適宜的室內溫度為 25~30°C。
7. 沒有經驗的媽媽，或是在懷孕期間的不良行為，如吸菸、喝酒、濫用藥物，造成胎兒發育上出現不明缺陷，致使出生後容易喪失生命。

8. 家庭環境不佳：如照顧不周全、營養失調、空氣品質及衛生不好、屋內菸味過重等，也易使嬰兒發生意外。

9. 家族史：如兄姊也曾發生嬰兒猝死症候群。

10. 先天性疾病：如先天性心臟病。

◆ 治　療

1. **預防及避免高危險因素**，如仰睡、嬰兒床**避免放置鬆軟物件**、奶嘴不懸掛嬰兒頸部、**避免穿過多衣服或用衣物包覆頭部、小於 3 個月不與父母同床**等。

2. 疑似嬰兒猝死症候群者送至急診室時，先施行心肺復甦術。

◆ 護理措施

1. 接受父母面對孩子突然死亡的情緒。

2. **提供嬰兒猝死症候群相關訊息。**

十、糖尿病母親的嬰兒

◆ 病理生理

　　糖尿病母親於懷孕期間高血糖，當其血液通過胎盤時易刺激胎兒胰島素過度分泌。

◆ 臨床表徵

1. 低血糖：早產兒血糖低於 20 mg/dL、足月兒低於 30 mg/dL。

2. 大部分沒有症狀，若有症狀多在出生後 12 小時內發生，常見症狀有顫抖、抽搐、**呼吸喘**、**嗜睡**、體溫不穩、活力差、厭食、**盜汗**、低血鈣、高膽紅素血症等。

3. 出生體重大於妊娠週數或子宮內生長遲滯。

◆ 治療及護理

1. 立即給予口服餵食葡萄糖水、母乳或配方奶。若餵食不順，可予 10%葡萄糖液靜脈注射。

2. **監測血糖值**：血糖濃度維持 45 mg/dL 以上。應於出生後 1、2、4、8、12、36、48 小時監測血糖，若連續三次血糖正常，且嬰兒活力、食慾良好即可停止監測。

QUESTI❓N

1. 臨床上，早產兒容易出現呼吸窘迫症候群(RDS)的主要原因為何？(A)周邊化學感受器不敏感　(B)大腦呼吸調節中樞未成熟　(C)肺泡表面張力素不足　(D)肋間肌的擴張力差　　（100專高二）

　解析 懷孕週數越少，新生兒肺成熟度越差，肺泡表面張力素不足會造成肺泡塌陷，出現呼吸窘迫症候群。

2. 32週早產兒的照護措施，下列何者不適當？(A)氧氣罩(O_2 hood)給氧時，氧流量需低於5 L/min，以免氧中毒　(B)抽痰的壓力控制在40~80 mmHg　(C)採用的抽痰管的管徑為5~8 Fr.　(D)定期給與表面張力素(surfactant)，以增加肺泡發育　　（100專高二）

3. 患有高膽紅素血症的嬰兒，接受照光治療，下列護理措施何者不適宜？(A)若全血膽紅素值＞18 mg/dL，需停止餵食母奶　(B)照光前全身可以塗抹乳液，以減少皮膚乾燥、脫皮　(C)易出現便祕，應給與軟便劑　(D)代謝加速、體溫會微上升，宜多補充水分

　解析 膽紅素進入腸道會刺激腸液分泌而使排便增加。　（100專高二）

4. 有關膽道閉鎖(biliary atresia)的臨床表徵，下列何者錯誤？(A)解灰白色大便　(B)尿液呈暗茶色　(C)肝脾腫大　(D)心智障礙

　解析 不會造成心智障礙。　（100專高二）

5. 陳小弟出生第3天，血中總膽紅素值14 mg/dL，有關接受照光治療之敘述，下列何者錯誤？(A)戴眼罩保護眼睛　(B)兩餐之間補充水分　(C)解出綠色軟便即可停止照光　(D)照光期間每2小時翻身一次　　（100專普一）

　解析 因體內有膽紅素，膽紅素進入腸中刺激分泌腸液而產生綠色軟便。

解答：　　1.C　　2.A　　3.C　　4.D　　5.C

6. 有關高膽紅素血症換血照護之敘述，下列何者正確？(A)足月兒出生24小時內，血中總膽紅素大於10 mg/dL必須換血　(B)換血量為50 c.c./kg，不超過300 c.c.為原則　(C)換血是移去血中膽紅素最迅速的方法，若為Rh血型不合而發生溶血者，需備Rh(+)血　(D)若採用換血治療，最好用新鮮血液，不使用血液存放超過3天者，以防血袋中的鉀離子過高　　　　　　　　　（100專普一）

解析 (A)足月兒出生後第5天膽紅素值 > 20 mg/dL；(B)換血的備血量：嬰兒全身血量的2倍，以不超過500 c.c.為原則；(C)須備Rh(－)且ABO血型以新生兒同型為主的血液。

7. 林小妹為懷孕30週出生的早產兒，於出生後即住進新生兒加護病房，當林太太初次探視林小妹時，下列哪項活動有助於親子關係建立？(A)讓林太太在加護病房外隔著玻璃窗探視　(B)示範如何為林小妹沐浴　(C)安排林太太有觸摸林小妹的機會　(D)請林太太為林小妹執行鼻胃管灌食　　　　　　　　　　（100專普一）

8. 下列哪一項是妊娠28週出生的早產男嬰身體外觀的特徵？(A)皮膚較薄，胎毛較少　(B)陰囊無皺褶，睪丸未降至陰囊　(C)腳底有許多皺褶　(D)四肢屈曲，肌肉張力弱　　　　　　　（100專普二）

解析 (A)皮膚較薄，胎毛較多；(C)腳底皺摺少；(D)四肢伸展。

9. 蘇小弟，體重3.3公斤，出生36小時，血清膽紅素值為20 mg/dL，必須換血，下列護理措施何者不適當？(A)準備新鮮血500 c.c.，輸入之血須加溫至35~37℃　(B)換血進行時間應維持在1~2小時　(C)每換血100 c.c.須注射1 c.c.的10%葡萄糖鈣，預防低血鈣　(D)換血後1小時內給予點滴注射白蛋白，可以提高換血的成效

　　　　　　　　　　　　　　　　　　　　　　　　（101專高一）

解析 換血前1小時給予點滴注射白蛋白，以提高換血的成效。

10. 下列何項環境有助於早產兒的發展？(A)避免觸摸嬰兒，使其有足夠的休息　(B)集中護理工作，減少不必要的搬動　(C)採昏暗的光線，以避免環境刺激　(D)播放動感音樂，以避免知覺剝削

解答：　　6.D　　7.C　　8.B　　9.D　　10.B

解析 (A)給早產兒適時的柔性撫慰、袋鼠式護理、按摩等觸摸，能讓早產兒體重穩定增加、減少疼痛反應與壓力行為；(C)(D)過度光線與聲音刺激會影響早產兒的發展，宜使用溫和的燈光、戴眼罩、保溫箱遮罩布、醫護人員降低工作音量、調整儀器警報音量、給早產兒戴帽子覆蓋耳朵。　　　　　　　　　（101專普一）

11. 楊小妹足月出生後第4天，全血膽紅素值為17 mg/dL，接受照光治療，下列護理措施何者正確？(A)為加速血中膽紅素的排除，應全天照光不可中斷　(B)母乳會增加黃疸的嚴重性，此時應停止母乳哺餵　(C)體溫會微上升，需增加25%的水分　(D)為使其安靜照光，通常會給予Luminal　　　　（100專高一；101專高二）

    解析 (A)照光時間長短視膽紅素下降的情形而定；(B)嬰兒出現黃疸時仍可繼續餵食母乳，但若膽紅素高於20 mg/dL時，則應暫停餵母乳；(D)通常不給予藥物。

12. 許小妹，妊娠週數36週又1天，出生體重2,475公克，為晚早產兒(late preterm infants)，目前生命徵象穩定，每3~4小時哺餵母奶，消化排便正常，有關許小妹的發展描述及照顧，下列敘述何者正確？(A)因體重接近足月兒且目前情況穩定，可進入一般嬰兒室照顧　(B)因接近足月兒，晚早產兒各系統的發展較為成熟，能有效的適應子宮外的環境　(C)比起較小的早產兒，晚早產兒有較低的死亡率，應告訴父母不需太過緊張　(D)晚早產兒罹病率高，應密切照顧，並支持其各種感官及腦部的發展　（101專高二）

13. 林小弟，妊娠週數25週又6天，呼吸喘且費力、胸部X-ray呈現不成熟的肺，偶有呼吸暫停的現象，有關早產兒呼吸問題的照護處理，下列敘述何者正確？(A)評估呼吸窘迫的嚴重度，應以觀察腹部起伏為主　(B)應由靜脈注射補充表面張力素，以改善呼吸　(C)氧氣治療最好能維持血氧濃度達95~100%　(D)如果呼吸過喘應避免給予餵食，以免嗆奶吸入肺內　　　　　　（101專高二）

解答：　11.C　12.D　13.D

14. 早產兒的免疫系統功能及特徵之敘述，下列何者錯誤？(A)妊娠36週前出生者，無法從母體得到IgG　(B)早產兒對感染的抵抗能力低，即使感染白血球也不升高　(C)早產兒無法從母體得到IgE，故感染時易發燒　(D)早產兒無法經胎盤得到母體的IgM

解析 妊娠36週前出生的早產兒，尚未經胎盤得到母體的免疫物質IgG，故感染時不易發燒。　　　　　　　　　　　　　（102專高一）

15. 侯小弟，妊娠週數32又4/7週，出生已滿48小時且進食狀況良好，需給予肌肉注射B型肝炎疫苗及扎足跟血，收集血液檢體，有關早產兒短暫疼痛的處理，下列敘述何者正確？(A)早產兒已能感受疼痛，故應依醫囑給予止痛藥物以減輕疼痛　(B)應提供適合的減痛措施，如非營養性吸吮、口服蔗糖溶液及寧握　(C)為減少早產兒疼痛，建議餵奶後立即給予採血，以免哭鬧　(D)為避免疼痛，應選在早產兒熟睡時注射B型肝炎與扎足跟血

（102專高一）

16. 預防早產兒顱內壓升高造成顱內出血(intracranial hemorrhage)的護理措施，下列何者不適當？(A)疼痛治療後，安撫早產兒，減少其哭泣不安　(B)避免突然將早產兒頭轉向一側，而身體姿勢未隨之轉動　(C)隨早產兒的需求調整給氧濃度，維持其體內適當的氧氣濃度　(D)靜脈輸入低張溶液，補充體液時，需快速輸注

解析 (D)靜脈輸入低張溶液，補充體液時，需緩慢輸注。（103專高一）

17. 有關新生兒胎便吸入症候群之敘述，下列何者錯誤？(A)外觀皮膚、指甲、臍帶有胎便染色呈黃綠色　(B)絕大多數發生在足月兒或過期產者　(C)出生時即有呼吸急促、呼吸困難徵象　(D)在胎頭與肩部娩出後，立刻給予氧氣袋加壓協助呼吸　（103專高一）

解析 (D)若有新生兒胎便吸入症候群應在胎頭娩出後給予抽吸再給予氧氣袋加壓。

解答：　　14.C　　15.B　　16.D　　17.D

18. 早產兒接受持續性給氧治療，氧氣需經潮濕瓶濕化，下列護理師的回答，何者最恰當？(A)潮濕的氧氣可以促進血液循環　(B)濕氣可以促進早產兒的肺擴張　(C)氧氣必須潮濕，以避免呼吸道黏膜太乾燥　(D)濕氣可以預防病毒性或細菌性肺炎　（103專高一）

19. 林小妹，妊娠週數27週又4天，現加護病房治療，有關林小妹身體各系統之功能性特徵，下列敘述何者錯誤？(A)呼吸中樞的不成熟，易有呼吸暫停現象　(B)消化酶分泌不足，對脂肪消化能力有限　(C)腎小管再吸收能力差，易有蛋白尿或尿糖　(D)免疫功能較差，無法從母乳得到IgG　（103專高二）

解析　IgG由母體經胎盤提供；母乳則供給IgA。

20. 凱凱，為28週的早產兒，一出生就住進早產兒加護病房，當雙親來探視凱凱，下列護理指導何者最為合適？(A)避免回答雙親有關任何醫療科技或儀器的疑問　(B)說明凱凱在早產兒加護病房被照顧得很好，沒有任何問題　(C)清楚說明凱凱在早產兒加護病房的健康狀況及其醫療處置　(D)盡量讓雙親與凱凱獨處，但避免碰觸凱凱以避免交互感染　（103專高二）

21. 張小弟，妊娠週數28週又5天，出生體重1,160公克，使用持續性呼吸道正壓鼻導管，氧氣濃度25%，有關張小弟呼吸窘迫之護理措施，下列敘述何者錯誤？(A)產後須靜脈滴注類固醇治療　(B)使用氧氣治療時，應密切監測氧氣濃度　(C)密切觀察呼吸速率、鼻翼擴張及肋間凹陷情形　(D)沒有自發性呼吸時，需考慮插管及使用呼吸器　（104專高一）

解析　產前類固醇使用，產後表面張力素治療減少呼吸窘迫症候群的發生率及嚴重程度。

22. 趙小弟，為極度早產兒，出生第一天，體溫35.6°C，除了使用保溫箱維持體溫外，還可以使用的保溫措施中，不包括下列何者？(A)減低保溫箱內的濕度　(B)輻射加熱處理台的使用　(C)為早產兒戴上毛線帽　(D)接觸早產兒之各項物品應事先加溫（104專高二）

解答：　18.C　19.D　20.C　21.A　22.A

解析 溫度應設定在32~34°C，氧氣濃度維持在40%，濕度應維持在55~65%，以提供高溫高濕度環境。

23. 有關新生兒成熟度的評估，下列敘述何者為早產兒的特徵？(A)手腕方型窗所形成的角度小於45度　(B)手肘無法越過身體中線 (C)足跟能觸及耳朵　(D)膝膕角度小於90度　　　　(104專高二)

24. 呼吸窘迫症候群早產兒常見的臨床表徵，不包括下列何者？(A)吸氣時有咕嚕聲，為最早出現的徵兆　(B)呼吸速率增加，每分鐘60次以上　(C)呼吸時鼻翼張開，肋間肌凹陷　(D)出生時呼吸正常，但30分鐘~2小時內開始出現症狀　　　(104專高二)
    解析 呼氣時有咕嚕聲，為最早出現的徵兆。

25. 關於新生兒黃疸照光療法的副作用，下列何者錯誤？(A)易形成化膿性結膜炎　(B)皮膚會出現廣泛紅疹　(C)體溫不穩定　(D)便祕　　　　　　　　　　　　　　　　　　　(105專高一)
    解析 (D)應為腹瀉。

26. 比較早產兒與足月兒的臨床特徵，下列何者正確？(A)抓握反射 (grasp reflex)：早產兒比足月兒明顯　(B)躺姿：早產兒呈放鬆伸展，而足月兒呈彎曲姿勢　(C)足跟碰觸至耳朵間的測量：早產兒較足月兒不易完成　(D)肌肉張力評估：早產兒手肘比足月兒不容易越過胸部　　　　　　　　　　　　　　　　(105專高一)
    解析 (A)足月兒比早產兒明顯；(C)早產兒較易完成；(D)早產兒手肘容易越過胸部。

27. 許小妹妊娠週數26週3天，為早產，執行身體檢查與評估時，下列何者為最可能出現的臨床表徵？(A)胎毛少，足底皺摺多，皮下脂肪多　(B)手肘難以越過對側鎖骨中線(scarf sign)　(C)腳跟難以觸及耳朵(heel to ear)　(D)四肢肌肉張力無力，難以維持屈曲姿勢　　　　　　　　　　　　　　　　　　(105專高二)
    解析 (A)胎毛多，足底平滑，皮下脂肪少；(B)(C)肌肉張力無力，故手肘可輕易越過對側鎖骨中線；腳跟可觸及耳朵。

解答：　23.C　　24.A　　25.D　　26.B　　27.D

28. 小強，於15個月大時被診斷有輕微的腦性麻痺(cerebral palsy)，於指導雙親對小強在24個月大時之預期性發展任務，下列何者不適當？(A)促進自理能力的掌控　(B)建立正向的身體心像　(C)增強對痛覺反應的能力　(D)提供活動所需之額外熱量　（105專高二）

29. 小維，足月兒，體重2,800公克。出生後的第3天，血液檢驗報告其總膽紅素值(total serum bilirubin)為16 mg/dL，醫囑照光治療，下列何者是最重要的護理目標？(A)準備家屬居家照光療法的護理指導　(B)提供眼罩及確保小維有足夠的水分攝取　(C)每小時執行採腳跟血測量小維的膽紅素值　(D)說明照光療法對小維不會造成任何副作用　（106專高一）

30. 李太太患有妊娠糖尿病，懷孕38週，自然娩出一女嬰，出生體重3,800公克，有關李小妹出生後的照顧，下列敘述何者錯誤？(A)需評估李小妹可能會有盜汗、呼吸喘、嗜睡情形　(B)出生後4小時應測第一次血糖　(C)當李小妹血糖低於36 mg/dL應採取措施　(D)應盡早餵食母奶或配方奶　（106專高一）

解析 (B)出生後1~2小時內應測第一次血糖。

31. 翰翰，剛出生，發現有吸入胎便，有關胎便吸入症候群，下列護理評估與判斷何者正確？(A)會導致腸阻塞或腹瀉　(B)會導致呼吸性鹼中毒　(C)會導致肺栓塞及肋膜積水　(D)會導致缺氧及小氣道阻塞　（106專高一）

解析 (A)不會導致腸阻塞或腹瀉；(B)會導致呼吸性酸中毒；(C)會導致肺部過度膨脹，甚至氣胸。

32. 劉小妹，妊娠週數25週又5天出生，體重680公克，現住在保溫箱中，目前體溫36℃，有關維持正常體溫之措施，下列敘述何者錯誤？(A)維持保溫箱濕度40%，以避免體熱流失　(B)使用呼吸器加熱潮濕器，以維持氧氣的溫度　(C)給予乾淨的塑膠膜覆蓋，以免對流熱喪失　(D)給予頭部戴帽及毛毯包裹，以保持體溫　（106專高一）

解析 (A)維持保溫箱濕度55~65%。

解答：　28.C　29.B　30.B　31.D　32.A

33. 小維，自然產出生的足月兒。出生後的第二天，小維媽媽親餵母乳時發現小維皮膚呈現深黃色，血液檢驗報告其總膽紅素值(total serum bilirubin)為12 mg/dL。護理師初步的護理評估及判斷為何？(A)小維為嚴重的病理性黃疸，需治療　(B)小維可能會有不可逆的核黃疸腦部疾病　(C)小維有母奶性黃疸，建議停止哺餵母奶　(D)小維有生理性黃疸，為新生兒常見的問題　（106專高二）

解析 生理性黃疸於足月兒出生後2~3天開始出現，總膽紅素值不超過12 mg/dL。

34. 小萱，出生兩天的早產兒，曾有幾次呼吸暫停的現象，現在小萱的呼吸暫停警鈴響了，下列護理措施何者正確？(A)以手掌輕揉背部　(B)抽吸小萱的口鼻　(C)提供高濃度氧氣　(D)直接讓小萱俯臥　（106專高二）

35. 鐘小弟，妊娠週數31週又5天出生，體重1,560公克，現出生後第三天開始由口餵食，下列何者不是他在進食過程中的壓力性行為線索(feeding stress cues)？(A)吸不到5分鐘就不吸奶，睡著了　(B)呼吸喘，且鼻翼煽動，心跳變慢　(C)嗆奶，咳嗽，膚色改變　(D)會因為呼吸而中止吞嚥　（106專高二）

36. 王小弟，妊娠週數28週又3天，出生體重1,090公克，有關王小弟的臨床表徵之敘述，下列何者錯誤？(A)反射較弱，缺乏尋乳反射、吸吮反射及踏步反射　(B)棕色脂肪較少，肝醣儲存較少，故體溫易隨環境改變　(C)吸吮和吞嚥功能已能協調，可以給予由口進食　(D)血管脆弱，腦部血流不穩及凝血功能不良，故易有腦室出血　（106專高二補）

解析 (C)34~35週後吸吮和吞嚥功能才能協調。

37. 有關早產兒的臨床表徵，下列何者正確？(A)陰囊皺摺多　(B)腳跟無法觸及耳朵　(C)手腕彎曲度（方形窗）呈90度　(D)手肘無法越過對側的鎖骨中線　（107專高一）

解析 陰囊皺少；腳跟容易觸及耳朵；手肘容易越過對側的鎖骨中線。

解答：　33.D　34.A　35.D　36.C　37.C

38. 早產兒出生後通常會接受呼吸治療，有關動脈血液氣體數值分析，下列何者屬於正常範圍？(A)PaO_2：70 mmHg，$PaCO_2$：70 mmHg (B)PaO_2：70 mmHg，$PaCO_2$：40 mmHg (C)PaO_2：40 mmHg，$PaCO_2$：70 mmHg (D)PaO_2：40 mmHg，$PaCO_2$：40 mmHg (107專高一)

解析 維持動脈血液PaO_2 50~70 mmHg、$PaCO_2$ 35~45 mmHg。

39. 有關罹患先天性梅毒的嬰兒皮膚丘疹及脫屑的護理措施，下列何者不適當？(A)接觸個案時需穿著隔離衣及戴手套 (B)鼓勵家人探視，但避免觸摸或擁抱 (C)皮膚丘疹及脫屑部位可予以嬰兒油塗敷 (D)評估是否有皮膚丘疹造成的不適或乾燥 (107專高二)

解析 (B)鼓勵家人探視，接觸病嬰時需穿著隔離衣及戴手套。

40. 高危險新生兒常易出現呼吸窘迫症候群(RDS)，下列敘述何者錯誤？(A)呼氣時出現咕嚕聲(expiratory grunting) (B)肺泡缺乏表面張力素，而使肺泡塌陷 (C)嚴重者兩側肺部X-ray檢查呈現出毛玻璃樣之影像 (D)容易有呼吸性鹼中毒 (107專高二)

解析 (D)出現低氧血症及高二氧化碳血症，而容易有呼吸性酸中毒。

41. 林小弟，妊娠週數37週又3天，出生體重2,950公克，採純母乳哺餵，今體重2,620公克，減少出生體重的10%以上，給予檢測血糖為33 mg/dL，有關低血糖可能造成的影響及處理，下列何者錯誤？(A)立即給予口服餵食葡萄糖水、母乳或配方奶 (B)若餵食不順，則應給予靜脈注射葡萄糖液 (C)建議每6~8小時監測一次血糖 (D)治療目標應維持血糖在45 mg/dL以上 (108專高一)

解析 (C)於出生後1、2、4、8、12、36、48小時監測血糖。

42. 有關早產兒在保溫箱中的感官刺激，下列護理措施何者正確？(A)聽覺刺激應最早開始執行，有助於促進感覺統合 (B)晚上可在保溫箱上覆蓋布罩，以調節日夜光線變化 (C)協助四肢伸展的姿勢擺位，以達寧握照護的原則 (D)採分段式的護理措施，以給予足夠的休息時間 (108專高一)

解答： 38.B 39.B 40.D 41.C 42.B

43. 有關新生兒罹患先天性梅毒的敘述，下列何者錯誤？(A)出現病理性骨折，稱為溫伯格式(Wimberger's)徵象　(B)背部、臀部皮膚出現圓形丘疹的病灶，具傳染力　(C)肝脾腫大、有明顯黃疸，貧血及紅血球母細胞數量增多　(D)早期症狀會造成軍刀狀脛骨及痙攣性麻痺　　　　　　　　　　　　　　（108專高一）

　　解析)(D)軍刀狀脛骨為先天性梅毒晚期症狀。

44. 有關早產兒視網膜病變，下列敘述何者正確？(A)主要發生於妊娠35週以上的早產兒　(B)與過度或長期給高氧、光線刺激有關　(C)因視網膜血管舒張及發育不良所致　(D)應於4個月大時，開始接受視網膜檢查及追蹤　　　　　　　　　　　（108專高二）

　　解析)(A)主要發生在低出生體重(<1,500 gm)、低出生週數（＜32週）；(C)因視網膜血管增生所引發；(D)出生週數滿28週以上者，於出生後4週進行眼底檢查，不足28週者，於出生後孕齡滿31週時檢查。

45. 彤彤，因母親懷孕30週時突然破水致早產，出生體重1,020公克，併有腦室內出血(intraventricular hemorrhage, IVH)，下列護理措施，何者錯誤？(A)抬高床頭15~20度，以減少顱內壓　(B)密切監測出血徵狀，如血壓降低、血比容下降　(C)觀察是否出現囟門膨出、頭圍增加等顱內壓升高現象　(D)限制家屬探訪，避免造成感染　　　　　　　　　　　　　　　　　　（108專高二）

46. 凱凱，足月產，體重3,050公克，出生後24小時抽血呈現血清膽紅素值為27 mg/dL，欲執行換血治療，下列相關描述，何者正確？(A)採用之血液，最好為新鮮血液，或不超過72小時之血庫血袋，以防止血袋中鉀離子過高　(B)為預防血袋內抗凝血劑所含之檸檬酸，與嬰兒血中鈣結合引起高血鈣，需注射抑鈣激素(calcitonin)　(C)備血之血量為嬰兒全身血量的3倍，約800 mL為原則　(D)如因Rh血型不合而發生溶血者，應備O型且Rh血型為陽性　　　　　　　　　　　　　　　　　　　　　（108專高二）

解答：　43.D　44.B　45.D　46.A

解析 (B)每換100 mL的血液，須注射1 mL的10%葡萄糖鈣，以預防血袋內的抗凝劑與新生兒的血鈣結合，造成低血鈣症；(C)備血量為病嬰全身血量的2倍，正常足月新生兒全身血量：70~90 mL/kg，早產兒全身血量：85~110 mL/kg；(D)若Rh因子不合者，使用Rh陰性ABO血型與病嬰同型的血液。

47. 有關新生兒壞死性腸炎之敘述，下列何者錯誤？(A)因週產期窒息腸道缺氧，引起壞死及細菌侵犯腸黏膜 (B)常侵犯部位為乙狀結腸及直腸壺腹處 (C)哺餵母乳為最佳的預防方法，母乳內之IgA能抑制或殺死細菌 (D)體溫測量時宜避免測量肛溫，以免傷害腸黏膜 （108專高二）

解析 (B)最常侵犯的部位在迴腸末端與升結腸近端交界區域。

48. 有關早產兒腸胃系統功能，下列敘述何者不適當？(A)早產兒胃容量小且胃腸蠕動弱 (B)心跳及呼吸速率快，新陳代謝快 (C)對脂肪消化能力有限 (D)消化乳糖能力至妊娠32週以後才成熟

解析 妊娠週數未滿37週的早產兒其腸胃道的生理結構和消化功能皆尚未發育成熟。 （109專高二）

49. 早產兒吸吮力弱，有關使用口胃管灌食的注意事項，下列敘述何者不適當？(A)插口胃管時先以無菌蒸餾水潤滑 (B)每次餵食前應先檢查胃內殘餘量 (C)灌食時，早產兒頭部抬高大於30度 (D)每日攝取熱量宜為100~120 Kcal/kg （110專高一）

50. 張小妹，妊娠28週出生，體重960公克，有關早產兒的特徵及照護，下列敘述何者正確？(A)依醫囑由靜脈點滴給予表面張力素(survanta) (B)若無吸吮及吞嚥反射，以腸道外營養法提供營養 (C)四肢屈曲且內縮，呈現子宮內姿勢 (D)皮膚缺乏皮下脂肪、胎毛少、腳底皺摺多 （110專高一）

解答： 47.B 48.D 49.C 50.B

51. 早產兒常出現呼吸暫停現象，下列敘述何者正確？(A)指呼吸停止連續10~15秒，且併有發紺、心跳變快的現象　(B)維持俯臥姿勢，可縮短早產兒發生呼吸暫停時的心跳遲緩，或發紺之持續時間　(C)給予theophylline時，須觀察有無心搏過慢，及嗜睡等中毒的徵象　(D)出現呼吸暫停，立即執行心外按摩，促進呼吸恢復　　　　　　　　　　　　　　　　　　　　　　　（110專高一）

52. 有關早產兒呼吸窘迫症候群的護理措施，下列敘述何者正確？(A)胸部X光表現為肺擴張不全，毛玻璃樣的變化　(B)胎兒在妊娠週數32週大時才開始製造及分泌表面張力素　(C)早產兒呼吸窘迫症候群的臨床表徵為吸氣出現咕嚕聲　(D)呼吸性酸中毒為動脈血液氣體分析pH<7.20、PaO_2>50 mmHg　　（110專高一）

53. 早產兒的體溫調節功能不成熟，下列護理措施何者不適當？(A)採集中護理，執行醫療照護時避免早產兒離開保溫箱　(B)低出生體重早產兒絕對不能執行袋鼠式護理，以免造成低體溫　(C)使用特殊透明膠膜覆蓋於加熱處理台(warmer)，可以減少體熱散失　(D)早產兒抱出保溫箱時需要提供保暖，例如帽子、包被、手套　　　　　　　　　　　　　　　　　　　　　　　（110專高二）

　解析） 袋鼠式護理可穩定早產兒的狀態，包含心跳、呼吸、體溫等。

54. 有關新生兒胎便吸入症候群的敘述，下列何者錯誤？(A)早產兒較常發生，主因是在子宮內缺氧　(B)黏稠的胎便可能阻塞呼吸道　(C)可能肺泡過度擴張，甚至破裂造成氣胸　(D)呼吸窘迫的症狀通常在出生後很快就出現　　　　　　　　　　　　　（111專高一）

　解析） 足月兒或過熟兒（妊娠超過42週）較容易發生。

解答：　51.B　52.A　53.B　54.A

55. 有關早產兒呼吸窘迫症候群的醫療處置，下列何者錯誤？(A)使用氧氣頭罩(O₂ hood)時氧氣流量必須大於5 L/min，以避免二氧化碳滯留 (B)使用持續性呼吸正壓法(CPAP)壓力為8~12 cmH₂O，以防止呼氣時肺泡塌陷 (C)持續性呼吸正壓法(CPAP)使用於有自發性呼吸的早產兒 (D)使用持續性呼吸正壓法(CPAP)後仍有呼吸窘迫的早產兒，需插入氣管內管使用呼吸器 （111專高一）
解析 CPAP壓力需根據疾病設置，用於呼吸窘迫時至少6 cmH₂O，但一般不超過8~10 cmH₂O。

56. 有關嬰兒猝死症候群的預防措施，下列敘述何者最不適當？(A)嬰兒睡眠姿勢建議採取仰睡 (B)嬰兒床應避免放置任何鬆軟物件 (C)奶嘴不可懸掛在嬰兒頸部或衣物上 (D)小於3個月的嬰兒，最好與父母同床睡眠 （111專高一）

57. 有關早產兒安全的擺位，下列敘述何者不適當？(A)口胃管灌食後，維持頭部抬高45度約10分鐘 (B)休息時，可肩膀朝前，雙手屈曲朝向身體中線並靠近嘴巴 (C)平時，屈曲髖部及膝蓋，預留四肢活動的空間 (D)若出現呼吸暫停，可頸部微仰，勿過度屈曲與伸展 （111專高二）
解析 口胃管灌食後應以小枕頭墊高頭部約20~30度，或是採右側臥。

58. 早產兒若氧氣濃度超過60%，PaO₂<60mmHg時，醫囑使用持續性氣道正壓呼吸(CPAP)，下列敘述何者不適當？(A)適用於可自行呼吸之呼吸窘迫症候群早產兒 (B)給予4~7cmH₂O壓力 (C)可增加早產兒肺功能性肺餘容積 (D)防止吸氣時肺泡塌陷（111專高二）
解析 CPAP不論在吸氣或呼氣時，都會持續對呼吸道保持加壓。

解答： 55.B 56.D 57.A 58.D

59. 有關早產兒經口餵食的發展照護原則，下列敘述何者錯誤？(A)早產兒出現安靜清醒期，並出現飢餓暗示行為，例如尋乳行為、吸吮動作即可開始準備　(B)早產兒出現壓力暗示行為，例如疲倦、嗆奶、呼吸暫停、發紺，需減緩或停止餵食　(C)對於妊娠週數低及低體重的早產兒，餵食時間應延長至60分鐘以減少壓力 (D)觀察呼吸及膚色，調整奶瓶位置及流速，視情況暫停餵食並刺激呼吸　　　　　　　　　　　　　　　　（112專高一）

60. 有關早產兒視網膜病變的高危險群與症狀，下列敘述何者不適當？(A)通常出現在出生體重在1,500公克以下　(B)長期使用呼吸器與高濃度氧氣暴露為危險因子　(C)第一、二期為輕度病變，會自行好轉，一般不需治療，少有視力障礙　(D)視網膜完全剝離，可經由鞏膜扣壓術、玻璃體內切除術獲得治癒　（112專高一）

解析 視網膜完全剝離手術成功率低，視力預後較差，無法完全治癒。

61. 吳小弟血型為B型，因血型與O型的母親不合而造成溶血，下列敘述何者正確？(A)「ABO血型不合」的黃疸會比「Rh因子不合」者嚴重　(B)「ABO血型不合」通常發生在第二胎以後的新生兒　(C)有較高機會發生聽力損傷、發展遲緩等後遺症　(D)吳小弟需要換血，使用血品為B血型　　　　　　（112專高一）

62. 有關早產兒腦室內出血，下列護理處置之敘述，何者最適當？(A)抬高床頭45度以減少顱內壓　(B)採取集中照護，減少不必要的打擾　(C)提供具聲光刺激的環境，以增加大腦血流　(D)提供高張藥物及溶液，以減低大腦血流量　　　　（112專高一）

63. 小凱為26週大的早產兒，有關維持早產兒體溫的照護措施，下列敘述何者不適當？(A)毛毯包裹及戴帽子，四肢穿戴手腳套　(B)保溫箱溫度設定於28~30℃，濕度45~50%　(C)使用塑膠單或塑膠套覆蓋早產兒的身體　(D)將早產兒置於預熱過的輻射加溫處理台上，執行醫療處置　　　　　　　　　　　　　（112專高二）

解析 (B)溫度設定為32~34℃、濕度維持在55~65%。

解答：　　59.C　　60.D　　61.C　　62.B　　63.B

64. 黃小妹為 35 週出生的早產兒，罹患高膽紅素血症 (Hyperbilirubinemia)，有關傳統照光機執行照光治療的護理措施，下列敘述何者錯誤？(A)常出現體溫升高、脫水的副作用 (B)每日採血前須暫停使用照光　(C)需戴不透光眼罩和貼隔光紙於生殖器部位　(D)照光的光源與病童皮膚保持30~40公分距離

解析 (D)燈光與嬰兒距離為50~75 cm。　　　　　　　　(112專高二)

65. 為促進早產兒的統整化行為，下列護理措施何者不適當？(A)提供袋鼠式護理，採皮膚接觸皮膚的方式照顧早產兒　(B)早產兒清醒時可於保溫箱內播放輕柔音樂　(C)絕對避免觸摸或抱起早產兒，以免引起驚嚇反射之刺激　(D)在保溫箱內使用包巾築巢，以提供類似子宮的安全感　　　　　　　(112專高三)

解析 (C)父母探視早產兒時，可安排觸摸的機會，有助於親子關係建立並穩定早產兒狀態。

66. 以「斯佛門－安德生計分法」(Silverman Anderson score)評估早產兒呼吸窘迫情況，下列敘述何者正確？(A)觀察早產兒呼吸時有無困難情形，滿分為10分　(B)評估早產兒呼吸情形，分數愈高表示情況愈好　(C)評估發現早產兒得0分表示嚴重呼吸困難 (D)評估呼吸時腹部凹陷情形、鼻孔擴張程度及吸氣咕嚕聲

解析 (B)(C)分數愈高表示情況愈差，滿分為10分；6分或以上為嚴重呼吸窘迫；(D)評估項目包括：胸部凹陷情形、鼻孔擴張程度及呼氣咕嚕聲。　　　　　　　　　　　　　　(112專高三)

67. 有關早產兒發展性照護的敘述，下列何者正確？(A)提供父母與早產兒皮膚對皮膚的袋鼠式護理　(B)執行治療時，固定早產兒雙臂與腿呈伸展姿勢的寧握護理　(C)採分散護理，以避免早產兒生命徵象不穩定　(D)保持環境明亮，早產兒戴上遮光眼罩以促進視覺發展　　　　　　　　　　　　　　(113專高一)

解析 (B)寧握護理是以手或包布來支持早產兒呈四肢屈曲向身體中心靠攏的姿勢；(C)採集中式護理，避免離開保溫箱；(D)採溫和燈光，避免光線直接照射在早產兒眼睛。

解答：　64.D　65.C　66.A　67.A

68. 小敏妊娠週數26週出生，醫師診斷為壞死性腸炎(necrotizing enterocolitis, NEC)，有關其護理照護及處置之敘述，下列何者最不適當？(A)為防止腸道受損，應避免測量肛溫　(B)初期觀察小敏是否會出現活動力下降、體溫不穩及呼吸窘迫等症狀　(C)立即禁食，給與全靜脈營養　(D)護理評估發現腸蠕動減慢，嘔吐物不含膽汁　　　　　　　　　　　　　　　　（113專高一）

解析 (D)嘔吐物含膽汁。

69. 有關預防造成新生兒猝死之睡眠環境的護理指導，下列敘述何者正確？(A)母親與嬰兒同床以方便母乳哺餵　(B)嬰兒應該仰睡且以枕頭抬高頭部　(C)嬰兒的枕頭旁擺放絨毛玩具以增加安全感(D)嬰兒應該避免穿過多衣服或用衣物包覆頭部　　（113專高一）

解析 (A)嬰兒1歲前應和父母同房，但要睡在自己的嬰兒床上；(B)(C)除了大小適當的床單之外不應該有其他寢具或柔軟的物體，以免增加猝死的風險。

70. 汪小弟為29週又5天出生的早產兒，體重1,310公克，有關各系統的生理特徵，下列敘述何者正確？(A)免疫力較低，無法經由胎盤獲得IgA　(B) β-尿苷酸酶的量不足，易發生高膽紅素血症(C)心室中膈缺損是最常見的心臟血管問題　(D)中樞神經系統不成熟，易發生呼吸暫停現象　　　　　　　　（112專高三）

解析 (A)無法由母體得到免疫球蛋白IgG，故免疫力差；(B)膽紅素排泄功能不良，易產生高膽紅素血症及核黃疸；(C)開放性動脈導管是早產兒最常見的先天性心臟病。

解答：　68.D　69.D　70.D

住院兒童的護理

出題率：♥ ♥ ♥

CHAPTER
06

住院兒童的護理 ┬ 兒童對疾病的概念及溝通技巧
 ├ 兒童對住院的了解及害怕來源
 ├ 住院兒童的壓力源、行為反應及護理措施
 ├ 兒童疼痛的評估及處理
 └ 與兒童溝通的技巧

住院兒童家屬的護理

常用兒科護理技術 ┬ 身體檢查及評估的正確步驟
 └ 兒科常用的護理技術

Pediatric Nursing

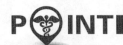

6-1 住院兒童的護理

一、兒童對疾病的概念及溝通技巧

各年齡層兒童對疾病的概念及溝通技巧見表 6-1。

表 6-1 兒童對疾病的概念及溝通技巧

分期	疾病概念	溝通技巧
運思前期 （2~7 歲）	1. 只能看見目前的情況，無法說出過去及未來如何 2. 疾病是從別人傳染而來，而不是直接接觸而來	1. 著重在「這裡及目前」，不必說明「未來」 2. 讓病童認識環境或檢查時的設備 3. **利用圖畫及熟悉的語句促進溝通**，向病童描述時包括其身體熟悉的部位 〔範例〕5 歲小強，要做腹部超音波檢查，可以利用兒童熟悉的話：「這檢查是要給你肚肚照相，不會痛。」
具體運思期 （7~11 歲）	1. 生病是接觸傳染而來 2. 疾病存於身體體內但無法用特別術語描述，道德行為與病因有關 3. **生病是來自外在的人、物或行動對兒童身體不好或有傷害的**	1. 解釋內部各部分的功能並提出誤解的部分 2. 讓病童協助檢查過程
形式運思前期（11 歲~成人）	1. 疾病與器官功能不良有關 2. 生理、心理會影響健康及疾病的發生	1. 可用醫學術語描述，並討論目前疾病的結果 2. 協助病童解決問題

二、兒童對住院的了解及害怕來源

各年齡層兒童對住院的了解與害怕來源見表 6-2。

表 6-2　兒童對住院的了解與害怕來源		
分期	住院的意義	害怕來源
嬰兒期 （0~1 歲）	無法理解	**害怕與父母分離**，失去控制力，身體受到傷害與疼痛
幼兒期 （1~3 歲）	無法理解	害怕與父母分離，失去控制力，身體受到傷害與疼痛
學齡前期 （3~6 歲）	做錯事而受處罰	害怕與父母分離，**最怕身體受到傷害**，不能活動、閹割恐懼
學齡期 （6~12 歲）	做錯事、說錯話、有壞念頭而受處罰	害怕肢體殘缺，失去控制感、身體受到傷害與疼痛
青春期 （12~18 歲）	能了解身體不適的原因	失去控制感，身體心像改變

三、住院兒童的壓力源、行為反應及護理措施

各年齡層兒童的住院壓力源、行為反應及護理措施見表 6-3。

表 6-3　住院兒童的壓力源、行為反應及護理措施			
發展階段	住院壓力	行為反應	護理措施
嬰兒期 （1 歲以前） ＊ 信任對 不信任	1. **分離焦慮**：最主要的壓力源是與**父母分離** · 原因：約 6 個月大時，開始呈現出強烈的依附關係，6 個月至 4 歲大的兒童無法了解暫時性分離的意義	**抗議期**：尖叫、哭、眼睛尋找父母；黏父母、逃避及拒絕陌生人接觸	1. 安排父母一同住院 2. 提供一致和持續的護理 3. 藉由身體觸摸滿足身體上的需要，建立信任感 4. 鼓勵父母和嬰兒在一起並協助照顧 5. 提供熟悉的物品，盡量按照家中生活常規進行活動

表 6-3	住院兒童的壓力源、行為反應及護理措施（續）		
發展階段	住院壓力	行為反應	護理措施
嬰兒期 （1 歲以前） ＊信任對 　不信任	2. 失去控制力	**退化性行為**：黏 人、吸奶嘴／手指	允許退化性行為，並盡可 能活動肢體，如 IV lock
	3. 疼痛：體表面積 比例大於成人， 相較下有更多且 濃密的痛神經纖 維傳遞衝動，**比** **成人更能感受到** **疼痛**	1. 可見到**全身反應** 2. **3 個月大後**開始 　將疼痛局部化， 　漸漸會把疼痛刺 　激源推開 3. 可見局部性反 　應：不合作，表 　現出身體上的反 　抗、大哭、皺眉 4. 6 個月以下容易 　轉移注意力	1. **盡快完成治療**，治療 　完成後，**立即給予擁** 　**抱安撫**、輕拍 2. **提供安撫奶嘴** 3. **運用玩具轉移注意力**
幼兒期 （1~3 歲） ＊自主對 　羞恥及 　懷疑	1. **分離焦慮** 　（**最明顯**）	1. **抗議期**：**哭叫**、 　**要父母**、**罵人**、 　**身體攻擊**、黏父 　母，試圖迫使父 　母留下 2. **失望期**：被動、 　小聲哭泣、對環 　境無興趣、沉 　默、退化性行為 3. **去依戀期**：忍受 　順從、表淺性的 　「**適應**」環境， 　不再哭鬧	1. 協助調適幼兒的分離焦 　慮：如將家中喜歡的玩 　具帶來、常陪伴、接受 　不開心行為 2. 允許**表現反抗**的感覺 3. **不批評地接受其退化行** 　**為**，並向父母解釋 4. **讓父母了解退化性行為** 　**可能持續到出院後** 5. 鼓勵父母同住或留下安 　慰性的物件，如毛毯或 　玩具 6. 盡可能將重要的日常作 　息事件併入護理之中， 　如上床時間及沐浴儀式

表 6-3 住院兒童的壓力源、行為反應及護理措施（續）

發展階段	住院壓力	行為反應	護理措施
幼兒期 **(1~3歲)** * 自主對 　羞恥及 　懷疑	2. 失去控制力：包括身體受限制、日常作息、儀式及依賴的失去	1. 藉由**退化性行為**，如尿床等增加安全感 2. 出現語言反抗及身體攻擊	1. **盡可能允許有最大範圍的活動，並依其能力給予獨立及做選擇** 2. **執行任何措施前提供簡單具體的說明**
	3. **身體損傷及疼痛**：對疼痛有記憶	1. **出現扭動身體及手腳、反抗、攻擊行為、發脾氣** 2. 保護疼痛部位	1. 分散注意力 2. 運用想像力，如灑魔粉 3. 進行身體檢查時應以身體接觸最少之檢查項目開始進行 4. 肌肉注射時把握「這裡(here)」及「目前(now)」的原則，正確迅速的治療後安撫病童
學齡前期 **(3~6歲)** * 進取對 　罪惡感	1. **分離焦慮：能忍受暫時性的分離**	1. **抗議期：較少攻擊，但會幻想是自己做錯事** 2. 分離反應不明顯	1. **藉由遊戲讓孩子表達害怕、焦慮** 2. 建立治療性人際關係，**先讓病童認識給予治療的醫護人員**
	2. **失去控制力**	1. 因不了解生病住院，而有錯誤的想法，如害怕穿白衣服的人 2. 退化性行為、較依賴父母	1. **提供情緒宣洩性的治療性遊戲**，鼓勵孩子說出害怕、澄清錯誤 2. 減少活動限制，**讓病童參與治療措施**，提供選擇機會，並請父母帶兒童喜愛的玩具

表 6-3　住院兒童的壓力源、行為反應及護理措施（續）

發展階段	住院壓力	行為反應	護理措施
學齡前期 (3~6 歲) ＊進取對 　罪惡感	3. 身體完整性受損是最主要的壓力來源，如疼痛、截肢、閹割(castration)、害怕侵入性治療、擔心身體裡的東西會流出來、害怕身體完整性被破壞	1. 身體和語言上的攻擊行為、退化性行為、明顯的憤怒及挫折感或逃避性行為 2. 害怕在治療時控制不了情緒，會因哭泣而感到難為情 3. 能預期疼痛即將發生；吹吹痛處，疼痛就會像魔術般地消失 4. 害怕自己在疼痛經驗中失去控制 5. 不敢動、身體很僵硬或哭叫 6. 對平常的遊戲活動沒興趣	1. 以治療性遊戲解說侵入性治療步驟，並給予發問的機會 〔範例〕：5 歲平平，明天將行心室中隔修補術，可以布偶示範說明手術後哪些部位會有管子，減輕焦慮、害怕 2. 允許兒童表示出反抗與憤怒，並接受其退化行為，協助其轉移至適於年齡的行為 3. 拔除或注射靜脈輸液導管時，應於注射處貼上膠布，以減輕身體完整性受損之恐懼
學齡期 (6~12 歲) ＊勤勉對 　自卑	1. 分離焦慮（父母及同伴）	1. 通常看不到抗議、絕望或分離的行為階段 2. 了解分離的原因，感到孤單、退縮、抑鬱、挫折、過度的睡眠或看電視 3. 擔心功課跟不上，與同學疏離	1. 接受恐懼與憂慮，鼓勵其討論 2. 鼓勵父母、兄弟姐妹、同輩間的接觸探視 3. 長期住院應繼續其學業
	2. 最大壓力來自於失去控制力 ．原因：學齡期常會要求自己有獨立自主表現，	試著表現勇敢不屈服	1. 讓兒童參與護理活動，給予選擇的機會 2. 運用解剖圖片、玩偶或書解釋疾病或治療措施

表 6-3 住院兒童的壓力源、行為反應及護理措施（續）

發展階段	住院壓力	行為反應	護理措施
學齡期 (6~12 歲) ＊**勤勉對** **自卑**	因此住院時特別無法忍受各種失去主控權的事件，如必須經歷檢查及治療帶來的疼痛		
	3. **身體傷害及疼** **痛**：將疼痛視為 一種錯誤行為的 懲罰	1. 拖延或發牢騷 2. 對疼痛通常會被 動的接受，當真 的無法接受時， 才會出現些許的 反抗行為	1. 注重隱私權 2. 運用疼痛評估工具表達 身體不適
青春期 (12~18 歲) ＊ 自我認同 對角色混 淆	1. 分離焦慮	1. 能理解住院原因 2. 擔心與同儕分離	1. 以成人方式對待，尊重 其看法 2. 鼓勵與同儕保持聯絡
	2. 喪失控制感	1. 因生病而需依賴 他人時，會有憤 怒、抱怨或退縮 等反應 2. 會壓抑自我，以 符合社會期望	1. 討論自我照顧的方式， 減少依賴 2. 注重隱私權

表 6-3	住院兒童的壓力源、行為反應及護理措施（續）		
發展階段	住院壓力	行為反應	護理措施
青春期 (12~18歲) ＊自我認同 對角色混 淆	3. **身體傷害及疼 痛：青少年最主 要壓力源為身體 心像改變**	1. 可以克制疼痛、 少有肢體動作 2. 注重外表、擔心 身體心像改變， 對自己身體極度 不安，可能表現 出退縮、拒絕、 懷疑措施是否恰 當或過度自信、 自誇，甚至自己 凡事都懂且無所 不能的態度，而 無法配合治療	1. **協助面對身體心像不完 整的威脅，鼓勵說出感 受** 2. **評估疼痛程度，勿輕忽 處理**

四、兒童疼痛的評估及處理

(一) 兒童疼痛評估原則

1. 使用疼痛評估量表。

2. **行為變化是疼痛最常見的指標**，如大聲哭泣；而生理徵象的變 化則可能會出現**心跳加快、呼吸急促**和**瞳孔放大**等情形。

3. **臉部表情是非語言表達的評估依據**，如新生兒及嬰兒可從臉部 不適表情中發現其疼痛狀況。

(二) 兒童疼痛評估量表

1. **臉譜疼痛量表**(face pain scale)：適用 3~7 歲，解釋每一張臉 譜所代表疼痛的意義，並從 6 張臉譜中，**要求病童選出最能代 表自己疼痛程度的臉譜。**

2. Oucher 量表(Oucher scale)：適用 3~7 歲，由病童選擇合乎其疼痛程度的臉，較大的病童有數字概念可以選擇 1~100 之間的數字，表達疼痛程度。

3. **撲克牌工具(poker chip scale)：又稱籌碼片量表，適用 3~7 歲，有數字概念及會簡單計算的病童**，由病童選出紙牌或籌碼之數目以表示疼痛。

4. Eland 顏色量表(Eland color scale)：適用 4~9 歲，由病童選擇某一顏色表示最嚴重的疼痛，然後再選擇次嚴重疼痛的顏色，直到選滿四種，再將顏色塗到人形圖上表示疼痛部位和程度。

5. **數字量表(numeric pain scale)：適用 9 歲至成人**，由病童在 1~10 連續線上標明疼痛程度。

6. **嬰幼兒疼痛量表(neonatal infant pain scale; NIPS)：適用足月兒及早產兒接受治療的疼痛評估**，包含六個項目：**臉部表情、哭泣型態、呼吸型態、手部動作、腿部動作**及**清醒狀態**，分數為 0~7 分，分數越高表示疼痛程度越強。

7. **FLACC 行為疼痛評估量表(Face, Legs, Activity, Cry & Consolability; FLACC)：適用溝通不易、無法口語表達之兒童（如意識不清），每項評估分數為 0~2 分制**。其評估項目為：臉部表情、腿部姿態、身體活動、哭泣程度及是否易安撫；0 分表無疼痛、1~3 分表輕度疼痛、4~6 分表中度疼痛、7~10 分為嚴重疼痛。

8. **視覺類比量表(visual analogue scale; VAS)：適用學齡期以上**，為一條 10 公分的水平或垂直直線，最左邊為 0，標示笑臉；最右邊為 10，標出哭臉，讓病童在直線上畫出代表疼痛的位置。

(三) 使用止痛藥注意事項

1. 病童使用止痛藥後睡著，不代表藥物副作用或劑量太強，而是疼痛被緩解；但也有可能因為被疼痛弄得心力交瘁而睡著，故需注意其他疼痛症狀。

2. 兒童常用的止痛藥物：

   (1) **非鴉片類藥物**：用於輕度到中度的疼痛，如 Acetaminophen（**減少前列腺素合成；較少副作用**）和**非固醇類消炎止痛劑**(NSAIDs)等，**副作用包括腸胃道潰瘍、腎臟與心臟毒性、血小板抑制**。一般建議口服給藥，無法口服則使用塞劑或靜脈注射，當使用至最大劑量仍無法有效止痛時，則選用鴉片類藥物。

   (2) **鴉片類藥物：用於中度到重度的疼痛**，如 Morphine、Hydromorphone 和 Fentanyl，一般會與非鴉片類藥物合併使用，以減低鴉片類藥物劑量及**副作用**（便祕、**噁心嘔吐**、昏睡、呼吸抑制、生理依賴和耐藥性）。其中 **Fentanyl 貼片使用期限為 72 小時，使用貼片時需註明起迄時間**。

3. **藥物耐藥性**(tolerance)：指在給予一段時間後漸漸失效或需要增加劑量，才能維持止痛效果。

4. **麻醉乳劑**(EMLA)：**為塗抹的局部麻醉劑**，通常術前 1 小時塗抹，深部疼痛則需 2 小時前使用；1 歲以下及先天性、自發性血紅素血症病童，不建議使用。

5. 有效使用疼痛量表，可幫助適時調整止痛藥劑量。

6. **Naloxone 為鴉片類藥物拮抗劑，可緩解呼吸抑制的副作用**。

五、與兒童溝通的技巧

(一) 運用治療性遊戲

1. 定義：**透過遊戲了解內心世界**，同時也讓病童去發覺面對。
   (1) 角色扮演(role play)對兒童社會化過程極為重要，如住院病童扮醫師、護理師遊戲，**鼓勵兒童說出、表達自己的感受**。
   (2) 執行學齡前期兒童衛教：**使用布偶做媒介，用具體的說明、解釋，允許兒童發問**。

2. 自我表現說：藉由遊戲可發洩平常抑制的情感及思想，並解決問題、消除緊張和焦慮，達到控制、實現慾望等功能。

3. 治療性遊戲的分類
   (1) **情緒宣洩性遊戲**：可使病童情緒發洩、抒解的遊戲。
   (2) **指導性遊戲**：可使病童學習到相關醫療知識及治療的遊戲。如以**腦波檢查的相關圖片及故事，解說檢查流程及相關注意事項，並澄清錯誤觀念**。
   (3) 生理健康促進性遊戲：可使病童本身參與健康促進計畫中的遊戲。

4. 與兒童溝通時，應注意之原則與技巧：
   (1) 為避免引起兒童的焦慮，可先與主要照顧者建立關係。
   (2) **不答應不能兌現的事**。
   (3) **配合兒童的發展階段，設計合適的遊戲**。
   (4) **遊戲結束前應先告訴兒童**。
   (5) 遊戲後宜和兒童討論剛才的遊戲。

(二) 繪　畫

1. 意義：適合 4 歲以上；透過自發性及引導性畫畫，了解兒童情緒需要。

2. 兒童繪畫發展

    (1) 塗鴉期：2~4 歲，多為一些無意義的線條筆畫。3~3.5 歲開始對塗鴉的點、線、圈等加上意義或命名。

    (2) 象徵期或過度期：4~7 歲，可說明所畫的意義。

    (3) 圖示期或定型期：7~9 歲，是兒童繪畫的黃金期，有豐富的創造性，具有平面及空間概念。

    (4) 寫實期：10 歲以後，客觀寫實表現動態。

6-2　住院兒童家屬的護理

1. 當父母與護理人員在給予病童的教導方式不一致時，**尊重父母處理的方式**，但當有任何不一致產生時，**要誠實及尊重的與父母溝通，並記錄下來**。

2. 減少住院兒童家屬焦慮的護理措施

    (1) **與父母親會談**，了解其關注的事情。

    (2) **說明病童的治療程序**，預先給予家屬心理準備。

    (3) 介紹其他相同疾病兒童的家屬，互相認識，分享心情。

    (4) **提供家屬參與照護和決策的機會**，如記錄輸出入量或**決定是否施行手術**。

3. **支持性需要**：鼓勵父母及所有家庭成員開放地**表達情緒**反應，並藉由傾聽、協助照顧病童，讓父母暫時休息。

4. **提供家屬有關疾病、住院反應及治療等相關訊息**。

5. 所有治療應以家屬能聽得懂的語言做說明。

6-3 常用兒科護理技術

一、身體檢查及評估的正確步驟

1. 透過遊戲來觀察。

2. 以身體接觸最少的項目開始檢查。

3. 慢慢使幼兒不怕使用儀器後再給予檢查，如學齡前期兒童接受身體檢查前，可先**陪孩子玩檢查用物**。

4. **讓主要照顧者陪伴在側**。

二、兒科常用的護理技術

(一) 生命徵象測量及評估

測量順序：呼吸(R)→脈搏(P)→體溫(T)或血壓(BP)。

◆ 呼 吸

1. 6 個月大呼吸速率約 30 次／分，呼吸型態呈不規則，測量呼吸的部位為劍突下。**兒童多採腹式呼吸，可觀察腹部起伏**。

2. 使用聽診器前需先溫熱。

3. 以對稱且次序的方法來比較呼吸的聲音，**應測量完整 1 分鐘，並注意呼吸深度及規律性**。

◆ 脈 搏

1. 測量 3 歲以下嬰幼兒脈搏時，可以聽診器測量心尖脈，**嬰兒在左鎖骨中線與第 3~4 肋間交會點；7 歲以上在左鎖骨中線與第 5 肋間交會點，應測量完整 1 分鐘**。

2. 通常在兒童腋下、手臂內側可摸到脈搏，如**肱動脈**、**橈動脈**。

◆ 體　溫

1. 因耳道發展因素，3 歲以下量體溫時，宜由向下向後拉；3 歲以上由向上向後拉。

2. 早產兒及新生兒宜測量背溫，6 歲以下不宜測量口溫。

3. 體溫會受到情緒、運動、健康情形、外在溫度高低變化而有所改變。正常的體溫是指每天經常保持的溫度範圍。

4. 以耳溫槍測得之體溫高於腋溫。

5. 測量肛溫時，體溫計插入深度視幼兒體型而定，一般約 3~5 公分，然而因 3 個月以下嬰兒直腸彎曲與肛門口距離約 3 公分，故不宜超過此深度。基於安全考量，已較不採用肛溫測量。

◆ 血　壓

1. 常用測量部位為右上臂，壓脈帶寬度應蓋過 2/3 的上臂。各年齡層適用之壓脈帶寬度：新生兒：2.5~4.0 公分（1~1.5 吋）、嬰兒：5~8 公分（2~3 吋）、兒童：9~10 公分（3.5~4 吋）。

2. 1 歲以上，下肢比上肢收縮壓高 20~30 mmHg。

(二) 給藥方式

　　給藥前皆須依病童的發展程度給予適當的解釋，以減少恐懼，給藥後應給予讚美。

◆ 耳　藥

1. 需先將耳藥溫熱至與體溫相同，以防不適或暈眩。

2. 因耳道發展因素，3 歲以下在滴耳藥時，應將耳朵向下向後拉；3 歲以上向上向後拉；耳劑滴在外耳道，讓其慢慢流入。

3. 協助側臥或向健側半側臥，使患耳向上。

4. 沿耳壁滴注藥物，以手指輕微按摩耳部。

5. 給耳藥後，**躺向健側，保持姿勢約 10~15 分鐘。**

◆ 眼　藥

1. 使病童仰臥或坐著頭部後仰。

2. 將病童下眼瞼向下向外拉出成杯狀。

3. **將眼藥輕輕滴於近鼻眼瞼處，**並請病童轉動眼球或輕眨眼睛。

4. 可在**眼瞼內側淚點處加壓** 1 分鐘，以減少藥物流向鼻咽，而有不舒服的藥味。

5. O.D.代表右眼；O.S.代表左眼；O.U.代表雙眼。

◆ 口服藥劑

1. **用姆指壓其下顎（下巴），以便張口，**病童拒絕服藥時，不可強行灌藥。

2. 藥物味道不佳或拒服時，**勿將藥加入牛奶及食物中一起餵食。**

3. **將嬰兒抱起，抬高嬰兒頭部，用滴管或空針輕置舌頭兩旁給藥，並緩慢將藥滴入口內，以防窒息。**

4. 4 歲以下需將藥磨成粉末給予；**嬰兒**若是服用藥粉，建議將**藥粉溶入水中再以餵奶器滴入口中。**

5. 4 歲以上若是要吞藥丸，可**將藥丸放置在舌根以利吞嚥。**

◆ 直腸藥劑

1. 塞劑：戴手套將塞劑迅速塞入直腸約 2 吋（5 公分），然後將屁股夾緊 5~10 分鐘。

2. 液體藥物：依保留灌腸方式，以小號肛管沾凡士林插入肛門約 2~4 吋（5~10 公分）。

(三) 劑量換算

◆ 劑量換算

1. **體表面積換算**：由成人藥物劑量換算成病童劑量，臨床上以**體表面積換算方法最準確**。

$$兒童安全劑量 = \frac{兒童體表面積}{成人體表面積} \times 成人劑量$$

2. **克拉克法則(Clark's Rule)**：

$$兒童安全劑量 = \frac{兒童體重（磅）}{150（成人平均體重）} \times 成人劑量$$

3. **楊格法則(Young's Rule)**：適用 1 歲以上兒童。

$$兒童安全劑量 = \frac{兒童年齡（足歲）}{兒童年齡 +12} \times 成人劑量$$

4. **費氏法則(Fried's Rule)**：適用 1 歲以下嬰兒。

$$嬰兒安全劑量 = \frac{出生後月數}{150} \times 成人劑量$$

◆ 靜脈注射、小劑量給藥

1. 兒科靜脈注射是以微滴計算（1c.c.=60 滴(gtt.)）。

每分鐘滴數(gtt./min)＝

【給液總量(c.c.)×60(gtt./c.c.)】÷【給液總時數(時)×60(分／時)】

【**範例**】醫囑靜脈注射 480 c.c.，於 8 小時滴完，請問每分鐘滴數為何(gtt./min)？

【**解析**】480(c.c.)×60(gtt./c.c.)=480×60(gtt.)

8 小時＝8（時）×60（分／時）

＝8×60（分）

故[480×60]÷[8×60]＝60 (gtt./min)

---

2. 小劑量給藥

【**範例**】醫囑須注射 Gentamycin 32 mg，Gentamycin 為水性注射劑，1 vial (2 mL=80 mg)需抽取多少 mL 的藥物？

【**解析**】設需抽取劑量 X mL（1 vial 為 2 mL=80 mg）

$$\frac{2mL}{80mg} = \frac{XmL}{32mg} \rightarrow XmL = 0.8\ mL$$

(四) 注射法

◆ 肌肉注射部位

1. **股外側肌**：為出生至 3 歲的病童第一優先考慮的注射部位。

2. **腹臀肌**：**為 2~12 歲病童第一優先注射的部位**或出生至 2 歲病童第二優先考慮的注射部位。

3. **背臀肌**：適合 2 歲以上病童之注射部位。

4. **上臂三角肌**：適合小劑量藥物(0.5~1 c.c.)的注射部位。**吸收最迅速，適用國小學童預防注射。**

◆ 皮下注射

　　皮下注射消毒皮膚時，以 75%酒精由內向外環形消毒注射部位，消毒範圍直徑約 3 吋。

◆ 皮內注射－PCT test

1. 注射部位：前臂中段內側；因毛髮少、膚色淺、皮層淺薄，方便觀察。需注意注射量不可超過 0.1 c.c.。

2. 針頭與皮膚呈 5~15 度，使皮膚隆起約直徑 0.8~1 公分的小泡，不可用力按壓注射部位，並以筆註明注射時間。

3. 判讀：注射 15 分鐘後觀察注射部位，如有紅暈、腫脹及硬塊（中間蒼白、周圍紅暈）、直徑 1.5 公分以上，稱為 PCT 陽性反應(positive)。

(五) 檢體收集

◆ 尿液收集

1. 未完成大小便訓練或**無法合作者，使用集尿袋收集尿液**，收集方法如下：
   (1) 女童：先以肥皂及清水由上往下將會陰部清洗乾淨，並**由會陰部往恥骨聯合處貼牢集尿袋**。
   (2) 男童：**將陰莖及陰囊一同放入集尿袋中**，並黏貼牢固以免漏出。

2. **年齡較大且願意合作的兒童，可採用留取中段尿的尿液標本。**

3. 收集尿液後需在 30 分鐘內送往檢驗室檢驗。

◆ 糞便收集

　　收集糞便方式同成人，嬰兒則直接以壓舌板挖取糞便標本。

◆ 血液收集

1. **嬰兒及尚未學習走路的幼兒**，其周邊血液標本以足跟穿刺法採取，正確穿刺部位為**足跟雙邊外側**；兒童開始學走路則改以手指或耳朵代替。

2. **2 歲以上**改用靜脈採血，特別是**上臂肘前凹窩穿刺**。

3. **靜脈針頭拔除後，注射部位需貼上膠布，以維護身體完整性。**

(六) 呼吸道異物阻塞急救法

1. 嬰兒：意識清醒時，先評估呼吸道是否通暢，若仍能自咳可先觀察，倘若阻塞加劇，則採**俯臥，跨於施救者手臂上，頭低於軀幹，以手掌在嬰兒背後肩胛骨間叩擊 5 下**，若阻塞更嚴重應立即進行心肺復甦術。

2. 兒童：意識清醒時，先評估呼吸道是否通暢，若仍能自咳可先觀察，倘若阻塞加劇，1 歲以上用哈姆立克法(Heimlich maneuver)，以拳頭抵住肋骨下方之上腹部，用力向上、向內推擠 5 次，若阻塞更嚴重應立即進行心肺復甦術。

(七) 心肺復甦術(CPR)

1. 檢查**嬰兒脈搏以肱動脈**為佳；檢查**孩童脈搏以頸動脈**為佳。

2. 進行 CPR 時，若胃脹氣厲害可插鼻胃管減壓。

3. **嬰兒在急救時，置入氣管內管**(E-T tube)**時間勿超過 30 秒。**

4. CPR 操作要點：強調**及早胸部按壓**的重要性；施救者在**進行急救人工呼吸前先開始胸部按壓**（C-A-B），可以縮短第一次按壓前的延遲。**嬰兒按壓深度 1.5 吋；小孩 2 吋**，按壓速率 100~120 次／分鐘。

5. 2020 年人工呼吸更新要點：若嬰兒和兒童有脈搏，但無呼吸或呼吸不正常，每 2~3 秒進行一次人工呼吸（20~30 次／分鐘）。

(八) 其他相關技術

1. **臍帶護理**：目的為**促進臍部乾燥**。先用 75%酒精棉枝擦拭臍斷面，再以 95%酒精棉枝環形擦拭臍根部。

2. 冰枕：使用前必須加水和排出空氣的理由如下：
   (1) 擠出冰塊間之空氣。

(2) 空氣較輕會浮在冰枕上面，阻隔熱之傳導。

(3) 增加病童的舒適度。

3. 約束：有**醫囑和家屬同意書**才能執行約束，且須**確保約束肢端的皮膚完整性**，並**每隔 30 分鐘觀察約束肢體的循環狀態**。兒童常用的約束法包括：

(1) **手臂約束法：不可將固定帶綁在床欄杆上**，以免放下床欄時拉扯到手臂。

(2) **雙套結約束法：用棉墊保護雙手，固定於床架上**。

(3) **木乃伊約束法：適用於新生兒**，以毛毯固定雙手雙腳，注意需維持頭頸部的自由活動。

新版成人、小孩及嬰兒民眾版心肺復甦術摘要			
步驟／動作 （叫、叫、CABD）	成人 ≧8歲	小孩 1~8歲	嬰兒 <1歲
（叫） 確認反應呼吸及心跳	無反應／沒有呼吸或幾乎沒有呼吸或心跳 （嬰兒應檢查肱動脈）		
（叫）求救 （如果有 AED，設法取得 AED 進行去顫）	先打 119 求援 （手機打 112），立即 CPR	先 CPR 2 分鐘，再打 119 求救 （手機打 112）	
CPR 步驟	C-A-B		
(C)胸部按壓 (Chest compression) 按壓位置	胸部兩乳頭連線中央		胸部兩乳頭連線中央之下方
按壓姿勢	兩手壓： 一手掌根壓胸，另一手環扣在上面	**兩手壓：一手掌根壓胸，另一手環扣在上面；或一手掌根壓胸**	**兩指**
用力壓	至少 5 公分，但不超過 6 公分	約 5 公分 （胸部前後徑之 1/3）	約 4 公分 （胸部前後徑之 1/3）
快快壓	100~120 次／分鐘		
胸回彈	確保每次按壓後完全回彈		
莫中斷	盡量避免中斷，中斷時間不超過 10 秒		
	若施救者不操作人工呼吸，則持續做胸部按壓		
(A)暢通呼吸道(Airway)	壓額提下巴，**若懷疑頸部損傷採推顎法**		
(B)呼吸(Breaths)	吹兩口氣，每口氣一秒鐘，可見胸部起伏 （嬰兒須罩住口鼻）		
按壓與吹氣比率	**一位施救者：30：2** **二位施救者：15：2**		
	重複 30：2 之胸部按壓與人工呼吸，如有會操作 CPR 人員協助時，每 5 個循環（約 2 分鐘）換手一次，直到醫療救護人員到達或傷患會動為止		
(D)去顫(Defibrillation)	盡快取得 AED		
自動心臟電擊去顫器 (AED)	．用成人電擊板及AED	．用小孩電擊板及AED，假如沒有，則使用成人的	執行手動電擊，如果沒有則使用小兒貼片執行電擊，若無則使用標準AED電擊

※參考美國心臟醫學會(AHA)2020年公告CPR 2020 new guideline訂定。

QUESTI?N

1. 收集兒童的尿液標本時，下列何者不適當？(A)無法合作的嬰幼兒，可使用小兒集尿袋留取尿液標本　(B)30分鐘內需將尿液標本送至檢驗室　(C)使用小兒集尿袋時，每小時需檢查1次　(D)年齡較大且願意合作的兒童可採用留取中段尿的尿液標本　（103專高一）

2. 13歲的阿文因白血病住院，下列護理措施何者最不適當？(A)進其房門時需先敲敲門　(B)阿文病情穩定時可鼓勵他打電話找同學聊天　(C)徵求阿文的同意，鼓勵同學來探訪　(D)為避免阿文擔心，病情解釋不宜過於詳細　（103專高一）

   解析) 13歲已屬形式運思前期，可用醫學術語向病童敘述病情，並討論其結果。

3. 娟娟，16歲，罹患全身性紅斑狼瘡(SLE)，此慢性疾病現階段對她造成最大的影響為：(A)不能上體育課及與同學參與體能活動、比賽而產生自卑　(B)身體外觀會因為藥物的副作用而改變，進而影響自我心像　(C)經常需要接受治療，擔心請假過多影響學業　(D)擔心會影響日後的生育能力　（103專高一）

   解析) 青春期病童能了解身體不適的原因，對於疾病最擔心的是身體心像改變。

4. 給予兒童眼藥或耳藥之敘述，下列何者錯誤？(A)眼藥水：滴入下眼瞼結膜之內側　(B)眼藥膏：由眼內角往眼外角擦抹於下眼瞼結膜上　(C)耳藥滴入：3歲以下之兒童，將耳廓往上往後輕拉　(D)滴入耳藥時，協助兒童持續側躺約10~15分鐘　（103專高一）

   解析) (C)3歲以下兒童應往下往後拉。

5. 亮亮，2歲半，體重14公斤，無法正常由口進食；為他插鼻胃管(N-G tube)時，下列敘述何者正確？(A)鼻胃管的尺寸應選擇10~12Fr.　(B)插管時，協助亮亮側躺向右側　(C)過程中若有咳嗽、嗆到、發紺是正常的現象　(D)由鼻插入至胃的長度可由鼻尖經耳垂，連至肚臍來測量　（103專高一）

解答：　　1.C　　2.D　　3.B　　4.C　　5.B

解析 (A)5~8 Fr.；(C)可能為誤入氣管，應重插；(D)由鼻尖經耳垂，連至劍突來測量。

6. 護理師使用家庭樹(family tree)呈現個案家庭評估資料時，下列哪些項目是家庭樹需收集的資料？(1)家庭成員的健康狀態　(2)家庭成員間關係的強弱　(3)家庭成員的性別　(4)家庭成員與朋友的關係：(A)(1)(2)　(B)(1)(3)　(C)(2)(4)　(D)(3)(4)　（103專高二）

7. 張小妹，5歲，入院做心導管檢查，護理師要向張小妹做檢查前解釋，下列護理指導方法何者較不恰當？(A)運用第三人稱說故事　(B)運用解剖圖片說明　(C)運用繪本說明　(D)運用角色扮演遊戲　（103專高二）

解析 5歲處於運思前期，適合以治療性遊戲、故事說明的方式進行護理指導。

8. 美美，3歲，護理師給藥時常出現踢人、咬人或大哭大鬧的反抗行為，護理師如何協助美美服下口服藥物？(A)向美美及其父母解釋服藥目的及理由，需依醫囑按時服藥　(B)教導媽媽抱起美美坐於膝上，一手固定，另一手持杯給藥　(C)美美哭鬧時、嘴巴張開或捏著她的鼻子，利用時機讓她吞藥　(D)將藥物加入牛奶，告訴美美「這個是好吃的果汁牛奶，不是藥！」　（103專高二）

9. 曉雲，14歲，因體重快速減輕而入院，醫師診斷為厭食症，護理師為曉雲擬訂護理計畫中，下列何項護理處置須優先處理？(A)改善與家人的互動關係　(B)教導其個人應對能力　(C)心理諮商以矯正身體心像　(D)改善嚴重的營養不良　（103專高二）

10. 有關小兒急救常用的靜脈注射藥物，應注意之事項，下列敘述何者不適當？(A)輸注Atropine sulfate需注意血氧濃度　(B)輸注Epinephrine HCL需注意尿崩的情形　(C)輸注Furosemide需注意電解質的平衡　(D)輸注Lidocaine HCL需注意心率變化（104專高一）

解答：　6.B　7.B　8.B　9.D　10.B

11. 為兒童測量血壓時,有關選擇壓脈帶寬度之敘述,下列何者較為適當?(A)依兒童的身高做選擇　(B)所選測量肢體長度的三分之二　(C)應大於所選測量肢體直徑之50%　(D)占所測量肢體周長的80%　　　　　　　　　　　　　　　（104專高一）

12. 小明,3歲大,因罹患心室中隔缺損,入院行開心手術,術後住進小兒加護病房,手術後第1天,小明在床上哭泣喊著要媽媽,且拒絕護理師的安撫,此種行為反應是屬於分離焦慮的哪一期?(A)抗議期　(B)否認期　(C)失望期　(D)去依戀期　（104專高一）

13. 面對有個身心障礙孩童的雙親表現出不悅的情緒,下列溝通方式何者最為適當?(A)共同表示憤怒(reciprocal anger)　(B)告知不需生氣(disapproval)　(C)當成沒看到(avoidance)　(D)接受其情緒(acceptance)　　　　　　　　　　　　　　　　（104專高一）

14. 林小弟,4個月,護理師幫林小弟做護理評估,下列何者是正常心尖觸診位置?(A)在左鎖骨中線與第4肋間的交接處　(B)在左鎖骨中線與第6肋間的交接處　(C)在胸骨中線與第4肋間的交接處　(D)在胸骨中線與第6肋間的交接處　　　　　　　　　（104專高一）

15. 玲玲,3天前剛被確診為惡性腦瘤,其母親整日悶悶不樂,護理師邀請母親會談,但她說:「我現在不想談,讓我靜一靜!」此時,有關護理師的回答,下列何者最適當?(A)「當妳想找人談的時候,隨時都可以找我!」　(B)「憋在心裏不好受吧?最好現在談一談!」　(C)「我可與妳分享其他腦瘤病童媽媽的感受!」　(D)「我盡早知道妳的想法,才能即時協助妳!」

　　　　　　　　　　　　　　　　　　　　　　　（104專高一）

16. 4歲兒童住院期間呈現的分離焦慮,下列何者為最常見的行為反應?(A)生氣、打人、拒絕合作　(B)自認為長大必須勇敢　(C)擔心身體狀況的改變　(D)擔心幼稚園的功課未做　（104專高二）

解答：　11.B　12.A　13.D　14.A　15.A　16.A

17. 下列何項不是治療性遊戲(therapeutic play)的目的？(A)宣洩情緒 (B)提供治療相關訊息 (C)了解病童的感受 (D)分析早期經驗對病童的影響 （104專高二）

18. 王小弟，7歲，因車禍疑似頸椎損傷而出現心跳停止，有關心肺復甦術(CPR)的敘述，下列何者錯誤？(A)立即採壓額抬下巴法，以維持呼吸道的通暢 (B)在胸部兩乳頭連線中央，執行心外按摩 (C)按壓深度約1/3~1/2胸廓深 (D)單人急救時，心外按摩與人工呼吸比率為 （105專高一）

解析 (A)應採推顎法，以避免加重頸椎的損傷。

19. 為7個月大嬰兒執行肌肉注射時，下列何者為最適當的處理方式？(A)告訴嬰兒可以哭，但不可以亂動 (B)請母親離開治療室，以避免母親害怕 (C)握住嬰兒的手，並儘速完成注射過程 (D)用鼓勵的方式，答應注射後給予牛奶喝 （105專高一）

20. 王小弟，2個月大，接受腹部手術，下列敘述何者為手術後第1天進行疼痛評估的指標？(A)臉部扭曲、皺眉 (B)保護疼痛部位 (C)將疼痛刺激推開 (D)咬緊牙關、握緊拳頭 （105專高一）

21. 小美，13歲，因脊柱側彎住院接受手術及支架固定，住院已2週，下列護理措施何者較不合適？(A)為小美訂定一份生活作息表 (B)安排醫院課業輔導老師教導 (C)鼓勵小美參與身體活動之安排 (D)鼓勵小美打電話邀請同學到醫院探視 （105專高二）

22. 小明，5歲，因上呼吸道感染住院，基於以家庭為中心的照護理念，下列何者錯誤？(A)鼓勵病童其家庭成員，表達對病童罹病的想法 (B)需要時評估病童家人，不能參與照顧病童的原因 (C)教導父母，共同參與病童所需的照護知識及技巧 (D)為賦權父母照顧能力，要求須在院執行病童的照護 （106專高一）

解答： 17.D 18.A 19.C 20.A 21.A 22.D

23. 有關兒童肌肉注射部位的考量，下列敘述何者正確？(A)股內側肌神經血管少，適合為0~2歲病童注射　(B)腹臀肌神經血管少，適合為0~2歲病童注射　(C)背臀肌吸收最迅速，但6歲以下兒童盡量避免使用　(D)上臂三角肌吸收最迅速，適合國小學童預防注射　　　　　　　　　　　　　　　　　　　　（106專高一）

    解析　(A)股內側肌神經血管多；(B)適合為2~12歲病童注射；(C)適合2歲以上。

24. 下列為2歲幼兒滴耳藥的護理步驟，哪一個環節出現錯誤？(A)使用耳藥前，先注意藥物溫度，以接近體溫為宜　(B)協助病童側臥或向健側半側臥，使患耳向上　(C)將病童耳垂往上往後輕拉，以使耳道拉直　(D)沿耳壁滴注藥物，以手指輕微按摩耳部

    解析　(C)應將病童耳垂往上往後輕拉。　　　　　　　　（106專高一）

25. 王小弟，10歲，頭部外傷住加護病房治療，因病情穩定轉出至兒科病房，然病童仍躁動不安，欲拔除鼻胃管及靜脈注射留置針，經護理評估為了病人安全需給予約束，下列護理措施何者正確？(A)配合翻身，每隔2小時觀察約束肢體的循環狀態　(B)可採用手臂約束法，將固定帶綁在床欄杆上　(C)可採用雙套結約束法，用棉墊保護雙手，固定於床架上　(D)可採用木乃伊約束法，固定雙手雙腳外，維持頭頸部自由活動　　　　　（106專高一）

    解析　(A)每隔30分鐘觀察約束肢體的循環狀態；(B)不可將固定帶綁在床欄杆上，以免放下床欄時拉扯到手臂；(D)木乃伊約束法適用於新生兒。

26. 執行嬰兒心肺復甦術時，下列何者錯誤？(A)於兩乳頭連線中央按壓　(B)使用兩手指進行按壓　(C)按壓深度約4 cm　(D)按壓速率約每分鐘100次　　　　　　　　　　　　　　　　　（106專高二）

    解析　(A)於兩乳頭連線中央之下方。

解答：　　23.D　　24.C　　25.C　　26.A

27. 為學齡前期兒童執行侵入性治療時，下列護理措施何者錯誤？
(A)先讓病童認識給予治療的醫護人員　(B)詳細解釋治療措施或
解釋身體功能　(C)在注射後以膠帶貼住注射部位　(D)讓病童參
與治療措施，給予選擇機會，以增加其自我控制感　（106專高二）

解析 (B)為針對學齡期兒童。

28. 嬰幼兒疼痛評估，不包括下列哪一項？(A)臉部表情　(B)呼吸型
態　(C)肢體動作　(D)意識程度　（106專高二）

29. 許小妹，6個月，媽媽帶她到健兒門診，護理師先幫許小妹測量
生命徵象，有關呼吸評估之敘述，下列何者錯誤？(A)測量順序
為先測量心尖脈，後測量呼吸　(B)大多採腹式呼吸，可觀察腹
部起伏　(C)呼吸型態呈不規則　(D)呼吸速率30次／分

解析 (A)測量順序為先測量呼吸，後測量心尖脈。　（106專高二補）

30. 小銘，14歲，因下腹部及大腿燙傷住院已2週，下列護理措施何
者錯誤？(A)鼓勵常打電話給好朋友　(B)告知燙傷部位的治療措
施　(C)鼓勵好朋友在旁陪伴他換藥　(D)鼓勵表達對燙傷部位的
感受　（106專高二補）

解析 (C)治療時注重隱私權。

31. 兒童心尖搏動位置之敘述，下列何者正確？(A)嬰兒：位於第5肋
間左鎖骨中線上　(B)幼兒：位於第4肋間左胸骨邊緣上　(C)7歲
以上的兒童：位於第5肋間左鎖骨中線上　(D)12歲以上的兒童：
位於第6肋間左胸骨邊緣上　（106專高二補）

解析 7歲以前在左鎖骨中線與第3~4肋間交會點；7歲以上兒童在左鎖
骨中線與第5肋間交會點。

32. 當病童在急診室無預警的經歷心肺復甦術，但仍不幸死亡，有關
對其母親的護理措施，下列敘述何者正確？(A)提供母親機會可
以探視正經歷心肺復甦術的病童　(B)讓母親盡快探視經歷心肺
復甦術後死亡病童的原貌　(C)適當處理孩子的遺體後，再讓母
親與孩子道別　(D)避免母親探視經歷心肺復甦術後死亡的病童

（106專高二補）

解答：　27.B　28.D　29.A　30.C　31.C　32.C

33. 李小弟，6個月大，醫師開立醫囑為Gentamycin 4.8 mg I.V. drip q8h，每毫升(mL)含Gentamycin 40 mg，請問護理師每次給藥應該抽多少藥量？(A) 0.12毫升(mL)　(B) 0.24毫升(mL)　(C) 0.36毫升(mL)　(D) 0.48毫升(mL)　　　　　　　　　(107專高一)

解析 40 mg/4.8 mg=1 mL/XmL，X=0.12

34. 小玲，7個月大，因大口吃蒟蒻而噎到，有關其急救處置，下列敘述何者正確？(A)於胸部兩乳頭連線中央之下方重擊，執行心外按摩　(B)採俯臥，跨於施救者手背上，頭低於軀幹，以手掌在嬰兒背後肩胛骨間叩擊5下　(C)將雙手圍繞嬰兒腰部，以拳頭拇指側向劍突下部位，快速向上重壓　(D)使平躺，壓額提下巴，罩住其口鼻進行人工呼吸2下後，以手掌進行壓胸15次

　　　　　　　　　　　　　　　　　　　　　　　　　(107專高一)

35. 有關嬰幼兒生命徵象測量的順序，下列何者正確？(A)呼吸→脈搏→體溫　(B)脈搏→呼吸→體溫　(C)脈搏→體溫→呼吸　(D)體溫→呼吸→脈搏　　　　　　　　　　　　　　　　(107專高一)

36. 小玲，5歲，因疝氣預定接受手術治療，為了減輕其手術的焦慮，下列護理措施何者最適宜？(A)告訴小玲，另一個女孩與她接受同樣手術的勇敢經過　(B)說明手術切開的目的，給小玲幾天的時間，好說出她的感受　(C)拿繃帶、紗布、安全剪刀、膠布與洋娃娃，引導小玲了解治療過程　(D)請母親避免在小玲面前討論手術事宜，並在醫院寸步不離地陪伴　　(107專高一)

37. 小芳，3歲，腦瘤手術住院，媽媽對於小芳7歲的哥哥在學校變得易怒、打同學感到煩心，下列措施何者不適當？(A)鼓勵父母觀察小芳的哥哥是否可能承受學校友伴關係的壓力　(B)與父母討論小芳的哥哥至醫院探訪小芳的可能性　(C)建議父母直接糾正並處罰小芳哥哥的不當行為　(D)以玩偶設計引導小芳的哥哥了解小芳住院的原因　　　　　　　　　　　　　　(107專高一)

解答：　　33.A　　34.B　　35.A　　36.C　　37.C

38. 小華，2歲，護理師在給與左耳用藥時，下列護理措施何者正確？(A)給藥前向右側呈半側臥姿　(B)給藥前將耳垂往上往後輕拉　(C)給藥時直接滴於鼓膜上　(D)給藥後以棉棒塞住小華耳道
解析 (B)應將耳垂往下往後拉；(C)應沿耳壁滴藥，避免滴於鼓膜上；(D)給藥後勿塞住耳道，以免增加耳膜壓力。　（107專高二）

39. 惠惠，4歲，護理師預計在30分鐘內完成2 c.c.的抗生素靜脈滴注，目前以每小時60c.c.的速度接受靜脈輸液，應該如何處置？(A)加在58 c.c.輸液中維持60 gtt./min　(B)加在28 c.c.輸液中維持60 gtt./min　(C)加在38 c.c.輸液中維持40 gtt./min　(D)加在58 c.c.輸液中維持30 gtt./min　（107專高二）

40. 為1歲兒童測量生命徵象，下列敘述何者正確？(A)呼吸、脈搏均需測量完整一分鐘　(B)體溫測量以量口溫為佳　(C)壓脈帶的寬度應為上臂的1/3長度　(D)橈動脈是測量脈搏常使用的部位　（107專高二）

41. 小美，6個月大，由媽媽抱來接種五合一疫苗，下列護理措施何者適當？(A)利用布偶及空針，說明即將注射的程序　(B)注射後請媽媽擁抱，並提供安撫奶嘴　(C)注射時盡可能的緩慢推注藥劑　(D)注射後，部位貼上小膠布　（107專高二）

42. 綺綺，3歲，罹患急性白血病，近日因出現疼痛問題而住院，有關疼痛評估的敘述，下列何者正確？(A)以0~10分的數字量表，使其選擇疼痛分數　(B)表達疼痛常見的敘述字句，如刺痛、鈍痛、悶痛等，給予選擇　(C)以哭泣到高興的臉譜量表，使其挑選能代表自己疼痛的臉譜　(D)以簡單描述量表，使其選擇最適合他感覺疼痛狀態的字詞　（107專高二）

43. 下列何者是2歲幼兒對疼痛最不常採取的反應？(A)大聲哭泣、尖叫，有生氣的表情　(B)抱住父母或他人，尋求情緒上的支持　(C)出現拖延的行為，如：我要去尿尿　(D)手腳扭動、踢人，不肯合作　（108專高一）

解答：　38.A　39.B　40.A　41.B　42.C　43.C

解析 6個月~2歲兒童對於疼痛除大哭憤怒外還會將疼痛刺激源推開、2~7歲則多了手腳猛烈晃動無法靜下來的情形，7~11歲會才出現討價還價等拖延行為。

44. 有關嬰兒的心肺復甦術，下列何者正確？(A)急救者只有一人時，先趕快打119求救　(B)先吹兩口氣再壓胸30下　(C)以口對口人工呼吸，吹氣時需捏住鼻子　(D)每分鐘壓胸100~120下

（108專高一）

解析 (A)應先確認嬰兒有無意識、呼吸後，CPR 2分鐘再求救；(B)先壓胸再吹氣；(C)施予嬰兒人工呼吸應以口罩住口鼻部吹氣。

45. 小華，4歲，住院接受靜脈輸液導管治療，有關導管拔除前後之護理措施，下列何者正確？(A)注射部位的固定，盡量包紮手指末梢，以免鬆脫　(B)盡量採纏繞方式固定注射部位，以防關節滑動　(C)拔除後，注射部位乾燥後貼上膠布，以維護身體完整性　(D)拔除後，給予輸注部位熱敷，以避免產生靜脈炎

（108專高一）

46. 宏宏，8個月大，因支氣管炎住院接受治療，服用口服藥物的護理指導，下列何者正確？(A)採躺臥的方式餵藥，以能充分吞入　(B)用姆指壓其下顎（下巴），以便張口　(C)將藥輕輕由口腔中間滴入，以免嗆到　(D)滴入時間盡量快速，以免哭泣而吐出

（108專高一）

解析 (A)餵藥時應將嬰兒抱起，並抬高嬰兒頭部；(C)用餵藥工具輕置舌頭兩旁給藥；(D)緩慢將藥滴入口內，以防引起窒息。

47. 有關兒童呼吸與脈搏之測量與評估，下列何者正確？(A)新生兒呼吸急促是指呼吸大於40次／分　(B) 1歲以下嬰兒大多數採胸式呼吸　(C) 2歲以下的兒童通常以聽診器測心尖脈　(D)兒童最常使用的脈搏測量部位為股動脈　（108專高一）

解析 (A)大於30次／分為急促；(B)兒童多採腹式呼吸；(D)多為肱動脈、橈動脈。

解答：　44.D　45.C　46.B　47.C

48. 王小弟，5歲，因心臟病需進行胸骨切開式開心手術。有關傷口換藥的術前心理準備，下列護理措施何者合適？(A)王小弟年紀還小，不需先提供傷口訊息　(B)提供真實的傷口換藥影片給王小弟看　(C)告訴王小弟傷口不會疼痛、不用害怕　(D)用布偶示範傷口換藥的方式　　　　　　　　　　　　　　（108專高一）

49. 小華，4歲，因急性腸胃炎住院，護理師與其溝通時，下列何者錯誤？(A)先讓小華熟悉護理師的存在　(B)配合小華的高度與他談話　(C)首次互動宜安排與小華單獨談話　(D)避免告知小華「打針一點都不痛」　　　　　　　　　　　　　（108專高一）

50. 有關青少年病人住院的護理，下列何者錯誤？(A)鼓勵青少年病人繼續與同儕保持聯絡　(B)以不批判的態度，接受青少年可能會有的退化性行為　(C)為維護其自我控制權，由他選擇服藥時間及意願，自行服藥　(D)討論各種自我照顧的方式，盡量減少依賴　　　　　　　　　　　　　　　　　　（108專高二）

    解析 (C)為維護其自我控制權，護理師可與青少年共同擬定護理計畫，減少依賴，或於治療時重視其隱私權。

51. 有關嬰兒急救的程序，下列敘述何者正確？(A)可用刺腳跟的方式，檢查嬰兒是否失去意識　(B)以手捏住嬰兒鼻子，口罩住其嘴巴吹兩口氣，進行人工呼吸　(C)以5~10秒檢查嬰兒頸動脈的脈搏跳動　(D)若懷疑嬰兒頸部損傷，應使用壓額抬下巴法

    解析 (B)應以口罩住其口鼻；(C)嬰兒檢查肱動脈；(D)應採取下顎前推法。　　　　　　　　　　　　　　　　　（108專高二）

52. 小明，9歲，因患白血病被告知需住院至少一個月接受治療，此階段兒童最關心的事為何？(A)與父母分離　(B)活動限制　(C)閹割焦慮　(D)學業與同儕關係　　　　　　　　　（108專高二）

53. 根據羅文費(Viktor Lowenfeld)的兒童繪畫發展階段論，一般兒童從幾歲開始對塗鴉的點、線、圈等加上意義或命名？(A) 2~2.5歲　(B) 3~3.5歲　(C) 5~5.5歲　(D) 6~6.5歲　　　　　（109專高一）

解答：　　48.D　　49.C　　50.C　　51.A　　52.D　　53.B

解析 (B)兒童於此時從單純塗鴉的動作轉為有想像思考的塗鴉，可用不同色彩來區別不同意義的塗鴉並為塗鴉命名。

54. 有關護理師在醫院中運用治療性遊戲(therapeutic play)的敘述，下列何者錯誤？(A)透過遊戲以了解兒童內心想法，以治療其心理或行為疾病　(B)作為溝通橋樑，可以協助了解兒童住院行為反應　(C)具有指導性質，可協助兒童認識自己的身體或疾病　(D)藉由角色扮演的遊戲，可同時達到學習及情緒表達的功能

（109專高一）

55. 李小妹，8歲，因敗血病住進加護病房，很在意父母親是否準時到病房探視，不斷詢問護理師探病時間。李小妹的行為屬於下列何種情況？(A)學習認識時間概念　(B)自我中心　(C)分離焦慮　(D)在意身體心像　　　　　　　　　　　　　　　　（109專高一）

56. 小美，3歲，因重積癲癇而入住加護病房照護，下列何者不是以家庭為中心的照護？(A)評估小美個別需求，提供父母彈性的探訪時間　(B)在父母有意願的情況下，讓其參與小美侵入性治療及檢查過程　(C)由於治療的複雜性，應避免父母參與治療計畫與決策　(D)專業醫護人員隨時跟小美的父母分享資訊，包含相關的科學新知　　　　　　　　　　　　　　　（109專高一）

57. 小英，5個月，採心尖脈測量心跳，有關心尖脈位置之敘述，下列何者正確？(A)左鎖骨中線與第一、二肋骨的交會處　(B)左鎖骨中線與第三、四肋骨的交會處　(C)左鎖骨中線與第五、六肋骨的交會處　(D)左鎖骨中線與第七、八肋骨的交會處

（109專高一）

58. 有關兒童住院壓力，下列敘述何者錯誤？(A)嬰兒住院，最主要的壓力源是與父母分離　(B)幼兒會以合理化方式，來因應其住院帶來的限制　(C)學齡前期兒童常誤解其住院原因，而出現罪惡感　(D)學齡期兒童可以理解生病的原因是來自外在的

（109專高一）

解答：　　54.A　　55.C　　56.C　　57.B　　58.B

59. 護理師為6個月大嬰兒進行肌肉注射，下列處理方式何者最適當？(A)告訴他可以哭，不可以亂動　(B)請母親暫時離開注射環境　(C)盡速完成治療過程，減少疼痛刺激的時間　(D)用鼓勵的方式，答應注射後給予獎勵　　　　　　　　　　（109專高一）

60. 小群目前3個月大，因膽道閉鎖未治療造成肝臟硬化、脾腫大、肝昏迷，有關提供小群的家屬家庭支持，下列敘述何者不適當？(A)與小群的家屬溝通時，將會談的焦點放在他們關心的事情上　(B)主動多次提及並討論未能於小群出生時及早發現膽道閉鎖的原由　(C)陪伴並鼓勵表達所承受的痛苦，以同理心傾聽家屬的焦慮　(D)言談中流露對小群的真誠關懷，且願意提供訊息與資源　　　　　　　　　　　　　　　　　　　　　（109專高一）

61. 有關兒童疼痛之敘述，下列何者錯誤？(A) 3~5歲的兒童尚無法以語言表達出疼痛的程度　(B)護理師可經由觀察或各種疼痛量表來評估兒童疼痛情形　(C)新生兒會以全身身體活動來反應其疼痛　(D)兒童疼痛的處理，經評估後，可依照醫囑給予止痛藥物

　　　　　　　　　　　　　　　　　　　　　　　（109專高一）

62. 有關4歲兒童使用集尿袋收集常規尿液標本，下列敘述何者正確？(A)需以優碘藥水消毒兒童會陰處　(B)需遵守無菌技術操作原則收集尿液　(C)女童先黏貼恥骨聯合處，再向下黏至肛門肌肉　(D)男童盡可能將陰莖與陰囊放入集尿袋　　　（109專高一）
解析 (A)以碘酒消毒；(C)女童由肛門上方向上黏貼。

63. 當護理師為病童點眼藥水時，下列敘述何者較不適宜？(A)使病童平躺或半坐臥，頭部後仰　(B)將病童下眼瞼向下向外拉出成囊狀　(C)將眼藥水輕輕滴於病童眼球處　(D)滴藥後，以手指按壓內眥淚點約1分鐘　　　　　　　　　　　　（109專高二）
解析 應滴於近鼻眼瞼處。

解答：　　59.C　　60.B　　61.A　　62.D　　63.C

64. 小方，3歲，因急性腸胃炎住院，下列何種行為反應顯示小方處於分離焦慮的抗議期？(A)持續性哭叫　(B)吸手指頭　(C)白天尿床　(D)吃奶嘴　　（110專高一）

    解析 分離焦慮的抗議期之行為反應包括：哭叫、罵人、身體攻擊行為、黏著父母等。

65. 小瑄，1歲1個月，因不明原因發燒而入住兒童病房，測量小瑄的生命徵象時，下列護理措施何者較不適當？(A)採肛溫測量以獲得正確體溫　(B)讓主要照顧者陪伴在身旁　(C)先量呼吸、心跳再量體溫　(D)血壓測量部位最常用為右上臂　　（110專高一）

66. 有關兒童疼痛概念與認知的敘述，下列何者錯誤？(A)早產兒、新生兒不會覺得疼痛，因為傳導慢　(B) 16個月的小欣，對疼痛有記憶看到針頭就哭　(C) 5歲的小美用語言抗議和肢體活動來表達疼痛　(D) 7歲的阿偉將疼痛視為一種錯誤行為的懲罰

    （110專高一）

    解析 早產兒與新生兒的體表面積比例比成人大，相較於成人有多且濃密的痛神經纖維傳遞衝動，因此比成人更能感受到疼痛。

67. 有關兒童常用的鴉片類製劑(opioids)疼痛處置，下列敘述何者正確？(A)此類藥物適用於兒童中度至重度的疼痛　(B)主要抑制前列腺素的合成，而有鎮痛效果　(C)常見副作用包括胃潰瘍、腹瀉、出血性腎炎　(D) Morphine與雷氏症候群有關，不建議兒童使用　　（110專高一）

68. 有關意識不清的嬰幼兒期病童疼痛評估，下列何者最適當？(A) Poker Chip Scale籌碼片量表　(B) Face Pain Scale臉譜疼痛量表　(C) Face, Legs, Activity, Cry& Consolability量表　(D) Numeric Pain Scale數字疼痛量表　　（110專高一）

    解析 FLACC身體反應測試，用在言語表達不全的人，如嬰幼兒。

解答：　　64.A　　65.A　　66.A　　67.A　　68.C

69. 有關3歲兒童的心肺復甦術之敘述，下列何者正確？(A)執行心外按摩，以兩根手指按壓胸骨，深度為4公分　(B)檢查有無脈搏時，以肱動脈為主　(C)執行人工呼吸時，應同時罩住口、鼻，以防吹氣時漏氣　(D)胸部按壓與人工呼吸比例，單人施救應30：2，雙人施救應15：2　　　　　　　　　　（110專高二）

    解析 (A)兒童為以手掌根按壓兩乳連線中點，深度5公分（兩吋）；(B)兒童以頸動脈為佳；(C)兒童無需同時罩住口鼻。

70. 小剛，12歲，國小六年級，因最近走路經常偏斜、跌倒，情緒變得暴躁，且經常遺忘事情而入院，經醫師檢查後，診斷為惡性腦瘤，母親情緒低落的說：「怎麼會這樣呢？小剛這麼乖，為什麼要讓他受這麼多折磨，我到底做錯了什麼？」護理師最適當的處理為何？(A)媽媽別難過，只要配合醫師，醫師一定會把孩子醫好的　(B)小剛這麼乖，這麼聽話，媽媽要有信心，上帝一定會幫助他的　(C)媽媽聽了醫師病情解釋後，心理一定非常傷心難過，如果想哭就哭出來　(D)人生有許多不如意的事，媽媽不要想太多　　　　　　　　　　　　　　　　　　　　（110專高二）

    解析 住院兒童家屬的護理包括鼓勵照顧者開放地表達情緒反應，並給予支持性需要。

71. 有關為4歲的兒童進行身體檢查評估時，下列敘述何者最適當？(A)測量耳溫時，應將該兒童的耳朵向下向後拉　(B)測量心尖脈的位置為左鎖骨中線與第五肋間交會點　(C)進行副鼻竇檢查時，首重出生時即存在且發育的額竇　(D)進行呼吸速率評估時，應注意該年齡為腹式呼吸　　　　　　　　　（110專高二）

    解析 (A) 3歲以上兒童為向上向後拉；(B)測量心尖脈的位置為左鎖骨中線與第3~4肋間交會點；(C)額竇通常2歲以後才會發育。

72. 下列哪個年齡層兒童，其繪畫發展已能充分表現創造性、具有平面及空間概念畫法？(A) 2~4歲　(B) 4~7歲　(C) 7~9歲　(D) 9~12歲　　　　　　　　　　　　　　　　　　　　（110專高二）

解答：　69.D　70.C　71.D　72.C

解析 (A)多為無意義的線條筆畫；(B)可說明畫的意義；(D)客觀寫實表現動態。

73. 小妮，1歲半，診斷為蠶豆症(G-6-PD)，有關此疾病之兒童與家庭壓力反應之護理措施，下列敘述何者最不適當？(A)應用聯合性遊戲溝通，以緩解其罪惡感　(B)盡量減少與父母分離以避免分離焦慮　(C)盡量維持小妮的日常生活作息與規範　(D)做任何治療時應使用簡潔的字句與小妮溝通　　　　(110專高二)

解析 (A)聯合性遊戲的適合年齡為3歲半～4歲半。

74. 林小弟，1個月大，剛確診膽道閉鎖，父母正為是否接受手術猶豫不決。根據以家庭為中心的兒科護理特色，下列何者最適當？(A)為避免父母擔憂害怕，盡量減少開刀風險相關的訊息提供(B)利用圖片、影片與模型向病童父母解說治療的選擇　(C)病童母親認為因懷孕時動到胎神，護理師應向母親說明絕無此事(D)由父母決定選擇，醫護人員不參與，增加父母自主性

解析 (A)為減少家屬焦慮，應提供家屬有關疾病、治療等相關訊息；(C)予傾聽，不應給予假保證；(D)須提供家屬參與決策的機會，但非讓家屬自行面對。　　　　　　　　　　(111專高一)

75. 小苗，5歲，因小腿蜂窩性組織炎住院接受治療，護理師在進行「兒童疼痛概念」發展之評估時，下列敘述何者最適當？(A)小苗會擔心自己的腳無法走路且害怕被截肢　(B)小苗認為，吹吹痛痛的地方，疼痛就會像魔術般地消失　(C)小苗可以正向應用其生活經驗調適疼痛　(D)小苗可以說出蜂窩性組織炎造成自己疼痛的原因　　　　　　　　　　　　　　　　　(111專高一)

76. 有關對於兒童疼痛控制的敘述，下列何者正確？(A) Meperidine用於癌末疼痛控制，但不適合人工血管術後病童　(B) Naloxone為鴉片類藥物拮抗劑，可緩解呼吸抑制的副作用　(C) Morphine為鴉片類製劑，常使用於開刀後病童的疼痛控制　(D) Acetaminophen易產生耐受性，故不建議於兒科疼痛的控制

(111專高一)

解答：　73.A　74.B　75.B　76.B

解析 (A)癌末疼痛控制常用Morphine和Fentanyl；(C)用於嚴重疼痛，如癌末疼痛控制；(D)為非鴉片類藥物，無耐受性，較少副作用，故常用於兒童止痛。

77. 有關病童約束的原則，下列何者錯誤？(A)有醫囑和家屬同意書時，才能執行約束　(B)須確保約束肢端的皮膚完整性　(C)每隔2小時要評估約束的狀況　(D)木乃伊約束是嬰兒常用的約束法之一　　　　　　　　　　　　　　　　　　　　　　（111專高一）

解析 兒童約束需每隔30分鐘觀察約束肢體的循環狀態。

78. 小雄，9歲，因抽搐發作住院接受檢查，當護理師以腦波檢查的相關圖片及故事，解說檢查的流程及相關注意事項並澄清小雄的錯誤觀念時，此為下列何種治療性遊戲？(A)指導性遊戲　(B)生理健康促進性遊戲　(C)情緒宣洩性遊戲　(D)戲劇性遊戲

（111專高一）

解析 指導性遊戲可使病童學習到相關醫療知識及治療。

79. 小奇，2個月大，在吃奶時，突然沒有呼吸、心跳，且嘴唇發紫，保母立即施以心肺復甦術，下列步驟何者錯誤？(A)刺激腳跟以評估意識狀態　(B)以10秒內檢查肱動脈　(C)心外按摩部位於胸部兩乳頭連線中央下方　(D)以單手掌根方式進行心外按摩

解析 (D)小於一歲應以「兩指」進行心外按摩。　　（111專高二）

80. 小玲，8歲，住院期間常抱怨因右手打點滴無法自己吃飯及畫畫、不願意打針及吃藥，護理師協助小玲增進其「自我控制感」的護理措施，下列敘述何者最適當？(A)讓小玲表達及討論可以參與治療的方式　(B)在小玲的同意下讓小玲的同學來院陪伴(C)跟小玲聊聊她喜歡的卡通以轉移注意力　(D)請小玲的主要照顧者留在病房內陪伴　　　　　　　　　　　（111專高二）

解析 8歲屬學齡期，可讓兒童參與護理活動，給予選擇的機會，並運用解剖圖片、玩偶或書本解釋疾病或治療措施。

解答：　77.C　78.A　79.D　80.A

81. 有關兒童疼痛的處理，下列何者最不適當？(A)使用鴉片類藥物，會合併給予緩瀉藥物以預防合併症發生　(B)讀故事書是一種分散注意力法，可運用於6歲以上的小孩　(C) EMLA是一種局部麻醉劑，需於侵入性治療前1小時使用　(D) Acetaminophen是一種非類固醇抗發炎藥物，適合輕度疼痛　　　　　（111專高二）

82. 小明，4歲半，入院須接受疝氣手術治療，下列哪項護理措施較不適當？(A)使用臉譜量表來評估小明術前、術後的疼痛程度 (B)向小明解說開刀過程，應避免使用「切除」、「切開」等字眼來說明　(C)注射後用膠布覆蓋注射部位，其目的是要轉移注意力，減輕疼痛　(D)運用遊戲方式，如：角色扮演等，來表達術前、術後疼痛感受　　　　　（111專高二）

解析 3~6歲為學齡前期，注射後用膠布覆蓋注射部位，其目的是減輕兒童身體完整性受損之恐懼。

83. 生理徵象的改變為評估疼痛的重要指標之一，下列何種徵象與疼痛較無直接關係？(A)尿量　(B)心跳　(C)呼吸　(D)瞳孔

（111專高二）

解析 疼痛時可能會出現心跳加快、呼吸急促和瞳孔放大等情形。

84. 安安，9歲，因白血病復發病況惡化，常主訴身體疼痛，下列處置何者較不適當？(A)告訴安安不要焦慮，要放輕鬆，帶她去遊戲室轉移心情　(B)使用安安可理解的語言與方式，以了解其身體不適的心情　(C)評估安安的疼痛程度、疼痛性質、疼痛持續時間及範圍　(D)協助安安採取舒適臥位，依醫囑給予止痛藥並監測成效　　　　　（111專高二）

85. 有關執行兒童生命徵象的測量，下列敘述何者錯誤？(A)幼兒生命徵象測量依序是呼吸、脈搏、體溫和血壓　(B)呼吸暫停是新生兒常見表徵，僅需持續觀察和記錄　(C) 2歲以下幼兒，需測量心尖脈脈動完整1分鐘　(D) 3歲以下幼兒，測量耳溫時將耳朵向下向後拉　　　　　（111專高二）

解答：　　81.A　82.C　83.A　84.A　85.B

解析 新生兒呼吸型態快而淺，採腹式呼吸，約30~60次／分鐘，呼吸暫停較易出現在早產兒，屬異常現象。

86. 強強，3歲，因車禍住加護病房，剛住院時一直哭泣，對著護理師不斷地哭著說：「走開，我要媽媽……我要媽媽……」。根據兒童早期分離焦慮之反應屬於以下那一個階段？(A)失望期　(B)去依戀期　(C)關係重建期　(D)抗議期　　（112專高一）

解析 幼兒期病童住院時之抗議期行為，包括哭叫、要父母、罵人、身體攻擊、黏父母，試圖迫使父母留下等。

87. 有關不同年齡層兒童口服用藥，下列敘述何者正確？(A)建議嬰兒抱起或協助採半坐臥，每次建議口服量為5 mL　(B)嬰兒若是服用藥粉，建議將藥粉溶入水中再以餵奶器滴入口中　(C)幼兒服藥反抗時，建議讓其躺下並壓其下巴張開口以利服藥　(D)若5歲以下病童選擇吞服藥丸，建議藥丸置舌尖以利吞嚥

（112專高一）

88. 有關FLACC (face, legs, activity, cry and consolability)疼痛量表，下列敘述何者錯誤？(A)可用來評估4個月大的嬰兒　(B)分數越高表示越疼痛　(C)雙腳持續踢動評估分數為2　(D)每項評估分數分為1與2二等級　　（112專高一）

解析 每項評估分數為0~2分制。

89. 有關兒童血壓測量，下列敘述何者正確？(A)右臂橈動脈區是最常用基準部位　(B)合適的壓脈帶寬度應可以覆蓋所選肢體的1/2　(C)小於1歲兒童的正常血壓範圍為100~110/60~75 mmHg　(D)1歲以上兒童的下肢測量收縮壓會比上肢高約20 mmHg　（112專高二）

解析 (A)常用測量部位為右上臂肱動脈；(B)壓脈帶寬度應蓋過2/3的上臂；(C) 2歲以下血壓平均值為95/55 mmHg。

解答：　86.D　87.B　88.D　89.D

90. 小桃，8歲，因氣喘發作住院接受治療，主訴：「因為我愛吃冰，然後出去玩沒戴口罩，也沒穿外套，所以就發作了」，下列何者為小桃此階段「疾病概念」發展的特色？(A)生病是兩件事情接近，不可思議發生的　(B)生病是來自外在但存於身體內部的　(C)生病是來自外在的人、物或行動對兒童身體不好或有傷害的　(D)生病是外在原因與自己無關的具體現象　（112專高二）

解析 7~11歲為具體運思期，認為生病是接觸傳染而來，疾病存於身體體內但無法用特別術語描述。

91. 小偉，2歲，入住加護病房的第二天早晨哭喊著要媽媽，拒絕護理師的安撫，且出現身體攻擊行為。此行為屬於分離焦慮的哪一期？(A)抗議期　(B)否認期　(C)絕望期　(D)關係重建期

（112專高二）

解析 抗議期兒童會哭著尋找父母，並逃避陌生人接觸。

92. 有關病童使用Fentanyl貼片的敘述，下列護理指導何者錯誤？(A)屬於鴉片類製劑，透過黏膜吸收，會造成呼吸速度變慢　(B)貼片適合黏貼於平坦處，如前胸、後背、上手臂、大腿　(C)易產生耐藥性、成癮或便秘等　(D)貼片使用期限為24小時，使用貼片時需註明起迄時間　（112專高三）

解析 (D)使用期限為72小時。

93. 小玲，2歲6個月，因泌尿道感染住院，有關減輕小玲住院壓力的護理措施，下列敘述何者錯誤？(A)容許小玲表達其反抗和生氣的情緒　(B)不批評且接受其退化性行為　(C)限制小玲下床自由活動　(D)儘可能提供小玲選擇的機會　（112專高三）

解析 (C)應盡可能允許有最大範圍的活動，並依其能力給予獨立及做選擇。

解答：　90.C　91.A　92.D　93.C

94. 君君，4歲，入院接受靜脈注射和腹部手術，住院期間護理師和君君說話的內容，下列敘述何者最不適當？(A)跟你的玩偶說你覺得害怕的事 (B)打針時跟護理師一起慢慢吸氣吐氣 (C)切開你的肚子才能把蟲拿出來 (D)你按著拔針的地方才不會流血

（113專高一）

95. 護理師給與2歲小廷耳滴藥的照護措施，下列敘述何者錯誤？(A)協助病童躺向健側半側臥 (B)將耳朵往下往後輕拉，使耳道變直 (C)將耳藥直接滴於鼓膜上 (D)滴藥後以手指按摩耳部促進藥物吸收

（113專高一）

解析(C)沿耳壁滴注藥物（避免滴於鼓膜上），以手指輕微按摩耳部。

解答： 94.C 95.C

MEMO

慢性病兒童及家屬
的護理

出題率：♥ ♡ ♡

慢性病對兒童及家屬的 ─┬─ 不同年齡層兒童的健康照顧需求
衝擊、因應及適應 ─┴─ 慢性病兒童家屬的衝擊及因應

慢性病兒童及家屬常見的照護問題

照顧慢性病兒童及家屬護理人員的角色

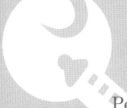

Pediatric Nursing

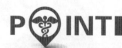

7-1 慢性病對兒童及家屬的衝擊、因應及適應

一、慢性病的定義

兒童「慢性病」的定義係指**日常功能受影響的時間每年至少 3 個月以上**，或 1 年內住院時間超過 1 個月。通常是因為解剖上缺損或功能失調所造成。

二、不同年齡層兒童的健康照顧需求

(一) 嬰兒期（0~1 歲）

此階段屬快速成長發展期，需注意營養分配的需求，且因容易發生意外跌落事件，更需留意預防的重要性，故在此強調主要照顧者是否對嬰兒生理需求了解、常見疾病辨識及照顧為重點。

(二) 兒童早期（1~5 歲）

著重於發展的評估、大小便訓練、預防注射、手足間的衝突、營養及進食等。

(三) 兒童中期（5~10 歲）

著重於發展的評估、入學與學業進展、同儕影響、運動安全、增進獨立及對事負責、個人照顧及衛生指導、青春期與性發展的準備、憤怒的處理與衝突的解決、營養及進食等。

(四) 青春期（11~18 歲）

著重於生理、社會與情緒發展、健康行為的促進、學校表現與減壓技巧等。

三、慢性病兒童家屬的衝擊及因應

(一) 父 母

1. 衝擊：照顧者的角色緊張、缺乏家庭資源、社會互動障礙、父母對病童智力及身體功能不良感到強烈羞辱、經濟壓力、生活方式改變、罪惡感與過度保護等。

2. 因應
   (1) 在家庭需求與兒童疾病之間尋求平衡。
   (2) 與健康照顧專家建立合作關係、與照顧提供者維持專業關係。
   (3) 維持家庭彈性與情境改變的調適。
   (4) 與家庭之外的資源維持支持性的關係。
   (5) **幫助父母重視及了解自己的情緒反應和尋求支援，並告訴他們所經歷的複雜情緒是合理的。**
   (6) **讓父母參與每一個治療及檢查的過程，減低父母的焦慮感及自責感，增加父母及孩子的親密感，減少孩子的生活變動。**

(二) 手 足

1. 衝擊：手足對疾病的概念和病童一樣受到認知上的限制，包括對病童住院吃藥有不符合現實的概念，因**父母投注較多心力於病童，對病童產生忌妒心，也可能因父母太忙而被要求更獨立**等。

2. 因應
   (1) 協助父母觀察其他子女可能承受的壓力與反應。
   (2) **協助手足了解病童的疾病。**
   (3) 家庭成員彼此溝通，以孩童可以理解的語言描述。

(三) 學校護理

1. 學校護理師於慢性病兒童的照顧中，需衛教老師們**相關疾病的照顧**，並且協助同學了解可能會發生的狀況。

2. 父母需提供學校護理師**藥物、設備和醫師照護醫囑**，學校護理師亦需要訓練其他行政人員具備照護慢性病兒童的技能。

3. 發展**個人照護計畫**，包括兒童在校健康需求處置、學校相關人員能具備判斷急症或緊急情況的能力。

4. 與學生、家庭、學校及社區間建立有效的支持系統。**徵得病童及父母的同意下，對班上同學簡潔說明慢性病兒童的疾病和注意事項。**

7-2　慢性病兒童及家屬常見的照護問題

1. 病童身體狀況非父母預期，父母對病童教養彼此間有衝突。

2. 父母可能會出現的情緒反應：羞愧病童的病情、否認病童的病情、逐漸接受病童的治療性需求、照顧受挫。

3. 病童對自我照顧能力不足及身體與其他同儕不同而感到挫折。

4. **病童的社會化常因父母的過度保護而受到影響。**

5. 病童與家庭成員的健康調適。

6. 病童對醫療的順從性。

7. 病童與家庭成員對健康認知與疾病處理的態度。

8. **病童因經常住院、抽血或點滴注射限制活動，使其喪失自由。**

7-3　照顧慢性病兒童及家屬護理人員的角色

1. **協助家庭成員表達焦慮情緒**，並了解未來計畫。

2. **正常化**(normalization)**是慢性病照顧中的主流概念**，讓孩子參與各項決定以及照顧計畫。

3. 教導病童及其他子女認識疾病及自我照顧的知識。

4. 協助父母了解各發展階段的孩童如何建立自我概念。

   (1) 嬰兒期：利用擁抱與安撫，使其感受到被愛及被保護。

   (2) **幼兒期**：讓其有**自我選擇**的機會。

   (3) 學齡前期：容許其模仿同性父母的角色，能執行日常生活的簡單活動。

   (4) 學齡期：鼓勵父母讓病童適當的獨立，參與其能力可以完成的活動。

   (5) 青少年期：對自我概念及身體心像非常在意，父母需付出耐心，多給予支持

5. 治療及檢查過程中，應盡量讓**學齡期慢性病病童感到舒適、盡量減少病童與家人分離**，檢查前**給予病童和家人應有的準備，以減少傷害**。

6. **鼓勵病童就學，能與同儕或外界互動，減少與他人不同的感覺**。

7. **建立病童家庭支持系統**，並**提供足夠資訊**，轉介其他資源。

8. 以同理心接受父母的反應，協助父母找出癥結所在，並利用相關資源協助病童家庭度過難關。

QUESTION 題庫練習

1. 有關兒童慢性病的定義，何者正確？(A)日常功能受影響時間每年至少3個月　(B)日常功能受影響的時間每年至少6個月　(C)住院時間每年至少4個月　(D)住院時間每年至少6個月　（99專高二）

2. 有關促進慢性病兒童的家庭正常化之敘述，下列何者錯誤？(A)盡量將家庭成員納入照顧方案的一部分　(B)讓家庭成員了解疾病可能帶來改變　(C)以同樣的家庭規則對待病童與其健康的手足　(D)病童生活作息一如往昔，不應該因疾病而有所改變
解析 應將病童治療融入生活作息中。　（100專普一）

3. 有關慢性病正常化(normalization)的敘述，下列何者錯誤？(A)促使病童突破疾病的限制，達到如健康兒童一樣的體能標準　(B)以常態的眼光對待病童，以維持其有價值的社會角色　(C)父母親以同樣的家規及教養態度對待病童與其手足　(D)與病童一起計畫因應其健康狀況，調整日常生活　（101專高一）
解析 在不影響健康情況下，做一般兒童在做的事。

4. 有關慢性病童家庭護理，下列何者錯誤？(A)鼓勵家中其他孩子多與病童互動　(B)病童之居家照護，除指導母親外，應將父親包括其中　(C)不必對病童手足解釋太多病情，以免造成恐慌　(D)促進父母間的溝通，以了解彼此因應方式的差異　（101專普二）
解析 可運用手足能理解的言詞向其解釋病童病情、參與照護計畫。

5. 有關以家庭為中心的慢性病兒童護理照護，下列敘述何者不適當？(A)鼓勵病童及父母親一起參與家庭決策　(B)入院評估包含家庭成員的互動及可應用的資源　(C)將疾病及治療措施納入家庭常規中　(D)減少與外界互動，以加強家庭的凝聚力
（102專高一）

解答：　1.A　2.D　3.A　4.C　5.D

6. 依據艾瑞克森兒童發展觀點，有關不同年齡層兒童罹患慢性病之照護，下列敘述何者錯誤？(A)幼兒期兒童宜維持其常規活動，鼓勵兒童自主選擇食物或遊戲，增加控制感　(B)學齡前期兒童宜減少社會互動，以特別關注的方式，補償其所受的病痛之苦　(C)學齡期兒童宜鼓勵病童持續參加學校活動，並討論如何面對疾病帶來的影響　(D)青春期少年需負起自我照顧責任，學習自我管理及建構同儕支持網絡　　　　　　　　（102專高二）

解析 可提供學齡前期病童情緒宣洩性的治療性遊戲，或以遊戲向病童解釋治療活動讓病童有參與治療的機會。

7. 有關兒童慢性病的描述，下列何者正確？(A)慢性病的特徵是需要很長的時間才可治癒　(B)以正常化的概念，提供慢性病兒童以家庭為中心的護理　(C)慢性病是指1年內有超過1個月的時間受疾病症狀干擾日常生活　(D)慢性病的長期管理主要是依賴專業人員協助　　　　　　　　　　　　　　（103專高一）

解析 (A)慢性病為無法立刻用藥物治癒的疾病；(C)慢性病的特徵為影響病童日常功能每年至少3個月以上；(D)慢性病的長期管理需要病童、家庭、學校、健康照護機構多方面的配合。

8. 基於慢性病兒童照護的趨勢，下列照顧身心障礙兒童及其家庭的概念，何者不適當？(A)促進兒童發展自我覺醒(self-awareness)，以完成各階段的發展任務　(B)運用正常化(normalization)的理念，對待兒童及整個家庭　(C)運用賦權(empowerment)的概念，促進家庭成員參與照護　(D)保護兒童減少其與外界的互動，以避免社會汙名化(social stigma)　　　　　　　（104專高一）

解析 應持續與外界互動，減少病童與他人不同的感覺。

9. 有關促進慢性病兒童正常化的護理措施，下列敘述何者錯誤？(A)提早告知病童，疾病可能帶來的身體及功能的改變　(B)納入家族成員為照護計畫的一份子　(C)允許病童的生活作息與其他手足不同　(D)協助病童聚焦於自己的優點與能力，以建立自尊　　　　　　　　　　　　　　　　（104專高二）

解答：　　6.B　　7.B　　8.D　　9.C

10. 榕榕，10歲，為罹患罕見疾病病童的姊姊，為協助其適應病童的疾病及治療的變化，下列護理措施何者最為適當？(A)因榕榕對疾病知識或治療缺乏興趣，故無須主動介入　(B)安撫榕榕，鼓勵其隨時提問或參與病童的照護活動　(C)建議榕榕少到醫院探望病童，因為會增加病童的困擾　(D)說服榕榕學習自我照顧，因為爸媽需要全力照顧病童　　　　　　　　　　（105專高二）

11. 鼓勵雙親針對孩子罹患慢性疾病的事實表達內心情緒，下列護理指導何者正確？(A)告訴雙親他們所經歷的複雜情緒是不合理的　(B)清楚說明醫院的政策及有限制的探訪時間　(C)協助雙親要馬上了解孩子慢性疾病發展概況　(D)幫助雙親重視及了解自己的情緒反應和尋求支援　　　　　　　　　（106專高二補）

12. 小文，2歲6個月，罹患慢性病長達一年，下列有關其壓力反應之敘述，何者最適當？(A)身體心像改變　(B)自主感的建立　(C)性別角色的建立　(D)社交隔離的困擾　　　　　　　　（111專高二）

13. 小華，5歲，因其3歲弟弟罹患慢性疾病，需反覆長期住院，下列何者較不是造成小華壓力反應的風險因子？(A)小華的性別　(B)發病前小華與弟弟或父母關係不良　(C)父母親情緒或行為大幅改變　(D)害怕會被送到其他地方接受照顧　　　　　（111專高二）

　解析　慢性病童手足對疾病的概念和病童一樣受到認知上的限制，又因父母投注較多心力於病童，可能對病童產生忌妒心，亦可能因父母太忙而被要求更獨立等，與性別較無關聯。

14. 有關提供慢性病兒童家庭之持續性及全面性照護的護理措施，下列敘述何者較不適當？(A)對父母親的反應及潛在需求，要有敏感度　(B)善用傾聽技巧，且採用易於理解的語言，提供醫療訊息　(C)主動提供共享資訊，包含有關社會資源的訊息　(D)為了讓主要照顧者全面了解，應一次提供疾病照護的所有訊息

　　　　　　　　　　　　　　　　　　　　　　　　（112專高一）

解答：　10.B　11.D　12.B　13.A　14.D

15. 小澤，8歲，罹患氣喘，有關促進小澤在學校生活適應，下列敘述何者不適當？(A)父母應告知學校老師和校護關於小澤的狀況和健康需求　(B)父母應將小澤需在學校服用的藥物標示清楚及藥物相關資訊　(C)避免疾病發作，老師需保護和限制小澤參與體育等競賽活動　(D)徵得小澤和父母的同意下，對班上同學簡潔說明小澤的疾病和注意事項　　　　　　　(112專高二)

　　解析 (C)體能活動仍然可以進行。

16. 有關慢性疾病兒童與家庭的照護原則，下列敘述何者不適當？(A)家庭須發展出融合病童疾病治療與使家庭生活正常化的策略 (B)強調慢性疾病對病童的影響和限制，允許對其過度保護　(C)鼓勵家庭儘量讓病童參與治療及照護相關的決策　(D)鼓勵家庭成員和病童能與同儕或外界互動　　　　　　　(112專高二)

　　解析 (B)過度保護會影響病童的社會化。

解答：　　15.C　　16.B

MEMO

瀕死兒童的護理

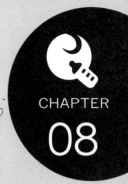

出題率：♥ ♡ ♡

CHAPTER

08

兒童對死亡概念的發展 ── 娜姬
　　　　　　　　　　　 └─ 皮亞傑

兒童對瀕死的反應 ──┬─ 瀕死兒童的生理變化
　　　　　　　　　　└─ 瀕死兒童的心理反應

照顧瀕死兒童及家屬 ──┬─ 瀕死兒童的護理重點
護理重點　　　　　　　└─ 瀕死兒童家屬的護理重點

Pediatric Nursing

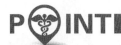

重｜點｜彙｜整

8-1　兒童對死亡概念的發展

一、娜姬(Nagy)

娜姬分析兒童對死亡概念的發展如下：

1. 第一階段（3~5 歲幼兒）：通常已聽過「死」這個字，但**不明白死亡的意義，視死亡為分離或離開，就像睡覺一樣**，無法分辨生與死的關係。

2. 第二階段（5~9 歲兒童）：已知死亡為永久性，不可回復的，但**認為死亡是可以避免的，相信死亡只會發生在被抓到的人或年紀大的老人身上**。

3. 第三階段（9 歲以後的兒童）：概念與成人接近，**認為死亡是一種自然現象，為不可逆轉、不可避免的過程**，會受他人影響，尤其是父母。

二、皮亞傑(Piaget)

皮亞傑認知發展理論分析兒童對死亡的認知及反應，見表 8-1。

8-2　兒童對瀕死的反應

一、瀕死兒童的生理變化

1. 呼吸型態改變：呼吸困難是父母及照顧者所見到最難過的生理變化，會出現**陳施氏／潮式呼吸**(Cheyne-Stokes respiration)，**呼吸逐漸由深變淺，伴有規則的呼吸暫停**，應協助維持呼吸道通暢。

表 8-1	皮亞傑認知發展理論－兒童對死亡的認知及反應	
兒童年齡	**認知發展階段**	**死亡概念與反應**
出生~2 歲	感覺運動期	1. 沒有死亡的概念，但對「失落」有反應 2. 依附關係消失或逝去，會哭鬧不安
2~7 歲	運思前期	1. 死亡是可逆轉的；**被認為是一種短暫分離** 2. 將死亡與天堂連結，亡者是去天堂與死去的人聚在一起，會期待已死的人回來 3. 認為疾病及死亡是種懲罰而有罪惡感
7~11 歲	具體運思期	1. 死亡不可回復、是永久的，但可以避免 2. **將死亡擬人化，可以躲起來讓死神找不著，故不會死** 3. 不太能了解每個人皆會死亡，相信死亡只發生在老人身上
11~15 歲	形式運思期	1. **死亡是不可逆轉、不可避免的普遍法則**，死亡被視為一件遙遠的事 2. 了解到所有人終究會死，是自然現象與個人行為無關 3. 關心分離與身體外觀的改變

2. **肌肉張力減低，反射動作逐漸散失**：運動功能喪失、說話不清楚、喉頭肌肉無力致分泌物不易咳出、**大小便失禁**、吞嚥能力降低、**易出現噁心嘔吐的現象（可採少量多餐）**。

3. **腸蠕動變慢**：脹氣、無食慾。

4. **血液循環變慢**：感覺身體很熱皮膚卻濕冷、蒼白、四肢發紺、末梢脈搏變弱且不易觸診、血壓下降。

5. **知覺降低：對光敏感**，感覺、意識及視覺逐漸模糊、消失，**聽覺最後喪失**。

6. **體力變差，易疲倦**：應提供足夠的休息及適當的活動，如較不費體力的畫畫、看卡通等。

二、瀕死兒童的心理反應

(一) 恐懼(Fear)

1. 對死亡的恐懼：學齡兒童會以語言、不合作、攻擊來表達對死亡的害怕；面對死亡的威脅，常從噩夢中驚醒，有些病童則轉為忿忿不平或怨天尤人。

2. 分離與孤獨的恐懼：尤其是嬰幼兒及學齡前期的兒童。

3. 疼痛的恐懼：瀕死兒童普遍對無法控制的疼痛感到害怕，希望安詳死去，不願承受疼痛的煎熬。

4. 被遺棄的恐懼：瀕死兒童完全無助並且很依賴他人，需要關心、愛心；很擔心被父母遺棄。

5. 失控的恐懼：6~10 歲學齡兒童開始對死亡本身產生恐懼感，對生存各方面的失落，了解病癒無望，對安全感造成極大威脅。

(二) 沮喪(Sad)

感到絕望、對周遭人事物不感興趣、面無表情、憂鬱哀傷，此反應常令父母痛苦。

(三) 憤怒(Angry)

怒氣出在周遭人的身上，尤其對在旁照顧的家屬發脾氣、挑剔、不滿、拒絕合作。

(四) 罪惡感(Guilty)

當情緒失控，怒氣出在周遭人的身上，其內心有很大的罪惡感，而年幼的兒童認為生病是因為不聽話、做錯事的懲罰，不明白病情為什麼會越來越嚴重，幻想著自己的錯誤不可原諒，罪惡感更大。

8-3 照顧瀕死兒童及家屬護理重點

一、瀕死兒童的護理重點

1. 提供全人的整體性護理
   (1) 細心評估及滿足病童的身心靈需要，接納其激動不安、恐懼的情緒反應，給予愛心與關懷，**重視個人信念及宗教信仰**。
   (2) 了解語言及非語言的意義，**引導說出對死亡的觀感及害怕**。
   (3) 依病童及父母對疾病的了解程度，與其討論，接受他們的情緒反應，並提供相關協助。

2. 觀察與傾聽
   (1) 傾聽病童說話，並**根據兒童發展年齡，誠實回答問題；談話時語句要清楚且語調適當，以減少病童焦慮**。
   (2) **青少年需要參與病情的討論溝通**，並給予控制與分享決策權利，**表達不安與關切**。

3. 評估及確認瀕死兒童的住院壓力：如害怕與親人分開、治療所產生的身體損傷、疾病帶來的疼痛或死亡威脅、對醫療措施不了解、對治療沒信心、失去自我控制能力等。

4. 疼痛控制
   (1) 疼痛是瀕死病童最感恐懼的症狀，疼痛控制可減輕病童不安與對死亡的恐懼，**可依醫囑按時給予鴉片類止痛劑止痛，不必考慮是否成癮**。
   (2) 幼兒及學齡前期兒童會因害怕打針不敢表達疼痛，而學齡兒童與青少年常以「忍耐」控制自己對疼痛的表達。

5. **病童體力較差、顯得疲倦時，可安排安靜而不費力的活動；在視覺上要提供明亮的環境，以增加病童安全感。**

6. **出現臨終嘎聲時，可抬高頭部或採側臥。**

二、瀕死兒童家屬的護理重點

1. 提供病童資訊時,避免使用醫學術語與家屬溝通。

2. 建議父母在兒童瀕死前,盡量跟兒童相處。

3. 在兒童瀕死前後,提供父母機會抱抱自己的小孩,鼓勵父母與小孩說話。

4. 父母不在時,護理人員應暫代父母親角色以提供支持,**盡量保持正常家庭生活的照顧模式**。

5. 哀傷家屬自我照顧:兒童死亡後所遺留的悲慟時間較成人死亡長,故應**保持適當聯繫**,持續關懷與支持,減輕其傷痛與失落。

6. 若到院時已死亡,對父母之護理措施:**提供安靜隱私處,陪伴在旁,並視父母需要讓其和孩子遺體相處**。

7. 對於**手足**,可將其同時納入**護理照護計畫**,並安排在**適當時機**探望病童,或請**學校老師協助提供關懷與支持**。

QUESTI?N 　　　題|庫|練|習

1. 王小弟，10歲，為白血病末期患者，下列護理措施何者不適當？
   (A)協助王小弟完成心願　(B)使用一些措施來緩和王小弟痛苦的
   症狀　(C)鼓勵王小弟說出心中的感覺　(D)避免與王小弟談到死
   亡　　　　　　　　　　　　　　　　　　　　　　　　（100專高二）

   解析 根據Nagy的死亡概念階段，9歲以上兒童對於死亡概念已有成人
   的理解力，不應避免談論死亡，應傾聽、澄清、說明等。

2. 關於末期病童臨終的生理變化，下列何者為最接近死亡的表徵？
   (A)呼吸逐漸由深變淺　(B)尿量增加、顏色淡　(C)覺得冷，但身
   體摸起來是熱的　(D)睡眠時間變短　　　　　　　　（101專高一）

   解析 (B)尿量減少，失禁；(C)覺得熱，但身體摸起來是涼的；(D)睡眠
   時間增加。

3. 下列哪一個年齡層的孩子，會開始用具體語言表達其內心對死亡
   的恐懼？(A)幼兒期　(B)學齡前期　(C)學齡期　(D)青少年期

   解析 7~11歲的學齡期為具體運思期，可用具體語言表達其內心對死
   亡的恐懼。　　　　　　　　　　　　　　　　　　　（101專高二）

4. 一位10歲的末期病童，在住院期間仍掛念學校作業沒有完成，依
   據艾瑞克森理論(Erikson theory)表示此病童的心理社會發展處於
   何種階段？(A)否認病情、沒有現實感　(B)符合自我認同之發展
   任務　(C)希望藉著寫作業來轉移注意力　(D)符合其勤勉的發展
   任務　　　　　　　　　　　　　　　　　　　　　　（102專高一）

5. 向學齡期兒童解釋死亡時，下列護理措施何者不適當？(A)使用
   隱喻性詞語，如「睡著了」代替死亡一詞　(B)主動分享自己面
   對死亡時害怕或擔心的感受　(C)依病童的發展階段，據實告知
   自己對死亡的認識　(D)可以用繪本、電影、卡通與兒童討論死
   亡的議題　　　　　　　　　　　　　　　　　　　　（102專高一）

   解析 向病童解釋死亡時須避免用隱喻的方式說明。

解答：　　1.D　　2.A　　3.C　　4.D　　5.A

6. 有關疾病末期兒童的疲憊症狀照護，下列敘述何者適當？(A)因疲憊是生理的症狀，需積極使用藥物處置　(B)定期輸全血，以維持所有血球值在正常範圍　(C)在病童精神好的時段，安排病童喜歡的身體活動　(D)為了避免病童一直睡到死掉，需定期叫醒病童 （102專高二）

7. 當學齡期以上疾病末期病童自覺到自己所有的努力仍無法幫助自己恢復健康，且身體機能明顯的繼續退化，病童知道自己在死亡邊緣，開始分送自己喜歡的東西給手足及朋友時，下列護理措施何者不適當？(A)給予病童情感表達的機會　(B)鼓勵病童表達需要完成的心願　(C)促進親子溝通，誠實面對病童問題　(D)鼓勵病童積極接受治療，不要放棄希望 （102專高二）

8. 依據皮亞傑(Piaget)的認知發展理論，8歲的小威對死亡的概念，下列何者正確？(A)沒有死亡的概念，但對失落有感覺、反應　(B)認為死亡就如同睡覺一樣，是暫時的分離　(C)認為死亡是不可逆轉的，每一個人都會死亡　(D)死亡擬人化，認為躲起來，就不會被死神抓到 （103專高一）

　解析　8歲為具體運思期階段，會將死亡具體化及擬人化，認為躲起來就可以逃過死亡。

9. 面對剛經歷喪子之慟的父母親，下列何項護理措施最適當？(A)安慰父母親：「你應該很欣慰，你的孩子現在已經不會感到疼痛了。」　(B)接納父母親的情緒反應，靜靜的陪伴在父母親身邊　(C)提醒父母，趕快幫孩子進行接下來的儀式　(D)趕快離開現場，以避免尷尬 （103專高一）

解答：　　6.C　　7.D　　8.D　　9.B

10. 有關瀕死兒童之護理，下列敘述何者錯誤？(A)病童主述疼痛時，應給予非鴉片類止痛劑，以防呼吸抑制　(B)病童體力較差、顯得疲倦時，可安排安靜而不費力的活動　(C)在視覺上要提供明亮的環境，以增加病童的安全感　(D)與病童說話時，要清楚且語調適當，以減少病童的焦慮　　　　（103專高一）

解析 (A)必要時應給予鴉片類止痛藥物以緩解其疼痛不適。

11. 安安，4歲，看到躺在棺材中的爺爺，問媽媽說，「爺爺為什麼不動的躺在那裡？」安安此時期對死亡的概念為何？(A)對死亡完全沒有概念　(B)將死亡擬人化　(C)死亡是無法避免的　(D)死亡是暫時的　　　　（103專高二）

解析 4歲處於運思前期，認為死亡是一種短暫分離，且可逆轉的。

12. 小容，15歲，為白血病末期病患，有關其面臨死亡之反應與護理，下列敘述何者錯誤？(A)小容正經歷發展與死亡的雙重危機　(B)在這即將面臨死亡的時刻，她可能會尋找生與死的目的與意義　(C)應對小容隱瞞有關其瀕臨死亡的事實　(D)小容會擔心被孤立，應鼓勵同學與她接觸　　　　（104專高二）

13. 有關4歲兒童對死亡概念的發展，下列敘述何者正確？(A)沒有死亡概念，但對「失落」有反應　(B)死亡被認為是短暫的分離，可以再活過來　(C)死亡被視為一件遙遠的事，不可逆轉　(D)將死人擬人化，躲過魔鬼就可以避免死亡　　　　（105專高一）

解析 (A) 3歲前：沒有死亡概念，但對「失落」有反應；(C) 9歲以後：死亡被視為一件遙遠的事，不可逆轉；(D) 5~9歲：將死人擬人化，躲過魔鬼就可以避免死亡。

14. 婷婷，14歲，罹患急性白血病，經過多次化療，現再度復發，有關青少年對死亡的理解及反應，下列敘述何者錯誤？(A)對死亡的概念有成熟的理解，但仍有許多的疑問　(B)較易認為自己不會在這麼年輕的時候就死亡　(C)較易與醫護人員表達自己對死亡的看法　(D)較不能與父母溝通以取得父母的支持　（105專高二）

解答：　10.A　11.D　12.C　13.B　14.C

15. 有關協助兒童因應親人死亡的哀傷照護方式，下列何者不適當？
(A)運用適合兒童發展階段能理解的語言，說明親人的死亡　(B)
告訴兒童難過是可以理解的，鼓勵兒童以他們的方式表達感覺
(C)盡量少與兒童談及死亡的親人，以免造成無法處理的悲慟
(D)接受兒童在其親人過世後可能有的退化性行為　（105專高二）
解析 應引導兒童說出自身感受。

16. 依據娜姬(Nagy)死亡概念理論，下列何者不是6歲兒童對死亡的
概念？(A)死亡是一種自然現象　(B)死亡是可以避免的　(C)只有
被抓到的人才會死　(D)只有老人才會死掉　（106專高一）
解析 (A) 11~15歲兒童認為死亡是一種自然現象。

17. 有關協助雙親面對新生兒死亡，下列護理措施何者最適當？(A)
為避免雙親與新生兒有過度依附，建議雙親在新生兒瀕死前，減
少跟新生兒相處時間　(B)向雙親解釋新生兒如果還活著，可能
會有發展遲緩的問題，死亡對新生兒而言比較不受苦　(C)確保
雙親一定要在新生兒死後看他一眼，以減少父母親否認的情緒
(D)在新生兒瀕死前後，提供雙親機會抱抱自己的新生兒及鼓勵
雙親與新生兒說話　（106專高二）

18. 有關瀕死兒童的疼痛護理措施，列何者最為重要？(A)當病童喊
痛時，給予Meperidine (Demerol) p.r.n.　(B)在疼痛部位塗抹
EMLA (eutectic mixture of local anesthetics)　(C)運用PCA (patient
controlled analgesia)，讓病童自己控制疼痛　(D)依醫囑按時
(around the clock)給予靜脈注射Morphine　（106專高二補）

19. 有關病童死亡的護理措施，下列何者正確？(A)給予家屬死亡通
知時，避免使用死亡的字眼　(B)對於病童沾有血跡的衣物留給
家屬做紀念　(C)提供病童資訊時，避免使用醫學術語與家屬溝
通　(D)建議家屬暫時不與病童接觸，以避免家屬過度哀傷

（107專高一）

解答：　15.C　16.A　17.D　18.D　19.C

20. 有關瀕死兒童的呼吸與心臟血管生理反應，下列敘述何者錯誤？
(A)會出現陳施式呼吸或喟嘆式呼吸　(B)喉頭肌肉緊縮，可自行將分泌物咳出　(C)四肢末梢脈搏變弱且不易觸診　(D)皮膚濕冷、蒼白、四肢發紺 　　　　　　　　　　　　　　（107專高二）
　解析 (B)喉頭肌肉無力，分泌物會堆積不易咳出。

21. 兒童在瀕死過程中，出現呼吸逐漸由深變淺時，下列護理措施何者正確？(A)避免給與止痛藥，以防呼吸抑制　(B)出現臨終嘎聲時可抬高頭部或採側臥　(C)提供昏暗的環境，以減少光線刺激　(D)嚴格限制絕對臥床休息，避免任何活動 　　　　（107專高二）

22. 有關以家庭為中心的兒童緩和安寧醫療照護，下列何者錯誤？
(A)乃為了減輕末期病童之痛苦，施予緩解性、支持性之醫療照護　(B)強調能免除痛苦，並獲得符合其年齡需求的身心靈安適，安詳離去　(C)需同時視病童及家屬為一整體，評估病童與家屬在痛失親人前後之哀傷情緒與靈性需求　(D)孩童年齡滿7歲後，須給予簽署不施行心肺復甦術同意書 　　　（108專高一）

23. 下列何者不是瀕死兒童的生理變化？(A)出現陳施氏呼吸型態
(B)感覺很熱，身體卻很冰冷　(C)視力模糊，眼睛分泌物增加
(D)聽覺減少，對疼痛的刺激敏感 　　　　　　　　　（109專高一）
　解析 (D)聽覺是最後消失的感覺。

24. 臺灣安寧緩和醫療條例保障不可治癒之臨終末期病人的醫療意願，有關兒童安寧緩和醫療照護，下列敘述何者錯誤？(A)家屬簽署「不施行心肺復甦術同意書」前，建議能夠和病童充分溝通
(B)依照病童的年齡可利用繪本故事共同討論他們對死亡的概念
(C)父母在病童臨終時，依照病童體力可負荷狀況盡力滿足病童的心願　(D)兒童安寧緩和醫療不宜於兒童癌症診斷確立時即介入 　　　　　　　　　　　　　　　　　　　　　（109專高一）

解答：　20.B　21.B　22.D　23.D　24.D

25. 小瑋，6歲，罹患膽道閉鎖，多年來等不到肝臟移植，面臨死亡，父母在與小瑋討論死亡時，下列敘述何者錯誤？(A)僅提及快樂的事情，避免引發哀傷反應，以減輕小瑋焦慮　(B)小瑋主動提及死亡時，父母應認真回應，不要虛張聲勢　(C)問問小瑋：「你的想法呢？」，使小瑋有機會說自己對死亡的想法(D)父母與小瑋主動分享自己面對死亡的感受　　　　（109專高一）

26. 有關生命末期兒童疼痛評估和照護，下列敘述何者最不適當？(A)病童喊痛時需給予meperidine進行止痛　(B)利用QUESTT進行兒童疼痛評估的蒐集　(C)儘量避免和減少不必要的侵入性治療(D)教導家屬利用非藥物方式轉移注意力　　　　（109專高二）
    解析）可給予Morphine使用。

27. 小琪2歲，為急性骨髓性白血病(AML)末期。有關瀕死病童的照顧，下列敘述何者較不適當？(A)開誠溝通，表露關懷　(B)害怕失去病童，會積極治療　(C)症狀控制與維持舒適　(D)尊重家庭的宗教信仰與信念　　　　（109專高二）
    解析）減少不必要和侵入性的治療。

28. 小花，8歲，罹患神經母細胞瘤末期，問護理師他是否快要死掉了，下列敘述何者較適當？(A)沒有啊，是誰告訴你的，不要想那麼多　(B)為什麼你突然問這個問題，說說看你在擔心什麼(C)你聽誰說的？你是不是太累了，會不會聽錯了　(D)每個人都會死掉，只是早死或晚死罷了　　　　（110專高一）

29. 協助學齡前期的手足面對病童瀕死的護理措施，下列敘述何者正確？(A)為了保護病童之手足，應減少手足與瀕死的病童接觸(B)此年齡的孩童對死亡概念模糊，不需與他談到死亡　(C)當手足出現行為問題時，須予以糾正　(D)以繪本或遊戲方式，引導病童手足講出其心中想法　　　　（110專高一）

解答：　25.A　26.A　27.B　28.B　29.D

30. 有關護理師與癌症末期病童談論有關死亡的溝通方式，下列敘述何者最適當？(A)可鼓勵學齡期病童憑空想像死亡的意義　(B)避免與病童討論死亡議題　(C)提供病童遊戲和藝術，表達其想法與感受　(D)給予病童痊癒的希望　　　　　　　　　　（110專高二）

31. 小方，進入瀕臨死亡狀態，有關瀕死的生命跡象，下列何者最不適當？(A)失去理智且意識混亂　(B)失去大小便的控制能力　(C)呼吸型態改變（潮式呼吸法：Cheyne-Stokes respiration）　(D)快速且強而有勁的脈搏　　　　　　　　　　（111專高一）

　解析 瀕死時末梢脈搏會變弱且不易觸診。

32. 依據娜姬(Nagy)的理論，9歲兒童對死亡的概念為何？(A)死亡是暫時的　(B)會探索死亡的靈性意義　(C)生物體死亡後無法復活　(D)相信死亡只會發生在老人身上　　　　　　（111專高一）

33. 翔翔，9歲，因妹妹癌末瀕臨死亡住院，以下對翔翔的照護措施何者較不適當？(A)安排他在適當時機探望妹妹　(B)鼓勵他：「你已經是大孩子了，一切要自己忍耐下來」　(C)請學校老師協助提供他關懷與支持　(D)將他同時納入護理照護計畫

　　　　　　　　　　　　　　　　　　　　　　（112專高一）

34. 有關瀕死病童的生理變化，下列敘述何者錯誤？(A)尿量漸減　(B)陳施氏呼吸(Cheyne-Stokes respiration)　(C)視力減退，聽覺最早消失　(D)心跳慢且弱　　　　　　　　　　　（112專高一）

　解析 聽覺為最後喪失。

35. 有關瀕死兒童家庭的照護敘述，下列何者不適當？(A)接納父母的哀傷反應，鼓勵父母說出其想法　(B)針對父母想獲得的資訊給與正確的資料　(C)提醒父母避免家中其他幼童參與喪禮的過程　(D)評估父母和病童對靈性的需求，提供適當的支持與諮詢

　　　　　　　　　　　　　　　　　　　　　　（112專高三）

　解析 (C)手足亦應同時納入護理照護計畫，鼓勵其表達心中的想法。

解答：　30.C　31.D　32.C　33.B　34.C　35.C

MEMO

傳染性疾病患童的護理

出題率：♥ ♥ ♡

兒童傳染性疾病概論 ── 影響疾病的傳播因素
　　　　　　　　　　　 ── 傳染性疾病在兒童主要的健康問題
　　　　　　　　　　　 ── 感染控制

兒童常見的傳染性疾病 ── 嬰兒玫瑰疹
　　　　　　　　　　　　 ── 德國麻疹
　　　　　　　　　　　　 ── 麻　疹
　　　　　　　　　　　　 ── 水　痘
　　　　　　　　　　　　 ── 腮腺炎
　　　　　　　　　　　　 ── 腸病毒
　　　　　　　　　　　　 ── 登革熱／出血性登革熱
　　　　　　　　　　　　 ── 日本腦炎
　　　　　　　　　　　　 ── 白　喉
　　　　　　　　　　　　 ── 百日咳
　　　　　　　　　　　　 ── 破傷風
　　　　　　　　　　　　 ── 猩紅熱
　　　　　　　　　　　　 ── 脊髓灰白質炎
　　　　　　　　　　　　 ── 後天免疫缺乏症候群
　　　　　　　　　　　　 ── 院內感染
　　　　　　　　　　　　 ── 疱疹病毒感染

Pediatric Nursing

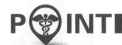

9-1　兒童傳染性疾病概論

一、影響疾病的傳播因素

1. 病原體：侵入人體後會造成組織、器官的疾病即稱之，例如細菌、病毒、黴菌、寄生蟲、病原毒素等。

2. 宿主：病原體經由特定方式，如呼吸道、腸胃道、皮膚或血液等，使他人身上出現相同疾病，此疾病稱為傳染病，得病者即為宿主。

3. 傳播方式：分為直接接觸、間接接觸、垂直感染。

二、傳染性疾病在兒童主要的健康問題

(一) 發　燒

1. 病因：感染外來病原後，引起體內細胞（如白血球、吞噬細胞）釋放出內生性致熱原。

2. 護理處置：輕微發燒時應多喝水、休息、降低室溫或調整被蓋與衣服，若體溫上升至 38~39 度以上，視情況使用藥物退燒（如 Acetaminophen），但需**避免使用 Aspirin 退燒，因容易造成雷氏症候群**(Reye's syndrome)。此外，溫水拭浴也可使體溫緩和下降，現臨床已少用。

(二) 發　疹

1. 病因：病原直接侵入皮膚，微生物經由血行散播或直接感染皮膚黏膜而來。

2. 皮膚疹分類：斑丘疹、擴散性紅皮疹、蕁麻疹、水疱、膿疱、紫斑、皮膚性結節等。

3. 護理處置
   (1) 注意發疹之前接觸藥物或寵物等情形、觀察發疹時間及發疹後進展情形、疹子在身體的分布、生命徵象等。
   (2) 體溫升高時可口服藥物退燒、減少被蓋、多休息、多喝水、溫水拭浴。
   (3) 皮膚癢時，可用乳液或止癢藥膏增加舒適，避免使用肥皂，以防皮膚乾燥與刺激。
   (4) 剪短指甲，以維護皮膚完整性，防續發性感染。
   (5) 當口腔黏膜受損時，選擇軟質、流質或無刺激性的食物。

三、感染控制

(一) 免疫能力發生及種類

1. **天然主動免疫**：個體對接觸的病原體產生自身的抵抗力，其終生有免疫力。
2. **天然被動免疫**：由母體經胎盤傳給胎兒免疫物質所產生的抵抗力，如 IgG。
3. **人工主動免疫**：將抗原接種至人體內，刺激自身免疫系統產生抗體，如卡介苗等。**免疫效果較慢，但持續時間較長。**
4. **人工被動免疫**：藉由注射免疫球蛋白或動物的抗毒素等，促使宿主被動獲得免疫能力，如 B 型肝炎免疫球蛋白、**破傷風抗毒素**、白喉抗毒素等。**免疫效果較快，但持續時間較短。**

(二) 傳染性疾病的隔離措施分類

常見傳染性疾病的隔離措施分類，見表 9-1。

表 9-1　常見傳染性疾病的隔離措施分類

隔離措施分類	疾病	單獨隔離室	隔離衣	洗手	口罩	手套	物品
嚴格	白喉、天花、水痘、先天性德國麻疹	必要	必要	必要	必要	必要	用過物品應丟棄，或包裹起來滅菌消毒後再清潔
呼吸道	百日咳、腮腺炎、麻疹、手足口症	必要	非必要	必要	必要	非必要	若為分泌物汙染，需以塑膠袋送供應中心滅菌消毒後再清潔
腸胃道	脊髓灰白質炎	非必要	非必要	必要	非必要	必要	被單衣物被糞便汙染時，應戴手套將被單衣物放入紅色塑膠袋，送供應中心滅菌消毒後再清潔
血液及體液	HIV	非必要	非必要	必要	非必要	非必要	避免針扎；沾到血液之被單衣物需用紅色塑膠袋裝並註明，進行滅菌消毒後再清潔
接觸	德國麻疹、單純疱疹	不需要	必要	必要	必要	必要	視情況而定
抗酸性桿菌	結核病	必要	非必要	必要	必要	非必要	痰液棄於不透氣的袋子，密封丟入垃圾桶

9-2　兒童常見的傳染性疾病

一、嬰兒玫瑰疹(Roseola Infantum)／三日熱(3-Day Fever)／猝發疹(Exanthema Subitum)

◆ 流行病學

1. 病原：第六型人類疱疹病毒(human herpes virus 6; HHV-6)。

2. 潛伏期：約為 5~15 天。

3. 傳染方式：飛沫傳染。感染後可終身免疫。

4. 易感年齡：6 個月到 2 歲間的嬰幼兒，尤其 1 歲以下嬰兒居多。

5. 流行季節：春、秋。

◆ 臨床表徵

1. 前驅期：突發性高燒(39.4~41.2°C)，持續 3~5 天，伴隨食慾不振、嘔吐、昏睡等，偶會出現枕下、耳後及頸部淋巴結腫大。

2. 出疹期：退燒時出現皮疹，疹子為散發性玫瑰紅斑點，剛開始出現在胸部及軀幹，然後擴散到臉部及四肢，約 3 天內消退。

3. 合併症：不常見，可能因高燒引起熱性痙攣。

◆ 治療及護理

1. 症狀治療，尤其要注意體溫變化。

2. 護理措施請見發疹護理。

二、 德國麻疹(German Measles)／風疹(Rubella)／三日疹(3-Day Measles)

◆ 流行病學

1. 病原：RNA 病毒感染。
2. 潛伏期：約 14~21 天。
3. 傳染期：**疹子出現前 7 天至出疹後 5 天**，感染後可終生免疫。
4. 傳染方式：**飛沫、直接及間接接觸傳染。**
5. 易感年齡：好發於 6~8 歲的學齡期兒童及青年。
6. 流行季節：春、冬。

◆ 臨床表徵

1. 前驅期：輕微發燒、全身倦怠、食慾不振、流鼻血、喉嚨痛等，並出現**耳後、頸後及枕骨下淋巴結腫大。體溫及症狀變化於年紀越小的兒童越不明顯。**
2. 出疹期：**最早出現在臉**，並蔓延至頸部、手臂、軀幹及下肢。
3. 恢復期：疹子**約在第 3 日即會隨著發生順序而全部消失。**
4. 合併症：**很少出現合併症**，大孩子及成人可能有輕微鼻咽炎及發燒、全身倦怠、食慾不振、流鼻血、喉嚨痛等症狀，通常**無色素沉著與脫皮現象。**

◆ 治療及護理

1. 症狀治療，如給予止痛藥以減輕不適。
2. **嚴格執行呼吸道隔離**，並妥當清理口鼻排出的分泌物。
3. 出疹後 7 日內不要上學，且避免接觸孕婦，**因懷孕早期感染易導致新生兒罹患先天性心臟病**（第一孕期婦女應與德國麻疹病人隔離）。

三、麻疹(Measles)

◆ 流行病學

1. 病原：副黏液病毒感染，為**法定第二類傳染病**。

2. 潛伏期：約 7~14 天。

3. **傳染期：紅疹出現前 4 天至紅疹出現後 5~7 天**，但最主要還是在前驅期（卡他期）。感染後可獲終生免疫。

4. **傳染方式：直接接觸**或**飛沫傳染**。

5. 易感年齡：3 歲以下嬰幼兒。

6. 流行季節：春、冬。

◆ 臨床表徵

1. **前驅期（卡他期）**：3~5 天的發燒、流鼻涕及出現 **3C 症狀：咳嗽(cough)、卡他性鼻炎(coryza)、結膜炎(conjunctivitis)**，此期結束前 1~2 天，下顎、第一臼齒旁的口腔黏膜會出現中心白色、周圍不規則之小白點（旁圍以紅色小暈），稱為**柯氏斑點(Koplik's spots)**，於出疹期後 1~2 天消失。

2. **出疹期**：通常出現紅斑丘疹，**由上而下**蔓延到前額、臉部、頸部、上肢和軀幹。

3. **恢復期**：疹子按先後出現次序消退，**皮膚可能出現色素沉著及脫皮現象**，此時最易併發合併症。

4. **合併症**：中耳炎、肺炎、支氣管炎、腦炎等。

◆ 治療及護理

1. **症狀治療**，如給予藥物以減輕不適。

2. **採呼吸道隔離方式，即戴口罩。**

3. 前驅期時應維持臥床休息，並隔離至紅疹出現後 5~7 天為止。

4. 若眼睛有分泌物，可用生理食鹽水清洗乾淨；若有畏光情形，可調暗室內光線以促進舒適。

5. 發燒時按醫囑給予 Acetaminophen 或溫水拭浴等。

6. 保持室內濕度可改善咳嗽。

7. 若接觸到病人，可在 **72 小時內注射疫苗**以預防發病。

四、水痘(Chickenpox)

◆ 流行病學

1. **病原：帶狀水痘疱疹病毒**，為法定第四類傳染病。

2. **潛伏期**：約 10~21 天。

3. **傳染期**：發疹前 1~2 天至第一批疹子結痂出現後 6 天中（或始於症狀出現前一天至痘疹結痂為止），乾皮疹痂皮無傳染性。一般罹病後可獲終生免疫，但有少數會罹患第二次。

4. **傳染方式：飛沫傳染**及直接接觸傳染。

5. **易感年齡**：好發於 2~6 歲的兒童。

6. **感染季節**：冬末至春初。

◆ 臨床表徵

1. 前驅期：輕微發燒、頭痛、食慾不振。

2. 出疹期
   (1) 約 5~20 天，多集中於軀幹（呈典型**向心性分布**），隨後蔓延至面部、肩部，最後是四肢。
   (2) **發疹順序依次為紅斑、丘疹、水疱、膿疱**，同一時間內可在同一部位看到各階段變化的疹子，且大小不一。

(3) 末期皮疹全部變成痂。

3. 合併症：皮膚感染、中耳炎、肺炎、血小板減少等。

◆ 治療及護理

1. 症狀及支持性療法，如使用 Acetaminophen 退燒，假使無續發性感染則不需使用抗生素藥物治療。

2. 防護措施：**臥床休息並住隔離房（呼吸道隔離是最佳的隔離措施），進入病房時要戴手套、口罩，隔離至結痂脫落**為止。

3. **水痘結痂乾燥後 5~7 天再恢復上學，以防傳染。**

4. 感染水痘期間服用類固醇可能有生命危險，應避免。

5. 發疹期間保持皮膚清潔，可給予清水及不刺激的溶液清洗，或給予抗組織胺藥物、含薄荷成分的痱子膏止癢。

6. **孕婦如在懷孕前期感染水痘，可能造成胎兒子宮內感染。**

7. **無抗體者在接觸水痘病童 72 小時內，施打帶狀疱疹免疫球蛋白，可預防發病。**

五、腮腺炎(Mumps)

◆ 流行病學

1. 病原：**副黏液病毒**感染。

2. 潛伏期：約 16~18 天。

3. **傳染期**：症狀出現前 7 天至腮腺腫大後 9 天，自然感染者可終生免疫。

4. 傳染方式：直接接觸傳染、飛沫傳染。

5. 易感年齡：好發於 **15 歲以下**。

6. 流行季節：**全年皆可能發生**，冬末及春季較常見。

◆ **臨床表徵**

1. 主要特徵在於**一側或兩側腮腺腫大，典型症狀是高燒、耳下腺硬、倦怠、頭痛、厭食及耳朵痛。**

2. **青春期後得腮腺炎者易產生單側睪丸炎。**

3. **合併症**：副睪丸炎、胰臟炎、在早期或晚期常侵犯中樞神經系統而造成**無菌性腦膜炎**等。

◆ **治療及護理**

1. **症狀及支持性療法**，如補充體液、止痛藥物等。

2. 傳染期內應採**呼吸道隔離至腮腺腫大後約 9 天，需戴口罩。**

3. **腫脹部位可用冷敷或溫敷增進舒適。**

4. 有些病童會有耳下腺腫大，可提供**液體或軟質**、低渣及無刺激性食物，如**茶凍、稀飯、魚湯**等，以減少咀嚼時的疼痛。

六、腸病毒(Enterovirus)

◆ **流行病學**

1. 病原
   (1) 主要感染原為克沙奇病毒 A-16 型(coxsackievirus A-16)。
   (2) **腸病毒 71 型**(enterovirus-71)**也會造成，且臨床症狀比克沙奇病毒 A-16 型更嚴重，年紀越小越容易感染。**

2. **潛伏期**：於呼吸道口沫中可存留約 1~3 週，經腸道的糞便可存留約 2~3 個月以上，此時即有傳染力，通常以發病後 1 週內傳染力最強，人類為其天然宿主。

3. **傳染方式：飛沫傳染、接觸傳染（糞口途徑）。**

4. **流行季節：約為 3~11 月，尤以夏末秋初（7~9 月）為高峰期。**

5. **易感年齡**：常發生於 10 歲以下的兒童。

◆ **臨床表徵**

1. **手足口症**：數種腸內病毒造成，如克沙奇 B5 型；舌頭及口腔黏膜出現小水泡及潰瘍，手掌、腳掌、手指及腳趾間的皮膚亦會出現疹子及水泡。可能合併出現**高燒**、**意識不清**、**抽搐**、**冒冷汗**。

2. **疱疹性咽峽炎**：克沙奇 A9 型病毒引起，特徵為突然發燒 1~4 天，頭痛、腹痛、厭食、吞嚥困難，咽峽及扁桃腺出現針尖大小水泡，水泡邊緣漸漸變紅色，破裂後形成潰瘍。通常無合併症，少數併發無菌性腦膜炎。

3. **急性心肌炎**：特徵為突發性呼吸困難、嘔吐、明顯**心跳過快**，快速演變為心衰竭、甚至休克，如能存活，復原快。

4. 急性淋巴結性咽炎：特徵為喉嚨痛、頭痛、發燒。

5. **急性出血性結膜炎**：**腸病毒 70 型引起**，特徵為結膜下出血、眼睛痛、分泌物多，症狀約 1 週消失。

6. **流行性肌肋痛**：特徵為**突然陣發性胸痛**，伴有發燒、短暫噁心、腹瀉，合併症極少。

◆ **治療及護理**

1. 尚無有效之藥物治療，臨床上**採支持性療法，有合併症者予症狀治療**，如**退燒藥**等。目前有針對腸病毒 71 型的疫苗，有助降低感染風險，減少重症機率。

2. 口腔內出現水泡或喉嚨痛時，應注意口腔衛生，於進餐前可局部給予麻醉劑減輕疼痛，採**軟質或流質飲食**，避免過燙及刺激性食物。

3. 採**呼吸道隔離**，照護者在接觸病童前後應**確實洗手及戴口罩**。

4. **罹病時避免上學，以免傳染**。

5. **預防措施**：流行期時避免出入公共場所、加強個人衛生及環境衛生、避免共用餐具、勤用肥皂洗手；兒童的**分泌物或受排泄物污染的物品**，建議使用 1,000ppm 的含氯漂白水消毒；新生兒建議餵母奶，以增強免疫力。

七、 登革熱(Dengue Fever)／出血性登革熱(Dengue Hemorrhagic Fever; DHF)

◆ 流行病學

1. 病原：為急性發作、可自然痊癒的病毒性傳染，由**埃及斑蚊或白線斑蚊**傳播，**通常發生於亞洲熱帶地區**。

2. 易感年齡：以成人及較大兒童居多。

3. 傳染途徑：受病媒蚊叮咬後，病毒會從蚊子唾液進入人體血液，造成感染，無免疫力者感染 3~8 天（潛伏期）後，病毒大量繁殖導致病毒血症，隨即發病，此時若再被不帶病毒之蚊子叮咬，會造成蚊子的感染，此蚊再叮咬別人時，便會將登革熱病毒傳給第二者。

4. 免疫：若先後感染不同類型的登革熱，因體內抗原－抗體反應或病毒突變毒性增強，易造成大出血，稱為出血性登革熱 (DHF)，其致命率高，不會終生免疫。

◆ 臨床表徵

1. **早期**（第 1~2 天）：**突發性的高燒及寒顫**，全身疲倦、盜汗、嚴重頭痛、眼眶後疼痛、畏光、**肌痛或關節痛難以忍受，即所謂碎骨熱**。

2. 中期（第 3~4 天）：持續的發燒；發生過渡性的大片紅疹，加壓時會變白，由軀幹中心向外擴散。白血球數目減少，淋巴球數目相對的較高。

3. **恢復期**（第 5~7 天）：**發燒 2~6 天後，出現腸胃道症狀及淋巴結腫大**。發燒漸退，但全身仍然倦怠。

◆ **嚴重時的病症**

下列二種情形較常發生在小孩身上，死亡率高。

1. **出血性登革熱：腹水、肋膜積水、低血壓、肝腫大以及前額、四肢出現紫斑或瘀血**及大片皮下出血。實驗室檢查會發現血液白蛋白降低、**血小板下降、血比容上升**。

2. 登革熱休克症候群：血壓降低、脈搏增快、昏睡等。

◆ **治　療**

1. **症狀療法**：給予退燒藥等。

2. 因體內抗原－抗體反應或病毒突變毒性增強，易造成大出血，故治療上需**避免使用水楊酸類藥物（如 Aspirin）**或 Indomethacin，以免加劇出血情形。

3. 若有休克情形，給予靜脈注射補充體液。

◆ **護理措施**

1. 觀察生命徵象變化。

2. **發燒期間臥床休息，以促進體力恢復。**

3. 預防流行最佳方法：**清除病媒生長環境，以撲滅病媒蚊為主。**

4. **屬第二類法定傳染病，新病例需報告當地衛生主管機關。**

八、日本腦炎(Japanese Encephalitis)

◆ **流行病學**

1. 病原：日本腦炎病毒感染。

2. 潛伏期：約 4~14 天。

3. 傳染期：感染病毒後 7~12 天。

4. 傳染方式：由**三斑家蚊及環狀家蚊**叮咬傳染。

5. 易感年齡：以兒童居多，成人較少見。

6. 感染季節：夏季。

◆ **臨床表徵**

1. 前驅期：突發性頭痛、發燒，然後出現腦炎症狀。

2. 腦炎症狀：意識改變、嗜睡、頸部僵硬、角弓反張等。

3. 腦脊髓液檢查：出現白血球升高、**蛋白質上升**、紅血球沉降速率上升等。

◆ **治療及護理**

1. 給予支持與症狀治療，尤以腦壓升高、痙攣的控制最重要。

2. 維持呼吸道通暢，並監測 IICP、生命徵象等。

3. 衛教注意個人衛生、居家環境、黃昏時減少戶外活動。

4. 提供高熱量、高蛋白的軟質或液體食物。

5. **嬰幼兒病童之血液、腦脊髓液及分泌物，不需要特別隔離。**

6. **預防方法**：減少住家附近汙水淤積，必要時使用殺蟲劑；每年3~5月為預防接種期，滿15個月即可開始接種疫苗，於流行季節可達成95%的預防效果；1歲以下嬰兒雖有母親的抗體較不易得病，黃昏時仍宜避免外出。

九、白喉(Diphtheria)

◆ **流行病學**

1. 病原：革蘭氏陽性白喉桿菌感染。

2. 潛伏期：2~5 天。

3. 傳染期：無接受治療者為 2~4 週，若經過治療為 1~2 天。

4. 傳染方式：飛沫傳染、直接接觸傳染。

5. 感染季節：秋、冬。

◆ 臨床表徵

1. 發燒、喉嚨痛、咽部充血、扁桃腺及頸淋巴腺腫大、呼吸困難等。

2. **白喉外毒素因與神經、心臟及腎臟等組織具有很強的親和力，易引起神經、肌肉的變化。**

3. 合併症：心肌炎、神經炎、敗血性休克等。

◆ 治　療

1. 診斷：**錫克試驗**(Schick's test)**呈陽性反應**。

2. 使用白喉抗毒素。

3. 抗生素：持續使用青黴素(Penicillin)或紅黴素(Erythromycin)至少 7 天。

◆ 護理措施

1. 臥床休息，直到心電圖正常。

2. 加強口腔護理。

3. 維持呼吸道通暢，**視需要備妥急救設備，並通知醫師處理。**

4. 提供高熱量、軟質或液體食物。

十、百日咳(Pertussis; Whooping Cough)

◆ 流行病學

1. 病原：革蘭氏陰性百日咳嗜血桿菌感染。

2. 潛伏期：約 3~12 天。

3. **傳染方式**：飛沫傳染、直接或間接接觸汙染物品。

4. 易感年齡：1~5 歲。

5. 感染季節：夏末至秋天。

◆ 臨床表徵

1. 前驅期（卡他期）：開始為鼻炎及流鼻涕，繼之**低度的發燒**、**結膜發紅、咽部充血、咳嗽多在夜間發生**。

2. 陣發期：嚴重陣發性咳嗽後，會有不同程度的發紺或嘔吐情形，**吸氣會有喘鳴聲**。

3. 合併症：續發性細菌性肺炎、因濃痰所引起的窒息、用力咳嗽所引起的結膜下或蜘蛛膜下出血。

◆ 治　療

1. 抗生素：給予 Erythromycin 治療。

2. 其他症狀採支持性療法。

◆ 護理措施

1. 可給予類固醇或支氣管擴張劑減輕陣發性咳嗽。

2. **教導並協助家屬執行胸腔物理治療，以利分泌物排出。**

3. 常因咳嗽、卡他期的症狀導致呼吸困難，可採取**半坐臥姿**，有助於減少呼吸困難。

4. **住院病童使用抗生素後，尚需呼吸道隔離 5 天。**

5. **採集中護理，以利病童休息。**

6. 少量多餐，並提供高熱量流質飲食。

十一、破傷風(Tetanus)

◆ 流行病學

1. 病原：革蘭氏陽性破傷風桿菌感染。

2. 潛伏期：約 2~14 天。

3. 傳染方式：直接或間接接觸不潔傷口所感染；**新生兒可能因斷臍或臍帶護理不當導致感染**。

◆ 臨床表徵

1. 通常臉部及頸部肌肉最早受到侵犯，會造成**肌肉痙攣**。

2. 當侵犯咬肌時會形成**張嘴困難、下顎骨關閉**，50%的病人會出現「**牙關緊閉**」的現象，臉部肌肉持續收縮，形成嘴角往外拉、眉部皺縮、眼瞼關閉、斜眼的古怪表情，稱為「**苦笑**」。

3. 脊柱旁的一側或雙側肌肉僵直，形成背部成弓形或角弓反張。

4. 發病 24~48 小時內僵硬現象會蔓延至軀幹與四肢，但意識不會改變。

◆ 治 療

1. 使用 Penicillin 靜脈或肌肉注射治療 10~14 天。

2. 肌肉注射**破傷風抗毒素**或**破傷風免疫球蛋白**以中和血液中游離之外毒素。

3. 完成破傷風基礎疫苗接種之後，每 10 年應追加一劑破傷風類毒素，或破傷風、減量白喉百日咳混合疫苗，自 2010 年 3 月起國內接種時程為幼兒於出生滿 2、4、6、18 個月各接種一劑白喉、破傷風、百日咳、b 型嗜血桿菌及小兒麻痺五合一疫苗(DtaP-Hib-IPV)，滿五歲至國小一年級前則追加一劑白喉破傷風非細胞性百日咳及不活化小兒麻痺混合疫苗(DTaP-IPV)。

◆ **護理措施**

1. 維持呼吸道通暢，並給予補充體液及電解質。

2. **保持環境四周安靜，避免聲音、光線刺激**，給予集中護理，可利用蓋單遮蓋保溫箱上方。

3. **在病人單位備氣管切開術用具**，以備不時之需。

十二、猩紅熱(Scarlet Fever)

◆ **流行病學**

1. 病原：**A 群 β 型溶血性鏈球菌感染。**

2. 潛伏期：約 1~7 天。

3. 傳染期：自潛伏期到發病後 10 天內。

4. **傳染方式：飛沫傳染、直接接觸傳染。**

5. 易感年齡：**好發於 5~10 歲兒童**，常見咽喉部位感染。

6. 感染季節：冬末春初。

◆ **臨床表徵**

1. **前驅期：突發性高燒**(39.5℃)、**白色舌苔**、喉嚨痛、吞嚥困難。

2. **發疹期：**扁桃腺充血、**白色舌苔剝落呈紅色草莓樣舌；**肘窩前出現瘀斑，如色素沉著的橫斷線；**手、足部的脫皮，呈現粗糙砂紙樣質地。**

◆ **治　療**

1. **診斷：**狄克試驗(Dick's test)呈陽性反應。

2. **抗生素：**予 Penicillin 治療 10 天以上。

◆ 護理措施

1. **嚴格隔離（尤其是呼吸道隔離）一週，直至紅斑開始消退。**

2. 發燒期間盡量臥床休息，並補充適當液體。

3. 可給予濕冷的蒸氣，以減輕喉頭不適。

4. 確實服用抗生素。

十三、脊髓灰白質炎（小兒麻痺；Poliomyelitis）

◆ 流行病學

1. 病原：**腸病毒引起**，侵犯運動神經。

2. 潛伏期：約 7~21 天。

3. 傳染期：病毒感染後至發病後 3 個月。

4. 傳染方式：**糞口傳染**或飛沫傳染；傳染源為腸胃道排泄物、鼻咽分泌物，**腸胃道排泄物（糞便）為主要傳染源**。

5. 感染季節：多在夏季流行。

◆ 臨床表徵

　　大多數臨床表徵不明顯。**麻痺通常呈不對稱性**，有時會導致神經麻痺、癱瘓，嚴重時會呼吸停止。

◆ 治療及護理

1. **臺灣為小兒麻痺根除地區，目前仍需常規接種不活化小兒麻痺疫苗**(IPV)。

2. 採支持療法。

3. 給予適當擺位以防骨骼畸形。肌肉疼痛消失，無力現象已不再進展時，可做主動與被動運動。

4. 維持呼吸道通暢，密切觀察呼吸功能受損情形。

5. 接觸病人及其分泌物後確實**洗手**，並實施**腸胃道分泌物隔離**。

十四、後天免疫缺乏症候群(AIDS)

◆ 流行病學

1. 病原：人類免疫缺乏病毒(HIV)感染。

2. **潛伏期**：成人感染可能達 7~10 年之久，但垂直感染約 1~24 個月，平均為 5 個月，故**較成人短，其預後也較成人差**。

3. **傳染方式**：HIV 可經由**血液**（如血液製品）、體液（精液、母乳）和器官，以及汙染的針頭、性行為等感染，且會於**懷孕週數小於 33 週**、分娩過程接觸而經由母體垂直傳染給胎兒；**病毒亦會通過乳汁傳染，故 HIV 陽性母親不適合哺餵母乳。大多數兒童是由輸入被感染之凝血因子而感染。**

◆ 臨床表徵

1. 臨床表徵與免疫缺陷有關，因而導致伺機性感染，前驅症狀如體重減輕、發燒、疲倦、淋巴腺腫、**腹瀉、肝脾腫大**、肺部症狀。

2. **卡氏肺囊蟲肺炎**：為**最常見的伺機性感染和死亡原因**，如口腔念珠菌病；而淋巴性間質性肺炎多為突然發病，合併咳嗽及呼吸急促，並常有肺部淋巴腺增生。

◆ 治 療

臨床上主要使用反轉錄酶抑制劑（如 AZT、DDC、DDI）、蛋白分解酶抑制劑等，同時針對伺機性感染加以治療。**母親懷孕或生產時**，以及最初 6 週的新生兒**給予 AZT**，可減少垂直感染的危險。疑似受感染的新生兒應於**出生後 6~12 小時立即接受預防性抗病毒藥物治療。**

◆ 護理措施

1. 預防接種注意事項
   (1) **不可接種活性疫苗：如卡介苗(BCG)、小兒麻痺口服沙賓疫苗(OPV)及水痘疫苗**；同住的孩童也應避免施打活病毒疫苗。
   (2) **可接種疫苗**：DPT 疫苗、B 型肝炎疫苗、**綜合流行性感冒及肺炎疫苗**、小兒麻痺沙克疫苗（不活化疫苗）、MMR 疫苗，或於接觸麻疹病人後使用麻疹或水痘免疫球蛋白，白喉、破傷風、百日咳、b 型嗜血桿菌及小兒麻痺五合一疫苗(DtaP-Hib-IPV)。
   (3) **應於 2 個月時接種流行性感冒嗜血桿菌疫苗。**
2. AIDS **不會透過唾液（如親吻臉頰）感染**，也不會因碰觸帶原者接觸過的物體、與其握手或擁抱等而感染，故**感染兒童仍可繼續上學**。若**環境設備不慎污染時，可以 0.05%漂白水擦拭**。
3. 衛教感染者不要捐血、**性行為時應有所防護**、不共用針頭等。
4. 提供病童及家屬相關的心理與社會支持。
5. 應加強教導病童自我照顧的方法，以防遭受伺機菌感染。

十五、院內感染(Nosocomial Infection)

◆ 定 義

1. 廣義的院內感染，指的是在醫院環境中得到的感染，故不論是住院、門診的病人、探病的家屬，甚至是醫院內的工作人員都有可能受到感染。疾病管制署目前使用「醫療照護相關感染(healthcare-associated infection; HAI)」取代「院內感染」一詞。
2. 住院病人的院內感染較容易確定，若一個病人住院一段時間以後才出現感染的症狀，通常就可認定是院內感染。

◆ 病 因

1. 訪客或家屬帶來的細菌或病毒造成病人感染。

2. 住院病人抵抗力較差，且檢查與治療也會破壞本身的抵抗力，引發病人身上原本就有的細菌，使之遭受感染。

3. 醫院環境與外界相比存有各式各樣的細菌。

◆ 護理措施

1. 預防感染傳播最重要、最簡單的方法即是洗手，**加強洗手五步驟－濕、搓、沖、捧、擦**。

2. 確實遵守感染管制原則，如**和病人近距離接觸時戴口罩、穿隔離衣、接觸感染物質或傷口時戴手套或面罩**、感染的病人使用隔離房間等，如此才能減少病菌在醫院傳播的機會。

十六、疱疹病毒感染(Herpesvirus Infection)

◆ 流行病學

1. 病原：單純型疱疹病毒或第 1 型、第 2 型疱疹病毒。

2. 傳染途徑：直接接觸傳染。

3. 潛伏期：2~12 天。

4. 傳染期：傳染最強時期為感染早期。

◆ 臨床表徵

1. 單純性疱疹(herpes simplex)：**第 1 型疱疹病毒**反覆侵犯所引起；病毒會潛伏在感覺神經中（常見三叉神經），主要感染腰部以上。初期多無症狀，或在**嘴唇、嘴部周圍出現聚集成叢的水泡**，有疼痛及燒灼感，但少見口腔內病變。

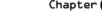

2. **疱疹性齦口炎**(herpetic gingivostomatitis)：是**單純性疱疹病毒初次侵犯兒童最常見的型態**，易侵襲 1~4 歲幼兒。其**潰瘍**常見於牙齦、嘴唇與皮膚交界處（**口腔前半部**）。可能出現高燒、口腔劇痛、流口水、口腔惡臭及頭頸部淋巴結腫大。

◆ 治療及護理

1. 使用 Acyclovir 可治療疱疹病毒的感染，能減輕疼痛並增加癒合速度。

2. 勤洗手、避免接觸病人分泌物；口腔有潰瘍或已感冒者勿親吻孩童。

QUESTI？N

1. 水痘之傳染途徑為何？(A)飛沫傳染　(B)血液傳染　(C)腸道傳染 (D)胎盤垂直傳染　　　　　　　　　　　　　　　　　（100專普二）

   解析 飛沫傳染、直接接觸病童分泌物或受汙染之物品所傳染。

2. 有關猩紅熱的敘述，下列何者正確？(A)為B群α型溶血性鏈球菌感染　(B)一般好發於1~3歲的兒童，會有輕微發燒　(C)出現針點狀紅疹，受壓時變白，質地粗糙如沙紙般　(D)早期舌面呈現紅色乳突似紅草莓舌，幾天後，紅膜脫落轉變為白色　（101專高一）

   解析 (A)為A群β型溶血性鏈球菌感染；(B)好發於5~10歲，會出現突然高燒；(D)早期舌面呈現白色舌苔、紅色乳突，幾天後脫落，轉變為紅色。

3. 下列何者是水痘皮疹的特徵？(A)首先在軀幹出現散布性玫瑰紅斑點　(B)發疹到全部消失約3天，故又稱三日疹　(C)在同一時間可在不同部位看到不同階段的發疹變化　(D)脫落的痂皮具有傳染性　　　　　　　　　　　　　　　　　　　　　（101專高一）

   解析 (A)為玫瑰疹症狀；(B)為德國麻疹症狀；(D)痂皮不具有傳染性。

4. 有關罹患後天免疫缺乏症候群(acquired immune deficiency syndrome)的兒童在家中及社區的照護敘述，下列何者正確？(A)兒童應該要待在家中不應去上學，避免散布細菌　(B)應採用嚴格防護措施，兒童接觸過的東西都要消毒　(C)禁止兒童到游泳池游泳，避免傳染他人　(D)處理兒童的切割傷或抓傷的傷口時，應戴手套　　　　　　　　　　　　　　　　　　（101專高一）

   解析 經由血液傳染，不會經由飛沫、接觸傳染。

5. 有關水痘的敘述，下列何者正確？(A)潛伏期短，約為3~5天 (B)水疱首先出現於四肢　(C)丘疹、水疱及膿疱可同時出現　(D)痂皮乾燥後仍具傳染性　　　　　　　　　　　　　　　（101專普一）

   解析 (A)潛伏期約1~2週；(B)水疱首先出現於軀幹；(D)痂皮乾燥後不具傳染性。

解答：　　1.A　　2.C　　3.C　　4.D　　5.C

6. 有關麻疹之敘述，下列何者錯誤？(A)由飛沫或直接接觸傳染，宜採呼吸道隔離 (B)紅疹出現前2天，在口腔黏膜處出現柯氏斑(Koplik's spot) (C)發疹呈向心性分布，發疹順序為紅疹、丘疹、水疱及膿疱 (D)疹子消退後，皮膚可能出現色素沉著

解析 疹子由耳後向下至臉、全身四肢，為紅色斑塊或丘疹，不會有水疱或膿疱，恢復期時會留下皮屑、色素沉著。 **(101專普一)**

7. 有關水痘(Chickenpox; Varicella)的敘述，下列何者正確？(A)皮疹首先出現在四肢，然後到臉及軀幹，呈離心性分布 (B)避免雷氏症候群，只能給水楊酸製劑藥物 (C)病童在急性期應臥床休息與嚴密隔離措施 (D)膿疱最後凝成痂皮，痂皮乾燥後仍具傳染力 **(101專高二)**

8. 有關腸病毒群感染之敘述，下列何者正確？(A)經由飛沫及接觸傳染 (B)5歲以下兒童應接種腸病毒疫苗 (C)主要症狀為腸胃炎 (D)以抗生素治療效果最佳 **(101專高二)**

解析 (B)目前無腸病毒疫苗；(C)常為手足口症，有時類似感冒症狀或發燒；(D)無有效之藥物治療。

9. 下列哪兩種傳染性疾病會出現手腳脫皮現象？(A)風濕熱與麻疹 (B)猩紅熱與川崎氏症 (C)水痘與川崎氏症 (D)猩紅熱與風濕熱

解析 風濕熱會出現紅斑與皮下結節；麻疹會由臉部向軀幹、四肢出現斑疹，後有色素沉著與米糠樣脫皮；水痘會出現水疱，破裂後結痂。 **(101專普二)**

10. 有關腸病毒之敘述，下列何者錯誤？(A) 3歲以下的小孩是高危險群，要特別小心 (B)勤洗手是目前防範口、飛沫及接觸等傳染途徑最有效的方法 (C)最主要的臨床表徵是腹瀉 (D)目前無疫苗可供預防注射 **(101專普二)**

解析 常見表徵為發燒、疱疹性咽峽炎、手足口症等。

解答： 6.C 7.C 8.A 9.B 10.C

11. 有關水痘的敘述，下列何者正確？(A)具高度傳染性，主要經由血液傳染　(B)疹子最早出現在臉部及頭皮，再向軀幹擴展　(C)同一時間內可在不同部位看到不同階段的發疹變化　(D)必須使用Aspirin以減少病童疼痛及發燒　　　　　　　　　　（102專高一）

　　解析　(A)以飛沫傳染；(B)先集中於軀幹，再蔓延至肩膀、面部、四肢；(D)應避免使用Aspirin，因為容易產生雷氏症候群。

12. 有關腸病毒(enterovirus)的敘述，下列何者錯誤？(A)傳染途徑包括腸胃道、呼吸道及接觸方式　(B)在發病前數天，兒童的喉嚨與糞便中，可發現具傳染力之病毒　(C)呼吸道口沫中的病毒可存留1~3週　(D)糞便中的病毒可存留6個月　　　　（102專高一）

　　解析　腸病毒經腸胃道排泄的病毒約可存留2~3個月。

13. 護理師照顧下列何種傳染性疾病的病童時，不需要戴口罩？(A)水痘　(B)麻疹　(C)腮腺炎　(D)破傷風　（100專普二；102專高一）

　　解析　破傷風傳染方式為接觸傳染。

14. 有關腸病毒的居家護理指導內容，下列敘述何者錯誤？(A)提醒家長5~7歲的兒童有較高比率會得到腦炎、類小兒麻痺症候群等症狀　(B)需要小心處理病童的口鼻分泌物及排泄物，事後務必使用肥皂加強洗手　(C)病童需請假在家休息，避免與家人共用餐具，以免交互傳染　(D)建議進餐時可給病童布丁、冰淇淋、果凍等軟質高熱量食物　　　　　　　　　　（102專高二）

　　解析　腸病毒感染併發重症之型別以腸病毒71型為主，71型較易有腦炎、類小兒麻痺症候群等症狀，通常年齡越小發生率越高。

15. 有關出血性登革熱病童的護理處置，下列敘述何者不適當？(A)密切監測病童的生命徵象、血比容、體液及電解質的變化　(B)給予Indomethacin或Acetylsalicylic acid來減輕病童的疼痛及發燒　(C)攝取高熱量、高蛋白飲食，必要時由靜脈輸液及補充電解質　(D)必要時輸注血小板或新鮮血漿，並注意評估體液過多或心衰竭　　　　　　　　　　（102專高二）

　　解析　Aspirin及Indomethacin會影響凝血功能，故出血性登革熱禁用。

解答：　11.C　　12.D　　13.D　　14.A　　15.B

16. 罹患後天免疫缺乏症候群(acquired immune deficiency syndrome)的嬰兒最常見的死亡原因為何？(A)卡波西斯瘤(Kaposi's sarcoma) (B)營養不良(malnutrition) (C)惡病質(cachexia) (D)卡氏肺囊蟲肺炎(pneumocystis carinii pneumonia) （103專高一）

17. 有關嬰幼兒急性中耳炎的原因，下列何者錯誤？(A)上呼吸道感染 (B)歐氏管較成人短、窄且彎曲 (C)腭裂尚未矯正 (D)耳內淋巴組織腫大，阻塞歐氏管 （103專高一）

解析 (B)歐氏管較成人短、寬且直。

18. 下列何者不是人類免疫缺乏病毒(human immunodeficiency virus; HIV)之垂直傳染途徑？(A)產前病毒經過胎盤 (B)生產過程時經產道接觸母親的血液 (C)產後因ABO血型不合溶血接受換血治療 (D)產後經由哺餵母乳 （103專高二）

解析 換血治療感染人類免疫缺乏病毒為水平傳染途徑。

19. 小宏，4歲，自前天開始發燒、口腔出現水泡以及手掌、腳掌出現紅疹，被診斷為腸病毒感染而入院治療，下列護理措施，何者不適當？(A)建議軟質或流質飲食 (B)發燒時給予解熱劑 (C)加強患童與家屬的正確洗手技巧 (D)鼓勵讀幼幼班的弟弟前來探視 （103專高二）

20. 有關日本腦炎的傳染、預防及免疫，下列敘述何者錯誤？(A)不需媒介直接經過飛沫傳染或接觸患者的尿液、血液及體液而傳染 (B)每年3~5月注射日本腦炎疫苗，於流行季節可以達成95%的預防效果 (C) 1歲以下嬰兒雖有母親的抗體較不易得病，黃昏時仍宜避免外出 (D)嬰幼兒患者之血液、腦脊髓液及分泌物，並不需要特別的隔離 （103專高二）

解析 (A)由三斑家蚊及環狀家蚊叮咬所傳染。

解答： 16.D 17.B 18.C 19.D 20.A

21. 關於兒童感染單純性疱疹(herpes simplex)，下列敘述何者錯誤？
(A)於嘴唇或嘴部周圍呈現聚集成叢的水泡　(B)由第1型疱疹病毒反覆侵犯引起而出現潛伏感染　(C)病毒最多見潛伏於運動神經，如三叉神經或第七對顏面神經　(D)可局部塗抹或口服acyclovir以減輕口腔潰瘍疼痛及加速癒合　　　（103專高二）

22. 懷疑母親在孕期中有感染，可作TORCHS複合體檢查，下列何者不屬於此檢查可發現的孕期感染？(A)人類後天免疫缺乏病毒(HIV)　(B)毒漿體原蟲病(Toxoplasmosis)　(C)德國麻疹(Rubella)　(D)猩紅熱(Scarlet fever)　　　（104專高一）

23. 關於德國麻疹的感染及預防，下列敘述何者正確？(A)德國麻疹的紅疹出現後，傳染力開始消失　(B)感染到德國麻疹之病人，需再注射MMR才能終身免疫　(C)婦女於懷孕初期注射免疫球蛋白，可對德國麻疹產生被動免疫　(D)婦女於懷孕末期感染到德國麻疹，胎兒可能會發生腦部畸形　　　（104專高一）
　　解析〉(A)德國麻疹傳染期為紅疹前7天到後5天；(B)感染到德國麻疹之病人，痊癒後可終身免疫；(D)婦女於懷孕早期感染到德國麻疹，胎兒可能會發生腦部畸形。

24. 有關預防腸病毒感染的注意事項，下列何者錯誤？(A)新生兒建議餵母奶，以增強免疫力　(B) 3歲以下兒童容易併發重症，需特別注意　(C)小心處理病童排泄物，並立即洗手　(D)應接種腸病毒疫苗，以達預防效果　　　（104專高一）
　　解析〉腸病毒目前仍無疫苗。

25. 有關人類後天免疫缺乏病毒(HIV)帶原兒童的照護，下列敘述何者適當？(A)安排居家義務教育，以避免社交困擾　(B)病童的大小便需先加石灰消毒後，再排出　(C)依傳染病管制辦法，通知所屬學校健康中心　(D)沾染病童血液的用物，可以0.05%漂白水擦拭　　　（104專高一）

解答：　21.C　22.D　23.C　24.D　25.D

26. 有關疱疹性口齦炎(herpetic gingivostomatitis)病童的護理處置，下列措施何者適當？(A)建議家屬準備含維他命C的柳橙汁，以補充病童體液　(B)協助病童服用Acyclovir，以減輕症狀及增加癒合速度　(C)衛教家屬宜為病童接種抗毒素類的疫苗，以預防疾病復發　(D)衛教家屬此疾病症狀局限於口腔內黏膜牙齦發炎，不需擔心　　　　　　　　　　　　　　　　　　（104專高二）

27. 有關猩紅熱(Scarlet fever)的診斷檢查，下列何者錯誤？(A)喉頭培養檢驗出A群β型溶血性鏈球菌　(B)錫克氏試驗(Schick's test)呈陽性反應　(C)狄克氏試驗(Dick's test)呈陽性反應　(D)2週內血清中抗鏈球菌溶血素的抗體效價大於166單位(Todd unit)

解析 (B)錫克氏試驗呈陽性反應為白喉。　　　　　　　（104專高二）

28. 有關麻疹與德國麻疹的比較，下列何者錯誤？(A)麻疹恢復期皮膚不會脫屑　(B)德國麻疹不會留下色素沉著　(C)麻疹有結膜炎、鼻炎症狀　(D)德國麻疹會出現淋巴結腫大　　　（105專高一）

29. 下列何者為水痘(Chickenpox; Varicella)之臨床表徵？(A)在同一個時間內可以觀察到紅斑、水疱及膿疱疹　(B)疹子集中在手、腳，軀幹少見，呈離心性的分布　(C)體溫恢復正常後，出現紅疹，出疹時會感到刺痛　(D)恢復期疹子消退，皮膚上呈現黑色色素沉著(pigmentation)現象　　　　　　　　（105專高一）

解析 (B)疹子集中在軀幹，呈向心性的分布；(C)出疹時會感到癢；(D)恢復期疹子變成痂。

30. 垂直感染AIDS之嬰兒，不可接種下列何種疫苗？(A) B型肝炎疫苗　(B)白喉百日咳破傷風三合一疫苗　(C)沙賓口服小兒麻痺疫苗　(D) b型流行性感冒嗜血桿菌疫苗　　　　　（105專高一）

解析 (C)為活性減毒疫苗，感染AIDS之嬰兒不可接種。

解答：　26.B　27.B　28.A　29.A　30.C

31. 有關腸病毒群感染的敘述，下列何者正確？(A)其併發症之一的手足口病，主要侵犯5歲以上的孩童　(B)散播途徑主要是飛沫及接觸傳染　(C)傳染高峰期在冬末春初　(D)病毒在40℃以上的溫度，會很快的失去活性及死亡　　　　　　　　　　（105專高一）

    解析)(A)手足口病主要侵犯5歲以下的孩童；(C)傳染高峰期在夏末秋初；(D)病毒在40℃以上的溫度，仍可存活數週。

32. 有關兒童罹患麻疹之臨床表徵，下列護理評估何者錯誤？(A)前驅期時兒童會有咳嗽、結膜炎及鼻炎等症狀，此時體溫通常維持正常範圍　(B)病童的下顎黏膜會發現中心藍白色而周圍呈不規則紅斑之科氏斑點(Koplik spots)　(C)科氏斑點出現後1~2天，在兒童發燒到最高峰時便開始出疹　(D)發疹的順序為：由上而下，前額、臉部、頸部、上肢、軀幹和下肢　　　（105專高二）

    解析)前驅期會伴隨3~5天的發燒。

33. 小明，3歲，連續多日出現高燒(40~40.6℃)、食慾不振、口腔黏膜多發性潰瘍、牙齦紅腫出血、前頸部淋巴結腫痛、口腔外出現疱疹。醫師診斷為疱疹性口齦炎(Herpetic Gingivostomatitis)。下列護理措施何者不適當？(A)協助使用含類固醇的口內膏來減輕炎症反應　(B)衛教父母以流質及冰涼的食物來餵食　(C)協助口服Acyclovir來減輕疼痛及改善症狀　(D)衛教父母目前尚無疫苗可預防此病毒感染　　　　　　　　　　　　（105專高二）

    解析)使用含類固醇的口內膏會抑制免疫反應，可能會使病毒有機會大量複製，加重疱疹的嚴重度。

34. 下列何種腸病毒感染的致病原最容易引起神經系統的併發症？(A)克沙奇A9型病毒　(B)克沙奇B5型病毒　(C)腸病毒70型　(D)腸病毒71型　　　　　　　　　　　　　　　　　　　（106專高一）

    解析)(A)克沙奇A9型病毒引起疱疹性咽峽炎；(B)克沙奇B5型病毒引起手足口病；(C)腸病毒70型引起急性出血性結膜炎。

解答： 31.B　32.A　33.A　34.D

35. 有關出血性登革熱(dengue hemorrhagic fever)敘述,下列護理措施何者錯誤?(A)需小心注意觀察病童可能出現腹水、肋膜積水、低血壓等臨床變化 (B)病童會發高燒及全身肌肉關節疼痛,建議使用水楊酸類解熱鎮痛 (C)衛教家人居家預防之道,為撲滅埃及斑蚊及白線斑蚊等病媒蚊 (D)因其屬於第二類法定傳染疾病,發現新病例需報告當地衛生主管機關 （106專高一）

解析 (B)避免使用水楊酸類藥物,以免加劇出血。

36. 有關兒童感染人類免疫缺乏病毒(HIV)的症狀,下列何者錯誤?(A)淋巴間質性肺炎(lymphoid interstitial pneumonitis) (B)肝脾腫大(hepatosplenomegaly) (C)慢性便祕(chronic constipation) (D)口腔念珠菌病(oral candidiasis) （106專高一）

解析 (C)應出現腹瀉。

37. 小明為小一學生,日前罹患水痘,校護對於小明返校上課的建議,下列何者適當?(A)出疹後5~6天 (B)疹子化膿後5~6天 (C)疹子結疤乾燥後7~8天 (D)使用抗生素後7~8天 （106專高二）

解析 (C)疹子結疤乾燥後無傳染性,可返校上課。

38. 有關兒童感染人類免疫缺乏病毒(HIV)的途徑,下列何者錯誤?(A)由產道接觸到HIV帶原母親的血液及分泌物 (B)產後經由HIV帶原母親的哺乳 (C)經由HIV帶原者親吻兒童的臉頰 (D)輸入被HIV感染的凝血因子 （106專高二）

解析 (C)透過唾液（如閉口親吻或社交親吻）、眼淚或汗水接觸,不會傳染HIV。

39. 下列何種傳染性疾病,口腔內會出現柯氏斑點(Kopliks' spot)?(A)麻疹 (B)嬰兒玫瑰疹 (C)德國麻疹 (D)水痘 （106專高二補）

解答: 35.B 36.C 37.C 38.C 39.A

40. 有關我國小兒麻痺的傳染及預防方法，下列敘述何者正確？(A)台灣為小兒麻痺流行地區，需常規接種不活化小兒麻痺疫苗(IPV)　(B)台灣為小兒麻痺根除地區，2000年之後已不需全面接種小兒麻痺疫苗　(C)主要藉由糞口途徑傳染，需注意由糞便排出而感染未接種疫苗者　(D)主要藉由飛沫（口咽）途徑傳染，透過明顯症狀病人之咽喉分泌物傳播　　　　　　（107專高一）
　解析)(A)台灣為小兒麻痺根除地區；(B)需常規接種不活化小兒麻痺疫苗(IPV)；(D)主要藉由糞口途徑傳染。

41. 有關德國麻疹(German measles)的護理指導及處置，下列何者正確？(A)體溫及症狀變化於年紀愈小兒童愈明顯　(B)粉紅色斑丘疹通常由四肢開始出現　(C)出疹後即不需採接觸防護隔離　(D)第一孕期婦女應與德國麻疹隔離　　　　　　　　（107專高二）
　解析)(A)體溫及症狀變化於年紀愈小兒童愈不明顯；(B)由臉部開始出現；(C)出疹後1週內需隔離。

42. 有關嬰兒玫瑰疹(roseola infantum)，下列何者錯誤？(A)熱痙攣是常見合併症　(B)常在退燒後開始發疹，由軀幹開始擴散至四肢(C)需要呼吸道隔離至出疹後四天　(D)感染後可終身免疫　　　　　　　　　　　　　　　　　　　　（107專高二）

43. 有關腸病毒傳染途徑的敘述，下列何者錯誤？(A)發病前數天在喉嚨及糞便都有病毒存在，但不具傳染力　(B)腸病毒感染者之傳染力，在發病後1週是高峰　(C)一般腸病毒在呼吸道口沫中，可存留約1~3週　(D)可持續經由腸道釋出病毒，時間可達2~3個月　　　　　　　　　　　　　　　　　　　　　（108專高一）
　解析)(A)此時即有傳染力，通常以發病後1週內傳染力最強。

解答：　40.C　41.D　42.C　43.A

44. 根據衛生福利部疾病管制署「愛滋病防治手冊」，有關照顧愛滋病(AIDS)的產婦及新生兒，下列敘述何者正確？(A)母親於分娩過程中應停止抗病毒藥物治療　(B)新生兒出生24小時內通報　(C)新生兒一週後開始接受抗病毒藥物治療　(D)建議哺餵母乳增加新生兒抵抗力　　　　　　　　　　　　　　　（108專高二）

   解析 (A)分娩過程中若沒服用抗病毒藥物，新生兒將有15~30％機率感染HIV；(C)疑似受感染的新生兒應於出生後6~12小時接受預防性抗病毒藥物；(D)HIV會透過乳汁傳染，不宜哺餵母乳。

45. 下列何者不是腮腺炎的臨床典型症狀？(A)發燒　(B)食慾不振　(C)耳朵痛　(D)皮疹　　　　　　　　　　　　　　　　（109專高一）

   解析 症狀有腮腺腫、耳下腺硬，但無出現皮疹。

46. 小明，2個月大，罹患後天免疫缺乏症候群，有關預防接種的敘述，下列何者錯誤？(A)小兒麻痺疫苗建議不可口服沙賓疫苗　(B)終生不可接種b型流行性感冒嗜血桿菌疫苗　(C) B型肝炎、肺炎雙球菌疫苗均可按時接種　(D)免疫功能低下，則不予接種水痘疫苗　　　　　　　　　　　　　　　　　　（109專高一）

   解析 (B)年齡小於5歲者可依年齡及接種時程完成注射。

47. 王小弟經由母親垂直感染後天免疫缺乏症候群(AIDS)，下列敘述何者正確？(A)卡氏肺囊蟲肺炎為最常見的死因　(B)王小弟的大小便會傳染病毒　(C)王小弟不可以接種B型肝炎疫　(D)王小弟可以接種卡介苗　　　　　　　　　　　　　　（109專高二）

   解析 (B)血液與體液會傳染病毒；(C)(D)不可接種活性疫苗，如卡介苗(BCG)、小兒麻痺口服沙賓疫苗(OPV)、水痘疫苗。

48. 有關麻疹(measles)的症狀敘述，下列敘述何者正確？(A)具高傳染性，必須採腸胃道隔離　(B)疹子最早會出現在軀幹，再擴散至頸部、臉部和四肢　(C)紅疹出現前3~5天至出現紅疹後4天，為傳染期　(D)發燒時使用Aspirin退燒　　　　　　　　　　（109專高二）

解答：　44.B　45.D　46.B　47.A　48.C

解析 (A)為經由飛沫、空氣傳播或接觸病人鼻咽分泌物而感染；(B)紅斑丘疹由上而下蔓延到前額、臉部、頸、上肢和軀幹；(D)無抗病毒藥物可用，多為支持療法。

49. 有關嬰兒玫瑰疹的敘述，下列何者正確？(A)好發的年齡為2~5歲 (B)當高燒消退後，開始出現疹子　(C)最常見的合併症為中耳炎 (D)病原大多是第二型疱疹病毒所引起　　　　　　　（109專高二）

解析 (A)好發年齡為6~15個月；(C)少見合併症，少數病童會因高燒引起熱性痙攣；(D)多為第6型人類疱疹病毒引起。

50. 感染麻疹(measles)在卡他期(catarrhal stage)的病童之3C症狀，下列敘述何者不適當？(A)結膜炎(conjunctivitis)　(B)鼻炎(coryza) (C)咳嗽(cough)　(D)抽搐(convulsion)　　　　　　（110專高一）

51. 新生兒經母子垂直感染後天免疫缺乏症候群(AIDS)，有關護理措施之敘述，下列何者錯誤？(A)執行侵入性治療時採取全面性防護措施　(B)鼓勵哺餵母乳以提升新生兒免疫能力　(C)可按時接種B肝疫苗　(D)不會透過唾液及碰觸帶原者所接觸的物體感染

解析 HIV陽性母親不適合哺餵母乳。　　　　　　　　（110專高二）

52. 有關麻疹與德國麻疹的臨床表徵之比較，下列何者正確？(A)麻疹會在口腔出現科氏斑點(Kopliks' spots)　(B)德國麻疹在紅疹消退後留下棕色色素沉著　(C)德國麻疹會出現咳嗽、結膜炎、鼻炎的症狀　(D)麻疹的疹子出現在淋巴腺腫大之後　（110專高二）

解析 (B)通常無色素沉著或脫皮現象；(C)咳嗽、結膜炎、鼻炎合稱3C症狀，為麻疹前驅期之臨床表徵；(D)發燒3~4天後出疹。

53. 幼兒感染腸病毒後的5天內，需要密切注意腸病毒的嚴重合併症狀，下列選項何者除外？(A)嗜睡、意識不清、活力不佳、手腳無力　(B)無故驚嚇或突然間全身肌肉收縮　(C)呼吸急促或心跳加快　(D)腸骨疼痛　　　　　　　　　　　　　（110專高二）

解答：　49.B　50.D　51.B　52.A　53.D

54. 有關兒童罹患後天免疫缺乏症候群(acquired immune deficiency syndrome)的敘述，下列何者不適當？(A)病毒會侵犯輔助T細胞，造成兒童後天的免疫缺乏 (B)間質性肺炎是愛滋病兒童最常見的臨床症狀 (C)兒童感染愛滋病毒的潛伏期較成人長 (D)愛滋病兒童大多是生產時經產道接觸到母親的血液和分泌物而致病 　　　　　　　　　　　　　　　　　　　　　　（111專高二）

    解析 成人感染潛伏期可能達7~10年之久，但兒童垂直感染約1~24個月，平均為5個月，較成人短，其預後亦較成人差。

55. 有關腸病毒的預防與環境消毒，下列何者正確？(A)利用75%的酒精消毒玩具可預防腸病毒感染 (B)接觸腸病毒幼童，可口服3天巨環黴素預防性投藥 (C)兒童的分泌物或排泄物污染的物品建議使用1,000ppm的含氯漂白水消毒 (D)冷凍可殺滅腸病毒 　　　　　　　　　　　　　　　　　　　　　　　　　（111專高二）

56. 人類免疫缺乏病毒(Human Immunodeficiency Virus; HIV)帶原的青少年之護理指導，下列敘述何者錯誤？(A)指導絕對不可以發生性行為，以免傳染給他人 (B)家人協助處理切割的傷口時，應戴手套 (C)提醒感染HIV者不要捐血，以避免傳染疾病 (D)教導環境設備污染時，以0.05%漂白水擦拭 　　　　（112專高一）

    解析 感染者可有性行為，但應有所防護。

57. 有關猩紅熱的臨床表徵，下列敘述何者正確？(A)突發性高燒，盤尼西林治療24小時內體溫降至正常 (B)舌頭最初為紅色乳突狀的紅色草莓樣舌，4~5天後轉為白色草莓樣舌 (C)皮疹最早出現在軀幹、四肢、前額、臉頰 (D)皮疹為針點狀紅疹，受壓迫時皮疹更明顯 　　　　　　　　　　　　　　　　　　（112專高一）

解答： 54.C 55.C 56.A 57.A

58. 有關疱疹病毒的感染，下列何者錯誤？(A)嘴唇或嘴部周圍聚集成叢的水泡，常見於第一型疱疹病毒感染　(B)疱疹性齦口炎是單純性疱疹初次侵犯兒童最常見的型態　(C)使用Acyclovir可治療疱疹病毒的感染　(D)疱疹性齦口炎的口腔潰瘍常見口腔的後半部，咽喉與咽喉上方　　　　　　　　　　（112專高一）

解析 疱疹性齦口炎的口腔潰瘍常見牙齦、嘴唇與皮膚交界處。

59. 母親懷孕早期感染下列何種疾病，易導致新生兒罹患先天性心臟病？(A)德國麻疹　(B)鏈球菌感染　(C)風濕性關節炎　(D)急性支氣管炎　　　　　　　　　　　　　　　　　（112專高一）

60. 小章，足月兒，出生即確診為後天免疫缺乏症候群(AIDS)，若病況穩定需接種疫苗時，下列敘述何者錯誤？(A)出生24小時內可接種B型肝炎疫苗(HepB)第1劑　(B)出生滿2個月可接種流行性感冒嗜血桿菌疫苗(Hib)　(C)出生滿5個月可接種卡介苗(Bacillus Calmette-Guéin, BCG)　(D)出生滿6個月可接種流行性感冒疫苗(Influenza vaccine)　　　　　　　　　　（112專高二）

解析 (C)不可接種活性疫苗，如卡介苗(BCG)。

61. 小立，6歲，一週前被三斑家蚊叮咬，之後出現發燒、頭痛、嘔吐、痙攣、頸部僵硬的症狀，其抽取腦脊髓液的檢查結果，下列敘述何者正確？(A)蛋白質上升　(B)血小板下降　(C)球蛋白反應為陰性　(D)葡萄糖下降　　　　　　　　　　　（112專高二）

解析 此為日本腦炎感染，病童腦脊髓液呈現白血球升高（主要為嗜中性球）、蛋白質上升、紅血球沉降速率上升等。

62. 有關玫瑰疹(Roseola Infantum)的相關敘述，下列何者正確？(A)由第1型人類疱疹病毒感染所致　(B)常見於學齡前期的兒童　(C)燒退後發疹最先出現在臉上，為玫瑰紅斑點　(D)常見合併症為熱性痙攣　　　　　　　　　　　　　　　　　（112專高二）

解析 (A)第六型人類疱疹病毒感染；(B)以1歲以下幼兒居多；(C)首先出現在胸部及軀幹，再往四肢沿伸。

解答：　58.D　59.A　60.C　61.A　62.D

63. 有關腮腺炎之照護措施，下列敘述何者錯誤？(A)冷敷或溫敷頸部腫脹處以增加舒適感 (B)若張口困難則建議以吸管飲用檸檬汁 (C)服用Acetaminophen可緩解脹痛與高燒 (D)自腮腺開始腫大，採呼吸道隔離約9天 （112專高三）

解析(B)應提供液體或軟質、低渣及無刺激性食物，如茶凍、稀飯、魚湯等。

64. 有關腮腺炎(mumps)最常見的合併症，下列敘述何者正確？(A)無菌性腦膜炎 (B)肺炎 (C)熱性痙攣 (D)續發性皮膚感染 （113專高一）

解析腮腺炎在早期或晚期常侵犯中樞神經系統而造成無菌性腦膜炎。

解答： 63.B 64.A

MEMO

呼吸系統疾病患童的護理

CHAPTER

10

兒童呼吸系統概論 ── 兒童呼吸系統的生理特徵
　　　　　　　　　 ── 兒童呼吸系統疾病的整體性護理
　　　　　　　　　 ── 常用的呼吸治療

兒童常見的呼吸系統疾病 ── 中耳炎
　　　　　　　　　　　 ── 扁桃腺炎
　　　　　　　　　　　 ── 哮　吼
　　　　　　　　　　　 ── 會厭炎
　　　　　　　　　　　 ── 流行性感冒
　　　　　　　　　　　 ── 氣　喘
　　　　　　　　　　　 ── 肺　炎
　　　　　　　　　　　 ── 急性細支氣管炎
　　　　　　　　　　　 ── 橫膈疝氣
　　　　　　　　　　　 ── 肺結核
　　　　　　　　　　　 ── 囊性纖維變性
　　　　　　　　　　　 ── 其他呼吸系統疾病

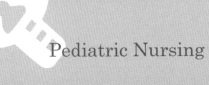

Pediatric Nursing

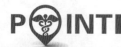

10-1 兒童呼吸系統概論

一、兒童呼吸系統的生理特徵

1. 兒童與成人呼吸系統之不同處：
   - (1) 兒童鼻孔小、鼻毛少，鼻腔較狹小、鼻道窄，鼻黏膜柔軟且**含豐富微血管，易因外傷而出血及致病原感染。**
   - (2) **兒童舌頭比例較大，且無彈性易阻塞。**
   - (3) **兒童會厭所占比例比成人長及柔軟，易形成呼吸道阻塞。**
   - (4) 嬰兒喉部的淋巴組織數量較成人多，呼吸道感染時容易充血、水腫、聲音沙啞等。
   - (5) 兒童**喉頭位置較窄、較高**，約在 2~3 頸椎部位，**易造成吸入性肺炎。**
   - (6) 兒童**肋骨位置較水平，易增加呼吸所消耗的能量。**
   - (7) 嬰幼兒的胸腔小，呼吸肌肉尚未成熟，因而呼吸力量較薄弱，呼吸深度較成人表淺。

2. **右支氣管較短且直，易造成異物吸入。**

3. 較小兒童以**腹式呼吸。**

4. 3 個月以下的嬰兒，由於有胎兒時期由母親得來的抗體，較不易罹患呼吸道感染；3 個月以上至 3 歲以下兒童，一年約 3~8 次；一旦發生感染，**通常嬰幼兒症狀較嚴重。**

5. 新生兒用鼻呼吸，當呼吸道阻塞，其呼吸困難的症狀會很嚴重。

6. 兒童的 FEV_1/FVC 比值 > 80%，表肺功能正常且無氣流阻塞。

二、兒童呼吸系統疾病的整體性護理

1. 正常呼吸速率：嬰兒 30~50 次／分、幼兒 20~30 次／分，隨年齡成長而變深變慢。

2. 呼吸音判讀
   (1) **囉音**(rale)：空氣通過含水較多的呼吸道，**吸氣期可聽見不連續性、水分過多的呼吸音且大聲**，如肺炎。
   (2) 喘鳴音(wheezing)：空氣快速通過被阻塞的呼吸道所發出之聲音，呼氣期可聽到。
   (3) **哮鳴音**(stridor)：喉部、氣管、支氣管阻塞而產生的吸氣雜音。
   (4) 低哼音(grunting)：兒童藉此來改善呼氣末壓力，以延長氧氣及二氧化碳交換時間。

3. 主要健康問題：呼吸道清除功能失效、低效性呼吸型態、體溫過高。

三、常用的呼吸治療

(一) 胸腔物理治療(Chest Physiotherapy)

1. 目的
   (1) 稀釋、移除呼吸道分泌物，包括**呼吸運動**(breathing exercise)及**呼吸肌訓練**。
   (2) 有效地執行胸腔物理治療之順序：**噴霧吸入治療→姿位引流→拍背叩擊或震顫→抽痰**。

2. 噴霧吸入治療
   (1) 利用水分子（**如蒸餾水**）變成霧樣微粒，配合使用化痰劑、支氣管擴張劑等藥物，潤濕呼吸道，以利於痰液排出。
   (2) 治療後執行姿位引流，並配合拍背叩擊或震顫效果更好。

3. 姿位引流(postural drainage)與拍背叩擊或震顫

(1) 時間：睡前、**飯前 1 小時或飯後 2 小時執行為佳**，以免嘔吐。引流時，**每種姿勢叩擊約 2~3 分鐘，且視嬰兒的耐受度而定**，引流 5 分鐘以上，整個流程約 20~30 分鐘。

(2) 方法

A. **叩擊時手呈杯狀，手指併攏，腕部放鬆，勿直接叩擊骨突處**（胸壁及脊椎）及臟器（腹部、胃及腎臟），以免造成肌肉疼痛及臟器受損。

B. **嬰幼兒可選擇專用的拍擊器**或叩擊杯來代替，**叩擊為中空的「砰砰」聲**，而非拍掌聲。

C. **過程中若出現呼吸窘迫、躁動不安等現象，須停止執行。**

D. **有出血危險時，不宜執行叩擊及震顫。**

(3) 有利痰液引流姿勢：**採用頭低腳高的姿位**，利用重力原理使肺內分泌物流至較大的支氣管，以利痰液排除。

A. 左肺上葉頂節：**半坐臥呈 30 度。**

B. 肺上葉前節部位：**仰臥，叩擊鎖骨和乳頭之間的部位。**

C. 左腋下區：**右側臥，抬高臀部 20 公分。**

D. 肺右中葉之內及外側段：採側臥，頭低 30 度。

E. 雙側**肺下葉：俯臥，頭向下 15 度**或抬高臀部約 20 公分。

F. **後背二側較低的肋骨區：俯臥、抬高臀部 30 度**，叩擊脊柱二側較低肋骨區。

G. **仰臥為最無法使肺部完全擴張及促進氣體交換之臥姿。**

4. 抽痰

(1) 抽痰壓力：**早產兒約 60~80 mmHg；嬰幼兒約 80~100 mmHg；學齡期兒童約 100~120 mmHg。**

(2) **抽痰前後皆須給予 100%氧氣(4~5 L/min) 1~3 分鐘**，以預防動脈血氧過少，而致低血氧；**每次抽吸時間應小於 6~8 秒。**

(3) **嬰兒抽痰管管徑約 5~8Fr.，兒童約 8~10Fr.，插入抽痰管時，不能蓋住控制口**，以免傷到周圍黏膜組織。

(4) **抽痰順序：氣管造口處→鼻腔→口腔，1 個月以下**之新生兒為**口腔再到鼻腔。**

(5) **插入抽痰管深度：**抽口腔時，不可超過嘴角至下頜角的距離；抽鼻腔時，不可超過鼻孔至下頜骨的距離。

(6) 抽痰前不宜將生理食鹽水滴入氣管內管或氣切套管，因會使病童血氧飽和度降低(desaturation)，且增加院內感染機率。

(7) 抽吸時動作輕柔，以防刺激膈神經導致咽喉攣縮。

(8) 不適當的抽吸會導致氣胸及腦室出血。

(二) 氧氣使用

◆ 氧氣帳(O₂ Tent)

1. 目的

(1) **增加氧氣濃度，以減輕呼吸困難症狀。**

(2) **增加空氣中的濕度，以助分泌物稀釋易排出。**

(3) **利用冷空氣，降低體溫增加舒適。**

(4) 為學步期幼兒呼吸道感染時之最佳氧療法。

(5) 可隔離病童，減少感染的機會。

2. 方法

(1) **氧流量宜控制在 10 L/min 左右**，並保持帳內 **O₂ 濃度在 40~50%、溫度 20~22°C、濕度 40~60%**之間。

(2) **噴霧器的溶液宜使用蒸餾水**，因生理食鹽水會使機械生銹。

(3) 移開病童單位一切可燃及易燃物，並掛上「嚴禁煙火」牌子，以確保安全。

3. 注意事項及衛教
 (1) 定時（2~4 小時）監測帳內的氧濃度。執行監測時，將**氧氣分析儀的監測器放在病嬰的口鼻處**。
 (2) 觀察病童在帳內是否有不安、煩躁及膚色變化的情形。
 (3) 氧氣帳溫度較低，需注意保暖。
 (4) 鼓勵母親將孩子心愛的玩具（**避免金屬、電池等易產生火花或易燃材質的玩具**）放入帳內，增加安全感，減輕隔離感。
 (5) **集中護理**，盡可能減少打開氧氣帳，以免氧氣濃度不足。

◆ **氧氣頭罩(O₂ Hood)**

　　維持氧氣流量 5~6 L/min，避免 CO_2 潴留在頭罩內，造成二氧化碳中毒。

◆ **氧氣面罩(O₂ Mask)**

　　流速需大於 6 L/min，避免面罩內的二氧化碳再吸入。

◆ **鼻套管(Nasal Cannula)**

　　可合併潮濕瓶使用，**氧氣流量不可超過6 L/min，以免黏膜乾燥**。

◆ **脈衝式血氧分析法(Pulse Oximetry)**

1. 非侵入性，可單次或連續測量血氧飽和度(SpO_2)。

2. 可於耳垂、手指或腳趾放置紅外線掃描感應器來監測動脈血流脈動。

3. 須常更換感應器的光源探測器位置，以避免造成皮膚傷害。

4. 儀器顯示的心跳速率與病童實際的心跳相符時，測得的數值才準確。

(三) 人工氣道

1. 種類：口咽式人工氣道及鼻咽式人工氣道。

2. 目的

　(1) 緊急時防止舌頭倒垂而阻塞呼吸道，維持呼吸道通暢。

　(2) 防止吸入性傷害。

3. 護理措施

　(1) 給予潮濕的氣體滋潤呼吸道黏膜，並維持口腔清潔。

　(2) 定時翻身，並給予胸腔物理治療。

10-2 兒童常見的呼吸系統疾病

一、中耳炎(Otitis Media)

◆ 病理生理

　　3 歲以內的嬰幼兒因歐氏管（耳咽管）較成人短且直（呈水平），耳內淋巴組織較大，易傳遞細菌和阻塞歐氏管，加上**體內免疫系統未成熟**，故幼童在上呼吸道感染時，**最容易發生的併發症即為中耳炎**。病原體主要是病毒，**會隨著年齡增長降低發生率**。

◆ 臨床表徵

1. 突然出現**發燒**、**耳痛**、哭泣、食慾不振、嘔吐、腹瀉等症狀；一旦鼓膜破裂，分泌物流出時，**疼痛隨即改善**。

2. 慢性中耳炎的病童會有搖頭躁動不安，不斷拉扯耳朵，看電視時聲音開很大聲，也會出現不明原因的發燒。

3. 長期反覆感染，可能會引起乳突炎。

◆ **治 療**

1. 藥物治療：**抗生素治療**（如 Amoxicillin、Ampicillin），若耳朵疼痛可給予止痛藥物（如 Acetaminophen）。

2. 鼓膜切開術：引流中耳炎滲液，**引流管留置約 6 個月後會自行掉落，不需開刀取出。**

◆ **護理措施**

1. 監測 Amoxicillin **副作用**和過敏反應，輕者為皮膚症狀如**出疹**、蕁麻疹，重者為無防禦性休克(anaphylactic shock)。

2. **症狀改善後，抗生素仍需使用 7~10 天。**

3. 執行鼓膜切開術後，宜**臥向患側**，以利引流。

4. 隨時保持耳道清潔，**避免游泳及潛水；淋浴或洗頭時需避免污水流進耳內。**

5. **哺餵幼兒時，盡量採取直立或半坐臥姿。**

6. 滴耳藥時，**3 歲以下耳殼向後向下拉；3 歲以上則向後向上拉。**

7. 隨時注意炎症反應，適時降低體溫。

8. 患耳可局部熱敷（減輕疼痛）或冰敷（減輕水腫及壓力感）。

二、扁桃腺炎(Tonsillitis)

◆ **病理生理**

70%是病毒感染，而 A 族 β 溶血性鏈球菌常見於 4~7 歲。

◆ **臨床表徵**

1. 病毒扁桃腺炎：輕微發燒、食慾不振、喉嚨痛、咳嗽等，持續1~5 天。

2. 細菌扁桃腺炎：通常發生在 2 歲以上，出現高燒(40℃)、咽部及扁桃腺有白色滲出液、扁桃腺腫大、吞嚥及呼吸困難等，持續 1~2 週。

◆ 治　療

1. 病毒扁桃腺炎不需特別治療，細菌扁桃腺炎則需使用抗生素（如 Penicillin）治療 10 天，以防併發症。

2. 若扁桃腺炎一再復發或腫大到妨礙呼吸或吞嚥，則考慮扁桃腺切除術(tonsillectomy)。但因**扁桃腺有助於兒童初期免疫系統，所以 5 歲以下不適合施行。**

◆ 護理措施

1. 術前：予蒸氣吸入減輕張口呼吸引起的口乾不適。

2. 術後

   (1) **提供冰涼軟質或流質飲食**，如果凍、布丁、冰淇淋，但要**避免紅色（如西瓜汁）或棕色飲料以防影響出血的觀察**。此外，**勿飲用酸性飲料**或食用辛辣食物以免刺激傷口；盡量不使用吸管，以防引發出血。

   (2) **避免用力咳嗽、清喉嚨**，以及抽吸口、鼻和咽喉，**以免引發出血**。若有**吞嚥次數增加**、血壓下降、臉色蒼白或躁動不安則為**出血的早期現象**，需特別注意。

   (3) 術後 24 小時內密切觀察生命徵象，以早期發現出血；2 週內暫時不要游泳。

   (4) **初期採俯臥或側臥姿**，頭稍低於胸部，以利出血部位引流。

   (5) **冰敷頸部消腫止痛**，並**按醫囑給予解熱鎮痛劑**，如 Acetaminophen；避免給予 Aspirin，以免抑制血小板凝集，引起雷氏症候群(Reye's syndrome)。

三、哮吼(Croup)

◆ 病理生理

1. 為病毒或細菌感染，**尤以副流行性感冒病毒最常見。**

2. 病灶為喉頭，是因咽部會厭處嚴重發炎而阻塞呼吸道所引發的症狀，會出現呼吸道水腫及分泌物增多。

3. **多發生在 6 個月到 5 歲間。**

◆ 臨床表徵

　　常會在半夜醒來，出現**聲音沙啞**(hoarseness)、**喉嚨緊縮和犬吠的咳嗽**(barking cough)、**吸氣哮鳴聲**(inspiratory stridor)。

◆ 治　療

1. 治療目標是維持呼吸道通暢，故少用抗生素，可使用 Epinephrine 蒸氣吸入，**使局部血管收縮，減輕喉部水腫。**

2. 補充水分和使用氧氣帳給予高濕度的氧氣。

◆ 護理措施

1. 盡量安撫病童情緒，維持舒適臥位。

2. 監測是否有呼吸窘迫情形，如呼吸加速、心跳加快；**避免抽痰**，以免刺激喉部引起更嚴重的水腫。

3. 提供潮濕的氧氣，**冷噴霧可以減輕聲門下水腫。**

4. **預防脫水，並維持適當營養。**

5. **床邊須準備好小兒氣管插管及氣切用物，以應付緊急所需。**

四、會厭炎(Epiglottitis)

◆ 病理生理

1. 主要是細菌所引起（b 型流行性感冒嗜血桿菌最常見），導致會厭及周圍環狀軟骨與軟組織的急性發炎。

2. 好發於幼兒及學齡前兒童（2~7 歲之間），少見於嬰兒。近年來因 b 型流行性感冒嗜血桿菌疫苗施打普遍，發生率已下降。

◆ 臨床表徵

1. 急性會厭炎(acute epiglottitis)：流口水(drooling)、吞嚥困難(dysphagia)、發音困難(dysphonia)、呼吸窘迫(distressed inspiratory effort)，上述四項合稱 4D 症狀；高燒、聲音沙啞、焦躁不安，嚴重者可能發紺。

2. 病童無法平躺，會自動採坐姿，身體呈三腳架姿勢。哮吼與會厭炎的比較請見表 10-1。

表 10-1　哮吼與會厭炎的比較

臨床表徵 ＼ 疾病分類	哮吼	會厭炎
病因	病毒	細菌
URI 症狀	有	可能有
發燒	輕度	嬰兒：微燒；兒童：高燒
咳嗽	如犬吠的咳嗽聲	無
吸氣哮鳴聲	有	有
流口水	無	有

◆ 治　療

1. 首要目標是建立通暢的呼吸道,可採氣管插管或氣切方式。

2. 抗生素治療。

◆ 護理措施

1. **避免任何侵入咽喉部的治療,如不可執行喉頭培養檢查,以免引起腫脹及喉頭痙攣。協助醫師執行喉頭檢查時,應備妥經鼻氣管插管的急救設備。**

2. 隨時監測血氧飽和度,並提供氧氣霧氣吸入療法。

3. 提供 5% Dextrose 輸液,並維持靜脈輸液通暢。

4. 床邊須準備好小兒氣管插管及氣切用物,以應付緊急所需。

五、流行性感冒(Influenza)

◆ 病理生理

　　流行性感冒潛伏期為 1~3 天,其病毒屬於正黏液病毒科(Orthomyxoviridae),此病毒毒性強、傳染性高,其中又以 **A 型感染力最強**,**B 型主要感染人類**,侵犯兒童的呼吸道(表 10-2)。

◆ 臨床表徵

　　臨床症狀為急性發作,伴隨**高燒和發冷**、嚴重咳嗽、頭痛、**畏光**、**肌肉痠痛**、鼻塞、流鼻水、**喉嚨痛和黏膜乾燥**及身體疲倦等極度不適。與一般感冒不同處在於流行性感冒常伴有腹瀉、食慾不振、嘔吐等情形。

◆ 治　療

1. 一般健康的人能在 2~7 天內自行痊癒。

2. 症狀治療：常用藥物包括退燒鎮痛藥（忌服 Aspirin）、止咳劑、化痰劑等。

3. 疫苗注射：目前建議 9 歲以下兒童第一次施打流感疫苗須隔月接種兩劑，之後每年追加一劑。**接種最佳時機是每年秋季**，即每年 10 月至 11 月中旬。

表10-2 感冒、流行性感冒、流行性感冒嗜血桿菌的比較		
	感冒	流行性感冒	流行性感冒嗜血桿菌（b 型）
病原	病毒	病毒	細菌
種類	>100 種	A~D 型	一種
分布情形	世界性	可造成大流行	世界性
流行季節	春、秋	冬季	不明顯
感染年齡	兒童較成人常見	老人及抵抗力低者	幼兒為主
症狀	呼吸道症狀	肺炎及併發症	腦膜炎等
治療	無特殊治療	治療續發性感染	抗生素
疫苗	無	有（依流行而變化）	有（固定）

◆ 護理措施

1. 給予充足水分及容易消化的食物，以維持適當營養。

2. 正常作息；充足的休息和睡眠。

3. 保持室內空氣流通及居家生活環境衛生。

4. 注意個人衛生，如打噴嚏後需以肥皂清洗雙手、不要隨地吐痰、咳嗽時要用紙巾掩蓋口鼻，並將分泌物用紙巾包好棄於垃圾箱內。

5. 流行期時，盡可能避免出入公共場所。

六、氣喘(Asthma)

◆ 病理生理

1. 多重基因**遺傳**有關的慢性過敏性支氣管發炎反應。發生率以 3 歲和較大兒童居多。

2. 其呼吸道阻塞性症狀的**作用機轉為呼吸道黏膜發炎和水腫、血管通透性增加**、支氣管的黏性分泌物聚集、支氣管及細支氣管的**平滑肌痙攣**。

3. 呼吸道黏膜分泌物過度增加，呼吸道變窄，二氧化碳瀦留在肺泡中，使得血液氧濃度減少（**低血氧**），**二氧化碳增加**，導致**呼吸性酸中毒**。

4. **臺灣氣喘兒童最常見的過敏原為塵蟎。**

◆ 診 斷

1. 血液檢查：IgE **值上升**，表示是過敏性疾病；**嗜酸性白血球(eosinophilia)增加，表示有外因性誘發因子存在**；顆粒性白血球、淋巴球、單核球細胞增加。

2. 肺功能檢查：越嚴重且未妥當治療者，氣管反應度越敏感，對肺功能的影響也越大；肺活量計檢查是肺功能檢查項目之一。

3. X-ray 檢查：無發作時，**胸部 X 光檢查結果為正常。**

◆ 臨床表徵

1. **呼氣**時有喘鳴聲、咳嗽、呼吸費力、**心跳呼吸加快，新陳代謝率自然增加。**

2. 焦慮、不安、冒汗、水分散失多。

◆ 發作過程

1. **輕度**持續型：1 週發作多於 2 次。**呼吸及心跳次數微增**、無肋間凹陷、**呼氣時有喘鳴音**、乾咳、走路會喘、膚色及意識正常。

2. **中度**持續型：**1 週發作多於 2 次**，每次發作可達數天，**夜間症狀更明顯**。呼吸次數增加、中度肋間凹陷、吸與呼氣時都有喘鳴音、心跳次數 100~120 次／分、帶有**痰音**的咳嗽、膚色蒼白、意識正常。

3. **重度**持續型：症狀持續出現，**呼吸次數＞30 次／分**（使用呼吸輔助肌）、逐漸聽不到喘鳴音、**心跳次數＞120 次／分**、發紺、精神不安、意識改變。

4. 呼吸衰竭：呼吸及心跳次數減少、異常胸腹呼吸動作、聽不到喘鳴音、發紺、嗜睡或意識不清。

◆ 治　療

1. **支氣管擴張劑**

   (1) Aminophylline 或 Theophylline：**有效濃度 10~20 μg/mL，才有治療效果**；若血清濃度大於 20 μg/mL 即出現中毒現象。

   (2) Berotec：**為呼吸急症最佳用藥**，作用於支氣管的 β_2 型腎上腺素受體，**可直接快速使呼吸道平滑肌鬆弛，並使局部血管收縮**，減輕喉部水腫。

   (3) Ventolin：**用於急性發作時**，可快速舒緩呼吸道痙攣。

   (4) **支氣管擴張劑長期使用會有抗藥性及肺功能持續變差，只能必要時使用。**

2. 抗發炎藥物

   (1) Cromolyn sodium (Intal)：非類固醇抗發炎藥物，主要抑制呼吸道中肥胖細胞的去顆粒化作用，阻止肥胖細胞釋出第一

型之過敏反應媒介物（如 histamine），吸入藥粉可預防支氣
管因冷及運動引起的收縮，主要為預防性用藥。

(2) Pulmicort：**皮質類固醇**(Corticosteroid)**抗發炎藥物**可減少呼
吸道阻塞，**平時使用以改善氣喘發作**，使用後需漱口以免產
生全身性副作用。

3. 祛痰劑：Bisolven、Robitussin。

4. 使用定量噴霧吸入劑(MDI)和乾粉吸入劑(DPI)；**MDI 的優點為
劑量和副作用比口服少**，而 **DPI 需手口協調**，故適合 5 歲以上
病童使用。

5. 皮下注射之減敏療法。

6. 根據全球氣喘倡議組織(Global Initiative of Asthma; GINA)
2006 版的診療指引，**氣喘的控制程度**(level of control)**是氣喘治
療階段的指標**。

◆ **護理措施**

1. 密切觀察 Aminophylline 或 Theophylline **中毒症狀**，包括**腸胃
不適、噁心、嘔吐、低血壓、躁動、不安、失眠、心搏過速、
心律不整**，如出現**中毒症狀則應停藥**，並監測生命徵象。

2. 衛教拒絕二手菸、避免燒烤食物，以及勿使用 Aspirin 於解熱、
鎮痛上，此藥物容易誘發氣喘。

3. 運動會誘發氣喘發作，建議運動前 10~15 分鐘先使用**吸入型的
氣管擴張劑**，如使用非類固醇抗發炎藥物(Cromolyn sodium)。

4. 簡易型肺功能評估方法為尖峰吐氣流量測定法(peak expiratory
flow meter)，**目的在評估氣喘的嚴重程度**。

5. 指導學齡期氣喘病童，運用**評估尖端吐氣流量情況**，每日早晚二
次、每次三回，自我評量氣管的健康狀態，以避免氣喘病發作。

6. 尖峰呼氣流速(peak expiratory flow rate; PEFR)理想值為 300 L/min：

    (1) 若為理想值的 80~100%（綠燈區），表示**氣喘在妥善的控制中，可繼續常規性藥物治療**。

    (2) 若為**理想值的 60~80%（黃燈區）**，表示中度氣喘發作，須調高藥物劑量，並就醫。

    (3) 若為**理想值的 60%以下（紅燈區）**，表示嚴重氣喘發作，須盡速就醫。

7. **年齡較小的氣喘兒童，不會控制呼吸動作來正確使用定量噴霧吸入劑**(MDI)**時，可以考慮配合間隔器**(spacer)**使用**。

8. 手持式小型噴霧器接上氧氣吸入藥物，**協助兒童將噴霧器置於口鼻處，以正常呼吸速率來配合**。

9. 使用吸入型藥物，**需要吸入第二次劑量時，應與第一次劑量間隔 1 分鐘，吸入後屏息 5~10 秒鐘**，以使藥物進入肺內。

10. **練習嘬嘴式呼吸**，可有效預防因運動誘發的氣喘發作。選擇適當的運動方式，如游泳、體操。

11. 長期照護的衛教重點：避免處於溫度劇烈改變的環境、父母及病童應了解並主動避免過敏原、鼓勵學習管樂器或口琴、**體能活動仍然可以進行**、**教導較小病童延長吐氣時間和增加吐氣壓力之技巧**。

12. 居家環境：**避免使用厚重窗簾或地毯、棉被採用太空被或蠶絲被，寢具每週以 55℃熱水（高於 120℉）浸泡 10 分鐘後清洗；蟎易存在棉質或布製品上，應移除彈簧床墊、榻榻米、椰絲墊及海棉墊等，改睡木板床或墊韻律操用的塑膠拼墊，勿使用毛毯及絨毛玩具；經常使用吸塵器將房間的灰塵清乾淨**。

七、肺炎(Pneumonia)

◆ 病理生理

1. 主要是肺泡腔炎症反應，其中**病毒性肺炎**較常見。

2. **病毒性肺炎**：主要是**呼吸道融合病毒**(Respiratory Syncytial Virus; RSV)感染，侵犯**出生至 2 歲**的幼童。可透過採檢**鼻內分泌物及血液免疫分析**判斷是否感染。**嚴重時須住院治療**，甚至可能死亡。

3. **細菌性肺炎**：主要是**肺炎鏈球菌**感染，好發於 1~4 歲兒童，最常引起大葉性肺炎。**被侵犯的肺葉有填塞現象。**

4. 原發性非典型肺炎（黴漿菌肺炎）：約 10~20%由黴漿菌感染引起，好發於**學齡期及青少年期，常侵犯肺下葉或支氣管周圍，具有高度傳染性**，病程進展數天～1 週；體溫低於 39°C。

◆ 臨床表徵

發燒、咳嗽、疲倦不安、昏睡等，詳見表 10-3。

表 10-3　常見肺炎分類與其臨床表徵			
臨床表徵 ＼ 分類	細菌性肺炎	病毒性肺炎	原發性非典型肺炎（黴漿菌肺炎）
病程進展	**快速**	逐漸進展	數天～1 週
體溫	**≧39°C**	輕微發燒	<39°C
咳嗽	**有**	哮喘、喘鳴	陣發性
傳染性	**低**	高，同時發生	高，2~3 週後發生
呼吸道症狀	明顯**咳嗽、痰稠量多**（黃或鐵鏽色）	**乾咳、無痰或少量**	**乾咳、無痰或少量**（黏液樣膿性痰或含血絲）
痰中血球種類	**顆粒性白血球**	單核白血球	**單核白血球**
肋膜積液	無或大量	無或小量	無或小量

◆ 治　療

　　通常以痰液抹片與培養來確定感染菌種，根據菌種給予適當藥物治療。

1. 病毒性肺炎：主要為支持療法；而吸入性抗病毒藥物**利巴韋林**(Ribavirin)可用於治療 RSV。對於高危險群的嬰幼兒或兒童，現有**人類免疫球蛋白單株抗體** Palivizumab 藥物可降低感染後發生重症的機會。

2. 細菌性肺炎：以 Penicillin 治療。

3. 黴漿菌(*Mycoplasma*)肺炎：**紅黴素**(Erythromycin)治療 10~14 天或 Azithromycin 治療 3 天。

◆ 護理措施

1. 集中護理、臥床休息、**提供高濕度空氣，採半坐臥式以維持呼吸道通暢**，減輕呼吸窘迫症狀，促進氧合作用。

2. **單側性肺炎可臥向患側，以減少胸膜摩擦造成的不適。**

3. **採高熱量飲食**並**增加液體的補充**，以維持體溫、營養供給。

八、急性細支氣管炎(Acute Bronchiolitis)

◆ 病理生理

1. **常發生於冬天或早春時節，是 2 歲以下嬰幼兒最常見的呼吸道感染**，主要傳染途徑為飛沫傳染或接觸到分泌物。

2. **嬰幼兒時期之感染源以呼吸道融合病毒(RSV)最常見**，其次為副流行性感冒病毒、**腺病毒**等。

◆ 臨床表徵

1. 打噴嚏、流鼻水、咳嗽及**輕微發燒**等上呼吸道感染症狀。

2. 隨病情進展，咳嗽加劇、呼氣時間延長，呼吸困難（**嚴重時出現呼吸性酸中毒**）且躁動不安，出現肋間回縮、**呼氣時有喘鳴音**(wheezing)（因呼吸道黏膜水腫、分泌物增加，使氣管管徑狹小所引起）、**乾囉音**(rales)、細小摩擦音及桶狀胸等細小支氣管阻塞症狀。

◆ 治療及護理

1. 症狀治療，但禁用止咳劑。

2. 鼓勵多喝水及注意營養狀況。

3. 胸腔物理治療；視需要**使用氧氣帳（予高濕度 40%的氧氣）**。

4. 觀察膚色、前囟門及生命徵象變化。

九、橫膈疝氣(Diaphragmatic Hernia)

◆ 病理生理

胚胎在發展時，橫膈出現不正常的開口，致使腹腔器官（如腸、胃）移位至胸腔。**胸腔聽診可發現腸蠕動聲**、呼吸困難等。

◆ 治療及護理

1. 外科急症，需立即接受外科處理。

2. 維持呼吸道通暢，準備氣管內管以協助換氣；插鼻胃管減壓。

3. **頭部抬高 30 度側臥，健側肺葉朝上。**

十、肺結核(Pulmonary Tuberculosis)

◆ 病理生理

由結核分枝桿菌引起的細菌性傳染病，以飛沫傳染，侵犯部位肺部最多，其他器官也可能得結核病；感染後不一定會發病，即使發病也不會立即有症狀，無治療的話會越發嚴重。

◆ 臨床表徵

　　早期幾乎沒有症狀；常見症狀如發燒數日、虛弱無力、體重減輕、咳嗽痰多、痰中帶血及夜間盜汗等。

◆ 診　斷

　　結核菌素試驗(PPD test)：判定是否感染的重要試驗，皮內注射 0.1 c.c.的結核菌素純蛋白衍生物，注射後 48~72 小時呈陽性反應（即紅腫直徑超過 10 mm），表示曾被結核桿菌感染或對結核桿菌具有抵抗力。

◆ 治　療

　　為了**增加治療效果及預防產生抗藥性菌種**，治療時至少要**合併 2 種以上的藥物，臨床上最常使用的是** Isoniazid (INH)**及** Rifampin。

◆ 護理措施

1. 衛教長期不間斷的藥物治療是很重要的，須定期行痰液和 X 光的複查。

2. 進行宣導，重視居家生活環境衛生，養成良好的衛生習慣，並注重營養均衡。

3. 開放性肺結核入院治療時，**進入病房皆需戴口罩，並安排單獨的隔離室**。

十一、囊性纖維變性(Cystic Fibrosis)

◆ 病理生理

　　體染色體隱性遺傳疾病，會造成外分泌腺功能障礙，最常影響呼吸及腸胃系統。**多數病童 3 歲前會因肺部支氣管阻塞而造成生命危險，為終身存在之慢性疾病，男女得病機率相同。**

◆ **臨床表徵**

1. 外分泌腺功能障礙：分泌物黏稠度增加，易使細支氣管、胰臟、膽道、小腸、唾液腺、汗腺等細小通道阻塞，造成脂肪便、便祕、腹痛、脹氣等。

2. 肺部支氣管阻塞：呼吸困難、桶狀胸、杵狀指、發紺等。

3. **胰酵素缺乏，影響營養素吸收。**

◆ **診　斷**

　　汗液試驗、胰酵素分泌、糞便分析、胸部放射線檢查。

◆ **治療及護理**

1. 密切注意生命徵象變化，並維持呼吸道通暢。

2. **予抗生素控制肺部感染，並配合胸腔物理治療排出濃痰。**

3. 維持體液電解質平衡。

4. 維持合宜營養狀態，採高蛋白、**高熱量飲食**，並補充**胰酵素製劑、脂溶性維生素**及**鐵劑**等。

5. 支持父母，協助調適。

十二、其他呼吸系統疾病

◆ **急性鼻咽炎(Acute Nasopharyngitis)**

1. 兒童最常見的疾病，又稱上呼吸道感染。為鼻咽部黏膜、黏膜下和淋巴組織的急性炎症，好發於咽扁桃體。

2. 護理措施：**鼓勵多喝水及臥床休息，若出現呼吸窘迫症狀（如呼吸費力）需立即處理；教導父母注意室內環境的通風，避免飛沫傳染；教導病童少用手摸鼻子、嘴巴、眼睛，以降低感染風險。**

QUESTI❓N

1. 細支氣管炎嬰幼兒使用氧氣頭罩(O_2 hood)時的護理措施，下列敘述何者不適當？(A)氧氣流量需大於5 L/min　(B)可考慮與加熱型噴霧器一起使用　(C)所有氧氣治療管路及容器需每週更換一次　(D)潮濕瓶宜使用等張性的無菌生理食鹽水　　　　　(102專高一)
   解析 潮濕瓶應使用無菌蒸餾水避免鹽結晶或機械生鏽。

2. 幼兒急性細支氣管炎最常見的致病因為：(A)副流行性感冒病毒(parainfluenza virus)　(B)腺相關病毒(adeno-associated virus)　(C)呼吸道融合病毒(respiratory syncytial virus)　(D)伊科病毒(echo virus)　　　　　　　　　　　　　　　　　　　　　(102專高二)

3. 使用脈衝式血氧分析法(pulse oximetry)測量兒童的血氧飽和度(SaO_2)，其正常範圍為何？(A) 65~70%　(B) 75~80%　(C) 85~90%　(D) 95~100%　　　　　　　　　　　　　　(102專高二)

4. 茵茵，1歲，診斷為細支氣管炎，聽診雙肺下葉有明顯粗囉音(coarse rales)，需如何為茵茵執行胸腔物理治療？(A)宜在每餐前15~30分鐘執行左右肺葉之姿位引流，以避免吸入性肺炎　(B)先運用噴霧器及配合藥物進行霧化治療後，再進行姿位引流及叩擊　(C)先引流茵茵的肺上葉再引流下葉，以避免痰液沈積至肺尖部　(D)手弓成杯狀，加強背部脊椎部位的叩擊　　　　　(102專高二)

5. 有關小兒氣喘之敘述，下列何者錯誤？(A)過敏原進入身體後，會誘發IgE免疫球蛋白上升　(B)生理病理變化為呼吸道黏膜腫脹、呼吸道平滑肌舒張　(C)呼氣期會出現吐氣時間延長及喘鳴(wheezing)症狀　(D)可使用類固醇類抗發炎藥物與支氣管擴張劑
   解析 氣喘生理病理變化為呼吸道黏膜發炎及水腫，呼吸道平滑肌收縮痙攣。　　　　　　　　　　　　　　　　　　　(102專高二)

解答：　　1.D　　2.C　　3.D　　4.B　　5.B

6. 有關黴漿菌性肺炎(mycoplasma pneumonia)之敘述，下列何者錯誤？(A)大多侵犯1~4歲幼兒，較不容易傳染給其他家人　(B)會出現乾咳、無痰或少量痰，痰中血球種類為單核白血球　(C)胸部X光片會看到下肺葉處有斑塊狀的間質性肺炎的陰影　(D)給予紅黴素治療10~14天，或Azithromycin治療3天　（103專高一）

解析 (A)具有高度傳染性，易傳給家人。

7. 金小妹，3歲，因肺炎入院，醫囑執行小型噴霧治療(micro-nebulizer therapy)，有關此治療之目的，下列何者錯誤？(A)稀釋痰液　(B)擴張支氣管　(C)增加肺泡表面張力　(D)濕潤呼吸道黏膜　（103專高二）

8. 小英，5歲大，診斷疑似細菌性支氣管炎住院求治，有關血液氣體分析之敘述，下列何者錯誤？(A)血液氣體分析是重要的肺功能指標，可了解肺部的氣體交換情形　(B)採集完成的動脈血液，需與空針內的肝素(heparin)混合　(C)抽血的空針須置於裝有碎冰的容器，以減少血液中物質代謝反應　(D)pH=7.30，PaO_2=85 mmHg，$PaCO_2$=50 mmHg，判斷為正常範圍（103專高二）

9. 王小弟，4歲，因氣喘反覆發作，醫囑需長期使用Flixotide® (fluticasone propionate)（MDI型）治療，王小弟的媽媽對於此治療不清楚，下列護理指導內容，何者適當？(A)解釋此藥物為不是類固醇藥物，不會影響孩子生長發育　(B)說明此藥物使用目的是擴張支氣管，避免呼吸道的阻塞　(C)衛教合併使用面罩型吸藥輔助艙(aerochamber)吸入器裝置之技巧　(D)說明階梯治療概念，當氣喘症狀減輕即可減藥，避免造成藥物依賴性

解析 (A)此為類固醇藥物；(B)說明此藥物使用目的是改善氣喘發作；(D)切忌擅自停藥，避免病情因此惡化。　（103專高二）

解答：　　6.A　　7.C　　8.D　　9.C

10. 有關嬰幼兒呼吸系統的解剖生理特徵，下列敘述何者錯誤？(A)鼻腔狹小，鼻黏膜柔軟且毛細血管豐富，易受病原體侵犯　(B)耳咽管較成人短，寬且直，致病菌易進入中耳，引起感染　(C)嬰兒的喉頭在頸部之較高處，比成人較不易造成吸入性肺炎　(D)肋骨位置較成人呈水平，不易藉胸部擴張增加換氣，多採腹式呼吸　　　　　　　　　　　　　　　　　　　　　　　　　　　（104專高一）

　解析 喉頭位置高，較易造成吸入性肺炎。

11. 小強，12歲，診斷為氣喘，居家長期監測尖峰呼氣流量(peak expiratory flow rate; PEFR)，其自我監測的個人最佳值為250 L/min。某日清晨，其PEFR為180 L/min，到傍晚上升為220 L/min，估算小強目前PEFR的變異度(variance)為何？(A) 10%　(B) 16%　(C) 20%　(D) 32%　　　　　　　　　　　（104專高一）

　解析 PEFR變異度＝（PEFR(晚)－PEFR(早)）÷1/2（PEFR(晚)＋PEFR(早)）× 100% = (220 － 180)÷1/2(220 ＋ 180)× 100% = 20%。

12. 有效執行胸腔物理治療的最佳順序應為下列何者？(1)抽痰　(2)噴霧治療　(3)姿位引流　(4)拍背叩擊。(A) (2)→(3)→(4)→(1)　(B) (4)→(3)→(2)→(1)　(C) (3)→(1)→(4)→(2)　(D) (1)→(2)→(3)→(4)　　　　　　　　　　　　　　　　　　　　　　　　　　　（104專高一）

13. 明明，9歲，因慢性肺疾病長期使用呼吸器，於胸腔物理治療後，痰液堆積需進行抽痰。有關每次抽痰時間與抽吸壓力，下列何者正確？(A)時間為3~5秒，壓力為60~80 mmHg　(B)時間為5~8秒，壓力為120~150 mmHg　(C)時間為10秒以內，壓力為100~120 mmHg　(D)時間為10~15秒內，壓力為120~150 mmHg

　　　　　　　　　　　　　　　　　　　　　　　　　　　（104專高一）

解答：　10.C　11.C　12.A　13.C

14. 下列關於使用耳鏡視診兒童耳朵的敘述，何者正確？(A)不應將耳鏡插入耳道，宜以鏡孔光線照射耳道仔細觀察　(B)3歲以下的孩童，需將其耳廓頂端向上向後拉　(C)正常沒有感染的鼓膜，呈現透明或珍珠色　(D)當耳膜破裂有耳漏時，無法看到耳膜破裂的裂孔　　　　　　　　　　　　　　　　　　（104專高二）

15. 安安，3歲半，診斷為氣喘，護理師應優先指導家屬使用下列何種吸入劑型，以達最大療效？(A)定量噴霧吸入劑併同面罩式吸藥輔助艙(metered dose inhaler＋aerochamber)　(B)定量噴霧吸入劑併同吸藥輔助連接管(metered dose inhaler＋spacer)　(C)乾粉吸入劑(dry powder inhaler)，如turbuhaler、accuhaler　(D)超音波式或壓縮空氣推進式噴霧機(nebulizer)　　　　　　（104專高二）

16. 有關氣喘兒童居家自我照顧尖峰呼氣流速計(peak flow meter)，下列敘述何者錯誤？(A)平日可由尖峰呼氣流速計監測呼吸道過度反應的程度　(B) 5歲以下兒童可能不會吹氣或力量不足，導致結果不可靠　(C)採站姿，吹氣時，尖峰呼氣流速計需與地面呈水平位置　(D)尖峰呼氣流速值達最佳值的60%，即表示病童目前控制良好　　　　　　　　　　　　　　　　　　（104專高二）

　　解析 若為最佳值的80~100%，表示控制良好；若為60~80%需調整藥物劑量，並就醫；若為60%以下則須盡速就醫。

17. 有關護理師教導父母返家照顧急性中耳炎(acute otitis media)兒童的護理指導重點，下列何者錯誤？(A)喝牛奶和餵食時，儘量採坐姿　(B)平時擤鼻涕時，要壓住一側鼻孔　(C)抗生素服用到耳朵不痛時就停止　(D)每隔6個月需做一次聽力測驗

　　解析 需全程使用抗生素。　　　　　　　　　　　　　　（104專高二）

18. 王小弟，9個月，診斷為肺炎，右腋下區聽到有明顯的爆裂音(crackle)，下列姿位何者較能有效引流痰液？(A)右側臥，抬高臀部20公分　(B)左側臥，抬高臀部20公分　(C)俯臥，頭放低30度　(D)仰臥，頭抬高30度　　　　　　　　　　　　　（105專高一）

解答： 　14.C　　15.A　　16.D　　17.C　　18.B

19. 有關細菌性肺炎(bacterial pneumonia)之敘述，下列何者錯誤？(A)最常見的致病原為黴漿菌　(B)通常病童會出現高燒(>39℃)情形　(C)血中顆粒性白血球數值升高　(D)通常需給予抗生素治療

 解析 (A)最常見的致病原為肺炎鏈球菌。　　　　　　（105專高一）

20. 有關氣喘兒童使用吸入型藥物之說明，下列何者正確？(A)短效型氣管擴張劑，是需要每日使用的保養性吸入型藥物　(B)乾粉吸入劑型不需要手口協調，較適合5歲以下的兒童　(C)定量噴霧吸入器(metered dose inhaler)加上吸藥輔助器(spacer)，較適用於嬰幼兒　(D)醫囑早晚各吸2次(2 puffs)時，是指每次用藥須直接連續深吸藥物2次　　　　　　　　　　　　（105專高一）

 解析 (A)短效型氣管擴張劑為急救用藥；(B)乾粉吸入劑需要手口協調，較適合5歲以上的兒童；(D)醫囑早晚各吸2次是指完成第一個劑量吸入後，須間隔約30~60秒再吸第二次。

21. 有關兒童細支氣管炎(bronchiolitis)的敘述，下列何者錯誤？(A)呼吸道融合病毒(RSV)是最常見致病因　(B)是1歲以內嬰兒常見的下呼吸道感染疾病　(C)臨床典型的症狀是流鼻水、發燒、似狗吠聲的咳嗽　(D)一般最常發生於冬、春兩季（1~5月）

 解析 (C)臨床典型的症狀是咻咻的呼吸音。　　　（105專高一）

22. 有關橫膈疝氣(diaphragmatic hernia)臨床表徵與醫療措施之敘述，下列何者錯誤？(A)需插入鼻胃管以減輕胃壓力　(B)胸腔可聽見腸蠕動聲，聽不到呼吸聲　(C)當嬰兒呈現呼吸窘迫現象時應立即以甦醒球(ambu bag)擠壓急救　(D) X光片顯示胸腔內有充滿氣體的腸道和塌陷的肺　　　　　　　　　　　（105專高一）

解答：　19.A　20.C　21.C　22.C

23. 有關小型噴霧治療(micro-nebulizer therapy)之護理措施，下列敘述何者錯誤？(A)將藥物及生理食鹽水混合置入噴霧器之藥杯，氧氣流量需調整至6~8 L/min　(B)使用時需將噴霧器呈垂直狀，以使氣動將藥物轉換成2~5 µm的噴霧粒子　(C)若病人為嬰兒，可將小型噴霧器架於氧氣頭罩上以增加效果　(D)限每位病童個人單獨使用，藥杯與噴霧器每天清洗一次　　　　（105專高二）

解析 藥杯與噴霧器每次使用後都要清洗，並定期更換。

24. 小英，7歲，診斷為氣喘，居家長期監測尖峰呼氣流量(peak expiratory flow rate, PEFR)，其自我監測的個人最佳值為220 L/min。某日清晨，小英的PEFR為130 L/min，到傍晚上升為170 L/min，護理師判斷小英目前所處的狀態為何？(A)呼吸道症狀已有改善，持續維持正常生活作息　(B)呼吸道症狀逐漸被控制，預期PEFR將會更改善　(C)呼吸道有發炎及黏膜水腫，小心監測PEFR的變化　(D)呼吸道出現急性發作的危險，必須立刻緊急就醫治療　　　　（105專高二）

解析 小英目前PEER為最佳值的59~77%，PEER每日變異度 =〔PEFR（晚）－ PEFR（早）〕/1/2〔PEFR（晚）＋ PEFR（早）〕× 100% = (170 － 130)/1/2 (170 ＋ 130) × 100% = 26.6%，表示呼吸道症狀尚未穩定，需小心監測PEFR。

25. 下列敘述何者符合兒童呼吸系統的解剖生理特徵？(A)鼻腔狹小、鼻黏膜柔軟且微血管豐富　(B)耳咽管（歐式管）較成人短、窄且水平　(C)喉頭較窄、較高；約在第4~5頸椎部位　(D)肺泡表面積相對多，使得呼吸換氣量較多　　　　（105專高二）

解析 (B)耳咽管（歐式管）較成人短、寬且水平；(C)喉頭較窄、較高；約在第2~3頸椎部位；(D)肺泡較少。

26. 協助罹患細小支氣管炎之病童執行姿位引流，下列時間何者較不適當？(A)飯後半小時　(B)睡覺前　(C)早晨睡醒時　(D)飯前1小時　　　　（105專高二）

解答：　23.D　24.C　25.A　26.A

27. 小華，5歲大，疑似細菌性支氣管炎，使用脈衝式血氧分析法 (pulse oximetry)偵測脈動血氧，下列敘述何者錯誤？(A)為非侵入性偵測血氧的方法，可單次或連續測量血氧飽和度(SpO_2)　(B)可於耳垂、手指或腳趾放置紅外線掃描感應器來監測動脈血流脈動　(C)感應器的光源探測器位置應固定，避免更換，以增加數值之正確性　(D)儀器顯示的心跳速率與病童實際的心跳相符時，測得的數值才準確　　　　　　　　　　　　　　　（106專高一）

解析 (C)為避免對皮膚傷害，須常更換感應器位置。

28. 有關嬰兒及兒童接受氧氣治療之相關敘述，下列何者正確？(A)使用鼻套管時，氧氣流量不可超過2 L/min，以免黏膜乾燥　(B)使用氧氣面罩時，氧氣流量不可超過6 L/min，以免氧氣濃度過高　(C)使用氧氣頭罩時，氧氣流量約調為5 L/min，以免二氧化碳滯留　(D)使用氧氣帳時，氧氣流量約調為3 L/min，以免發生火花

解析 (A)氧氣流量不可超過6 L/min，以免黏膜乾燥；(B)氧氣流量需超過6 L/min；(D)氧氣流量約調為10 L/min。　　　　　（106專高一）

29. 小英，6歲大，診斷為肺炎，目前痰分泌物黏稠，胸部聽診發現左肺上葉前節有明顯的濕囉音，為小英執行胸腔物理治療，下列護理措施何者正確？(A)為有效去除痰分泌物，可先行噴霧治療，再行姿位引流與叩擊　(B)執行胸部物理治療的時間，最好是在飯前或飯後半小時　(C)超音波噴霧器底部水槽需加入生理食鹽水，以避免機械受損　(D)引流左肺上葉前節，最好的姿勢是俯臥及拍背部　　　　　　　　　　　　　　　（106專高一）

解析 (B)最好是在飯前1小時或飯後2小時；(C)應加入無菌蒸餾水；(D)最好的姿勢是仰臥及拍鎖骨和乳頭之間的部位。

解答：　27.C　28.C　29.A

30. 小明，3歲，發燒38.5°C，哭鬧不安，胃口不好，活動力差，至小兒急診求治，診斷為急性鼻咽炎，有關小明的照護措施，何者較不適當？(A)鼓勵病童多喝水或果汁及臥床休息　(B)鼻塞引起的呼吸費力是正常現象，請父母不必擔心　(C)教導父母注意室內環境的通風，避免飛沫傳染　(D)教導兒童少用手摸鼻子、嘴巴、眼睛，以降低感染風險　　　　　　　　（106專高二）

解析 若出現呼吸窘迫症狀（如心搏過速、呼吸急促與費力、鼻翼搧動、肋間或胸骨凹陷等），需立即處理，以免發生合併症。

31. 有關兒童罹患黴漿菌性肺炎(mycoplasma pneumonia)的臨床表徵，下列敘述何者正確？(A)病程進展非常快速，易出現39°C以上高溫　(B)常侵犯肺葉及肺小葉，聽診時會有呼氣末期囉音　(C)咳嗽明顯，痰液黏稠、量多，宜儘速痰液培養　(D)血清檢查可發現特定的抗體濃度升高，白血球數值可能正常　（106專高二）

解析 (A)病程逐漸進展，體溫為39°C以下；(B)常侵犯肺下葉或支氣管周圍；(C)為無痰或少量的乾咳。

32. 有關學童發生氣喘會出現病理生理上的變化，下列敘述何者錯誤？(A)血管通透性下降、細胞浸潤、呼吸道水腫　(B)顆粒性白血球、淋巴球、單核球細胞增加　(C)呼吸急促、新陳代謝增加、呼吸性酸中毒　(D)咳嗽、吐氣時間延長、呼氣末期喘鳴聲

解析 (A)氣喘的發炎反應會導致血管通透性增加。　　　（106專高二）

33. 小美，7個月大，因細支氣管炎住院治療。護理評估發現其雙側肺上葉前節部位有痰液堆積。有關協助其胸腔物理治療，下列敘述何者正確？(A)採半坐臥姿勢，在鎖骨及肩胛骨之間做叩擊或震顫　(B)抬高頭部約30度，在脊柱兩側上半部做叩擊或震顫　(C)採仰臥姿勢，在鎖骨及乳頭之間部位做叩擊或震顫　(D)將頭放低15度，在肩胛骨尖端下的脊柱兩側做叩擊或震顫

（106專高二補）

解答：　　30.B　31.D　32.A　33.C

34. 聽診兒童肺部時，發現其於吸氣期可聽見不連續性、水分過多的呼吸音且大聲。此呼吸音為：(A)乾囉音(rhonchi)　(B)囉音(rales)　(C)喘鳴音(wheeze)　(D)哮鳴音(stridor)　（106專高二補）

35. 氣喘發作兒童的血液中，下列哪一種免疫球蛋白會上升？(A) IgA　(B) IgD　(C) IgE　(D) IgG　（106專高二補）

36. 張小妹，4個月大，早產，罹患支氣管肺發育不良，近日又因支氣管肺炎再度求治，痰液黏稠，需每天給予四次胸腔物理治療，有關叩擊(percussion)及震顫(vibration)執行應注意之事項，下列護理措施何者錯誤？(A)宜在姿位引流後進行叩擊及震顫，以有效去除分泌物　(B)手應弓成杯狀，手指併攏，腕部保持輕鬆　(C)每個部位至少叩擊10~15分鐘，以使分泌物鬆動　(D)有出血危險時，不宜執行叩擊及震顫　（106專高二補）

解析 (C)每個部位至少叩擊2~3分鐘，且視嬰兒的耐受度而定。

37. 罹患中耳炎病童的臨床表徵，下列敘述何者錯誤？(A)會有搖頭躁動不安，不斷拉扯耳朵的動作　(B)長期反覆感染，可能會引起乳突炎(mastoiditis)　(C)會有狗吠式(barking)咳嗽、哽噎、發紺等現象　(D)一旦鼓膜破裂，分泌物流出時，疼痛隨即改善

解析 犬吠式咳嗽為哮吼的臨床表徵。　（107專高一）

38. 有關兒童會厭炎(epiglottitis)的敘述，下列何者錯誤？(A)最常見的致病菌是B型流行性感冒嗜血桿菌　(B)病童會無法平躺，會自動採坐姿，身體呈三腳架姿勢　(C)協助醫師執行喉頭檢查時，宜備妥經鼻氣管插管的急救設備　(D)做喉頭細菌培養檢查時，先以壓舌板壓住舌後根，便於採集檢體　（107專高一）

解析 避免做任何侵入咽喉部的治療，以免引起腫脹及喉頭痙攣。

39. 造成嬰幼兒上呼吸道感染及合併中耳炎的原因，下列敘述何者正確？(A)鼻腔狹小　(B)歐氏管較短，寬且呈水平　(C)喉頭位於頸部較高處　(D)舌頭在口腔內所占比例較大　（107專高一）

解答：　34.B　35.C　36.C　37.C　38.D　39.B

40. 小虹，1歲2個月，因細支氣管發炎住院，聽診下肺葉痰音重，醫囑予combivent蒸氣吸入，及執行胸腔物理治療(CPT)。有關胸腔物理治療注意事項，下列何者正確？(A)採用頭低腳高的姿位，進行叩擊　(B)宜在飯前或飯後30分鐘執行　(C)每次執行時間約5分鐘　(D)脊椎突出處宜加強叩擊，以利痰液流出　　（107專高一）

　　解析 (B)宜在飯前1小時或飯後2小時執行為佳；(C)一次胸腔物理治療執行時間約15~30分鐘，但需視嬰兒的耐受度而定；(D)勿直接叩擊骨突處（胸壁及脊椎）及臟器（腹部、胃及腎臟）。

41. 琳琳，9個月大，因細支氣管合併肺炎再度住院，醫囑需要胸腔物理治療，有關協助家屬進行出院準備，下列護理指導何者正確？(A)示範家人如何確認痰堆積部位，先進行姿位引流再行噴霧治療　(B)確定痰液堆積部位後，每個姿位宜連續姿位引流約15~30分鐘　(C)過程中若琳琳出現呼吸窘迫、躁動不安等現象，仍可繼續執行　(D)最佳的姿位引流時間，宜安排在飯前1小時或飯後2小時執行　　（107專高二）

　　解析 (A)先進行噴霧治療再行姿位引流；(B)每個姿位引流約5~10分鐘，需視嬰兒的耐受度而定；(C)須停止執行。

42. 為嬰幼兒進行胸腔物理治療的叩擊(percussion)時，下列何項步驟不適當？(A)叩擊宜在姿位引流後執行，以達更佳效果　(B)以手指併攏、弓為杯狀，規律地叩擊胸壁　(C)為達鬆動痰液的較佳效果，可直接拍擊病童裸露的皮膚　(D)每部位的叩擊時間建議約為1~2分鐘，可視病童情況而增減　　（107專高二）

　　解析 (C)穿著薄薄的衣服效果較佳。

43. 有關急性細支氣管炎的敘述，下列何者正確？(A)是學齡期兒童常見的上呼吸道感染　(B)最常見的致病因是細菌感染　(C)主要傳染途徑為接觸傳染，需採取隔離措施　(D)呼吸困難嚴重之病童，會出現呼吸性酸中毒現象　　（107專高二）

　　解析 (A)多發生於2歲以下；(B)以呼吸道融合病毒(RSV)最常見；(C)如果沒有發燒、進食正常、活動力正常，可不用隔離。

解答：　　40.A　　41.D　　42.C　　43.D

44. 兒童的呼吸道系統由於尚未完全發展成熟，而與成人有差異，下列何者正確？(A)嬰兒喉頭在頭部較低處，約在第5~6頸椎處，易造成吸入性肺炎　(B)嬰兒會厭軟骨較成人短且有彈性，較不易嗆到　(C)嬰兒肋骨位置較成人垂直，穩定性小，故較少利用腹式呼吸　(D)嬰幼兒的歐氏管（耳咽管）較成人短、寬且直，呈水平位置，較易使致病菌或異物入侵　　　　　（107專高二）

    解析 (A)嬰兒喉頭位置較高，約在第2~3頸椎處；(B)嬰兒會厭軟骨較無彈性，易嗆到；(C)嬰兒肋骨位置較水平，較常利用腹式呼吸。

45. 兒童氣喘發作時最容易造成呼吸性酸中毒的原因，下列何者正確？(1)呼吸過慢　(2)新陳代謝率減慢　(3)脫水　(4)低血氧。(A)(1)(2)　(B)(1)(3)　(C)(2)(4)　(D)(3)(4)　　　　　（108專高一）

46. 有關囊性纖維變性(cystic fibrosis)之敘述，下列何者錯誤？(A)此為體染色體隱性遺傳疾病，提供家庭遺傳諮詢　(B)止咳劑及抗組織胺藥物可以協助改善呼吸道分泌物排除　(C)醫療計畫包括胰酵素製劑、補充脂溶性維生素及鐵劑　(D)應採取高熱量、高蛋白飲食，且攝取大量水分　　　　　（108專高一）

    解析 (B)囊性纖維變性目前無藥物可治療，呼吸道感染問題主要使用抗生素、蒸氣治療、支氣管擴張劑等藥物改善。

47. 小瑛，2歲，入院時，護理師在進行呼吸系統評估時，聽到哮鳴音(stridor)，可能的原因為何？(A)氣喘即將發作的前兆　(B)小孩常有的喉部吵雜音，長大會自然改善　(C)呼吸道中有含水分多的分泌物　(D)上呼吸道發炎或有異物阻塞的情形　（108專高一）

48. 有關氧氣治療的敘述，下列何者正確？(A)氧氣頭罩具有噴霧效果，可將氧氣濕化，需用生理食鹽水作為噴霧來源　(B)氧氣面罩濃度最好維持在1~3 L/min使用，以避免二氧化碳滯留　(C)病童在氧氣帳內易哭鬧，可給予手機或平板電腦，以分散注意力，降低焦慮　(D)氧氣帳內應以氧氣分析儀在病童口鼻處測試氧氣濃度　　　　　（108專高一）

解答：　44.D　45.D　46.B　47.D　48.D

解析　(A)應使用蒸餾水；(B)給氧量應維持6 L/min；(C)允許病童攜帶玩具入帳內，但應避免會產生火花的電動玩具。

49. 小英，4歲，因中耳炎需執行耳內給藥，給藥時，應將小英耳朵往哪一方向拉？(A)往上往後拉　(B)往下往前拉　(C)往上往前拉　(D)往下往後拉　　　　　　　　　　　　　　　　　　　　　（108專高二）

50. 有關哮吼(croup)之敘述，下列何者正確？(A)最常引起的致病原是A群β型葡萄球菌　(B)較易發生在學齡期兒童　(C)呼氣時會聽見哮喘聲(stridor)　(D)病童會出現聲音沙啞(hoarseness)、喉嚨緊縮及狗吠式咳嗽(barking cough)　　　　　　　　　（108專高二）

　　解析　(A)75% 為副流行性感冒病毒感染；(B)對於嬰兒及幼兒影響較大；(C)吸氣會有哮鳴音。

51. 有關扁桃腺切除術(tonsillectomy)後的護理措施，下列敘述何者錯誤？(A)鼓勵病童常做咳嗽動作，以利肺部擴張　(B)協助採側臥或俯臥，以利分泌物引流　(C)觀察嘔吐物是否含血液性質　(D)開始進食後，可提供冰涼的果凍、布丁、冰淇淋　　（108專高二）

　　解析　(A)應教導病童避免用力咳嗽，以免手術傷口出血。

52. 下列哪一項胸腔物理治療是利用重力原理，使肺內的分泌物，易流至較大的支氣管，以利痰液排除？(A)震顫　(B)姿位引流　(C)叩擊　(D)抽痰　　　　　　　　　　　　　　　　　　　（108專高二）

53. 小紅，7歲，因發燒、咳嗽、流鼻水症狀而入院。診斷為黴漿菌感染性肺炎(mycoplasma pneumonia)，下列敘述何者正確？(A)好發於1~3歲兒童　(B)使用藥物為 Erythromycin 或 Azithromycin　(C)傳染途徑主要為接觸傳染，應加強洗手　(D)主要由腺病毒引起，導致黏膜水腫　　　　　　　　　　　　　　　　　（108專高二）

54. 有關兒童氣喘(asthma)的敘述，下列何者正確？(A)台灣常見的過敏原是海鮮　(B)發作時呼吸道平滑肌舒張　(C)與遺傳體質、環境無關　(D) IgE免疫球蛋白會增加　　　　　　　　　　　（109專高一）

解答：　49.A　50.D　51.A　52.B　53.B　54.D

解析 (A)兒童氣喘常見過敏原是塵蟎；(B)發作時呼吸道平滑肌收縮；(C)與遺傳體質、環境（煙霧、油漆、廢氣、空汙、氣候或溫度變化）有關。

55. 王小妹，1歲，因感冒、發燒、左耳痛而就診，被診斷為急性中耳炎，下列護理措施何者較適當？(A)避免藥物成癮，衛教少服止痛藥　(B)清潔耳道時，耳朵宜向下向後拉　(C)休息時宜採側右臥姿，以免壓迫左耳　(D)避免產生抗藥性，衛教若無症狀，其抗生素即可自行停藥　　　　　　　　　　　　（109專高一）

解析 (A)因疼痛不適，應依醫囑給予止痛藥；(C)躺向患側以利引流；(D)若無症狀，仍不可將抗生素停藥，以免病原體仍存於體內。

56. 張小弟，5個月大，因呼吸喘、痰液多而入院，診斷為細支氣管炎(bronchiolitis)，入院後需抽痰，有關抽痰護理的敘述下列何者正確？(A)抽痰順序宜先由口腔開始，再到鼻腔　(B)抽痰前後宜給予適當的氧氣吸入，以避免缺氧情形　(C)抽吸時間最好維持在12~15秒之間，以預防缺氧情形　(D)抽吸壓力維持在110~130 mmHg　　　　　　　　　　　　　　　　　（109專高一）

解析 (A)抽痰順序由鼻腔再到口腔，1個月以下之新生兒為口腔再到鼻腔；(C)抽吸時間最好維持在5~8秒之間；(D)抽吸壓力維持在80~100 mmHg。

57. 有關嬰幼兒呼吸系統的解剖生理特徵，下列何者正確？(A)嬰幼兒舌頭在口腔所占的比例比成人小，鼻腔過濾效果較佳　(B)嬰幼兒的咽喉較狹窄，會厭軟骨較大，比成人較易造成吸入性肺炎　(C)嬰幼兒採腹式橫膈膜呼吸，乃因其肋骨位置較成人垂直，胸肋骨支持穩定性較小　(D)嬰幼兒耳咽管較短、窄，呈垂直，致病菌易進入中耳，易發生感染　　　　　　　　　　　　（109專高二）

解析 (A)舌頭在口腔中所占的比例較成人大；(B)喉頭位置較高、窄小，含較多血管和淋巴組織，易造成吸入性傷害；(C)採腹式呼吸，肋骨較為水平、胸廓較小且穩定性也不如成人；(D)耳咽管較短、寬且直，呈水平位置。

解答：　　55.B　　56.B　　57.B

58. 小花6個月，疑似罹患呼吸道融合病毒，有關採檢相關的敘述，下列何者最適當？(A)糞便的病毒培養　(B)鼻內分泌物及血液免疫分析　(C)鼻內分泌物的細菌培養　(D)血液厭氧培養
（109專高二）

59. 有關病童使用氧氣帳(O₂ tent)之照護，下列何者較適當？(A)應注意維持帳內高氧、低濕度及低溫的環境　(B)儘量以集中護理的方式，維持帳內的氧氣濃度　(C)為避免病童有隔離感，應鼓勵照顧者於帳內陪伴　(D)讓病童將其心愛的電動玩具帶入，以免病童無聊　（109專高二）

解析 (A)維持高氧、高濕度(40~60%)以利分泌物咳出，溫度保持約20~24℃可協助發燒病童降低體溫；(B)集中護理以避免氧氣流失；(C)親友在旁陪伴即可；(D)應避免會產生火花的電動玩具或毛製、棉製玩偶。

60. 林小妹6歲，因反覆性氣喘發作入院，現病情已漸趨穩定欲出院，有關出院的居家照顧，下列敘述何者正確？(A)家中儘量採用布織的窗簾，以降低過敏　(B)床單枕頭以30~40℃的熱水每個月清洗一次為宜　(C)兒童運動種類應以可控制自己呼吸狀況的有氧運動為主，如慢跑、游泳、騎腳踏車　(D)由於塵蟎易存在木製品或皮革製品上，睡覺時以提供彈簧床或榻榻米為宜

解析 (A)避免使用厚重窗簾布以防蟎；(B)床單枕頭每週以55℃熱水浸泡10分鐘後清洗；(D)由於塵蟎易存在棉質或布製品上，應移除彈簧床墊、榻榻米、椰絲墊及海棉墊等，宜改睡木板床或是地板上墊以韻律操用的塑膠拼墊。
（109專高二）

61. 小明，3歲半，診斷為會厭炎而住院求治，下列護理措施何者最適當？(A)給予小明接種流感嗜血桿菌疫苗　(B)協助喉嚨採檢時，備好急救用物　(C)宜給予抽痰以維持呼吸道通暢　(D)提供冰冷軟質食物，以減少會厭腫脹　（110專高一）

解答：　58.B　59.B　60.C　61.B

62. 小傑，8個月，罹患支氣管肺炎(Bronchopneumonia)，需住院治療，下列護理措施何者不適當？(A)進行呼吸症狀評估，且依醫囑給予氧氣　(B)促進小傑休息和節省體力，故採集中護理　(C)每當小傑看見父母時都會大哭，宜避免父母親參與照顧　(D)宜抬高床頭給予舒適臥姿，促進肺部擴張　　　　（110專高一）

解析 (C)應鼓勵父母親和嬰兒在一起並協助照顧。

63. 有關兒童罹患會厭炎(Epiglottitis)的典型症狀，下列敘述何者最不適當？(A)流口水　(B)吞嚥困難　(C)發聲困難　(D)口腔潰瘍

解析 流口水 (drooling)、吞嚥困難 (dysphagia)、發音困難 (dysphonia)、呼吸窘迫(distressed inspiratory effort)，以上為會厭炎的典型症狀，合稱4D症狀。　　　　（110專高一）

64. 王小弟，2歲，因肺部的下葉上節有痰液蓄積，護理師為其執行姿位引流，下列姿勢何者最適當？(A)俯臥，頭放低30度　(B)側臥，頭放低15度　(C)側臥，頭放低30度　(D)俯臥，頭放低15度　　　　（110專高一）

65. 有關氣喘病童使用吸入型氣喘藥物，下列敘述何者錯誤？(A)使用定量噴霧吸入劑(metered dose inhaler)時，應告訴病童閉氣5~10秒鐘　(B)乾粉吸入劑型(dry powder inhaler)，建議適用於5歲以上之氣喘病童　(C)定量噴霧吸入劑(metered dose inhaler)的優點為劑量及副作用比口服少　(D)建議小於10歲兒童，使用定量噴霧吸入劑時併用面罩式吸藥輔助器(aerochamber)　　　（110專高二）

解析 應建議年齡較小、不會控制呼吸動作來正確使用吸入型氣喘藥物之病童，配合吸藥輔助器使用。

解答：　62.C　63.D　64.D　65.D

66. 小玲，9歲，於扁桃腺切除術(tonsillectomy)後，用手指著傷口並抱怨傷口疼痛，下列護理措施何者最適當？(A)避免吃冰涼飲食，以免影響傷口癒合　(B)為緩解疼痛，依醫囑按時服用 Acetaminophen　(C)建議小玲熱敷傷口，以降低腫脹減輕疼痛 (D)鼓勵喝檸檬汁或柳橙汁，以加速傷口癒合　　　　（110專高二）

解析〉扁桃腺切除術後護理：採冰涼流質飲食、冰敷頸部以消腫止痛、避免酸性飲料刺激傷口、依醫囑給予止痛劑。

67. 張小妹，5個月大，因肺部嚴重感染而住院，現有氣管內管留置，呼吸道分泌物黏稠，有關執行抽痰技能與應注意的事項，下列敘述何者正確？(A)應每小時執行抽痰，以有效排除呼吸道之分泌物　(B)抽痰順序：氣管內管→口腔→鼻腔　(C)抽痰管應在無抽吸壓力狀態下，放置到抽吸部位　(D)抽吸壓力應調在 110~130 mmHg　　　　（110專高二）

解析〉(A)視情況評估後再執行抽痰；(B)抽痰順序：氣管內管→鼻腔→口腔；(D)嬰幼兒之抽吸壓力為80~100 mmHg。

68. 早產兒口、鼻、氣管內管分泌物多，必要時應予抽吸，下列敘述何者正確？(A)抽吸順序為：(1)鼻 (2)口 (3)氣管內管　(B)抽吸管大小為5~8Fr.　(C)抽吸壓力不可超過60 mmHg　(D)氣管內管抽吸一次約20秒　　　　（111專高一）

解析〉(A)抽吸順序為氣管內管、鼻、口；(C)抽吸壓力控制在60~80 mmHg；(D)每次抽吸時間應小於6~8秒。

69. 小凱，5歲，入院診斷為右下肺葉肺炎，急性期發生呼吸窘迫症狀，下列護理措施何者較不適當？(A)維持補充體液，且監測及記錄尿量　(B)維持組織氧合，給予氧氣、擺位、通氣及抽吸 (C)預防感染，並治療潛在疾病　(D)協助採左側臥，以緩解疼痛　　　　（111專高一）

解析〉單側性肺炎應臥向患側，方可減少胸膜摩擦造成的不適。

解答：　　66.B　67.C　68.B　69.D

70. 小佩，3歲，因長期出現扁桃腺發炎，此次住院欲進行扁桃腺切除手術，有關手術後護理措施，下列敘述何者正確？(A)出現清喉嚨或吞嚥次數增加，應視為早期出血警訊　(B)鼓勵採平躺姿勢，以利分泌物引流　(C)鼓勵進食西瓜汁、番茄汁等冰冷飲料，以減輕疼痛　(D)鼓勵用力擤鼻涕，清除口咽內分泌物

    解析 (B)初期採俯臥或側臥姿，頭稍低於胸部，以利出血部位引流；(C)避免飲用紅色或棕色飲料以防影響出血的觀察；(D)避免用力擤鼻涕，以免引發出血。　　　　　　　　　　　　　　　　（111專高一）

71. 陳小弟，7個月大，因高燒、聲音出現狗吠聲而入院，經醫師診斷為哮吼(croup)，有關哮吼的護理措施，下列敘述何者錯誤？(A)給予充足的水分與適當的營養　(B)給予抽痰協助分泌物排出　(C)觀察有無呼吸窘迫現象，如心跳加快、鼻翼搧動、胸骨凹陷等　(D)如醫師開立Flixotide蒸氣吸入後，應協助病童漱口以預防感染　　　　　　　　　　　　　　　　　　　　　　　（111專高一）

    解析 避免抽痰，以免刺激喉部引起更嚴重的水腫。

72. 有關呼吸道融合病毒(Respiratory Syncytial Virus; RSV)的敘述，下列何者錯誤？(A)是一種罕見病毒，罹患RSV嬰幼兒通常會低血氧及肺擴張不全　(B)吸入性抗病毒藥物利巴韋林(Ribavirin)可用於治療RSV　(C)使用RSV免疫球蛋白，預防高危險嬰兒感染RSV的風險　(D) RSV可引起呼吸窘迫和肺炎，因此需入院治療

    解析 RSV會造成肺部和呼吸道的感染，常見於出生至兩歲兒童。典型症狀是打噴嚏、流鼻水、咳嗽及發燒等。　　　　　　（111專高二）

73. 有關罹患呼吸系統疾病兒童接受胸腔物理治療之敘述，下列何者最適當？(A)胸腔物理治療包括呼吸運動(breathing exercise)及呼吸肌訓練　(B)為利排痰，最有效的方法為胸部叩擊後接著給予噴霧治療　(C)飯前及飯後1小時，是進行胸腔物理治療的最佳時間　(D)當肺部的上、下葉皆須引流時，應以下葉為優先

　　　　　　　　　　　　　　　　　　　　　　　　　　　（111專高二）

解答：　　70.A　　71.B　　72.A　　73.A

74. 關於兒童罹患黴漿菌性肺炎(mycoplasma pneumonia)照護措施之敘述，下列何者最適當？(A)告知家屬該肺炎的傳染性低，不用擔心會有家人間的傳染　(B)提醒家屬注意兒童常會出現高燒、痰液量多及胸肋膜疼痛的症狀　(C)指導家屬由於黴漿菌喜侵犯肺泡及細支氣管，故病程進展是突發且快速　(D)跟家屬說明以Azithromycin治療，療程短且副作用較少　　　　　（111專高二）

解析 (A)具高度傳染性；(B)體溫小於39度、無痰或少量；(C)病程為逐漸進展，可能數天至一週。

75. 小華，9個月，診斷為雙側中耳炎(otitis media)，有關中耳炎之臨床表徵，下列敘述何者錯誤？(A)頸淋巴結腫大　(B)抓或拉扯耳朵　(C)高燒　(D)吞嚥困難　　　　　　　　　　　　（112專高一）

解析 可能會發生食慾不振、嘔吐、腹瀉情形，但不會造成吞嚥困難。

76. 小名，3歲，疑似罹患流行性感冒，有關臨床表徵的敘述，下列何者最不適當？(A)發燒和發冷　(B)喉嚨痛和黏膜乾燥　(C)畏光和肌肉痠痛　(D)紅疹和皮膚搔癢　　　　　　　　　（112專高一）

77. 下列哪種疾病不是由A群β型溶血性鏈球菌所引起？(A)扁桃腺發炎　(B)急性風濕熱　(C)哮吼　(D)急性腎絲球腎炎　（112專高一）

解析 哮吼為病毒或細菌感染，尤以副流行性感冒病毒最常見。

78. 有關嬰幼兒「呼吸系統特徵」之敘述，下列何者最不適當？(A)嬰幼兒耳咽管較長、窄且垂直，致病菌較不易進入中耳　(B)嬰兒的會厭軟骨較成人所占的比例大，且無彈性　(C)嬰兒喉頭位置在頸部較高處，較成人易有吸入性肺炎　(D)嬰兒鼻腔黏膜富含微血管比成人豐富，易受致病原感染　　　　（112專高二）

79. 傳染力最低的是哪種類型的肺炎？(A)細菌性肺炎　(B)病毒性肺炎　(C)黴漿菌性肺炎　(D)間質性肺炎　　　　　　　（112專高二）

解答：　74.D　75.D　76.D　77.C　78.A　79.A

80. 有關氧氣帳使用之敘述，下列何者正確？(A)維持高濃度氧(40~60%)，高濕度(40~60%)的帳內環境　(B)提供電動玩具，增加視聽覺刺激，以免病童有被隔離感　(C)氧氣濃度分析儀放於病童肢體末端，可測得準確的氧濃度　(D)採集中護理，限制照護者與病童互動，以免帳內氧氣流失　（112專高二）

解析 (B)避免有金屬、電池等易產生火花的玩具；(C)放在口鼻處；(D)需觀察病童是否不安，鼓勵家長與之互動。

81. 有關氣喘(asthma)之病因及病理變化，下列敘述何者正確？(A)呼吸道受刺激造成黏膜水腫導致呼吸困難是因為平滑肌擴張所致　(B)誘發因子引發呼吸道狹窄、呼吸困難、缺氧，產生呼吸性酸中毒　(C)呼吸道阻塞使吸氣時間延長而形成吸氣哮鳴音(stridor)　(D)嚴重發作時呈現臉色潮紅、呼吸次數增快、心跳次數減緩　（112專高三）

解析 (A)是因為支氣管及細支氣管的平滑肌痙攣；(C)呼氣時有喘鳴聲；(D)會心跳加快。

82. 有關罹患急性會厭炎(acute epiglottitis)病童的臨床表徵，下列何者錯誤？(A)身體採坐姿且將身體前傾，用手撐住下巴　(B)流口水、吞嚥困難　(C)持續性咳嗽　(D)呼吸窘迫、發音困難　（112專高三）

解析 急性會厭炎主要四個症狀為流口水、吞嚥困難、發音困難、呼吸窘迫，無咳嗽。

83. 陳小弟，5歲，罹患扁桃腺炎(tonsillitis)，接受扁桃腺切除手術(tonsillectomy)，下列術後護理何者正確？(A)預防肺擴張不全，鼓勵深呼吸、用力咳嗽　(B)注意觀察是否有吞嚥或清喉嚨次數增加　(C)局部熱敷或提供熱食，促進傷口血液循環　(D)提供含維生素C飲料（如檸檬汁），促進傷口癒合　（113專高一）

解析 (A)應盡量避免用力咳嗽及清喉嚨的動作；(C)提供冰涼的食物，以免加重發炎反應；(D)避免酸性或刺激性食物。

解答：　　80.A　　81.B　　82.C　　83.B

84. 有關嬰幼兒呼吸道特性的敘述，下列何者錯誤？(A)耳咽管較短且水平，較易受感染　(B)舌頭在口腔的比例較大，感染後易出現阻塞　(C)嬰兒喉頭在頸部較高處，較易出現吸入性肺炎　(D)嬰幼兒胸腔順應性較成人低　　　　　　　　　　(113專高一)

解答：　　84.D

循環系統疾病患童的護理

出題率：♥ ♥ ♡

兒童心臟血管概論 ┬ 兒童心臟血管的生理特徵
                 ├ 兒童心臟血管疾病的整體性護理
                 └ 常用相關護理技術

兒童常見的心臟血管疾病 ┬ 先天性心臟病
                      ├ 後天性心臟病
                      └ 血管功能障礙

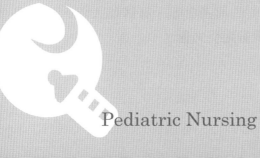

Pediatric Nursing

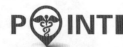

重｜點｜彙｜整

11-1 兒童心臟血管概論

一、兒童心臟血管的生理特徵

1. 胎兒時期，肺沒有真正功能，換氣功能在胎盤。

2. 胎兒血液循環特徵與出生後血循環特徵見第 4 章。

表 11-1 正常心臟各腔室及血管的壓力與氧含量		
各腔室及 血管的部位	正常壓力值(mmHg) （收縮壓／舒張壓）	含氧量(%)
左心房(LA)	5~8	95~100
左心室(LV)	100/60	95~100
主動脈(AO)	100/60	95~100
右心房(RA)	3~5	70~75
右心室(RV)	20~30/3	70~75
肺動脈(PA)	20~30/10	70~75

*註：肺靜脈收集含氧血，含氧量95~100%；腔靜脈收集缺氧血，含氧量70~75%。

二、兒童心臟血管疾病的整體性護理

1. 心臟病兒童常見的臨床表徵：**心雜音、呼吸與心跳變快、血壓與脈搏異常、全身發紺、杵狀指**（因周圍組織缺氧及紅血球過多，而引起組織纖維增生）、周邊水腫、肝脾腫大等，亦導致成長緩慢、經常性疲累、**運動耐受力低**。

2. 心雜音的強度分為六級：

(1) 第一級(I/VI)：模糊，不易聽見。

(2) 第二級(II/VI)：聲音不大，將聽診器置於胸壁即可聽到。

(3) 第三級(III/VI)：音量中等。

(4) **第四級(IV/VI)：音量大伴有震顫音。**

(5) 第五級(V/VI)：音量大伴有震顫音，聽診器輕觸胸壁即可。

(6) 第六級(VI/VI)：音量大伴有震顫音，聽診器不需觸胸壁。

3. 心臟病兒童常見的臨床檢查：胸部 X 光檢查（心臟影像可能變大或異常、肺血管紋路增多或減少）、心電圖檢查（心室肥大、速率與節奏改變）、心導管檢查（血力動力學改變）。

4. 主要健康問題：**呼吸系統（最易發生反覆性感染）**、心輸出量降低、缺氧、營養攝取不足。

三、常用相關護理技術

(一) 特殊藥物衛教－毛地黃(Digoxin)

◆ 作用機轉

促進心肌收縮，增加心輸出量、減緩心跳速率，以及提高腎臟血流灌注，尿液排出增多。

◆ 給予方法

1. Digoxin 治療開始時，每 6~8 小時給一次藥，達到治療濃度 0.8~2.0 μg/mL 後，則每 12 小時給一次藥；第一次給總劑量的 1/2；隔 6~8 小時後，給第二次劑量，為總劑量的 1/4；再隔 6~8 小時，給第三次劑量，為總劑量的 1/4。之後為維持劑量，將每天總劑量分為兩次平均給予，每 12 小時使用一次。

2. 在第 3 次給予 Digoxin 前需先做完整的心電圖檢查。

◆ **中毒症狀**

1. 最初出現**噁心**、**嘔吐**、**厭食**（嬰兒則表現為**食慾不振**且易吐奶）等消化系統症狀。

2. 心電圖中 P-R 期延長、**心律不整**、**心跳過緩**、**頭痛**、**嗜睡**、**精神混亂**及視力障礙等。

◆ **護理措施**

1. **給藥前需監測心尖脈 1 分鐘**，並與以前的記錄做比較，無異常才可給藥。若**嬰兒每分鐘心跳＜90~110 次、1 歲＜90 次、4歲＜80 次、8 歲＜70 次、16 歲＜60 次，則需暫停給藥**，並通知醫師。

2. **監測血中鉀離子濃度**：一般心臟病兒童會服用利尿劑，某些利尿劑會造成鉀離子流失，低血鉀症會造成病童體內 Digoxin 吸收增加，導致 Digoxin 中毒，故**飲食中要增加含鉀的食物**，如香蕉、馬鈴薯、深綠色蔬菜、柑橘類水果、瘦肉等，並隨時監測血中鉀濃度。

3. **每日固定時間服藥**，服藥時間安排在飯前 1 小時或飯後 2 小時，以增加吸收量。

4. **不可將藥物與其他食物或飲料混合**，以免影響藥物吸收，**且盡可能於服藥後協助刷牙，以防蛀牙**。

5. 需以**有刻度的空針**或滴管抽取藥水後直接餵食。

6. **服藥 15 分鐘內如發生嘔吐情形，則需補一劑量**；超過 15 分鐘則不需重給藥。

7. **忘記服用 Digoxin 未超過 6 小時，立即補服；若已超過 6 小時則依正常時間服用**。

(二) 心導管護理

◆ 原 理

心導管檢查(cardiac catheterization)**是心臟檢查中，最具侵襲性的一種**，目的分為**診斷用與治療用**，檢查分為二種方式：

1. **右心導管：通常由股靜脈進入右心房，為最常採用的方式。**

2. 左心導管：通常由靜脈逆行進入主動脈及心臟。

◆ 心導管檢查前的護理

給予家屬及病童適當的解釋，**禁食 4~6 小時**，當天早上的 Digoxin 應暫停。**送檢前測量身高、體重及四肢血壓**，並建立靜脈輸注管路。

◆ 心導管檢查後的護理

1. 左心導管**臥床 4~6 小時**；右心導管**臥床 6~8 小時。**

2. **穿刺肢體保持平直，以砂袋加壓插入部位 4~6 小時**，並密切觀察導管插入處敷料有無出血現象。

3. 檢查後第 1 小時每 15 分鐘評估一次生命徵象及**穿刺部位肢端（脛骨後動脈或足背動脈）的膚色、脈搏與溫度，並與對側肢體作比較**，其後每半小時量一次；第 3 小時後，如情況穩定則 4 個小時測量一次，且需觀察遠側動脈脈搏（兩側足背動脈）是否改變及皮膚顏色變化。

4. **清醒後可開始攝取流質食物，**鼓勵攝取水分，以防體液不足或脫水。

5. 受測肢體可能會有動脈痙攣現象，故應評估患肢血循情形。

6. 常見合併症：心律不整、出血、感染、栓塞、發炎、中風（尤其是法洛氏四重畸形者）等。

◆ 出院前準備

1. 心導管傷口不需特別處理，**保持乾燥，仍可沐浴（採淋浴）**。

2. **觀察傷口癒合情形，若有紅腫、出血、分泌物或發燒等，應盡速就醫。**

3. **可正常飲食及上學，但要避免劇烈運動。**

(三) 開心手術術前、術後護理

◆ 手術前

1. 依年齡發展給予解釋相關問題，如**利用角色扮演遊戲或畫圖，鼓勵病童表達感受及害怕**等，以及藉由吹泡泡、吹畫等遊戲方式，教導深呼吸、咳嗽。

2. **由固定的護理人員給予持續性照顧，建立信任治療性關係，並鼓勵父母親盡可能陪伴孩子。**

3. 密切觀察生命徵象及各項檢驗報告、給予預防性抗生素、停用 Digoxin。

4. 腸胃道準備：禁食 4 小時。

◆ 手術後

1. 每 15~30 分鐘監測生命徵象，直到穩定後再依常規測量。

2. 維持呼吸道通暢，並採集中護理，減少病童耗氧量。

3. 胸腔引流管護理：若引流量持續 3 小時超過 3 c.c./kg/hr，表示有 12~15%循環血量流失，注意出血症狀。

4. 監測病童是否有低輸出量徵象，如四肢冰冷、周邊脈搏微弱、指甲與黏膜蒼白、**排尿量是否維持正常範圍**(0.5~2 mL/kg/hr)。

5. 觀察有無感染徵象，視情況給予止痛劑。

11-2　兒童常見的心臟血管疾病

一、先天性心臟病(Congenital Heart Disease; CHD)

◆ 原　因

1. **基因、染色體疾患**：唐氏症（心房、心室中隔缺損）、透納氏症（主動脈狹窄或閉鎖）、威廉氏症（主動脈閉鎖）。

2. **畸胎原**：先天性德國麻疹（開放性動脈導管、肺動脈閉鎖）、酗酒（心房中隔缺損、心室中隔缺損）。

◆ 分　類

1. **發紺型**：法洛氏四重畸形、大血管轉位、三尖瓣狹窄。

2. **非發紺型**：為左至右分流，包括心房中隔缺損(ASD)、心室中隔缺損(VSD)、開放性動脈導管(PDA)；無左至右分流，包括肺動脈瓣狹窄(PS)、主動脈狹窄(COA)。

(一) 法洛氏四重畸形(Tetralogy of Fallot; TOF)

◆ 病理生理

1. **心臟缺損部位**：肺動脈狹窄、心室中隔缺損、主動脈跨位於心室缺損部位（右移）、右心室肥大（後天形成）。

2. **肺動脈狹窄嚴重，肺血管阻力過高**，送達至肺的血流越少，**發紺情形越嚴重**，約占所有 CHD 的 15%，是**最常見的發紺型心臟病**。

◆ 臨床表徵

1. 血氧供應不足有發紺情形，**如鞏膜因血管之鼓大呈灰色、嘴唇、口腔黏膜呈暗藍色**；長期組織慢性低血氧及紅血球增多，產生杵狀指。

2. 當情緒激動，耗氧量增加時，會有**陣發性發紺**(blue spell)，可能發生躁動不安、蒼白、心跳增加，嚴重者會失去意識，出現腦血管意外（常見原因為**紅血球增多、血液黏稠度增加使腦血管栓塞**）。

3. **早上睡醒後常低血氧**(hypoxic spell)**發作**。

4. **常出現膝胸臥式或蹲姿，以減少下肢靜脈回心血量，增加全身血管阻力、提升肺動脈血流，改善缺氧。**

5. 在進食或活動方面會較慢或無法完成。

6. 身體生長發展較同年齡小孩遲緩。

◆ 治　療

1. **若缺氧發作，可將病童擺曲膝蹲姿、氧氣使用，並依醫囑給予 Morphine 或 Propranolol；使用 Propranolol 可能會心跳過緩，需監測心跳。**此外，**靜脈滴注前列腺素 E_1 (PGE_1)**可維持開放性動脈導管的通暢，增加到肺動脈的血量。

2. **減緩手術**：TOF 病童不適合實施完全矯正手術前，會先採減緩手術，即將鎖骨下動脈末端與肺動脈吻合，**須執行布萊洛-陶西分流術**(Blalock-Taussig shunt, B-T shunt)，主要是將體循環的血液分流至肺循環，以改善肺部血流。

3. 完全矯正手術：修補缺損部位，回復主動脈位置。

(二) 大血管轉位(Transposition of The Great Arteries; TGA)

◆ 病理生理

　　主動脈和肺動脈位置互換，使主動脈接右心室，接受來自腔靜脈的缺氧血，再將其送回到體循環系統；肺動脈接左心室，接受來自肺靜脈的含氧血，再將其送回到肺循環系統。導致兩個循環彼此獨立，互不相通。

◆ 臨床表徵

　　出生第一天或第二天，**病童會出現低血氧及嚴重的發紺**、呼吸急促，**紅血球會增多，且心臟聽診時第二心音加重**，亦可以清楚聽到主動脈瓣關閉的聲音，接著很快發生心衰竭現象。若**合併心室中隔缺損**或開放性動脈導管**則不會發紺**。

◆ 治　療

1. 出生後可先進行氣球心房中隔造口術，以提高血液中的含氧濃度，並視需要**給予前列腺素**(PGE_1)，維持動脈導管暢通。

2. 心房內矯正手術(senning procedure)：將左右心房打通成單心房，以心包膜縫製或靜脈回流管道，使含氧濃度低之靜脈血，經新製成之管道流進左心室，再經肺動脈注入肺循環，而**肺靜脈內含氧濃度高之血流則經右心室、主動脈流入全身**。

(三) 三尖瓣閉鎖(Tricuspid Atresia; TA)

◆ 病理生理

　　三尖瓣完全沒有發育，使得右心房及右心室之間沒有流通。

◆ 臨床表徵

　　發紺、易疲倦、運動性呼吸困難、多血症等。

◆ 治　療

1. **內科療法**：使用 PGE_1 維持動脈導管暢通，增加肺部血流。

2. 外科療法：體循環到肺循環的分流術，例如 B-T shunt。

(四) 心房中隔缺損(Atrial Spetal Defect; ASD)

◆ 病理生理

1. 占所有 CHD 的 9~10%，**常見於唐氏症兒童的先天性心臟病**。

2. 主要病因是由於心房中隔有缺口（卵圓孔多於出生後 6 個月內自動關閉），使壓力較高之**左心房含氧血流向右心房**，導致右心房血量增加，**不會有發紺的現象。**

◆ 臨床表徵

　　運動不耐、易疲倦、易罹患肺炎、左邊第二肋間可聽到收縮期的**心雜音。1 歲以內將近一半會自動閉合。**

◆ 治　療

1. **需小心照護，以減少呼吸道感染。**

2. 外科手術：將中隔的缺口修補或縫合，部分病童可經由心導管檢查完成治療，**最好於 4~6 歲前完成修補手術。**

(五) 心室中隔缺損(Ventricular Septal Defect; VSD)

◆ 病理生理

1. **最常見的先天性心臟病，預後佳。**

2. 主要病因是由於心室中隔有不正常的開口，而使**心臟血流方向是左向右分流，導致肺血流量增加（右心室的含氧濃度上升，壓力上升）**，造成左右心室代償性肥大，嚴重者可能會**演變為充血性心衰竭。**

◆ 臨床表徵

1. 小分流：當 VSD 很小時不會有症狀出現。

2. 大分流：當 VSD 很大時會造成肺動脈高壓，**隨著年齡增加，容易引起呼吸急促、反覆性呼吸道感染、運動呼吸困難、生長遲滯、**活動無耐力等，嚴重者會發生充血性心衰竭及**肺水腫。**

◆ 治 療

1. 病童是否動手術考慮的是缺損部位，而非年齡大小；若缺損小，約 1/3 可在 5 歲前自動癒合。

2. **減緩手術**：肺動脈綁紮(pulmonary artery banding; PAB)，目的為減少血液流至肺動脈，以免導致肺高壓。

3. 部分病童缺損部位會自動關閉，若 4 歲時仍有明顯通道，在上學前予手術方式處理。

4. 最重要的目標是預防**細菌性心內膜炎**。

5. 飲食衛教：少量多餐，每次餵食時間不宜太長（約 30 分鐘），以減少病童耗氧量。**餵食後採頭高腳低**，減少食物逆流。

(六) 開放性動脈導管(Patent Ductus Arteriosus; PDA)

◆ 病理生理

　　存在於主動脈與肺動脈之間，血液由主動脈流向肺動脈，使**肺血流增加，肺部壓力增高**。有些新生兒會在 2 週內自動關閉，有些則 1 歲內自動關閉；**體重 1,500 公克以下之早產兒**，大部分**無症狀**，於 12 **週內導管可能自動關閉**。

◆ 臨床表徵

1. 可在**左胸骨緣第二肋間聽出連續性心雜音**。

2. 若未關閉，早期易有呼吸道感染，接著出現心搏過快、左心肥大肺動脈高壓、肺充血、呼吸困難、餵食困難、生長遲緩。

◆ 治 療

1. **使用前列腺素抑制劑，如 Indomethacin，使導管自然閉合，但需注意副作用，包含腎損傷（尿量減少）、消化性潰瘍等。**

2. 導管無法關閉的足月兒，定期觀察；**幼兒期**仍無法關閉者，可經由**心導管將動脈導管做栓塞**。

3. **出生體重低於** 1,000g **有心衰竭症狀**者，宜提早作**結紮手術**。

(七) 肺動脈瓣狹窄(Pulmonary Valve Stenosis; PS)

◆ 病理生理

肺動脈瓣狹窄使右心室到肺動脈之間的血流受到阻礙，右心室承受相當大的壓力，造成心室肥厚，久而久之由於壓力過度負荷，產生右心室衰竭。

◆ 臨床表徵

輕度或中度肺動脈瓣狹窄的病童，通常沒有症狀；重度肺動脈瓣狹窄的病童會出現運動不耐受性，或因右心室衰竭而肝腫大、肢體水腫。

◆ 治 療

使用 PGE_1 維持動脈導管暢通，使肺部血流得到充分供應，直到進行手術或經導管做氣球擴張術。

(八) 主動脈狹窄(Coarctation of Aorta; COA)

◆ 病理生理

有 98%在左鎖骨下動脈分支遠端發生狹窄的現象。

◆ 臨床表徵

1. 狹窄部位靠近動脈導管，造成缺損部位近端壓力增加（如頭及上肢），遠端壓力則降低（如軀幹、下肢），**股動脈之脈搏變微弱，幾乎無法摸到，因此下肢血壓較低、肢體冰冷。通常上肢血壓會高於下肢約** 10~20 mmHg **以上**。

2. 常見症狀：**頭痛、暈眩、流鼻血、臉色潮紅、鼻翼搧動、呼吸窘迫導致缺氧、心搏過速、運動性痙攣、**胸痛，嚴重時**左心室肥大、充血性心衰竭。**

3. **常在年輕人量血壓時發現高血壓而診斷出。**

◆ 治　療

1. 手術切除狹窄部，並做末端－末端的吻合術。

2. 經由導管做氣球擴張術。

(九) 主動脈瓣狹窄(Aortic Stenosis, AS)

◆ 病理生理

　　左心室通向主動脈的瓣膜口狹窄的現象。

◆ 臨床表徵

1. 易發生**充血性心衰竭，**需要限制水分攝取。

2. 常見症狀：心臟衰竭、昏厥、心絞痛。

3. 觀察**心跳與末梢循環，**提供足夠休息與睡眠。**容易因為活動導致缺氧發作，需進行活動限制。**

◆ 治　療

1. 手術採用採用經皮主動脈瓣置換術(TAVR)。

2. 經由導管做氣球主動脈瓣膜整型術(BAV)。

(十) 先天性心臟病童的護理

1. 哭鬧時會有全身發紫的情形，除安撫病童外，**應趕緊抱起，採膝胸臥位或蹲姿，**並給予氧氣，馬上通知醫師處理。

2. 為預防呼吸窘迫，可抬高**床頭 30~45 度，採半坐臥式，**以減少橫膈膜的壓力及增加肺容積。

3. 父母焦慮易引起病童恐慌，應教導父母鎮定處理病童問題。

4. **集中護理，少量多餐，餵食時間不宜太長避免消耗過多體力及氧氣，每次不超過 30 分鐘。** 餵食時可採膝胸體位進行，**選擇柔軟、洞口稍大的奶嘴或鼻胃管餵食。吸吮力欠佳的嬰兒，以奶瓶餵食比親餵母奶佳。**

5. 飲食原則：**高熱量、高蛋白、高鉀、低鹽、低油飲食，限制水分攝取。**

6. **避免便祕**，因會造成排便時**閉氣用力**，**增加心臟負擔。**

二、後天性心臟病

(一) 風濕熱(Rheumatic Fever)

◆ 病理生理

1. **上呼吸道感染 A 群 β 溶血性鏈球菌，引起免疫系統對抗自身組織**，最常發生的部位為心臟（心肌及瓣膜，又以二尖瓣及主動脈瓣為主）、關節、中樞神經系統及皮下組織。**最重要的後遺症是風濕性心臟病，最常見於學齡期兒童。**

2. 喉部細菌培養發現 A 群 β 溶血性鏈球菌感染時即予治療。

3. 可用**抗鏈球菌素檢驗**(anti-streptolysin O, ASLO)來診斷。

◆ 臨床表徵

1. 主要症狀：**心臟炎、多發性關節炎**（肩關節、踝關節、手指關節）、在軀幹、肢體近心端出現邊緣性紅斑、**舞蹈症**（**好發於學齡兒童**，約 50%會恢復正常）及小的皮下結節。

2. 次要症狀：**發燒、紅血球沉降率**(ESR)**增加**、關節痛、喉嚨痛、白血球增多等。

◆ 治　療

1. 急性期服用青黴素(Penicillin)10~14 天，並長期使用長效型青黴素以防再度感染。

2. 急性期可使用阿斯匹靈(Aspirin)或 Acetaminophen 控制關節發炎、退燒或止痛。

3. 當發生嚴重心臟炎時，可給予類固醇抑制發炎。

◆ 護理措施

1. 鼓勵病童對服藥的遵從行為。

2. 提供情緒支持與促進復原。

3. 免於意外傷害，設置安全措施。

4. 急性期最好絕對臥床休息，並以床上支架將被褥撐起，以維持適當臥位，減輕關節疼痛。

5. 鼓勵病童參與飲食計畫，少量多餐，並多增加蛋白質攝取。

(二) 充血性心衰竭(Congestive Heart Failure; CHF)

◆ 病理生理

1. 分類
   (1) 左心衰竭：肺水腫、肺高壓。
   (2) 右心衰竭：全身性充血及水腫；中心靜脈高壓致肝臟腫大。

2. 代償機轉
   (1) 刺激交感神經系統：心輸出量下降時，交感神經系統釋放兒茶酚胺(catecholamines)增快心跳速率，使全身血管阻力增加，靜脈回心血量增加，刺激汗腺大量排汗。
   (2) 腎臟對於血流量減少非常敏感，會活化留鹽激素系統，導致周邊靜脈充血，體液容積過剩。

◆ 臨床表徵

1. 早期症狀：**心搏過速**、疲倦、**盜汗**、運動耐受力差、食慾不振、腹痛、餵食困難等。

2. 周邊灌流量不足：**四肢冰冷**、**指甲蒼白**、**肝臟腫大**、四肢水腫、**尿量減少**等。

3. 肺充血：**呼吸急促**、**端坐呼吸**、分泌物多、夜間陣發性呼吸困難、咳嗽、**心臟擴大**等。

◆ 治 療

1. 依病童需要提供冷而濕的氧氣。

2. 藥物治療
   (1) Digoxin：**增加心輸出量，降低靜脈壓力**，去除水腫。
   (2) 利尿劑：**減輕前負荷**(preload)，去除堆積的水分和鈉，常用 Lasix® (Furosemide)、Aldactone® (Spironolactone)。
   (3) 降低肺和全身血管阻力，**降低後負荷**，常用 Captopril 血管擴張劑。

◆ 護理措施

1. 監測藥物效果，並注意副作用。

2. 提供足夠的休息。

3. 飲食原則：**增加熱量攝取**、低鹽飲食，控制鹽和水的潴留；使用利尿劑易導致血鉀過低，飲食上宜選擇高鉀食物，如香蕉。

4. **採 30~45 度仰臥姿勢（半坐臥）**，以減少呼吸困難。

三、血管功能障礙

(一) 敗血性休克

◆ 病理生理

　　大部分是革蘭氏陰性菌（如大腸桿菌、綠膿桿菌或葡萄球菌等）感染，其釋放內毒素進入血流，損傷組織並改變細胞新陳代謝，造成細胞缺氧及減少能量產生。

◆ 臨床表徵

1. 早期症狀：心跳加快、血壓下降、意識改變、尿量減少、周邊脈搏變強、呼吸急促、皮膚潮紅、體溫升高。

2. 晚期症狀：心跳加快、血壓下降、意識改變、尿量減少、周邊脈搏微弱、減少呼吸速率、皮膚蒼白、體溫降低，出現瀰漫性血管凝血。

◆ 治　療

1. 臨床檢驗：血液培養。

2. 給予氧氣及靜脈輸液。

3. 藥物：給予腎上腺類固醇，減少炎症反應、視情況給予**抗生素**、低血壓時給予 Dopamine。

4. 出現瀰漫性血管凝血時給予新鮮血漿。

◆ 護理措施

1. 評估意識及皮膚變化，監測生命徵象，詳細記錄輸出、入量。

2. 維持呼吸道通暢。

(二) 川崎氏病(Kawasaki's Disease)

◆ 病理生理

1. 病因不明，可能和感染及免疫有關，好發於 5 歲以下兒童。

2. 主要侵犯皮膚黏膜、淋巴結和全身血管，會引起心包膜炎、心肌炎、心外膜炎及**冠狀動脈瘤**(aneurysm)，**以及肛門周圍皮膚脫皮**等，**最大致死原因為冠狀動脈瘤**。

◆ 臨床表徵

1. 診斷標準：**具備下列 6 項中的 5 項即可診斷。**
   (1) **發燒**：連續 5 天或 5 天以上高燒(38~40°C)。
   (2) **雙眼結膜充血**。
   (3) **口腔黏膜變化**：嘴唇發紅、龜裂，咽喉發紅、**草莓舌**。
   (4) 軀幹皮膚出現多形水泡性紅疹。
   (5) **四肢變化**：末端水腫、手腳指尖（尤其是指甲周圍）及腳掌脫皮；腕、膝和踝關節疼痛。
   (6) **淋巴結腫大**。

2. **臨床檢驗**：IgE 上升、紅血球沉降速率(ESR)上升、白血球及血小板均增多。

◆ 治　療

1. **類固醇**(prednisolone)：抗過敏及發炎反應。

2. Aspirin：**急性期給予高劑量**(100 mg/kg/day)，除解熱外亦能**抗發炎與抑制血小板凝集**；而後給予低劑量(5 mg/kg/day)，主要為抗凝集作用，持續到血小板及 ESR 回復正常。

3. Warfarin 和 Aspirin 併用，以防止血栓形成。

4. **免疫球蛋白**(IVIG)：主要目的是預防冠狀動脈瘤。

◆ 護理措施

1. 注意 Aspirin 副作用，如盜汗、噁心、嘔吐、腹瀉、心灼熱、腸胃不適、出血等，且應監測有無代謝性酸血症。

2. 穿著透氣涼爽衣物、保護下肢水腫處，維持皮膚清潔、乾燥。

3. 因唇裂、口腔不適，需給予口腔護理以增進舒適、預防感染。

4. **使用靜脈注射免疫球蛋白(IVIG)治療前，向家屬解釋免疫球蛋白可降低冠狀動脈病變發生機率；注射時，需密切觀察生命徵象變化，及早發現過敏現象；注射後，應注意 6 個月後才可接種一般疫苗，11 個月後可接種活性疫苗。**

5. 出院後仍須**持續追蹤檢查是否有合併症，半年內每個月至少一次心電圖檢查。**

QUESTI⦿N

1. 心室中隔缺損病童，接受心導管檢查，其結果會呈現下列何種現象？(A)左心室的含氧濃度下降，壓力下降　(B)右心室的含氧濃度上升，壓力上升　(C)右心房的含氧濃度上升，壓力上升　(D)左心房的含氧濃度下降，壓力上升　　　　　　　　　　（98專高一）

解析　由於心室中隔有不正常的開口，而使心臟血流方向是左向右分流，導致肺血流量增加，右心室的含氧濃度上升，壓力上升，造成左右心室代償性肥大。

2. 偉偉，6歲，因罹患法洛氏四重畸形(Tetralogy of Fallot's)住院接受開心手術治療，下列敘述何者錯誤？(A)術前若出現缺氧發作，可採膝胸臥式，增加下肢靜脈血回流至心臟　(B)術前24小時會停止使用毛地黃藥物　(C)可藉嚴密監測病童的尿量來了解心輸出量　(D)手術後每4小時執行胸腔物理治療，協助排出痰液

解析　術前若出現缺氧發作，可採膝胸臥式或蹲姿，減少下肢靜脈血回流至心臟。　　　　　　　　　　　　　　　　　　　　　（98專高一）

3. 有關開放性動脈導管(patent ductus arteriosus)的敘述，下列何者正確？(A)血液會由主動脈流向肺靜脈　(B)肺血流增加，肺部壓力增高　(C)心音聽診時，會出現舒張期心雜音　(D)可給予前列腺素E_1(Prostaglandin E_1; PGE_1)，以促使關閉　　　　（98專高一）

解析　血液會由主動脈流向肺動脈，可在左胸骨緣第二肋間聽出連續性心雜音。可給予前列腺素抑制劑，如Indomethacin，使導管自然閉合。

4. 兒童充血性心衰竭的症狀不包括哪些？(1)心搏過速　(2)呼吸急促　(3)心臟擴大　(4)高血壓　(5)肝臟腫大　(6)低血鉀。(A) (1)(2)　(B) (3)(5)　(C) (4)(6)　(D) (2)(3)　　　　　　　　　（98專高二）

解答：　　1.B　　2.A　　3.B　　4.C

5. 小玲，1歲半，因心室中隔缺損(ventricular septal defect)，入院接受心導管檢查，有關護理人員提供之術後護理措施，下列何者錯誤？(A)情況穩定前，每30分鐘評估生命徵象一次，心搏速率須測量至少30秒　(B)以砂袋加壓2~4小時以止血，並觀察穿刺部位敷料上有無出血現象　(C)導管插入部位的遠端脈搏，必須與另一肢體作對稱性的比較　(D)觀察及比較兩側肢體對稱部位之膚色及溫度　　　　　　　　　　　　　　　　　　　（98專高二）

　　解析 檢查後第一小時每15分鐘評估一次生命徵象，第3小時後，如所有情況穩定則4個小時測量一次。

6. 下列哪種先天性心臟病會引起杵狀指及紅血球增生的情形？(A)開放性動脈導管(patent ductus arteriosus; PDA)　(B)心房中隔缺損(atrial septal defect; ASD)　(C)主動脈狹窄(coarctation of aorta; COA)　(D)法洛氏四重症(Tetralogy of Fallot; TOF)　　（98專高二）

7. 下列哪一種屬於非發紺型先天性心臟病？(A)肺動脈瓣狹窄(pulmonic stenosis)　(B)動脈幹(truncus arteriosus)　(C)三尖瓣閉鎖(tricuspid atresia)　(D)大血管轉位(transposition of the great arteries)

　　解析 肺動脈瓣狹窄使血液不易由右心室進入肺動脈，而增加右心負荷，造成右心室肥大，充氧血仍是正常的由左心流入右心，屬非發紺型先天性心臟病。　　　　　　　　　　　　　　（99專普一）

8. 安安7歲，罹患急性風濕熱(acute rheumatic fever)，下列敘述何者錯誤？(A)乃因A群β型溶血性鏈球菌感染後，自體免疫的反應所致　(B)為減輕關節疼痛，急性期時必須限制安安的活動　(C)若評估發現安安有心口疼痛、心雜音、休息時心跳加速等徵象，表示安安可能有心臟炎(carditis)　(D)當安安發生嚴重心臟炎時，給予類固醇目的為抑制其發炎　　　　　　　　　　（99專高一）

解答：　　5.A　　6.D　　7.A　　8.B

9. 小華2歲，罹患心臟病，出院後仍需每12小時服用毛地黃 (Digoxin)一次，下列護理指導何者錯誤？(A)給藥前須完整測量心尖脈1分鐘　(B)最好是在飯前1小時或飯後2小時給藥　(C)宜將藥物與牛奶或副食品混合，以順利服藥　(D)若忘記給藥超過6小時，等下次給藥時間，再給原來劑量　　　　　　　(99專普二)

解析 不可將藥物與牛奶或副食品混合，以免產生交互作用。

10. 曾小妹3歲，患有法洛氏四重畸形先天性心臟病，當其缺氧發作時，宜採何種姿勢？(A)平躺　(B)膝胸臥位　(C)下肢抬高　(D)半坐臥式　　　　　　　　　　　　　　　　　　　(99專普二)

解析 採膝胸臥位可增加全身血管阻力，減少下肢回心血量，增加肺部血流，可改善缺氧現象。

11. 下列何種先天性心臟病的新生兒，在其左側第二肋間可聽到連續性心雜音？(A)心房中隔缺損　(B)開放性動脈導管　(C)心室中隔缺損　(D)肺動脈瓣狹窄　　　　　　　　　　　　　(99專普二)

解析 因為分流，所以可在左側第二肋間可聽到連續性心雜音。

12. 罹患「川崎氏病(Kawasaki Disease)」的病童會呈現下列何種症狀？(A)持續發燒3天以上及軀幹皮膚出疹　(B)自臉部開始至軀幹、四肢之順序脫皮　(C)手掌及腳底泛紅，起水泡　(D)眼結膜充血、草莓狀舌　　　　　　　　　　　　　　　(99專高二)

解析 除眼結膜充血、草莓狀舌之外，還會持續發燒5天以上，紅疹多發生於會陰處，手腳會發紅、水腫等症狀。

13. 小方罹患完全性大動脈轉位(transposition of the great arteries)，按醫囑給予前列腺素E_1 (prostaglandin E_1)，其主要的目的為何？(A)促使動脈導管的關閉　(B)提高體循環的含氧飽和度　(C)改善肺水腫的情形　(D)減少下肢靜脈血液回流　　　　　　(99專高二)

解析 前列腺素E_1可維持動脈導管暢通，以促進充氧血與缺氧血的混合。

解答：　　9.C　　10.B　　11.B　　12.D　　13.B

14. 下列屬於左向右分流的先天性心臟病為何？(1)PDA　(2)TOF　(3)ASD　(4)TGA。(A) (1)(2)　(B) (1)(3)　(C) (3)(4)　(D) (2)(4)

（99專高二）

15. 有關心房中隔缺損的敘述，下列何者正確？(A)為最常見的先天性心臟病　(B)病童會因日益嚴重的發紺而出現杵狀指　(C)由於肺循環阻力大於體循環阻力，會產生由右向左的分流　(D)半數病童在1歲以內會自動閉合

（100專高一）

解析 (A)約占所有先天性心臟病的9~10％；(B)不一定有症狀，可能會出現心雜音、呼吸道感染、疲勞、生長遲滯等情形；(C)會產生由左向右的分流。

16. 陳小弟6歲，罹患先天性心臟病，醫囑服用毛地黃，下列何者不是毛地黃中毒的典型症狀？(A)心跳徐緩　(B)噁心、嘔吐　(C)皮膚出現紅疹　(D)頭痛、嗜睡

（100專高一）

解析 毛地黃中毒的症狀有：心跳徐緩、噁心、嘔吐、頭痛、嗜睡、畏光、視力模糊、脈搏降低或不規律等。

17. 有關法洛氏四重畸形(TOF)解剖上主要的四種缺損，下列何者除外？(1)心室中隔缺損　(2)主動脈狹窄　(3)肺動脈狹窄　(4)主動脈跨位於心室缺損部位　(5)心房中隔缺損　(6)右心室肥厚。(A) (1)(4)　(B) (2)(5)　(C) (3)(5)　(D) (4)(6)

（99專高一、二；100專高一、專高二）

18. 下列何種先天性心臟病會引起肺血流量增加，導致肺水腫？(A)主動脈瓣狹窄(aortic stenosis) (B)主動脈狹窄(coarctation of aorta) (C)肺動脈狹窄(pulmonic stenosis)　(D)心室中隔缺損(ventricular septal defect)

（100專高二）

解析 心室中隔缺損使血液由左心分流至右心，流入肺動脈血液因而增加，造成肺血流增加。

解答：　14.B　15.D　16.C　17.B　18.D

19. 小立罹患先天性心臟病，按醫囑須服用Digoxin及Lasix，護理師在提供父母飲食衛教的時候，建議多補充香蕉、柑橘等食物，主要目的是為了預防：(A)低血鈉　(B)低血鈣　(C)低血鉀　(D)低血磷　　　　　　　　　　　　　　　　　　　　（100專高二）

解析 低血鉀會加重Digoxin中毒症狀、Lasix有低血鉀的副作用，故須補充含鉀食物。

20. 有關急性風濕熱病童的護理措施，下列何者不適當？(A)限制水分攝取，以減少心臟負荷　(B)急性期採絕對臥床休息，並限制活動　(C)使用床上支架，以減少被褥的壓力　(D)鼓勵少量多餐，增加蛋白質及熱量的攝取　　　　　　　　（100專普二）

解析 病童可能會出現發燒情形，宜適當補充水分。

21. 下列哪一項不屬於川崎氏症(Kawasaki disease)之診斷標準？(A)嘴唇乾裂及草莓舌(fissured lip and strawberry tongue)　(B)關節痛或關節炎　(C)四肢末梢紅腫，手腳掌脫皮　(D)持續高燒達5天以上

解析 無關節症狀。　　　　　　　　　　　　　　　　　（100專普二）

22. 4歲的玲玲有先天性心臟病，為準備其接受心導管檢查，下列何種護理措施較適當？(A)因4歲兒童在運思前期，故不需要特別向玲玲解說　(B)提供檢查過程影片，讓玲玲與母親一起觀看　(C)安排玲玲與母親參與指導性遊戲　(D)將心導管檢查衛教單張拿給母親看，再請母親向玲玲解釋　　　　　　　　（101專高一）

23. 罹患心室中隔缺損(ventricular septal defect)的4歲兒童，進行心導管檢查後之護理措施，下列何者不適當？(A)穿刺後第一小時，需每15分鐘評估生命徵象　(B)評估肢體末端溫度及顏色，以及足背動脈之搏動　(C)鼓勵兒童臥床6小時，維持穿刺側肢體平直　(D)需禁食直到排氣後，方可進食　　　　　　　　　　　（101專高一）

解析 清醒後，若喝些開水無嘔吐情形，即可漸進式進食。

解答：　19.C　20.A　21.B　22.C　23.D

24. 小文，3歲，因發燒持續5日，使用解熱劑，效果不明顯，醫師診斷為川崎氏病(Kawasaki disease)，下列臨床表徵何者非診斷指標？(A)軀幹皮膚可能出現皮疹　(B)手掌、腳底可能泛紅、腫脹　(C)關節痛及多發性關節炎　(D)口腔嘴唇乾燥、泛紅、呈草莓舌
    解析 約1/3病童會出現小關節炎。　　　　　　　　　（101專高一）

25. 林小弟，6個月，因罹患法洛氏畸形心臟病(Tetralogy of Fallot)，長期使用毛地黃(Digoxin)，需教導媽媽當林小弟出現下列哪些症狀時，應暫停給藥，立即就醫？(A)心跳大於100次／min　(B)皮膚紅疹、搔癢　(C)厭食、噁心、嘔吐　(D)哭鬧、無法入睡
    　　　　　　　　　　　　　　　　　　　　（101專高一）
    解析 毛地黃中毒症狀：噁心、嘔吐、食慾不振、頭痛、嗜睡、畏光、視力模糊、脈搏降低或不規律、心跳徐緩、心律不整。

26. 有關照護川崎氏症(Kawasaki's disease)病童的敘述，下列何者正確？(A)病童發燒、疼痛時，應禁止使用Aspirin治療　(B)需密切觀察充血性心臟衰竭的早期症狀，如：呼吸加快、尿量減少等　(C)病童注射免疫球蛋白3個月後，即可接種任何疫苗　(D)因草莓舌及口腔黏膜乾裂，病童必須禁食，採完全腸胃道外營養
    解析 (A)使用Aspirin可控制急性期之發炎症狀；(C)注射免疫球蛋白後6個月可接種一般疫苗，11個月後才可接種活性疫苗；(D)可進食高熱量的軟流質飲食。　　　　　　　　　（101專普一）

27. 有關法洛氏四重畸形(TOF)先天性心臟病之敘述，下列何者錯誤？(A)主動脈跨位於心房中隔缺損部位　(B)合併肺動脈狹窄，導致肺部及左心的血流減少　(C)肺循環阻力高，合併心室中隔缺損，產生血液由右向左的分流　(D)較大的病童常呈蹲姿，以增加全身血管的阻力和肺血流　　　　　　（101專普一）
    解析 主動脈跨位於心室中隔缺損部位。

解答：　　24.C　　25.C　　26.B　　27.A

28. 正常情況下，兒童全身各組織循環回心臟之血液含氧量大約為？(A) 60~65%　(B) 70~75%　(C) 80~85%　(D) 90~95%
（101專高二）

29. 法洛氏四重畸形(TOF)病童，入院接受布拉克－塔修氏分流術(Blalock-Taussig shunt)之目的為何？(A)將缺損的心房中隔縫合，停止心房間的血液分流　(B)將體循環血液分流至肺循環，增加肺部血流　(C)將動脈導管連接至肺動脈，改善肺部血流　(D)將缺損的心室中隔縫合，停止心室間的血液分流　（101專普二）

30. 有關川崎氏病(Kawasaki disease)之敘述，下列何者錯誤？(A)致病原為A群β型溶血性鏈球菌　(B)急性期會有發燒、眼結膜充血、草莓狀舌、紅斑及皮疹等症狀　(C)需監測心臟功能，以早期發現冠狀動脈血管瘤等合併症　(D)於急性期，以Aspirin抗發炎與抑制血小板凝集　（100專普一；101專普二）

解析 川崎氏病病因不明，A群β型溶血性鏈球菌為風濕熱之致病原。

31. 小英，13歲，持續發燒3日，扁桃腺紅腫發炎入院，喉嚨培養為細菌感染，初步診斷為風濕熱，下列何者錯誤？(A)最常侵犯的是心肌及瓣膜　(B)風濕熱本身會進行1週　(C)好發於膝關節、肘關節　(D)若侵犯中樞神經系統，可能造成舞蹈症　（102專高一）

32. 下列何者為發紺型的先天性心臟缺損？(A)心室中隔缺損(ventricular septal defect)　(B)心房中隔缺損(atrial septal defect)　(C)主動脈瓣狹窄(aortic stenosis)　(D)大血管轉位(transposition of the great arteries)　（102專高一）

33. 小明，10歲，罹患法洛氏四重症畸形，造成小明膚色及嘴唇發紺的最主要因素為何？(A)肺動脈狹窄的程度　(B)心室中隔缺損的大小　(C)右心室肥厚的程度　(D)主動脈跨位　（102專高一）

解答：　28.B　29.B　30.A　31.B　32.D　33.A

34. 一位Turner's syndrome的青春期女孩，因主動脈狹窄(coarctation of the aorta)問題而住院進行檢查。您為其進行住院之護理評估，將不會出現以下哪些現象？(A)有高血壓且上肢血壓高於下肢約10~20 mmHg　(B)活動耐受性降低、疲倦、容易發紺且有杵狀指　(C)遠心端脈搏較弱，鼠蹊部的股動脈脈搏非常微弱　(D)主訴常會有頭昏、頭痛、暈眩、流鼻血且腳部溫度較低　（102專高二）

解析 主動脈狹窄常見的症狀為頭痛、暈眩、臉色潮紅等。

35. 高小妹，足月兒，體重3,000公克，診斷為開放性動脈導管，有關其生理、病理原因及臨床表徵，下列敘述何者錯誤？(A) 90%的新生兒，其動脈導管於出生後12週閉合　(B)可在鎖骨下、胸骨左緣第二肋間聽到最大心雜音　(C)可能會有餵食困難、低體重、心搏過速、盜汗　(D)可能引發肺部高壓、肺水腫，甚至心臟衰竭　（102專高二）

解析 通常動脈導管會在出生後2~3天之內關閉，若沒有關上則成為開放性動脈導管。

36. 周小妹，2個月大，罹患先天性心臟病，有關教導媽媽居家照護注意事項，下列何者錯誤？(A)母乳需擠出，再給予周小妹餵食或灌食　(B)宜選擇柔軟洞口稍大的奶嘴　(C)每次餵食時間宜超過30分鐘　(D)宜少量多餐，給予高熱量飲食　（103專高一）

解析 (C)餵食時間不宜太長避免消耗過多體力。

37. 凱凱，10歲，出生檢查即發現罹患有法洛氏四重症畸形，護理評估時會發現下列何項症狀？(A)易產生紅血球過少的現象　(B)可能出現杵狀指(clubbing finger)　(C)可能合併有肺發育不全　(D)肺動脈的壓力可能會較低　（103專高一）

解析 會有紅血球過多、肺動脈壓力過高情形，但肺部發育是正常的。

解答：　34.B　35.A　36.C　37.B

38. 王小妹，2歲，接受左心導管檢查返室後，護理師給予下列哪項照護措施較不適當？(A)觀察導管插入肢體之末端脈搏強度 (B)告知家屬王小妹需等排氣後才能進食 (C)檢查後，患肢須保持平直不可彎曲 (D)檢查後第1小時，需每15分鐘量一次血壓

解析 (B)清醒後即可開始喝液體食物。 （103專高二）

39. 許小弟，11個月，因持續發燒而入院，醫師診斷為川崎氏病，醫囑開立靜脈注射免疫球蛋白(intravenous immunoglobulin, IVIG)，下列護理措施，何者錯誤？(A)注射前，向家屬解釋免疫球蛋白可降低冠狀動脈病變發生機率 (B)靜脈注射IVIG時，需密切觀察生命徵象變化，及早發現過敏現象 (C) IVIG注射後，需教導家屬許小弟若須接種減毒活性疫苗，須間隔半年以上 (D)出院衛教家屬，需繼續服用Aspirin，如果症狀消失就不需再追蹤

解析 (D)Aspirin服用到血小板及ESR恢復正常，出院後仍需持續追蹤。 （103專高二）

40. 王妹妹，2歲，出生即發現有心室中膈缺損，此次入院做心導管檢查，下列何者不是護理師可以從檢查結果的報告中收集到的資料？(A)心臟腔室的壓力 (B)心臟腔室的含氧飽和度 (C)心臟的血流變化 (D)心臟的電衝動傳導 （103專高二）

41. 小文，3個月大，患有三尖瓣閉鎖(tricuspid atresia)，護理師依醫囑給予前列腺素E_1(prostaglandin E_1)，其主要的目的為何？(A)促使動脈導管開放，增加下肢靜脈血液回流 (B)促使動脈導管開放，增加肺部血流 (C)促使動脈導管關閉，改善肺動脈高壓 (D)促使動脈導管關閉，增加主動脈血流 （103專高二）

解答： 38.B 39.D 40.D 41.B

42. 安安，1個月大，被診斷有法洛氏四重畸形(Tetralogy of Fallot; TOF)，在接受手術矯正之前，下列哪一項護理措施不適當？(A)餵奶時，宜選用柔軟、吸食洞孔稍大的奶嘴，採少量多餐　(B)可每3小時餵1次，每次餵食不可少於30分鐘，以減少耗氧量(C)若發紺發作時，將其側臥且膝蓋彎向腹部，抬高頭及胸部(D)盡量滿足其嬰兒基本需求，避免便祕，並減少哭泣的機會
    解析 每次餵食建議不大於30分鐘。　　　　　　　（104專高一）

43. 佳佳，2歲，患有心室中隔缺損(ventricular septal defect; VSD)，合併艾森曼格氏徵候群(Eisenmenger's syndrome)，此次因上呼吸道感染而入院治療，下列護理措施何者不適當？(A)盡可能採集中護理　(B)運用遊戲設計靜態活動　(C)靜臥休息，宜採平躺姿勢　(D)衛教家屬，家中需備有氧氣筒　　　　　　（104專高一）
    解析 宜採半坐臥姿。

44. 冬冬患有法洛氏四重畸形，當他呼吸困難發作時，最可能採取下列哪一種姿勢？(A)蹲坐　(B)垂頭仰臥式　(C)半坐臥式　(D)左側臥式　　　　　　　　　　　　　　　　　（104專高一）

45. 小美，4歲，診斷為法洛氏四重畸形，入院接受心導管追蹤檢查，有關檢查前、後護理之敘述，下列何者錯誤？(A)檢查前需禁食4~6小時，但毛地黃藥物需按時持續給予　(B)檢查前可應用遊戲或畫圖提供小美有關心導管檢查的相關資訊　(C)檢查後穿刺部位需加壓止血，肢體需維持平直、不可彎曲　(D)檢查後應密切注意檢查肢體的顏色、溫度及生命徵象之變化　（104專高二）
    解析 術前需密切觀察生命徵象及各項檢查報告，給予預防性抗生素，並停用毛地黃。

46. 有關充血性心衰竭嬰兒的徵象，不包括下列何者？(A)心跳快，有奔馬狀節律　(B)呼吸喘，有持續性乾咳　(C)高血壓，眼眶周圍水腫　(D)四肢冰冷，有盜汗現象　　　　　　（104專高二）

解答：　42.B　43.C　44.A　45.A　46.C

47. 高小妹，妊娠週數28週又3天，現出生第5天，心臟超音波顯示有動脈導管開放，呼吸喘且費力，下列臨床處理措施何者錯誤？(A)應嚴格計算水分及奶量的攝取量　(B)應密切的評估腎、心血管及呼吸的功能　(C)可使用肌肉注射Indomethacin促進導管閉合(D)提供呼吸功能的支持，給予使用持續呼吸道正壓之治療

解析 可口服Indomethacin促進導管閉合。　　　　　　　（104專高二）

48. 小英，2歲，罹患嚴重主動脈瓣狹窄(aortic stenosis)，下列那個臨床表徵不會發生？(A)脈搏微弱、心跳加快　(B)出現發紺、杵狀指　(C)出現收縮性心雜音　(D)血氧不足，容易疲倦（105專高一）

49. 1歲的小明診斷為法洛式四重畸形(tetralogy of fallot)，因抽血時哭鬧不安，抽血後發紺屬害，且呼吸困難，下列護理措施，何者應優先進行？(A)讓小明採膝胸臥姿(knee-chest position)休息(B)測量小明的生命徵象　(C)以鼻導管給2 L/min氧氣　(D)請媽媽餵小明喝些牛奶　　　　　　　　　　　　　　（105專高一）

解析 (A)採膝胸臥姿休息可改善下肢靜脈回心血量，改善缺氧。

50. 有關充血性心衰竭(congestive heart failure)嬰兒的臨床徵象，不包括下列何者？(A)心輸出量減少，心跳速率變慢　(B)周邊靜脈充血，肝腫大，下肢水腫　(C)肺水腫，咳嗽，呼吸困難，呼吸速率增快　(D)臉色、指甲蒼白，四肢冰冷，血壓低，經常盜汗

解析 (A)心輸出量減少，心搏過速。　　　　　　　　　　（105專高一）

51. 王小妹，足月出生，被診斷罹患開放性動脈導管，為其進行護理評估，下列何項臨床表徵較不會出現？(A)餵食時，容易出現發紺的缺氧發作　(B)觀察呼吸情況，可能發現肺部水腫症狀　(C)觸診上肢脈搏時，常會出現寬廣的脈搏壓　(D)聽診時，胸骨左側第二肋間有連續的機械性心雜音　　　　　　　　　　（105專高二）

解答：　　47.C　　48.B　　49.A　　50.A　　51.A

52. 法洛氏四重畸形常見的臨床表徵是發紺，下列敘述何者錯誤？(A)是血液中含氧量過低的結果　(B)急性缺氧發作常發生在早晨、餵奶、哭泣或排便時　(C)主要是血液有由左至右的分流 (D)主要是肺動脈狹窄所致　　　　　　　　　　（105專高二）

53. 吳小弟，2歲，因持續發燒5天以上，且出現嘴唇發紅乾裂及草莓樣舌，診斷為川崎氏症，下列何者不屬於川崎氏症兒童的重要症狀觀察項目？(A)肛門周圍皮膚脫皮　(B)呼吸喘促　(C)眼結膜充血　(D)四肢末梢紅腫　　　　　　　　　　（106專高一）

54. 有關大動脈轉位(transposition of the great arteries; TGA)的新生兒之護理評估，下列表徵何者錯誤？(A)紅血球增多　(B)低血氧及發紺症狀　(C)上下肢血壓相差約20 mmHg　(D)心臟聽診時，第二心音加重　　　　　　　　　　　　　　　　（106專高一）

> **解析** (C)主動脈狹窄(COA)上下肢血壓相差約20 mmHg。

55. 下列何者不是兒童急性風濕熱會出現的臨床表徵？(A)心臟炎 (B)皮下結節　(C)四肢末梢脫皮　(D)多發性關節炎　（106專高一）

> **解析** (C)四肢會出現邊緣性紅斑。

56. 霏霏，2個月，罹患心房中膈缺損(atrial septal defect; ASD)，下列護理指導何者不恰當？(A)一般不會出現發紺現象　(B)1歲以內將近一半會自動閉合　(C)需小心照護，減少呼吸道感染　(D)按時服用前列腺素E_1 (prostaglandin E_1)　　　（106專高一）

> **解析** (D)心房中膈缺損嚴重時需施行外科手術，無法以藥物治療。

57. 小傑，9歲，罹患先天性心室中膈缺損(VSD)，此次利用暑假期間安排到醫院做心導管檢查，檢查後下列何項是小傑最大的壓力源？(A)擔心暑假作業寫不完　(B)擔心不能跟朋友一起玩　(C)擔心身體受傷及疼痛　(D)擔心禁食及身體活動受限　（106專高二）

解答：　52.C　53.B　54.C　55.C　56.D　57.C

58. 小明，1歲半，診斷為川崎氏症而住院治療。醫囑給予小明高劑量Aspirin 100 mg/kg/day，及靜脈注射免疫球蛋白(intravenous immune globulin) 2 g/kg。下列護理指導內容，何者不適當？(A)小明目前服用Aspirin為高劑量，目的為抗發炎與抑制血小板凝集 (B)給予病童換上透氣涼爽衣物，保護下肢水腫處，維持皮膚清潔、乾燥 (C)注射免疫球蛋白之後3個月，小明就可以接種任何疫苗 (D)小明半年內至少每個月一次宜接受心電圖檢查，以早期發現心臟合併症 （106專高二）

解析 (C)注射免疫球蛋白之後6個月才可接種一般疫苗。

59. 廖小妹，2個月，罹患心室中膈缺損，因肺炎引發鬱血性心衰竭(congestive heart failure)而入院，下列哪一項不屬於鬱血性心衰竭的臨床表徵？(A)心跳過慢 (B)大量流汗 (C)四肢冰冷 (D)呼吸過速 （106專高二）

解析 因心輸出量減少導致心跳代償增加。

60. 凱凱，5歲，罹患法洛氏四重畸形(tetralogy of fallot; TOF)，常出現有缺氧發作(blue spells)，有關缺氧發作的臨床表徵，不包括下列何者？(A)哭泣後出現發紺 (B)皮膚彈性減少呈黃色 (C)鞏膜因血管之鼓大呈灰色 (D)嘴唇口腔黏膜呈現暗藍色 （106專高二）

61. 小華，5歲，罹患大血管轉位(transposition of the great arteries; TGA)，此次入院準備接受完全矯正手術。基於小華在心臟方面的認知，護理師應採取以下何種解釋方式較為適當？(A)因小華對心臟認知不足，主要以父母親對心臟的認知為護理指導的範疇 (B)畫出人形和心臟的位置，說明手術後心臟會發出較規律清晰的蹦蹦聲 (C)畫出心臟四個腔室的外形，並解釋手術後心臟會如何把血打出去 (D)採開放式問題，並儘量口語化來討論靜脈、動脈及血液循環的功能 （106專高二）

解答： 58.C 59.A 60.B 61.B

62. 盼盼，6歲，罹患先天性心臟病，依醫囑服用毛地黃，下列何者不是毛地黃中毒的症狀？(A)心跳變慢　(B)噁心、嘔吐　(C)頭痛、嗜睡　(D)抽搐、痙攣　　　　　　　　　　(106專高二)

63. 凱凱，2歲，罹患法洛氏四重畸形(Tetralogy of Fallot, TOF)，常出現有缺氧發作(blue spells)，有關缺氧發作的護理措施，下列何者錯誤？(A)將病童擺曲膝蹲姿　(B)依醫囑給予氧氣　(C)依醫囑給予Morphine　(D)依醫囑給予濃縮紅血球　　(106專高二補)

解析 因紅血球會增多、血液黏稠度亦會增加，不需給予濃縮紅血球。

64. 下列何者不屬於發紺型的先天性心臟病？(A)法洛氏四重畸形(B)大血管轉位　(C)三尖瓣閉鎖　(D)心房中隔缺損(106專高二補)

解析 心房中隔缺損會使左心房含氧血流向右心房，而不會發紺。

65. 陳小弟6歲，剛做完心導管檢查後的護理措施，下列何者正確？(A)禁食24小時，避免嘔吐　(B) 24小時維持穿刺部位肢體之平直(C)以1.5公斤的砂袋加壓穿刺部位2~4小時　(D)檢查當天每小時測量生命徵象一次　　　　　　　　　　　　(106專高二補)

解析 (A)清醒後即可開始喝液體食物；(B)穿刺肢體必須保持平直，以砂袋加壓插入部位4~6小時；(D)檢查後第一小時每15分鐘評估一次，其後每半小時量一次。

66. 先天性心臟病的嬰兒常因餵食困難而造成營養攝取不足。有關嬰兒餵食的護理措施，下列敘述何者錯誤？(A)選擇小一點的奶嘴洞餵食，避免嗆奶　(B)可3小時餵食一次，每次不超過30分鐘(C)吸吮力欠佳的嬰兒，以奶瓶餵食比親餵母奶佳　(D)吸吮力欠佳的嬰兒，需要時可以鼻胃管灌食　　　　　　　(107專高一)

解析 (A)宜選擇柔軟洞口稍大的奶嘴。

67. 有關心臟病童藥物使用，下列敘述何者正確？(A)應補充鈣片，以增加血紅素載氧量　(B)使用毛地黃應與食物併用，避免腸胃刺激　(C)使用PGE₁靜脈滴注，要注意呼吸窘迫的問題　(D)使用Propranolol (Inderal)，可能會心跳過速，需監測心跳(107專高一)

解答：　62.D　63.D　64.D　65.C　66.A　67.C

68. 持續靜脈灌注前列腺素E_1(PGE$_1$)可維持動脈導管開放，增加肺動脈血流。下列何種先天性心臟病，不適合使用PGE$_1$治療？(A)肺動脈瓣狹窄　(B)主動脈狹窄　(C)三尖瓣閉鎖　(D)大血管轉位

（107專高二）

69. 有關罹患心臟病嬰兒服用毛地黃的護理指導，下列何者正確？(A)家中應備聽診器，服用前量心尖脈，至少測量30秒　(B)心跳如果高於120下／分鐘，可能是毛地黃中毒的症狀，需盡速就醫　(C)發生噁心嘔吐時，可能是中毒症狀，需盡速就醫　(D)毛地黃要與牛奶或食物併用，以減少腸胃刺激　（107專高二）

解析 (A)心尖脈測量1分鐘；(B)心跳低於100下／分鐘；(D)不可與牛奶或食物併用。

70. 陳小弟，8個月大，體重7公斤。心臟手術後第一天，下列何者為異常表徵？(A)肛溫37.2℃　(B)24小時尿量60 c.c.　(C)動脈血氧分壓PaO$_2$ 95 mmHg　(D)兒童葛氏昏迷量表(PGCS) 13分

（107專高二）

解析 (B)尿量應維持0.5~2 mL/Kg/hr，故24小時尿量應為約84~336 mL。

71. 有關川崎氏症(Kawasaki disease)的敘述，下列何者錯誤？(A)急性期會持續發燒5天以上，並有草莓狀舌　(B)急性期給予高劑量阿司匹靈(Aspirin)可抗發炎及抑制血小板凝集　(C)亞急性期病童的手指、腳趾、肛門會有脫皮現象　(D)當症狀獲得控制後，仍須長期追蹤其中樞神經系統病變　（108專高一）

解析 (D)川崎氏症主要侵犯皮膚黏膜、淋巴結和全身性血管，而非神經系統。

解答：　　68.B　　69.C　　70.B　　71.D

72. 王小弟，一出生即被診斷為大血管轉位，合併心室中隔缺損。下列何者錯誤？(A)依醫囑靜脈注射前列腺素E_1 (prostaglandin E_1, PGE_1)，應注意是否有呼吸窘迫與血管炎的副作用　(B)合併心室中隔缺損會讓發紺更嚴重，應立即給予100%氧氣　(C)合併嚴重的中隔缺損，應注意是否有充血性心衰竭症狀　(D)注意血液檢查是否有紅血球增多症狀　　　　　　　　　　　　（108專高一）

　　解析 (B)合併心室中隔缺損不會發紺。

73. 王小弟，3歲，罹患法洛氏四重症。每天早上9點與晚上9點需服用毛地黃。若在早上需服藥時間的3小時後，發現遺漏服用，下列護理措施何者正確？(A)立即補服一劑，下一劑延到晚上12點服用　(B)立即補服一劑，下一劑維持晚上9點服用　(C)不需補服，下一劑維持晚上9點服用　(D)不需補服，晚上9點服用兩劑

　　解析 忘記服用毛地黃未超過6小時則立即補服，若已超過6小時則依正常時間服用。　　　　　　　　　　　　　　　　　（108專高一）

74. 小明，1歲，罹患主動脈狹窄症(coarctation of the aorta)而入院，下列何者不是其症狀？(A)上肢血壓比下肢高　(B)肺血管阻力升高而有發紺現象　(C)常主訴頭痛、暈眩　(D)股動脈搏動較弱，甚至摸不到　　　　　　　　　　　　　　　　（108專高二）

　　解析 (B)主動脈狹窄為非發紺型心臟缺損。

75. 雯雯是法洛氏四重畸形(Tetralogy of Fallot's)的病嬰，當其出現發紺嚴重時，護理師為其採膝胸臥式姿勢，可使症狀改善的原理為何？(A)減少全身血管的阻力，提高血壓　(B)減少下肢回心血量，增加肺部血流　(C)減少上肢回心血量，增加腦部的血液供應　(D)減少血液循環全身的距離，提高全身循環血量

　　　　　　　　　　　　　　　　　　　　　　　　　（108專高二）

解答：　　72.B　　73.B　　74.B　　75.B

76. 葳葳，5歲，剛做完右心導管檢查，返回病房後護理師提供的護理措施，下列何者錯誤？(A)臥床6小時，清醒後即可進食　(B)評估檢查側之肢體循環，並與另一側比較　(C)砂袋加壓穿刺部位，彎曲肢體防止砂袋掉落　(D)觸診兩側肢體的脛骨後動脈或足背動脈，做對稱性比較　　　　　　　　　　　　　　（108專高二）

　　解析）(C)穿刺肢體必須保持平直、勿彎曲。

77. 林小弟，13歲，學校體檢時發現上肢血壓高，鼠蹊脈搏較上肢脈搏微弱，主訴頭痛，常常感覺腳部冰冷，林小弟可能罹患下列何種疾病？(A)心室中膈缺損　(B)主動脈狹窄　(C)肺動脈瓣狹窄(D)大血管轉位　　　　　　　　　　　　　　　　　（109專高一）

78. 王小妹，5歲，罹患心房中隔缺損，進行心導管檢查。有關心導管檢查後的護理措施，下列敘述何者正確？(A)右心導管檢查後需臥床4~6小時　(B)穿刺肢體保持彎曲，有利止血　(C)檢查後應持續禁食6小時，再開始嘗試液體食物　(D)返家後應至少3天不要洗澡，避免感染　　　　　　　　　　　　　　（109專高一）

　　解析）(B)穿刺肢體保持平直，以利傷口癒合；(C)清醒後可開始嘗試液體食物；(D)返家後應避免盆浴。

79. 罹患開放性動脈導管的病童，較不會出現下列何種症狀？(A)心搏過快　(B)肺動脈高壓　(C)紅血球增多症　(D)餵食困難

　　解析）常見症狀：心搏過快、左心肥大肺動脈高壓、肺充血、呼吸困難、餵食困難、生長遲緩等。　　　　　　　　　　（109專高一）

80. 有關罹患心臟病嬰兒的護理照護，下列何者最適當？(A)少量多餐，奶瓶餵食時間不要少於30分鐘，避免吸得太快太急　(B)心衰竭的嬰兒以低鈉的配方奶取代母乳，減少鈉的攝取量　(C)必要時使用鼻（口）胃管餵食，減少心臟負荷　(D)補充鈣質可增加血紅素的載氧量　　　　　　　　　　　　　　（109專高二）

　　解析）(A)每次餵食不可超過30分鐘，避免消耗過多體力；(B)(D)給予高熱量、高蛋白、高鉀、低鹽、低油飲食，限制水分攝取。

解答：　76.C　77.B　78.A　79.C　80.C

81. 小東8個月，診斷為法洛氏四重症(Tetralogy of Fallot)，哭鬧厲害全身發紺，此時護理師給予氧氣，並將小東擺為膝胸臥式之目的為何？(A)減少回流至心臟之血量　(B)減少全身血管阻力　(C)減少右心室流向肺動脈之血量　(D)減少身體耗氧量　　（109專高二）

　　解析 減少靜脈回心血量，增加全身血管阻力、增加肺動脈血流，以改善缺氧現象。

82. 有關川崎氏症(Kawasaki disease)的臨床表徵，下列敘述何者錯誤？(A)急性期會出現持續發燒5天以上　(B)急性期兩眼結膜充血、草莓樣舌和頸部淋巴結腫大　(C)亞急性期可能出現腕、膝和踝等關節痛的症狀　(D)亞急性期紅血球沉降速率和血小板數值降低　　（110專高一）

　　解析 紅血球沉降速率和血小板數值皆會上升。

83. 王小妹，6個月大，有關心導管檢查前的準備，下列敘述何者適當？(A)避免測量下肢血壓　(B)確認禁食4~6小時　(C)確認鼠蹊部脈搏最強處，標示記號　(D)確認檢查前不宜給鎮靜劑與抗生素　　（110專高一）

84. 有關兒童毛地黃(Digoxin)給藥之護理指導，下列敘述何者正確？(A)給藥前測橈動脈1分鐘，以監測心律不整　(B)給予口服糖漿時與牛奶併用，增加服藥遵從性　(C)忘記給藥的時間如未超過6小時，則補服一劑　(D)長期服用需補充奶類食物，以預防低血鈣　　（110專高二）

　　解析 (A)給藥前測量心尖脈1分鐘；(B)不可將藥物和其他食物併用；(D)低血鉀會造成毛地黃中毒，飲食中應增加含鉀食物攝取，並監測鉀離子濃度。

解答：　81.A　82.D　83.B　84.C

85. 小倫，6個月大，患有法洛氏四重畸形(Tetralogy of Fallot, TOF)，為維持心輸出量足夠身體所需之組織灌流的護理目標，下列護理措施何者不適當？(A)集中護理、安撫小倫情緒，並減少哭泣　(B)避免便祕造成閉氣用力，增加心臟負擔　(C)宜選用柔軟、吸食洞孔稍大的奶嘴餵奶　(D)每次餵食時間不宜太短，應超過30分鐘　　　　　　　　　　　　　　　（110專高二）

解析 法洛氏四重畸形病童容易缺氧，餵食時間不宜過長。

86. 30週早產之男嬰，出生體重1,500公克，診斷開放性動脈導管(patent ductus arteriosus)，以Indomethacin靜脈注射治療，下列敘述何者正確？(A)尿量＜1 mL/kg/hr時應通知醫師調整藥物劑量　(B)治療前聽診較少出現心雜音　(C)因肺動脈血流下降易造成發紺　(D) Indomethacin易造成血栓之副作用　　　　　　（110專高二）

解析 Indomethacin之副作用包含腎損傷、消化性潰瘍等；開放性動脈導管會使得肺血流增加，並可在左胸骨緣第二肋間聽出連續性心雜音。

87. 有關川崎氏症的護理指導，下列敘述何者不適當？(A)注射免疫球蛋白2個月後，要按時接種疫苗　(B)退燒後仍需依醫囑服用低劑量的Aspirin　(C)飲食採少量多餐和提供軟質的食物　(D)出院後需定期回院追蹤檢查心臟功能　　　　　　　　　　（111專高一）

解析 注射免疫球蛋白後6個月才可接種一般疫苗，11個月後可接種活性疫苗。

88. 小華，診斷主動脈狹窄(coarctation of aorta)入院，有關其身體評估之敘述，下列何者最適當？(A)易有暈眩、流鼻血、心搏過速等症狀　(B)下肢因血流增加，而溫度較高　(C)頸動脈搏動變弱　(D)下肢血壓會高於上肢血壓　　　　　　　　　　　（111專高一）

89. 王小弟，心室中隔缺損(VSD)，出現充血性心衰竭的症狀，呼吸喘、費力，請問採哪個姿勢較舒適？(A)趴睡　(B)側睡　(C)垂頭俯臥　(D)半坐臥　　　　　　　　　　　　　　　　（111專高一）

解答：　　85.D　　86.A　　87.A　　88.A　　89.D

90. 有關兒童心導管檢查的各腔室含氧飽和度，下列敘述何者異常？
    (A)右心房含氧飽和度70~75%　　(B)肺靜脈含氧飽和度70~75%
    (C)主動脈含氧飽和度95~98%　　(D)左心房含氧飽和度95~98%

（111專高一）

解析 肺靜脈含氧飽和度為95~100%。

91. 有關早產兒開放性動脈導管的醫療處置，下列敘述何者錯誤？
    (A)沒有症狀者，可於12週內自動關閉　　(B)給予前列腺素E₁
    (PGE₁)是優先的治療方式　　(C)出生體重低於1,000g有心衰竭症
    狀，宜提早作結紮手術　　(D)可在左側第二肋間聽到連續性的心
    雜音，成長至幼兒時期，若導管仍未關閉，通常會先考慮導管栓
    塞術　　　　　　　　　　　　　　　　　　　　　　（111專高二）

92. 為了增加法洛氏四重症(TOF)兒童的肺循環血流，以增加其左心
    充氧血的含量，下列照護處置何者錯誤？(A)缺氧發作時予膝胸
    臥姿　　(B)口服給予Aspirin　　(C)靜脈滴注前列腺素E₁ (PGE₁)　　(D)
    布萊洛克陶西分流術(Blalock-Taussing shunt)　　　（111專高二）

93. 菲菲，2歲，罹患法洛氏四重症(tetralogy of fallot; TOF)，出院後
    仍需每12小時服用毛地黃(Digoxin)一次，下列護理指導何者錯
    誤？(A)給藥前須完整測量心尖脈1分鐘　　(B)最好是在飯前1小時
    或飯後2小時給藥　　(C)勿將藥物與果汁混合餵食　　(D)若忘記給藥
    超過6小時應補給一劑　　　　　　　　　　　　　　（112專高一）

解析 忘記服用Digoxin未超過6小時，立即補服；若已超過6小時則依
正常時間服用。

94. 小宇，10歲，患有主動脈狹窄(coarctation of the aorta; COA)，入
    院時可能出現的臨床表徵，下列敘述何者不適當？(A)下肢比上
    肢血壓高20 mmHg　　(B)股動脈搏動微弱　　(C)主訴頭痛、暈眩
    (D)主訴腳部冰冷　　　　　　　　　　　　　　　　（112專高一）

解析 上肢血壓會高於下肢約10~20 mmHg以上。

解答：　　90.B　　91.B　　92.B　　93.D　　94.A

95. 劉小弟，5歲，因心室中膈缺損長期服用毛地黃，入院行右心導管檢查，有關劉小弟之照護措施，何者最正確？(A)檢查前禁食4~6小時，毛地黃改靜脈注射給與　(B)檢查後每15分鐘測量生命徵象，持續4小時　(C)檢查後維持穿刺肢體平直，須臥床休息(D)右心導管最常由股動脈進入右心房　　　　　　（112專高二）

　　解析(A)當天早上的Digoxin應暫停；(B)第3小時後，如情況穩定則改4個小時測量一次；(D)由股靜脈進入。

96. 邱小弟，4歲，罹患重度主動脈瓣狹窄(Aortic Stenosis, AS)，下列敘述何者錯誤？(A)易發生充血性心衰竭，需要限制水分攝取(B)容易因為活動導致缺氧發作，需進行活動限制　(C)觀察心跳與末梢循環，提供足夠休息與睡眠　(D)須執行布萊洛－陶西分流術(Blalock-Taussing Shunt)　　　　　　　　　（112專高二）

　　解析(D)用於發紺性心臟病，如法洛氏四重症。

97. 王小妹疑似心臟病入院檢查，予以抽ASLO (anti-streptolysin O)抗鏈球菌素檢驗，此檢驗主要是診斷下列何者？(A)川崎氏症　(B)法洛氏四重症　(C)開放性動脈導管　(D)急性風濕熱（112專高三）

　　解析風濕熱是上呼吸道感染A群β溶血性鏈球菌，引起免疫系統對抗自身組織所造成，最常發生的部位為心臟。

98. 有關川崎氏症病童的治療及其目的，下列敘述何者正確？(A)給與阿斯匹靈(aspirin)，以促進血小板凝集　(B)給與免疫球蛋白(IVIG)可有效降低冠狀動脈瘤發生　(C)給與苯巴比特魯錠(phenobarbital)治療舞蹈症　(D)給與盤尼西林(penicillin)以預防發炎　　　　　　　　　　　　　　　　　　　　（113專高一）

　　解析(A) Aspirin會抑制血小板凝集；(D)可使用類固醇(Prednisolone)抗發炎反應。

解答：　95.C　96.D　97.D　98.B

血液及免疫系統
疾病患童的護理

出題率：♥ ♥ ♥

CHAPTER

12

兒童血液及免疫 ──┬─ 兒童血液及免疫系統的生理特徵
系統概論　　　　 ├─ 兒童血液及免疫系統疾病的整體性護理
　　　　　　　　 └─ 常用相關護理技術

兒童常見的血液疾病 ──┬─ 貧血（紅血球疾病）
　　　　　　　　　　　├─ 止血功能障礙
　　　　　　　　　　　└─ 免疫系統功能障礙

Pediatric Nursing

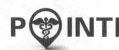

12-1 兒童血液及免疫系統概論

一、兒童血液及免疫系統的生理特徵

1. 造血器官主要為骨髓，胎兒期是肝脾。

2. 胎兒型血紅素由 2α 及 2γ 血球蛋白鏈所組成。

3. 出生後 2 個月紅血球生成素增加，血紅素及網狀細胞亦增加。

4. 血小板由紅骨髓製造，儲存於脾，出生時會給予維生素 K，使血小板及其他凝血因子很快被活化達正常值。

5. 淋巴型（包括胸腺、淋巴結、腸淋巴）的成長型態，是屬從出生後即快速成長，至青春期達成長高峰，然後稍退化。

6. IgG 是唯一可通過胎盤由母體傳送給胎兒的抗體。

7. IgM 濃度上升表示近期有病毒感染。

8. 嗜中性白血球數量增加可能是細菌感染，減少可能是病毒感染；嗜酸性球數量增加可能是過敏或寄生蟲感染。

二、兒童血液及免疫系統疾病的整體性護理

(一) 全身性評估

1. 鼻黏膜偏白或粉紅色可能為過敏性鼻炎。

2. **評估淋巴結**：包括移動性、觸痛感、質地，正常可摸到頸部及腹股溝淋巴結，大小約 3 mm ~ 1 cm，淋巴結腫大可能為免疫功能不足或感染。

3. 骨骼關節變形、肌肉萎縮，要考慮是否為類風濕性關節炎或紅斑性狼瘡。

4. 出現不想玩、食慾差、注意力不集中等，可能是貧血造成。

5. 膚色改變、黃疸、常輸血、可能有血液方面的疾病問題。

(二) 診斷檢查

1. 血清免疫球蛋白的分類及數量。

2. 過敏原皮膚測試：將選擇性過敏原注入皮膚，觀察是否會引發過敏反應來尋找過敏原。

3. 骨髓穿刺及腰椎穿刺。

4. 潛血反應及血液檢驗，包括糞便、尿液、嘔吐物、凝血功能、血球記數、血液抹片等，其中**網狀細胞計數**(reticulocyte)是用來**測量骨髓製造紅血球的速率**。

三、常用相關護理技術

(一) 輸血護理

1. **輸血前後輸注生理食鹽水，以免發生血球破裂**。此外，**不可加藥於血液中**。

2. **使用加溫器，將輸入的血加溫至 30~34℃再輸血；輸血時，前 15 分鐘需放慢速度，觀察有無輸血反應**；每隔 20~30 分鐘擠壓一下血袋，以防紅血球沉澱。

3. 如需要**可使用微凝集血液過濾器**(micro-aggregate filter)**及靜脈輸液幫浦**(infusion pump)，**以維持適當速度**。

4. **輸血前、輸血開始後 15 分鐘、輸血完成都需監測生命徵象**，並觀察有無輸血反應，有下列情況**應立即停止輸血且通知醫師：**
   (1) **熱反應：發燒、寒顫**為輸血中或輸血後最常見之立即反應。
   (2) **過敏反應：**呼吸喘鳴、蕁麻疹等。

(3) **急性溶血反應**：寒顫、發燒、腰或胸部不適、心跳過速。

(4) 注射之靜脈部位燒灼感：常在輸入後 15 分鐘內出現症狀。

5. 懷疑有**輸血反應，應立即停止輸血且通知醫師**，並將血袋血液與病童血液再作交叉試驗，密切監測生命徵象，**特別是血壓**。

12-2　兒童常見的血液疾病

一、貧血（紅血球疾病）

(一) β 型海洋性貧血(β-Thalassemia)

◆ 病理生理

1. 體染色體隱性遺傳的溶血性貧血疾病，發生率無性別差異。

2. 由於正常血紅素(HbA)生成減少，使得平均血球容積減少。新生兒因為仍具有保護性的**胎兒型血紅素(HbF)代償性增加**，故不會立即發病，通常在 6 個月大時會出現溶血性貧血症狀。

3. 一般分為輕型和重型（指二對體染色體帶有海洋性貧血的基因，又稱庫利氏貧血(Cooley's Anemia)）。

4. 懷孕初期可做絨毛膜穿刺檢查以確立診斷。

◆ 臨床表徵

1. **血紅素形成不良**，使腦部氧合不足，導致病童活動時會頭暈、疲倦、蒼白、運動耐受力低、厭食、生長遲緩（**體型矮瘦**）等。

2. 持續貧血，**骨髓代償性製造大量不成熟的紅血球**，而使**骨髓腔擴大**，常有特殊臉部特徵，如**鼻塌小、頭大及顴骨變大**，似唐氏兒的臉部特徵，稱庫利氏表情(Cooley's face)。

3. 骨頭變薄，**容易自發性骨折**。

4. 血紅素合成減少，為了代償貧血，故增加對鐵的吸收及輸血溶血而使**血鐵質沉積**，**鐵質過多**，造成心衰竭、**肝脾腫大**等，導致**皮膚呈黑褐色（青銅色）**。

◆ 治　療

1. **輸血**：採定期、終身輸注濃縮紅血球治療，每 2~4 週輸血一次以預防組織缺氧。

2. 脾臟切除：重度 β 型海洋性貧血病童必要時可接受脾臟切除手術，以**減緩紅血球被破壞**。

3. 使用**排鐵劑**：**減少血鐵質沉著現象**，可採**腹部皮下注射補充鐵質螯合劑**(iron-chelating agents)，如 Deferoxamine (Desferal)，以預防合併症發生（**心臟衰竭**），其可從體內的各種含鐵蛋白質中除去鐵質，迅速排泄於尿或膽汁中，故**尿液會呈現橘紅色**。副作用有注射部位疼痛、低血壓、**休克**等。

4. **骨髓移植**：目前較有效的治療方法。

◆ 護理措施

1. 重度 β 型海洋性貧血病童主訴頭暈時，**先讓病童坐著（半坐臥），直到不再頭暈**。

2. 每次輸血時均需觀察輸血反應。

3. 由於每天需耗時 8 小時以上接受皮下注射排鐵劑，故**常選擇晚上時間注射**。

4. 衛教家屬及病童疾病注意事項，如病童身體心像的改變、預定再懷孕時需照會遺傳諮詢專家等。

(二) 鐮刀狀細胞貧血(Sickle Cell Anemia)

◆ 病理生理

1. 體染色體隱性遺傳疾病。

2. 由於**血紅素結構被不正常的血紅素 S (HbS)取代**，使正常的紅血球在血中氧合的作用減少，造成**紅血球呈鐮刀狀**，易受破壞而溶血，使紅血球凝集阻塞末梢血管，形成血栓，引起血流障礙，組織缺氧壞死。

3. 出生一年內的嬰兒因含有胎兒血紅素，故不會發病。

◆ 臨床表徵

1. **血管阻塞性疼痛是最常見的問題**，其餘尚有**末端肢體腫脹與疼痛**、溶血、貧血、軟弱無力、易疲倦、血尿、**肝脾腫大**、生長遲滯、**視網膜病變以致失明**等。

2. 脾臟阻斷危機好發於 2 個月至 5 歲的兒童，發作時會使脾臟喪失功能，造成血液鬱積其中，引起其他器官缺血而休克，屬急症，需盡快送醫治療。

◆ 治 療

以支持療法防止鐮刀狀細胞危機症狀的發生，包括止痛、**濃縮紅血球輸血治療**、攝取足夠的液體量、**臥床休息**、給氧等，並視情況給予口服葉酸、**抗凝血劑（防血栓形成）**等。

◆ 護理措施

1. 住院期間**臥床休息，以減少耗氧量**。

2. 若有呼吸道感染，應立即治療，預防組織缺氧。

3. **攝取足夠的液體量**，以稀釋血液的黏稠度，**防止血栓形成**，確保組織養分的供應充足。

4. 教導居家自我照顧事項與原則：盡可能保持適當活動（避免耗氧量大的活動）、避免登高山或高空飛行、經常攝取大量水分、觀察有無出血的合併症、預防感染等。

5. **疼痛時依醫囑口服止痛劑 Acetaminophen 或可待因，也可熱敷阻止血管收縮**，減輕疼痛。**不可使用冷敷消腫**以免血管收縮。

(三) 缺鐵性貧血(Iron Deficiency Anemia)

◆ 病理生理

1. **不屬於遺傳性疾病**，主要是因為鐵質儲存、供應、攝取或吸收不足所致，導致**血清鐵質濃度降低**。

2. **常見於 6~24 個月的足月兒、早產兒或青春期少女。**

◆ 臨床表徵

1. 皮膚黏膜蒼白、肌肉張力差、不安等，**長期嚴重貧血會出現湯匙狀指甲、腦部損傷或生長遲緩。**

2. **血紅素＜6 gm/dL 時**，對外界反應差、注意力不集中，會出現代償性心跳增加、心肌肥大等，但也**可能無臨床症狀**。

◆ 治 療

1. 最有效的是**口服鐵劑硫酸亞鐵**(ferrous sulfate)。

2. 當口服鐵劑無效時，採 **Z 字形深部肌肉注射鐵劑**(Imferon)，**注射後勿按摩。**

3. 血紅素＜6 gm/dL 時，接受輸血治療。

◆ 護理措施

1. 教導家屬**使用吸管服用鐵劑以防牙齒著色。**

2. 口服鐵劑最好在**飯前 1 小時或兩餐之間服用，可以與維生素 C 果汁（如柑橘類）一起服用，鐵劑的吸收效果會更好。**若有腹瀉或腸胃不適，可改在飯後馬上服用，能改善症狀。

3. 口服鐵劑**不可與牛奶或制酸劑一同使用，會影響鐵劑吸收。**

4. 當體內鐵劑過多時會導致便祕；而未被完全吸收時，會隨著糞便排出，使**糞便呈現墨綠色。**

(四) 再生不良性貧血(Aplastic Anemia)

◆ 病理生理

　　紅骨髓被破壞或功能受抑制，無法製造足夠的紅血球、白血球、**血小板，**有先天性（**體染色體隱性遺傳**）和後天性的導因。

◆ 臨床表徵

1. 紅血球數量減少，易造成貧血。

2. 顆粒性白血球數量減少，易遭受感染。

3. 血小板數量減少，易造成瘀血及出血。

4. **併有生長遲滯現象。**

◆ 治 療

1. 輸血：提供不足的血球成分，**比庫利氏貧血**(Cooley's anemia)**輸血頻繁，更容易合併血鐵質沉著症**(hemochromatosis)。

2. 藥物治療

　　(1) 皮質類固醇及雄性素：刺激骨髓造血能力。

　　(2) 免疫抑制劑：**注射免疫球蛋白。**

3. **骨髓移植：**最主要的治療方法；**進行骨髓移植**(BMT)**前，病童須接受高劑量的化學治療。**

4. 脾臟切除。

◆ 護理措施

1. **皮質類固醇治療時給予保護性隔離，預防**及控制**感染。**

2. 觀察皮膚、尿液、糞便有無出血現象，若**血小板低於 50,000/mm^3，不可執行肌肉注射。**

3. **不可使用 Aspirin 退燒，以免延長出血時間。**

4. **口腔護理時使用軟毛或海綿牙刷，避免牙齦受損。**

5. 使用皮質類固醇及雄性素（如睪固酮），會有水牛肩、月亮臉、**食慾增加、多毛症**等副作用，提供病童及家屬情緒上的支持，並讓病童有機會表達對身體心像的看法。

二、止血功能障礙

(一) 血友病(Hemophilia)

◆ 病理生理

1. **先天性性聯隱性遺傳疾病**，由 X 性染色體基因遺傳，也就是**遺傳基因來自於母親。缺乏第八（即 A 型，臨床上最常見）及第九（即 B 型）凝血因子**基因導致血液無法凝固。

2. **出血時間正常，但凝血時間會延長；部分凝血酶原(PTT)時間會延長**，常以此做診斷檢查。

3. 若凝血因子少於正常的 1%則為**嚴重型**，主要發病為**男性。**

◆ 臨床表徵

1. 主要徵象：**關節血腫，尤其是膝關節**；尚有腕、肘及踝關節。

2. **關節僵硬**或**疼痛**，可見關節腫大、活動受限，關節軟骨逐漸退化，尤其膝膕關節會攣縮和跛足。

3. 易出血，**血液凝固時間延長**，常發生出血部位為鼻腔、牙齦、腸胃道、腦，亦有自發性血尿。

4. **中度或嚴重血友病會重複自然性關節出血，以致血腫疼痛。**

◆ 治 療

1. **常規性第八、九凝血因子靜脈輸注，依出血程度補充。**

2. 局部出血：注射局部止血劑或患處敷纖維蛋白泡沫及加壓。

◆ 護理措施

1. 教導預防出血、控制出血的方法，**協助病童及家屬認識及判斷出血的徵象及症狀。**

2. 避免靜脈及肌肉注射，改為皮下注射。如需肌肉注射時，應選擇細針頭，注射後不可按摩，注射處直接加壓 5 分鐘。

3. **禁量肛溫。**

4. 可給予 Acetaminophen 止痛、退燒，**勿使用 Aspirin 以免延長出血時間。**

5. 關節血腫、出血、疼痛不適，**是造成病童行動不便的原因**，適當處置為出血部位**局部加壓 10~15 分鐘，肢體抬高於心臟位置，並以冷敷降低疼痛。勿使用熱敷，必要時輸入冷凍血漿。**

6. **活動時注意安全**、選擇沒有尖銳邊緣之安全玩具、移除容易造成跌倒的物品，並保護關節；如發生手肘部位出血情況，最合宜的護理措施為以彈性繃帶固定患肢。

7. 使用軟毛牙刷，**定期接受牙齒檢查，預防齲齒。**

8. 鼓勵從事適度的活動，如游泳、步行等以強化關節肌肉。

(二) 特發性血小板減少紫斑症
(Idiopathic Thrombocytopenic Purpura; ITP)

◆ 病理生理

1. **後天性血小板過度破壞**，原因未明，可能與**自體免疫**有關。

2. 好發於 2~5 歲兒童，部分會在發病後 **6~12 個月恢復正常**。

◆ 臨床表徵

1. 身上出現多處紫斑，在手臂、腿、胸、頸部呈現較大瘀斑。

2. 可能有內出血情形，如血尿。

◆ 治 療

1. 藥物治療：類固醇、免疫球蛋白(IVIG)。

2. **脾臟切除**：因脾臟會合成抗血小板抗體，破壞血小板，故若是血小板低下持續一年，藥物治療無效且病況為慢性嚴重性時，可考慮切除，但須等 **5 歲後**再執行。

3. 輸血：血小板＜20,000/mm^3 時。

◆ 護理措施

1. 提供病童及家屬情緒支持，並教導密切監測出血情形。

2. 衛教家屬**禁用 Aspirin**。

(三) 瀰漫性血管內凝血
(Disseminate Intravascular Coagulation; IC)

◆ 病理生理

　　血液凝固機轉障礙，較常見續發於許多疾病的一種併發症，如敗血症、感染、燒傷等。

◆ 臨床表徵

上呼吸道阻塞、不易止血、皮下出血等；嚴重者血壓下降、休克。

◆ 治 療

1. 先治療誘發病因。

2. 輸血：補充血小板、凝血因子、新鮮冷凍血漿或新鮮全血等。

◆ 護理措施

1. 監測生命徵象，並注意出血症狀，包括腸胃道系統等。

2. 提供病童及家屬心理支持。

三、免疫系統功能障礙

(一) 過敏性鼻炎(Allergic Rhinitis)

◆ 病理生理

1. 分為季節性和整年性，季節性鼻炎通常是由花粉或黴菌所引起，整年性鼻炎的過敏原存在於空氣中，例如塵蟎、動物皮毛等。

2. 一般青春期前發病率最高。

3. **血清中之 IgE 抗體會增加。**

◆ 臨床表徵

症狀和感冒類似，如鼻塞、打噴嚏、鼻眼部發癢、眼睛周圍出現黑眼圈等。

◆ 治 療

1. 症狀治療，如給予 Antihistamine **抗組織胺藥物**、交感神經拮抗劑、類固醇等。

2. 皮下注射之減敏治療。

◆ 護理措施

1. 控制環境過敏原，如保持居家清潔乾燥以減少黴菌孳生等。

2. 避開過敏原如毛毯及絨毛玩具，使用吸塵器，減少塵蟎接觸。

3. 提醒打噴嚏需用手帕或衛生紙蓋住口鼻的禮節。

(二) 異位性皮膚炎(Atopic Dermatitis)

◆ 病理生理

1. 又稱濕疹(eczema)，**發生在具有遺傳的異位性體質的病童身上，**是一種**慢性、過敏性搔癢皮膚疾病**。由於某些過敏原進入人體內導致 IgE 升高，釋出組織胺所引起，**能被控制，但無法痊癒**。可分為接觸性皮膚炎或異位性皮膚炎。

2. 好發於 2 個月到 5 歲的兒童。

3. 嬰兒型的濕疹可以併發過敏性鼻炎或氣喘；放射線過敏原吸收試驗(RAST)有助於確定適當的過敏治療。

◆ 臨床表徵

1. 嬰兒期：最先出現在臉頰、頭皮、前額等全身性分布，呈現對稱性的發紅、水泡、丘疹、漿性滲液、結痂及鱗屑等變化，部分病童在 18 個月前症狀會消失。

2. **兒童期：好發在頸部、前臂、**腋窩、腕、**下肢**的彎曲處，**呈現成群的紅疹或鱗屑的斑塊**、膚色沉著等變化。

3. **青春期：好發在臉部**、頸部、前臂、腋窩、腕、下肢的彎曲處，呈現類似兒童期的特徵。

◆ 治療及護理

1. 沒有感染時，使用不含抗生素的類固醇及止癢劑，減輕發癢。

2. 不過度清潔；**溫水洗澡**或保濕乳液來**達成皮膚水化**。

3. 清水沐浴或**使用中性、無刺激性、無香精的肥皂清潔皮膚**。

4. **皮膚局部塗用保水油劑**或按醫囑**使用類固醇**，減輕發炎反應。

5. **穿著純棉質吸汗的寬鬆衣服**，以減輕皮膚的不適。

6. 剪短指甲、戴上手套、適時予以約束，以免抓傷皮膚。

(三)幼年型類風濕性關節炎(Juvenile Rheumatoid Arthritis)

◆ 病理生理

兒童期最常見的結締組織疾病，機轉可能是自體免疫反應。

◆ 臨床表徵

1. **早晨起床時或靜止活動後全身關節會僵硬，最容易引起關節疼痛**並造成關節活動受限，經過 1~2 小時才會逐漸緩解，病變關節的疼痛則隨白天的時間增加而加劇。

2. 關節腫脹、關節炎，主要侵犯大關節。

3. 發燒、虹膜睫狀體炎、身體有斑丘疹等。

◆ 治 療

支持性療法，需要時給予藥物治療，如水楊酸或非類固醇抗發炎劑(NSAIDs)、**皮質類固醇**、免疫抑制劑、Aspirin 等。

◆ 護理措施

1. **控制體重，降低下肢關節負荷**。

2. **規律的全關節運動可預防關節變形**。

3. **關節若出現僵硬疼痛，可熱敷及使用止痛藥減輕不適**。

4. 服用 Aspirin 時，注意**中毒症狀**，如過度換氣、**出血**、耳鳴等。

(四) 全身性紅斑性狼瘡
(Systemic Lupus Erythematosus; SLE)

◆ 病理生理

1. **慢性、發炎性的自體免疫疾病。血液中會出現抗核抗體(ANA)**，使抗原抗體複合物大量增加，並沉積於身體各器官中。

2. **主要侵犯結締組織**，屬多系統器官疾病，**容易侵犯腎臟、關**節、皮膚等。

3. **主要發生於女性。**

◆ 臨床表徵

1. 代表性特徵：**臉頰、鼻樑兩側出現蝴蝶斑**(butterfly rash)。

2. 皮疹、大量落髮、食慾差、噁心嘔吐、肌肉關節發炎、疼痛、心包膜炎、肋膜炎，侵犯腎臟時會造成**蛋白尿**、**水腫**、血尿、**高血壓**、慢性腎衰竭，亦會因造血功能低導致貧血等。

◆ 治 療

1. 藥物治療
   (1) 非類固醇抗發炎劑(NSAIDs)：對發燒、肋膜炎、關節炎、心包膜炎有效。
   (2) 抗瘧疾藥物：治療皮膚病變效果好。
   (3) 類固醇：外用塗抹可控制局部皮膚病變，低劑量口服可治療發燒、皮膚炎、關節炎；高劑量口服可治療具生命威脅之合併症。一般口服劑量為 1 mg/kg/day。
   (4) 免疫抑制劑：使用時需注意出血性膀胱炎、禿頭、骨髓抑制、較易受到感染等副作用。

2. 頑強病例可使用一至數次的間歇式脈衝療法(pulse therapy)：每天給予 1 次類固醇(methylprednisolone)靜脈注射，持續 3 天。

3. 嚴重狼瘡性腎炎：視情況洗腎或腎移植。

◆ 護理措施

1. **接受間歇式脈衝療法**時需注意副作用，如**高血糖、高血壓**、水腫、骨質疏鬆等。

2. **教導防曬觀念，避免陽光直接照射皮膚**。

3. 關節疼痛時予**濕熱敷**減少疼痛，溫水浴可以增進舒適。

4. 提供適當營養；**服用類固醇會導致鈉滯留，需採低鈉飲食**。

5. 可從事適度的活動，以維持關節活動度、避免變形等，但**出現蛋白尿期間要臥床休息**。

(五) 食物過敏(Food Allergy)

◆ 病理生理

泛指對食物不能適應，較可能引起過敏的食物有海鮮、蛋、牛乳等。

◆ 臨床表徵

氣喘、異位性皮膚炎、腸胃道症狀（腹瀉、噁心、嘔吐）。

◆ 治療及護理

1. 找出過敏原。

2. 過敏會經常出現蕁麻疹、鼻塞、腹瀉的情況，建議選購**水解蛋白嬰兒奶粉**。

3. 增加嬰兒副食品時，每次以一種為原則。

4. 充分加熱的食物可以降低引起過敏的可能性。

(六) 幼年皮肌炎(Juvenile Dermatomyositis)

　　兒科常見的發炎性肌肉病變，可能與淋巴球及巨噬細胞浸潤引起肌肉細胞損傷有關。**臉部有紅斑結節性皮膚疹，關節有對稱性紅斑，且病變關節的反射減低**；近端肌肉對稱性無力，時有肌肉疼痛、爬樓梯困難、無力站起等症狀。

QUESTI?N

1. 章小妹罹患海洋性貧血，每個月必須定期至門診輸血，有關輸血的護理措施，下列何者錯誤？(A)輸血前須先測量章小妹的生命徵象，以作為後續觀察比較的基準　(B)輸血前須與另一位醫護同仁雙重核對(double check)血袋上的各項資料　(C)開始輸血的15分鐘內應調快速度，以觀察章小妹有無任何不適的反應　(D)輸注時章小妹若出現發燒、寒顫、心跳加速等症狀，應立即停止輸血　　　　　　　　　　　　　　　　　　　　　　　（99專普二）

   解析 幼童因心臟機能尚未健全，輸血輸注速度宜較慢，且在輸血最初的15分鐘內最易發生輸血反應，故輸注速度不宜過快。

2. 有關血友病(hemophilia)病童出血控制的護理措施，下列何者錯誤？(A)出血患處加壓固定不動　(B)出血部位給予熱敷　(C)出血部位需抬高超過心臟高度　(D)靜脈注射其所缺乏之凝血因子

   解析 出血部位給予冷敷。　　　　　　　　　　　　　（99專高二）

3. 下列哪一種血液疾病會造成血管阻塞危機(vaso-occlusive crisis)、脾臟阻斷危機(splenic sequestration crisis)、再生不良危機(aplastic crisis)？(A)鐮狀細胞貧血(sickle cell anemia)　(B)再生不良性貧血(aplastic anemia)　(C) β型-海洋性貧血(β-thalassemia)　(D)血友病(hemophilia)　　　　　　　　　　　　　　　　　　（99專高二）

   解析 因紅血球破壞、溶血而發生血管阻塞危機與脾臟阻斷危機。

4. 有關血液疾病病因的敘述，下列何者正確？(A)鐮狀細胞貧血是因血紅素結構被異常血紅素S取代　(B)再生不良性貧血是因血紅素形成不良造成　(C)海洋性貧血是因造血骨髓被破壞或功能受到抑制　(D)血友病是因血小板被破壞所致　　　　　　（100專高一）

   解析 (B)造成再生不良性貧血的常見因素是自體隱性遺傳、暴露於骨髓毒性物質所致；(C)海洋性貧血是血紅素中的血紅蛋白鏈異常，合成血紅素不足所致；(D)血友病是凝血因子缺損所致。

解答：　　1.C　　2.B　　3.A　　4.A

5. 下列何種血液疾病是屬於性聯遺傳？(A)鐮狀細胞貧血(sickle cell anemia) (B)再生不良性貧血(aplastic anemia) (C) β型-海洋性貧血(β-thalassemia) (D)血友病(hemophilia) （100專高一）

解析 (A)(C)體染色體隱性遺傳；(B)分為先天性的Fanconi氏貧血（自體隱性遺傳）及後天性（藥物或感染等引起），但多數原因不明。

6. 有關重型β型海洋性貧血(β-thalassemia)的敘述，下列何者正確？(A)是一種體染色體顯性遺傳疾病 (B)母親於懷孕初期可做絨毛膜穿刺術確定診斷 (C)出生後即出現明顯的、嚴重的溶血性貧血症狀 (D)不需定期輸血，當血色素低於4 gm/L時，才需輸血

解析 (A)體染色體隱性遺傳疾病；(C)約3~6個月大後漸漸出現症狀；(D)需定期輸血，維持血色素高於10 gm/L。 （100專高二）

7. 有關缺鐵性貧血兒童的護理措施，下列何者正確？(A)選用軟毛牙刷，避免刷牙時造成出血 (B)肌肉注射鐵劑時，抽藥後的排氣，在針筒內不能留有任何空氣 (C)若解黑色大便，懷疑有血便，必須立即通知醫師 (D)口服鐵劑最好在飯前1小時與維生素C一起服用 （100專普一）

解析 (A)血友病兒童最須注意選用軟毛牙刷，避免刷牙造成出血；(B)抽藥後需更換針頭，排氣時在空針內保留少量的空氣；(C)解黑便可能時服用鐵劑所致。

8. 有關血友病兒童護理之敘述，下列何者正確？(A)膝關節腫痛時，給與熱敷消腫 (B)在學校不可從事體育活動，以免碰撞出血 (C)當關節內出血時，可用彈性繃帶予以固定 (D)持續疼痛不止，可使用Aspirin來止痛 （100專普一）

解析 (A)熱敷會擴張血管，造成出血；(B)避免劇烈運動，可選擇較安全的活動，如羽球、游泳等；(D) Aspirin會降低血小板功能。

解答： 5.D 6.B 7.D 8.C

9. 12歲的小玉最近發現軀幹及四肢出現多處瘀斑，至醫院就診確定罹患特發性血小板減少紫斑症，下列血液檢查結果何者與其疾病無關？(A)第8凝血因子濃度25%　(B)血小板$15 \times 10^3/mm^3$　(C)紅血球$3 \times 10^6/mm^3$　(D)血紅素10.5 gm/L　（100專普一）

解析 第8凝血因子濃度低於25%為輕度A型血友病。

10. 容易發生缺鐵性貧血的年齡層，下列何者除外？(A)出生後2~3個月的早產兒　(B) 6~24個月大的嬰幼兒　(C)學齡期兒童　(D)青春期女孩　（100專普二）

解析 造成原因為：(A)體內鐵質儲存不夠；(B)體質攝取不足；(D)月經致鐵質流失。

11. 有關特發性血小板減少紫斑症(ITP)的照護，下列敘述何者錯誤？(A)生活周遭環境需注意安全，預防受傷引起出血　(B)一旦發燒時，盡快給與Aspirin以降溫　(C)避免感染，必要時可給與預防性抗生素　(D)血小板低於$10,000/mm^3$時，只適宜進行靜態活動

解析 不可使用Aspirin，會延長出血時間。　（100專普二）

12. 陳小弟，10歲，罹患缺鐵性貧血，醫囑予注射鐵劑Imferon，有關注射方式的敘述，下列何者錯誤？(A)抽藥後需更換新針頭　(B)注射時需採用Z字形肌肉注射　(C)鐵劑注射後需略停5~10秒鐘，再拔出針頭　(D)注射後需揉搓注射部位，以促進藥物吸收

（101專高一）

解析 勿揉搓注射部位，以免造成疼痛、發炎、色素沉著。

13. 血友病男童，其疾病之遺傳基因來自於：(A)父親　(B)母親　(C)父親與母親　(D)祖母　（101專普一）

解析 血友病為性聯遺傳，位於X染色體上的隱性基因所致，男性只要有一條缺陷的遺傳基因即會發病。

解答：　　9.A　10.C　11.B　12.D　13.B

14. 妮妮，5個月大嬰兒，體重5.4公斤，血紅素9.6 gm/L、血比容30%、血清鐵質濃度為25μg/L，經醫師確診為缺鐵性貧血，開始接受治療。母親擔心地表示妮妮一向食慾不佳，只喜歡喝牛奶、果汁，經常拒食鐵劑。在此情形下，下列護理指導何者較為適當？(A)建議母親準備高熱量奶製品與鐵劑混合餵食　(B)建議母親與醫師討論考慮使用肌肉注射鐵劑　(C)建議母親以小滴管餵食鐵劑後，再給予柳橙、番茄等果汁　(D)建議母親準備葡萄乾、麥片粥、牛肉菠菜粥等富含鐵質之副食品　　　　(101專高二)

解析 口服鐵劑服用後喝維生素C果汁可增加吸收效果。

15. 有關β型海洋性貧血(β-thalassemia)患童的敘述，下列何者錯誤？(A)屬體染色體隱性遺傳疾病　(B)出生後即出現明顯的、嚴重的溶血性貧血症狀　(C)病童需終身定期輸血，維持血色素>10 gm/L　(D)長期輸血病童，需給予排鐵劑，以防血鐵質沉著症

解析 會出現進行性的溶血性貧血。通常於出生後6個月出現貧血症狀。　　　　　　　　　　　　　　　　　　　　　(101專高二)

16. 下列何者不是服用Prednisolone的副作用？(A)增加感染機會　(B)食慾減退　(C)生長抑制　(D)月亮臉　　　　　　　(101專普二)

17. 有關特發性血小板減少紫斑症(ITP)之敘述，下列何者正確？(A)是一種先天性血小板過度破壞的疾病　(B)急性自限性病程常發生在青春期　(C)急性病期需立即給予高劑量的Aspirin　(D)脾臟切除術可用於藥物治療反應不佳之慢性嚴重性的ITP　(101專普二)

解析 (A)為自體免疫疾病；(B)急性自限性病程通常發生於2~5歲，慢性自體免疫障礙通常發生在青春期；(C)可用類固醇、γ免疫球蛋白治療。使用Aspirin會延長出血時間。

解答：　14.C　　15.B　　16.B　　17.D

18. 有關指導缺鐵性貧血嬰兒之母親餵食口服鐵劑的方法，下列何者正確？(A)建議母親將鐵劑和牛奶一起餵食，可以促進鐵質吸收的成效　(B)若鐵劑服用後會引起腹瀉，可改在飯前30分鐘服用　(C)當糞便顏色變黑色時，應立即停止服用鐵劑，並就醫治療　(D)鐵劑可以在飯前1小時與柑橘類果汁一起服用，吸收效果會更好　　　　　　　　　　　　　　　　　　　　（102專高一）

    解析 (A)與牛奶一同服用會影響鐵質吸收；(B)應改在飯後服用；(C)服鐵劑後糞便顏色變黑色為正常現象。

19. 下列哪一種血液疾患的兒童如未經治療將會出現顱骨變大、塌鼻、暴牙、顴骨突出的面部表徵？(A)β型海洋性貧血(β-thalassemia)　(B)鐮狀細胞貧血(sickle cell anemia)　(C)再生不良性貧血(aplastic anemia)　(D)血友病(hemophilia)　　（102專高一）

20. 有關血友病之診斷性檢查，下列敘述何者正確？(A)血小板數目減少　(B)出血時間(bleeding time)延長　(C)部分凝血酶原(PTT)時間延長　(D)凝血酶原(PT)時間延長　　　　　　（102專高一）

21. 下列何項是正確服用鐵劑的方式？(A)飯前1小時與果汁一起服用　(B)早餐時與牛奶一起服用　(C)飯後與制酸劑一起服用　(D)飯前與制酸劑一起服用　　　　　　　　　　　　　　（102專高二）

    解析 空腹服用效果較佳可在飯前一小時或飯後二小時服用，與果汁一同服用可促進吸收。

22. 下列何者不是再生不良性貧血(aplastic anemia)病童常用的治療藥劑？(A) cyclosporine　(B) testosterone　(C) antilymphocyte globulin　(D) immunoglobulin　　　　　　（102專高二）

23. 小美，2個月，因出現生理性貧血，醫師開立的檢驗項目之一為網狀細胞計數(reticulocyte)，請問此項檢驗的目的是測量下列何者？(A)紅血球數目　(B)骨髓製造紅血球的速率　(C)全血球計數　(D)紅血球內血紅素濃度　　　　　　　　　　　　（102專高二）

解答： 18.D　 19.A　 20.C　 21.A　 22.D　 23.B

24. 安安，5個月大，出生正常且定期於健康服務中心完成嬰幼兒預防接種。現因川崎氏症(Kawasaki disease)第一次住院接受症狀處理及靜脈注射免疫球蛋白治療，下列的護理措施何者錯誤？(A)以少量多餐方式補充流質或軟質食物，並監測輸出入量，以注意是否脫水現象　(B)急性期給予Aspirin 100 mg/kg/ay以抑制發炎及血小板凝集而造成心臟血管損傷　(C)注意安安四肢末梢循環狀態及紅疹、水腫及脫皮，給予棉質透氣之衣物　(D)提醒母親帶安安完成常規的疫苗接種，以增強免疫能力　　　（103專高一）

    解析 (D)三個月內不宜施打疫苗，避免IVIG抑制疫苗活性。

25. 有關鐮刀狀細胞貧血(sickle cell anemia)的處置，下列何者正確？(A)可使用Aspirin止痛　(B)以冷敷方式消除肢體腫脹　(C)以濃縮紅血球作輸血治療　(D)限制水分的攝取，以控制水腫

    （103專高一）

26. 林小妹，9個月，母親發現其體重沒有增加的現象，到醫院抽血檢查林小妹血紅素為8 gm/L，血比容為30%，血清鐵質為28 μg/L，診斷為缺鐵性貧血，下列敘述何者正確？(A)缺鐵性貧血屬於體染色體隱性遺傳疾病　(B)鐵劑最好在飯前1小時與含維生素C之果汁一起服用　(C)停止餵母乳，改喝加鐵之配方奶　(D)肌肉注射鐵劑後須揉搓注射部位以助吸收　（103專高一）

    解析 (A)非遺傳疾病；(C)應持續哺餵母乳，因母乳的鐵質較易吸收；(D)採Z字形注射，注射後不可以按摩。

27. 5歲的吳小妹為急性淋巴性白血病(acute lymphoid leukemia, ALL)患者，目前接受化療中，其血液檢驗值：白血球為2,000/mm³；成熟嗜中性白血球(segment)為15%；不成熟嗜中性白血球(band)為1%；淋巴球(lymphocytes)為70%；單核球(monocytes)為14%，吳小妹的絕對嗜中性白血球值(ANC)為多少？(A) 150/mm³　(B) 320/mm³　(C) 700/mm³　(D) 1,400/mm³　（103專高一）

    解析 ANC＝(Seg%＋Band%)×WBC＝(15%＋1%)×2,000＝320/mm³

解答：　24.D　25.C　26.B　27.B

28. 甲狀腺機能亢進(hyperthyroiism)好發於下列何者？(A)青春期女性　(B)青春期男性　(C)學齡前期女童　(D)學齡前期男童

（103專高一）

29. 唯一可由母親製造，經由胎盤傳送給胎兒的抗體為：(A) IgA　(B) IgE　(C) IgG　(D) IgM　　　　　（103專高二）

30. 環環，7歲，正接受輸血治療中，輸血10分鐘後，環環開始出現寒顫、發燒、胸悶、頭痛等症狀。有關緊急處理，下列何者正確？(A)立即停止輸血，且通知醫師　(B)立即停止輸血，且給予acetaminophen　(C)減緩輸血速率，且等待症狀消失　(D)減緩輸血速率，且收集環環的血液和尿液檢體　　　（103專高二）

31. 病童出現鐮狀細胞危機(sickle cell crisis)時，會因血管阻塞而引發疼痛，有關其疼痛護理，下列敘述何者錯誤？(A)嚴重疼痛時可用嗎啡緩解　(B)教導放鬆身心的活動以轉移注意力　(C)使用局部冷敷達到止痛　(D)提供舒適臥位緩解疼痛　　　（104專高一）

解析 可以熱敷阻止血管收縮，減緩疼痛。

32. 有關血友病病童出現關節出血時的緊急處理，下列敘述何者錯誤？(A)依醫囑注射凝血因子　(B)避免直接加壓，以石膏固定患肢　(C)局部冷敷，促使血管收縮　(D)抬高出血部位至心臟高度以上　　　（104專高一）

解析 應局部加壓10~15分鐘，並把肢體抬高高於心臟位置。

33. 小華，13歲，因罹患白血病接受化學治療造成禿髮，小華覺得自己很醜。針對此問題，下列何項說法較適合小華？(A)停止治療數個月後，頭髮就會再長出　(B)年輕就是要不一樣，禿髮可耍酷　(C)將頭髮吹得蓬鬆，禿髮就不明顯　(D)減少洗髮次數，可以減少掉髮　　　（104專高一）

解答： 　28.A　29.C　30.A　31.C　32.B　33.A

34. 陳小弟，2歲，身上突然出現多處紫斑，入院檢查確立診斷為特發性血小板減少紫斑症(idiopathic thrombocytopenic purpura, ITP)。有關醫療處置之敘述，下列何者錯誤？(A)靜脈注射或口服類固醇以阻斷自體免疫抗體破壞血小板　(B)禁用含aspirin的藥物，以防抑制血小板凝集功能而造成出血　(C)血小板數<20,000/mm³或發生急性致命性出血時，予以輸注血小板　(D)血小板低下持續6個月且使用類固醇無效時，即需施行脾臟切除術
   解析 若血小板低下持續大於一年，或血小板嚴重低下且對類固醇無效者，則需考慮脾臟切除。　　　　　　　　　　　　　(104專高二)

35. 有關病童輸血護理技術及注意事項，下列敘述何者錯誤？(A)核對血袋上病童姓名、血型、配對號碼及交叉試驗　(B)使用溫血器將輸入之血液維持在35~37°C　(C)以生理食鹽水沖洗靜脈輸液管，並測量病童生命徵象　(D)使用輸液幫浦，開始輸血15分鐘內，每分鐘輸液不超過2 mL　　　　　　　　(104專高二)

36. 有關特發性血小板減少紫斑症(idiopathic thrombocytopenic purpura, ITP)幼兒的護理指導，下列何者錯誤？(A)此類紫斑症的病因可能與自體免疫有關，僅能長期以藥物控制病情　(B)要非常注意居家活動環境的安全，可於床欄邊與地板上鋪設保護墊(C)當血小板減少至20,000/mm³以下時，宜觀察自發性出血現象(D)需避免使用含有aspirin的藥物，以預防影響血小板的凝集功能
   解析 (A)此類紫斑症的病因可能與自體免疫有關，藥物僅能短期控制病情，若無效則需考慮脾臟切除。　　　　　　　　　(105專高一)

37. 有關為嬰兒執行輸血之敘述，下列何者正確？(A)全程使用精密點滴輸液套(microdrip set)　(B)輸血前須先用生理食鹽水沖洗點滴管道　(C)開始輸血15分鐘內，輸液速度要快，以觀察是否有過敏反應　(D)輸血時可將抗生素加入血液中一起滴注　(105專高一)
   解析 (A)全程使用輸血輸液套；(C)開始輸血15分鐘內，輸液速度要慢，以觀察是否有過敏反應；(D)輸血時不可將抗生素加入血液中一起滴注。

解答：　　34.D　　35.B　　36.A　　37.B

38. 下列何者是血友病病童關節血腫較少出現的部位？(A)膝關節 (B)踝關節　(C)肘關節　(D)肩關節　　　　　　　（105專高二）

39. 有關再生不良性貧血病童的臨床症狀與實驗室檢查，下列敘述何者錯誤？(A)血容積小於30%時，會有心跳加快、呼吸急促的現象 (B)嗜中性白血球數少於1,500/mm³時，會容易發生細菌感染現象 (C)血小板數小於50,000/mm³時，易出現瘀斑及出血現象　(D)胎兒紅血球降低時，易出現進行性的溶血性貧血　　（105專高二）

40. 有關血友病病童的運動建議，下列敘述何者正確？(A)籃球　(B)網球　(C)游泳　(D)跳馬　　　　　　　　　（106專高一）
解析 接觸性的運動應避免，建議的運動為游泳、步行等。

41. 小華，7歲，罹患重度型β-海洋性貧血，定期接受輸血治療，有關其外觀的視診結果，下列敘述何者錯誤？(A)體型矮瘦　(B)膚色蒼白　(C)塌鼻、頭大　(D)腹部腫大　　　　（106專高二）
解析 (B)皮膚呈黑褐色（青銅色）。

42. 妞妞，5歲，疑似食用過量綜合維生素，被診斷鐵劑中毒，血中鐵濃度為460 μg/L，護理師依醫囑給予靜脈輸注Deferoxamine，若注射速度過快，可能出現的副作用為何？(A)便祕　(B)高血壓 (C)心搏過慢　(D)休克　　　　　　　　　（106專高二補）
解析 能引起低血壓導致休克、心跳過速及胃腸不適。

43. A型血友病的病因是缺乏第八凝血因子，有關其凝血功能檢查結果，下列敘述何者正確？(A)凝血時間延長，出血時間正常　(B)凝血時間正常，出血時間延長　(C)凝血時間延長，出血時間延長　(D)凝血時間正常，出血時間正常　　　　　（106專高二補）

44. 預防鐮刀狀細胞貧血危機症狀之發生，下列處置何者錯誤？(A)鼓勵病童多飲水，以預防血栓　(B)若有呼吸道感染，應立即治療，預防組織缺氧　(C)臥床休息，減少體力的消耗　(D)定期輸注全血　　　　　　　　　　　　　　　（106專高二補）
解析 (D)以濃縮紅血球作輸血治療。

解答：　38.D　39.D　40.C　41.B　42.D　43.A　44.D

45. 下列哪些疾病是屬於體染色體隱性遺傳的血液疾病？(1)鐮刀狀細胞貧血(sickle cell anemia) (2)缺鐵性貧血(iron deficiency anemia) (3) A型血友病(A-hemophillia) (4) β型海洋性貧血(β-thalassemia)。
(A) (1)(2)　(B) (1)(4)　(C) (2)(3)　(D) (3)(4)　　　　（106專高二補）
解析 缺鐵性貧血不是遺傳性疾病，A型血友病為性聯隱性遺傳疾病。

46. 有關為白血病病童輸注紅血球濃縮液(packed RBC)的護理敘述，下列何者錯誤？(A)需評估病童在輸血前、輸血開始後15分鐘、輸血完成後之生命徵象　(B)不可使用生理食鹽水之外的大量點滴來作為輸血管路排氣及沖洗之用　(C)運用微凝集血液過濾器(micro-aggregate filter)及輸注幫浦，以維持輸血量5 mL/kg/hr為宜　(D)輸血時若出現寒顫、心跳過速、不安及發燒等反應，可使用溫血器維持血液溫度在30°C~34°C　　　　　　　　　（107專高一）

47. 鐮狀細胞貧血(sickle cell anemia)病童不會出現下列何項臨床表徵？(A)顱骨變大、顴骨隆起　(B)末端肢體腫脹與疼痛　(C)視網膜病變以致失明　(D)肝、脾腫大　　　　　　　　（107專高二）
解析 (A)為β型海洋性貧血的臨床表徵。

48. 幼年型類風濕性關節炎的護理措施，下列敘述何者正確？(A)評估身體外觀有無異常出血點、關節皮膚冰冷蒼白情形　(B)清晨易有關節僵硬疼痛，可以熱敷及止痛藥減輕不適　(C)宜鼓勵多臥床休息，以改善肌無力、預防關節攣縮情形　(D)類固醇及免疫抑制劑為最常用的長期治療藥物　　　　　　　（107專高二）

49. 有關缺鐵性貧血病童口服鐵劑的注意事項，下列何者錯誤？(A)飯前1小時服用，吸收較佳　(B)合併制酸劑服用，吸收較佳　(C)宜使用吸管服用液態鐵劑　(D)口服鐵劑期間，大便呈黑色
　　　　　　　　　　　　　　　　　　　　　　　　　（108專高一）
解析 (B)應避免與牛奶或制酸劑一起服用，以免干擾吸收。

解答：　45.B　46.D　47.A　48.B　49.B

50. 護理師幫幼兒觸診頸部時，觸摸到淋巴結，下列對於觸摸到淋巴結特徵的描述，何者屬於異常現象？(A)直徑小於1 cm　(B)界限不清楚　(C)指下可移動　(D)不會壓痛　　　　　　（108專高二）

51. 有關皮肌炎(dermatomyositis)兒童的護理評估，下列何者錯誤？(A)視診臉部會有紅斑結節性皮膚疹　(B)視診關節部有對稱性紅斑　(C)觸診肌肉時會感到鬆軟無力　(D)叩診病變處裡的關節反射減低　　　　　　　　　　　　　　　　　　（108專高二）

52. 新生兒曾暴露於巨細胞病毒、德國麻疹等感染源中，下列哪一種抗體濃度會升高？(A) γ球蛋白　(B) IgG　(C) IgA　(D) IgM
    解析 (D) IgM濃度上升表示近期有病毒感染。　　　　　　（109專高一）

53. 下列何者血液疾病不屬於體染色體隱性遺傳？(A) A型血友病(hemophilia)　(B)范康尼氏症候群(Fanconi's syndrome)　(C)鐮狀細胞貧血(sickle cell anemia)　(D) β-海洋性貧血(β-thalassemia)
    解析 (A)為性染色體隱性遺傳。　　　　　　　　　　　　（109專高一）

54. 有關體染色體隱性遺傳之疾病，下列何者錯誤？(A)原發性再生不良性貧血(Fanconi's anemia)　(B)海洋性貧血　(C) G-6-PD缺乏症　(D)鐮狀細胞貧血　　　　　　　　　　　　　　　（109專高二）
    解析 是一種X染色體性聯(x-link)遺傳的先天代謝異常疾病。

55. 小漢8歲，罹患血友病(hemophilia)，下列護理措施何者最適當？(A)關節出血時，加壓並給予熱敷，減輕不適　(B)鼓勵病童從事適度的活動，以強化其關節肌肉　(C)刷牙時應選用硬毛刷　(D)持續疼痛不止，可依醫囑給予止痛藥，如阿斯匹靈(aspirin)
    解析 (A)局部、肢體抬高於心臟位置、冷敷勿熱敷；(C)選擇軟毛牙刷或洗牙機；(D)不可以使用Aspirin類藥物以免出血加劇，可給予Acetaminophen (Scanol)來止痛、退燒。　　　　（109專高二）

解答：　50.B　51.C　52.D　53.A　54.C　55.B

56. 有關血友病住院病童及其家屬之照顧，下列敘述何者較適當？(A)父母為帶因者易對病童有罪惡感，應支持父母對病童的保護行為 (B)為維護健康手足之生活品質，宜盡量減少其至病房 (C)為提升病童自我照顧能力，應盡早提供居家照護知識 (D)為避免受同儕排擠，應鼓勵病童積極參加學校各類活動 （110專高一）

57. 小凌，16歲，罹患再生不良性貧血，住院接受抗淋巴球蛋白(ALG)及cyclosporin治療，下列護理措施何者較適當？(A)因小凌食慾不振，盡量選擇其愛吃的食物，例如生菜沙拉 (B)青春期在意身體外觀，先暫不告知藥物有外觀改變之副作用 (C)為避免社交隔離，鼓勵安排同學到院探訪 (D)發燒時，避免使用Aspirin，以免延長出血時間 （110專高一）

58. 有關鐮狀細胞貧血的敘述，下列何者錯誤？(A)紅血球變形呈鐮刀狀 (B)遺傳因子血紅素S (Hgb S)造成紅血球變形 (C)疼痛時可用Aspirin止痛 (D)經由體染色體隱性遺傳而來 （110專高二）
解析 疼痛時依醫囑使用Acetaminophen或可待因止痛。

59. 有關尚未接受治療之缺鐵性貧血(iron deficiency anemia)及地中海型貧血(thalassemia)病童血液檢驗之敘述，下列何者正確？(A)缺鐵性貧血病童之平均血球血紅素(MCH)低於正常；地中海型貧血病童則正常 (B)缺鐵性貧血病童之平均血球容積(MCV)正常；地中海型貧血病童則低於正常 (C)缺鐵性貧血病童之血清鐵質降低；地中海型貧血病童鐵蛋白(ferritin)則上升 (D)兩者病童發病時間皆常見於6~24個月大 （111專高一）

60. 有關血友病關節血腫的臨床表徵，最常發生於何部位？(A)腕關節 (B)肘關節 (C)踝關節 (D)膝關節 （111專高一）

61. 小蘋，5歲，診斷為缺鐵性貧血，血紅素(Hb)為5.5g/dL，下列何項身體反應與此檢驗值最不相關？(A)常出現發燒症狀 (B)休息時，心跳100~120次／分鐘 (C)注意力不集中 (D)生長發展遲緩 （111專高二）

解答： 56.C 57.D 58.C 59.C 60.D 61.A

解析 當血紅素<6g/dL時，會對外界反應差、注意力不集中，甚至出現代償性心跳增加、心肌肥大等症狀，或生長發展遲緩，但也有人無臨床症狀。

62. 有關肌肉注射鐵劑時的注意事項，下列敘述何者錯誤？(A)採Z字型深部肌肉注射　(B)抽藥之後需要更換針頭　(C)搓揉注射部位以利吸收　(D)注射後應停5秒再拔針　　　　　　　　（111專高二）

63. 花花，3歲，罹患癌症需住院接受化學藥物治療。目前血液檢查結果為：白血球：1,200/mm³，其中多形核白血球(segmented neutrophil)：11%、帶狀白血球(band neutrophil)：1%、單核球(monocyte)：2%、淋巴球(lymphocyte)：37%。請問其絕對嗜中性白血球(absolute neutrophil count; ANC)數量為何？(A) 24　(B) 144　(C) 156　(D) 444　　　　　　　　　（111專高二）

64. 小美，17歲女性，為A型血友病帶因者，到院做遺傳諮詢，下列敘述何者最適當？(A)告知若配偶基因正常，未來每一胎生男嬰有1/2機率為血友病者　(B)告知若配偶基因正常，則不會生下血友病的孩子　(C)告知若配偶基因正常，未來生的男嬰不會發生血友病，女嬰則有機率是帶因者　(D)告知若配偶基因正常，未來若生女嬰皆為帶因者但不會發病　　　　　（112專高一）

解析 血友病為先天性性聯隱性遺傳疾病，由X性染色體基因遺傳，遺傳基因來自母親，主要發病為男性。

65. 小華，3歲，在一週前發燒後身上突然出現多處紫斑，經醫師診斷為特發性血小板(idiopathic thrombocytopenic purpura; ITP)，下列敘述何者錯誤？(A)這是一種自體免疫的障礙　(B)使用類固醇治療　(C)指導家屬禁止使用阿斯匹靈藥物(Aspirin)　(D)建議3歲前施行脾臟切除手術　　　　　　　　　　（112專高一）

解析 脾臟切除手術須等5歲後再執行。

解答：　62.C　63.B　64.A　65.D

66. 小祁，10歲，男童，主訴眼睛發癢、持續打噴嚏但無發燒，診斷為過敏性鼻炎，下列護理措施何者最不適當？(A)需長期使用鼻血管收縮噴劑 (B)勿使用毛毯及絨毛玩具 (C)提醒小祁咳嗽打噴嚏需用手帕或衛生紙蓋住口鼻的禮節 (D)依醫囑給予口服Antihistamine緩解過敏性徵兆和症狀 （112專高二）

解析(A)短期適用，過度使用會使鼻血管缺乏彈性而無法順利收縮，反而使鼻塞更嚴重。

67. 王小弟因血紅素值4.1 g/dL須輸血治療，下列敘述何者正確？(A)過敏反應時，依醫囑於血袋中加入Antihistamine滴注，緩和過敏引發的症狀 (B)輸血過程中，王小弟抱怨注射部位灼熱感，應立即更換為5%葡萄糖水滴注 (C)急性溶血反應通常因輸入的血型不合所引起，大多在輸血後2小時出現症狀 (D)輸血過程中使用溫血器，但溫度不可高於37°C （112專高二）

解析(A)有輸血反應，應立即停止輸血且通知醫師，不可加藥於血液中；(B)常見於輸血剛開始15分鐘，繼續輸血觀察即可；(D)可能發生在輸血開始2~15分鐘。

68. 有關血友病(Hemophilia)兒童的居家照護指導，下列敘述何者最為正確？(A)若出現皮膚或黏膜表層出血，宜局部加壓並於凝血後給與熱敷 (B)學齡前期兒童可指導其學習凝血因子之皮下注射 (C)可使用軟毛牙刷及口腔保健，預防齲齒 (D)家裡需常備acetaminophen、aspirin、codeine等止痛藥物 （112專高二）

69. 小梨，4歲，診斷為缺鐵性貧血，有關鐵劑(Imferon)注射，下列何者不適當？(A)以Z字形深部肌肉注射 (B)持針以90度插入皮膚 (C)注入鐵劑後應該立即拔針 (D)勿揉搓注射部位

（112專高三）

解析(C)鐵劑注射後須停留5~10秒，再拔出針頭，以幫助鐵劑留在肌肉內。

解答：　66.A　67.D　68.C　69.C

70. 有關嬰幼兒缺鐵性貧血(iron deficiency anemia)之敘述,下列何者正確?(A)屬體染色體隱性遺傳疾病　(B)常發生於6~24個月大的足月兒　(C)紅血球體積比正常紅血球大　(D)長期貧血可能導致心跳過慢之代償反應　　　　　　　　　　　　(113專高一)

　　解析 (A)鐵吸收不良或失血所致;(C)紅血球體積變小;(D)長期貧血會出現心跳增加的代償反應。

內分泌及代謝功能
異常患童的護理

兒童內分泌及 ─┬─ 兒童內分泌及代謝系統的生理特徵
代謝系統概論 ─┴─ 兒童內分泌及代謝系統疾病的整體性護理

兒童常見的內分泌及代謝 ─┬─ 腦下垂體功能障礙
系統疾病 ├─ 甲狀腺功能障礙
├─ 胰島素功能障礙
└─ 痤　瘡

Pediatric Nursing

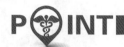

13-1 兒童內分泌及代謝系統概論

一、兒童內分泌及代謝系統的生理特徵

1. 內分泌系統：下視丘、腦下垂體、甲狀腺、副甲狀腺、腎上腺、胰臟、性腺（卵巢、睪丸）等。

2. 內分泌系統所分泌的激素（又稱荷爾蒙）與相關受器(receptor)接合才能產生效果，並藉由迴饋控制，調節人體的生理機能及維持身體功能的穩定（表 13-1）。

表 13-1　內分泌器官分泌的激素及其功能

下視丘	皮釋素(CRH)	刺激腎上腺皮質激素的分泌
	性釋素(GnRH)	刺激分泌 FSH 和 LH
	泌乳素抑制激素(PIH)	抑制泌乳素的分泌
	體制素(somatostatin)	使腦下垂體停止分泌生長激素
	甲釋素(TRH)	刺激甲促素的分泌
	生長激素釋素(GHRH)	刺激生長激素分泌
腦下垂體前葉	生長激素(growth hormone; GH)	促進蛋白質合成和生長；脂肪分解和增加血糖濃度；骨骼及軟組織之生長
	腎上腺皮質激素(ACTH)	刺激糖皮質素的分泌
	甲促素(TSH)	刺激甲狀腺激素的分泌
	濾泡刺激素(FSH)	促進配子的產生和刺激女性動情素的分泌
	泌乳素(prolactin)	促進乳汁的產生
	黃體生成素(LH)	刺激性激素分泌
腦下垂體後葉	催產素(oxytocin)	生產時刺激子宮平滑肌收縮，並刺激乳腺細胞排出乳汁
	抗利尿激素(ADH)	減少排尿量及增加血壓

表 13-1	內分泌器官分泌的激素及其功能（續）	
甲狀腺	甲狀腺激素(TH; T_4)	調節新陳代謝、生長發育、神經系統
	降鈣素(calcitonin)	調節血液中鈣離子的濃度
副甲狀腺	副甲狀腺激素(PTH)	調節血液鈣離子與磷離子濃度的平衡
腎上腺	糖皮質固醇(glucocorticoids)	於壓力情境下，活化身體防禦功能
	礦物皮質固醇(mineralocorticoids)	增加血液中鈉離子及水的量，並降低鉀離子的量
	性激素(SH)	促進第二性徵的出現
	腎上腺素(epinephrine)	擬交感神經作用激素
	正腎上腺素(norepinephrine)	擬交感神經作用激素
胰臟	升糖素(glucagon)	增加血糖值
	胰島素(insulin)	降低血糖值，並刺激蛋白質合成
卵巢	動情素(estrogen)	促進乳房及生殖系統的發育
	黃體素(progesterone)	促進乳房及生殖系統的發育
睪丸	睪固酮(testosterone)	促進精子的形成及性成熟

二、兒童內分泌及代謝系統疾病的整體性護理

(一) 全身性評估

1. 體內循環中有**過多游離皮質固醇（糖皮質固醇增加）**時，會造成高血糖。

2. **礦物皮質固醇增加**會造成鉀排出、鈉和水潴留，而**出現低血鉀的症狀**。低血鉀時會使氫離子流失，**造成代謝性鹼中毒**。

3. **醣類吸收不良**的情況下，會出現**糞便酸鹼度上升**的臨床表徵。

4. 矮小的病童可能是腦下垂體、甲狀腺或性腺發育不良。

5. 濕而多汗可能是甲狀腺功能亢進。

6. 心跳快可能是甲狀腺功能或腎上腺功能亢進。

7. 外陰部如睪丸、陰莖、陰蒂、陰唇之發育情形，是判斷性腺功能的指標。

(二) 診斷檢查

1. 電腦斷層(CT scan)或核磁共振攝影(MRI)：可偵測腺體是否有增生或腫瘤。

2. 腦下垂體功能測定：可測生長激素、泌乳素、腎上腺皮質激素等血中濃度。

3. 甲狀腺功能測定：可測 T_3、T_4、TSH 血中濃度。

4. 腎上腺功能測定：可測尿中 17－酮類固醇的排泄量，若升高可能有腎上腺皮質肥大或腫瘤。

5. 糖尿病測定：口服葡萄糖耐量試驗及檢測糖化血色素。

13-2　兒童常見的內分泌及代謝系統疾病

一、腦下垂體功能障礙

(一) 腦下垂體功能不足(Hypopituitarism)

◆ 病理生理

可能是發育缺陷、生長激素缺乏(growth hormone deficiency)或破壞性病變（如外傷、腫瘤、感染）所導致。

◆ 臨床表徵

生長遲緩（身高、體重在該年齡層第 3 百分位以下）、鼻樑塌陷、新生兒可能有低血糖及呼吸暫停情形、男嬰陰莖短小、**青春期延遲**等。可以放射線檢查手腕骨化的情形。

◆ 治療及護理

1. 針對病因治療。

2. **生長激素治療**

   (1) 可經由皮下或肌肉注射給予。

   (2) 因分泌生長激素最多的時間是午夜，故**注射生長激素**最適當的時機為**每天睡前注射**。

   (3) 治療的第一年效果最顯著，身高可增加 3~5 吋，隨後的治療則不顯著。

   (4) 青春期可給予性激素治療，以促進正常的性發育。

   (5) 生長激素的給予可持續到青春期結束，骨骺閉合為止。

3. 若開刀或放射線治療，需重新評估腦下垂體功能。

(二) 腦下垂體功能亢進(Hyperpituitarism)

◆ 病理生理

可能病因是腦下垂體腫瘤分泌過量的生長激素所致。

◆ 臨床表徵

1. 若**生長激素分泌過多發生在骨骺密合之前**，兒童的生長速率會增加，**造成巨人症**(gigantism)。

2. 若**生長激素分泌過多發生在骨骺密合之後**，會發生肢端肥大症(acromegaly)。

◆ 治療及護理

1. 手術摘除腫瘤，注意術後護理。

2. 放射線治療，注意治療後護理。

3. 藥物治療。

(三) 尿崩症(Diabetes Insipidus; DI)

◆ 病理生理

1. 常見中樞性或神經性因素（如大腦天幕上的腫瘤），而**腎因性
（一種性聯遺傳）在兒童方面則較少見。**

2. 神經性尿崩症是由於**腦下垂體後葉功能不足**，使得抗利尿激素
(ADH)分泌少，造成無法控制的利尿狀態。

◆ 臨床表徵

多尿(polyuria)、劇渴(polydipsia)、夜尿、皮膚乾燥不易流
汗、視覺障礙等。

◆ 臨床測試

1. **禁水試驗**(fluid deprivate test)：7 小時水分禁斷檢查；若**體重降
低大於體重 3%，須立即中止**試驗。若非尿崩症者，尿量減少、
尿比重增加。

2. **觀察每日尿量**：每日大於 4~10 公斤。

3. **測尿比重**：**尿比重低**，介於 1.0001~1.005。

4. pitressin **試驗**：注射水性血管加壓素(pitressin)做為區分中樞性
或腎性尿崩症。

5. 對於高濃度的食鹽水灌注沒有反應。

◆ 治療及護理

1. 經**鼻腔噴霧法**給予合成**血管加壓素**(DDAVP)治療，並教導觀察 DDAVP 過量所造成的症狀，如**尿量減少、體液滯留、頭痛、嘔吐、噁心**等。

2. 手術切除腫瘤。

3. 適時補充水分。

4. 每日記錄攝入與排出量，依每次排出量來計畫下次排尿前的進食量，每次進食量要比前次排尿量少。

5. **每日固定時間、穿同樣衣服測量體重。**

6. 注意脫水及休克症狀：如口腔黏膜乾燥、皮膚失去彈性等。

7. **每小時尿量超過** 250 c.c.**連續** 2 **次以上，需服用抗利尿劑。**

(四) 性早熟

◆ 病理生理

指女孩在足 8 歲前、男孩在足 9 歲前出現第二性徵發育。女生的性早熟 70~80%為不明原因、體質性的，男生則有一半以上可找到病因。最常見的病因如下：

1. **中樞性早熟**：因為下視丘－腦下垂體－性腺軸提早被活化，促性腺激素分泌亢進。

2. 末梢性早熟：腦部以外的原因，如腎上腺增生症、腎上腺腫瘤、卵巢腫瘤、睪丸腫瘤，產生性腺激素造成性徵發育。

◆ 臨床表徵

1. 少數性早熟的兒童，可在出生後短期內即開始顯示性早熟徵象；大多數在 7~8 歲有月經初潮。

2. 一般在第二性徵出現前，病童的身高、體重、骨齡已迅速發育，但骨骺早期閉合(early epiphyseal closure)。**可用 X 光檢查骨骺板癒合情況以確認骨齡。**

3. **女孩乳房發育**、陰毛生長、甚至月經來臨；**男孩睪丸、陰莖發育**、變聲、長青春痘、聲音低沉。

4. 腎上腺增生症的女孩會出現異性性早熟，如女孩男性化、乳房不發育、無月經，卻出現陰毛、多毛。

5. **血清檢查**：LH、FSH、estrogen、testosterone 值皆會增高。

6. 腦下垂體攝影：可了解是否有腦部腫瘤及其他腦部病變。

◆ 治 療

1. 藥物治療：可使用甲孕酮(medroxyprogesterone)、醋酸氯羥甲烯孕酮(cyproterone acetate)等藥物治療。中樞性早熟可給與 leuprolide acetate，以**抑制促性腺激素釋放荷爾蒙(GnRH)的分泌。**

2. 對腎上腺增生症的女孩應在早期給予 cortisone 治療，若合併中樞性早熟，也須使用促性腺激素釋放激素來治療，以增加成人時的身高。

3. 手術治療：若腹部觸診到卵巢增大，必要時需剖腹探查，如為卵巢囊腫應行切除，良性腫瘤則保留卵巢。

◆ 護理措施

對性早熟的兒童應根據兒童的理解力，及早開始教導有關經期衛生、性教育(sexual education)等知識。

二、甲狀腺及副甲狀腺功能障礙

(一) 甲狀腺功能亢進(Hyperthyroidism)

◆ 病理生理

又稱**格雷夫司氏病**(Grave's disease)，是一種**自體免疫疾病**，其體內的自體免疫抗體會與 TSH 接受器結合，刺激 cAMP 產生，其作用如 TSH，會造成甲狀腺過度分泌。**好發於青春期女性**。

◆ 臨床表徵

最初的症狀為**情緒不穩、緊張、過度活動、學習不專心、多汗、腸蠕動快易腹瀉**，接著**胃口好但體重減輕**、前臂向前伸直時可見手指顫抖，以及**凸眼、肌肉無力**等。

◆ 治 療

1. 藥物治療：**服用抗甲狀腺素，需長期服用不可任意中斷，避免甲狀腺危象**，服藥後約 5~6 週可改善症狀。

2. 甲狀腺切除。

3. 放射性碘療法。

◆ 護理措施

1. **急性期時盡量避免活動**，安排在安靜的環境中學習。

2. **穿著純棉衣物**，出汗時維持身體的清潔。

3. **增加營養所需**，以符合加快的新陳代謝率。

4. 注意**抗甲狀腺素之副作用**，如顆粒狀白血球減少症、皮疹等。

5. **抗甲狀腺素服用過量時，最常見的指標是嗜睡**，故需注意病童的反應。

(二) 甲狀腺功能低下(Hypothyroidism)

◆ 病理生理

又稱呆小症(cretinism)，發生機率約為 1/3,000~4,000，女嬰的發生機率較男嬰高，可分為：

1. 甲狀腺發育不全(thyroid dysgenesis)：發生比例最高。
2. 甲狀腺素製造不足(thyroid dyshormonogenesis)：甲狀腺發育正常，但是不能製造足夠的甲狀腺素。
3. 中樞性甲狀腺功能低下(central hypothyroidism)：甲狀腺發育正常，病因在腦下垂體製造的甲促素(TSH)不足。

◆ 臨床表徵

先天性甲狀腺功能低下者出生時，身高體重與一般新生兒無異，不易發現，需依賴新生兒篩檢，但篩檢須避免偽陽性，故一般於出生後 2~5 天進行檢查。症狀包含智能不足、生長發育遲緩、水腫、食慾不振、黃疸、腸蠕動慢、便祕等，病童反應會較遲緩；不容易餵食，體重增加緩慢。

◆ 治　療

若及早開始治療，可避免智能發展遲緩。可補充適量的甲狀腺素(L-thyroxine)，但需長期服用並持續監測劑量。

◆ 護理措施

1. 甲狀腺低下的嬰兒易發生聽力問題，需留意聽力檢查的結果及聽力發展。
2. 需注意甲狀腺素是否服用過量，若過量會出現甲狀腺機能亢進的症狀，如手抖、躁動、心搏過速等。
3. 提供高纖維食物，預防便祕；增加鐵質提供，預防貧血。
4. 給予四肢適當保暖，預防體溫過低。
5. 鼓勵增加日曬時間，以促進骨骼發展。

(三) 副甲狀腺功能亢進(Hyperparathyroidism)

◆ 病理生理

　　破骨細胞活性增加，鈣、磷酸鹽由骨骼中釋出，同時增加腎臟對鈣再吸收、磷酸鹽排泄，導致高血鈣，可分為：(1)原發性：由腺瘤或特發性副甲狀腺增生引起；(2)續發性：低血鈣致代償現象，常見於慢性腎臟病、維生素 D 缺乏、佝僂症、腸吸收障礙。

◆ 臨床表徵

1. 高血鈣：造成肌肉無力、心律異常、食慾不振、噁心嘔吐、便祕、多尿、脫水。血鈣高於 14 mg/mL 會造成副甲狀腺危象。

2. 骨骼病變：骨頭疼痛、變形、病理性骨折。

3. 高尿鈣：引起腎鈣化、腎結石造成腎功能減退。

◆ 護理措施

1. 心尖脈需測滿 1 分鐘，注意有無心律不整。

2. 為預防骨折，活動時可穿硬背心。

3. 維持足夠的水分攝取，減少腎結石產生。

(四) 副甲狀腺功能低下(Hypoparathyroidism)

◆ 病理生理

1. 原發性：因先天性副甲狀腺發育不全所引起。

2. 續發性：行甲狀腺切除術時，不慎切除副甲狀腺所引起。

◆ 臨床表徵

　　低血鈣(<7 mg/dL)、**高血磷**(>6 mg/dL)。低血鈣會造成手足**痙攣**、**肌肉無力**、噁心嘔吐、腹瀉、身材矮小、智能不足等；急性低血鈣時會造成**喉部痙攣**、**喘鳴**。

◆ 治 療

1. 主要是維持血中鈣的正常濃度，建議飲食中避免食用高磷食物，可補充鈣片，症狀嚴重時可**增加維生素 D**。急性低血鈣時可注射葡萄糖鈣。

2. 發生痙攣時，要注意維持呼吸道通暢，並注意安全。

三、胰島素功能障礙

(一) 第一型糖尿病(Type 1 Diabetes)

◆ 病理生理

1. **第一型糖尿病為胰島素依賴型糖尿病**，又稱幼年型糖尿病（舊名 IDDM），主因是胰臟的蘭氏小島 β 細胞被破壞，**分泌胰島素**(insulin)**不足**。

2. 發病年齡有兩個高峰期，即 **5~7 歲和青春期**，病因仍未清楚，口服降血糖藥物無效，**需終生使用胰島素注射**。

3. 在治療及維持血糖上，**青春期**由於生長激素分泌旺盛，易干擾血糖的維持，故**血糖常不能維持在理想範圍**。

4. **合併症：**
   (1) **大血管病變**：主要為血管粥狀硬化，包括腦血管、心臟或周邊血管病變。
   (2) 微小血管病變：微血管基底膜廣泛性增加，導致視網膜病變及腎病變（最常見的死亡因素）。
   (3) **神經病變**：30%主要侵犯感覺神經系統，70%屬於「感受－運動－自律混合型神經症」。

◆ 臨床表徵

1. 出生時會出現**低血糖、體重大於妊娠週數**等症狀。

2. 病童會出現多吃、**多喝**、多尿、**體重減輕**，並表現出疲倦、嗜睡、嘔吐、腹痛等現象，**症狀比成年型糖尿病更明顯。**

3. **急性期時，尿中會出現尿糖及酮體，導致血液 pH 值偏酸，造成代謝性酸中毒；當呼吸變深且快，則會造成呼吸性鹼中毒。**亦有**高血壓、高血糖**、脫水、低血鉀、低血鈉等症狀。

◆ 臨床診斷

1. 空腹 8 小時以上，有 2 次血糖值 ≥ 126 mg/dL。

2. 出現多吃、多渴、多尿、體重減輕，且血糖值 ≥ 200 mg/dL。

3. 葡萄糖耐量測驗(OGTT)：服用葡萄糖水 30 分鐘後、1 小時、2 小時抽血，至少一項血糖值 ≥ 200 mg/dL。

4. **測定糖化血色素**(HbA$_{1c}$)。

◆ 治　療

1. 控制疾病：**血糖監測、飲食控制、適當運動（有氧運動）、藥物使用。**

2. **藥物**：胰島素皮下或靜脈注射。

◆ 護理措施

1. 飲食原則：

   (1) 高纖維飲食或以其他澱粉類食物替代，主要目的為**預防飯後高血糖及下一餐前低血糖之發生。**

   (2) 飲食安排應預防下午及半夜發生低血糖症狀，如**三餐加下午 3 點及睡前點心；點心是為了在胰島素作用的高峰時間，讓血糖能維持適當值。若正餐沒吃完，需補充醣類或其他澱粉類食物。**

   (3) **飲食分配**：碳水化合物占每日總熱量 50%、脂肪占 30%、蛋白質占 20%。進食時間須配合胰島素作用時間而固定，並監測血糖。

2. 避免睡前運動。運動前選擇吸收代謝慢的主食，如多醣類澱粉食物，避免單醣類食物；運動時隨身攜帶糖果或果汁。

3. 注射胰島素 60~90 分鐘後再運動，且應補充點心。

4. 病童及父母均應了解高、低血糖之症狀及護理。

5. 指導病童自己執行注射。

6. 採血針檢驗血糖：採血前應按摩或熱敷手指以利血管擴張，宜在指腹側邊採血，因富含血管且含較少的神經末梢；採血後加壓止血，避免按摩該部位。

7. 定期執行眼底檢查：預防視網膜剝離、白內障等症狀。

(二) 低血糖(Hypoglycemia)或胰島素休克(Insulin Shock)

◆ 病理生理

1. 突然增加運動量，又沒預先食用點心。

2. 延誤或遺漏餐食。

3. 胰島素劑量錯誤。

4. 血糖值＜40 mg/dL。

◆ 臨床表徵

蒼白、冷汗、多汗、不安、嘔吐、發抖、抽搐、意識不清。

◆ 治　療

急性期先靜脈注射 50%葡萄糖水。

◆ 護理措施

1. 教導家屬及病童認識低血糖處理：

(1) 先給 10 公克糖，再進食正餐或點心。

(2) 10 分鐘內對上述處置沒效，需肌肉注射升糖素(glucagon)，若家中沒有則立刻送醫。

(3) 病童身上及書包隨身攜帶醫療識別卡、緊急處理、聯絡電話等注意事項。

2. 嚴重低血糖時會失去意識並出現抽搐，此時須接受靜脈輸液。

(三) 糖尿病酮酸中毒(Diabetic Ketoacidosis; DKA)

◆ 病理生理

1. 缺乏胰島素產生之代謝異常，即細胞利用葡萄糖減少而產生酮酸。

2. 蛋白質異化分解致使酮體大量堆積。

3. 大量糖尿、脫水、組織灌流減少所致。

4. **酮酸中毒原因**：忘記施打胰島素、感染（造成身體對胰島素需求量增加）、壓力、身體對胰島素有抗性。

◆ 臨床表徵

1. 血糖過高($\geq 300mg/dL$)、pH＜7.3、**重碳酸鹽**＜15 mEq/L、低血鉀、**低血鈉**、代謝性酸中毒、電解質不平衡及脫水。

2. **高血糖症狀**：臉色潮紅、皮膚乾熱、呼吸有爛蘋果味（丙酮味）、**庫斯毛氏呼吸**(Kussmaul's respiration)、**喉乾口渴**、腹痛、呼吸困難、食慾不振、嗜睡或全身痛、**噁心嘔吐**、感覺遲鈍、反射減少等，尿量增加含酮體、血液及尿糖。

◆ 治　療

1. 視血糖值調整胰島素劑量，靜脈注射葡萄糖及短效胰島素。

2. 矯正代謝性酸中毒，**提供足夠水分及輸液**。

◆ 護理措施

1. 指導胰島素使用法。

2. 密切監測酮酸中毒之徵象，並進行尿糖、尿液分析。

(四) 胰島素注射

◆ 胰島素療法

1. 餐前半小時給予。

2. RI（短效型澄清）開始作用時間＜1 小時，高峰 2~4 小時；NPH（中長效型混濁）開始作用時間 1~2 小時，高峰 8~12 小時。

3. 注射部位

    (1) 宜在脂肪組織，**不可注入肌肉或血管**，一般在上臂、大腿外側、臀部及腹部，但青春期前大都不使用腹部。利用注射輪換表**更換注射部位，避免經常注射同一處，以免造成脂肪變性，影響吸收。**

    (2) **注射部位不可按摩，避免加速吸收。**

    (3) 吸收胰島素的速度，由快而慢：**腹部→手臂→大腿→臀部。**

4. **注射技術步驟**

    (1) 取胰島素注射的專用空針。

    (2) **先注入所需量之空氣至長效胰島素瓶中。**

    (3) 再注入所需量之空氣至短效胰島素瓶中。

    (4) 回抽所需之短效胰島素。

    (5) 回抽所需之長效胰島素。

    (6) 抽取混合胰島素時，**應先抽取短效胰島素（清液），再抽取中效或長效的胰島素（濁液），以免短效胰島素被混淆。**

    (7) **採皮下注射，針頭以 90 度角或 45 度角進入皮下組織。**

5. 注意事項

    (1) **避開注射在運動的肢體上**，因為運動會加強胰島素的吸收。

    (2) 以胰島素治療酮酸中毒時，應**監測血鉀離子濃度**。

    (3) 未開封**胰島素需冷藏**(2~8℃)，使用前需回溫；已開封可置於室溫 25℃以下。

6. 病童 9 歲時可教導自我注射。

四、痤瘡(Acne)

◆ 病理生理

1. 毛囊的皮脂腺發炎引起，**沒有發炎的病灶稱粉刺**(comedones)。

2. 通常男生比較嚴重，女生在經期前會變得較嚴重。

3. 情緒、壓力、睡眠不足、缺乏運動、飲食不當都會加重。

◆ 臨床表徵

可見到黑頭、白頭、紅頭粉刺及小膿疱等。

◆ 治　療

1. 口服藥：四環黴素對嚴重痤瘡並不十分有效，且需要一段時間才能顯出藥效。

2. 外敷藥：如維生素 A 酸及 Benzyl peroxide。局部治療無效可能需要全身性抗生素治療。

◆ 護理措施

1. 給予心理支持。

2. 適度運動、避免壓力。

3. 接受四環黴素或維生素 A 酸治療者應避免日曬。

4. 食物不會造成痤瘡，但可能加重痤瘡，如巧克力、冰淇淋、核果、花生醬、乳酪、海鮮（尤其是蚌類）、豬肉、培根、碳酸飲料、酒精、辛辣食物、薯條、爆米花、醃菜等。

5. 保持頭髮清潔；劇烈運動後馬上洗去臉上的油膩。

QUESTI🔍N

1. 胰島素注射過量時，病童可能會引發下列何種反應？(A)出現深而快的呼吸　(B)呼吸有水果味　(C)手腳發抖，冒冷汗　(D)尿量增加及口渴　　　　　　　　　　　　　　　　　　　（97專普一）

2. 8歲的小青罹患第一型糖尿病多年，今因出現深而快的呼吸，臉色潮紅、口渴、噁心，入急診室診治，血液檢查結果可見下列何種情形？ (1)血糖值：500 mg/dL (2) pH值：7.45 (3) pH值：7.18 (4)血糖值：60 mg/dL。(A) (1)(2)　(B) (1)(3)　(C) (2)(4)　(D) (3)(4)　　　　　　　　　　　　　　　　　　　　　（97專普二）

3. 有關甲狀腺機能亢進(Grave's disease)兒童的臨床表徵，下列何者正確？(A)皮膚乾燥　(B)便祕　(C)心搏緩慢　(D)體重減輕
   解析 臨床表徵包括：情緒不穩、緊張、過度活動、學習不專心、多汗、前臂向前伸直時可見手指顫抖、凸眼等。　　（97專普二）

4. 蔡小弟為第一型糖尿病患者，當他出現無力、倦怠、饑餓感時，最合宜的初步處理措施是：(A)皮下注射胰島素　(B)肌肉注射升糖素(glucagon)　(C)靜脈注射50%葡萄糖溶液　(D)進食單醣類食物，如果汁、方糖　　　　　　　　　　　　　　　　（97專普二）

5. 小珍7歲，是一位胰島素依賴型糖尿病兒童，住院治療後返回學校就讀。當她在校園中出現盜汗、發冷、手腳顫抖，健康中心護理人員將會採行何種措施？(A)給予注射胰島素　(B)給她吃方糖1~2塊　(C)讓她喝下溫開水　(D)給她吃代糖　　　（98專普一）

6. 秀秀，10歲，診斷為第1型糖尿病，護理人員和秀秀的父母、老師討論秀秀在學校呈現低血糖症狀時，須及時補充糖類飲食，但下列何種情況不宜補充糖類飲食？(A)胸痛、嘔吐、呼吸帶有水果味　(B)發抖、冒冷汗、皮膚濕冷、臉色蒼白　(C)頭昏、頭痛、全身無力　(D)飢餓、噁心、心悸、心跳加速　　（98專高一）

解答：　　1.C　　2.B　　3.D　　4.D　　5.B　　6.A

7. 小明罹患第1型糖尿病，下列何者不是酮酸中毒的血液檢驗結果？(A)低血鈉　(B)高血鉀　(C)重碳酸氫鈉低於15 mEq/dL　(D)pH值少於7.3　　　　　　　　　　　　　　　　　　（98專高一）

　　解析 尚包括：血糖過高(≧300mg/dL)、低血鉀、代謝性酸中毒、電解質不平衡及脫水等症狀。

8. 5個月的嬰兒被診斷為呆小症(cretinism)，其最有可能的原因是下列何者？(A)尿素合成代謝障礙(urea cycle disorder)　(B)高苯丙胺酸血症(hyperphenylalaninemia)　(C)甲狀腺素缺乏(thyroxine deficiency)　(D)高膽紅素血症(hyperbilirubinemia)　　（98專高一）

　　解析 甲狀腺素缺乏如發生在成人，會產生黏液性水腫。

9. 珊珊8歲，診斷為第1型糖尿病(type 1 DM)，過去一個月會有下列何種臨床表徵？(A)精力旺盛，活動增加　(B)常覺得口渴，大量飲水　(C)體重明顯上升　(D)食慾變差　　　　　（98專高二）

　　解析 患童會出現多吃、多喝、多尿、體重減輕，並表現出疲倦、嗜睡、嘔吐、腹痛等現象。

10. 君君6歲，罹患神經性尿崩症，目前接受血管收縮素(DDAVP)治療，有關出院的居家照顧，需指導家屬注意觀察之藥物過量的症狀，不包括下列何者？(A)頭痛　(B)噁心　(C)嘔吐　(D)多尿

　　　　　　　　　　　　　　　　　　　　　　　　　　（98專高二）

11. 下列哪一項不是糖尿病酮酸症的臨床表徵？(A)低血鉀　(B)低血糖　(C)低血鈉　(D)低重碳酸鹽　　　　　　　（99專普一）

　　解析 在胰島素過少，而抗胰島素激素過多時，易發生糖尿病酮酸症，肝臟糖質新生與肝醣分解增加，組織的葡萄糖吸收減少，造成高血糖。

12. 王太太罹患妊娠糖尿病，其嬰兒在出生第一天可觀察到何種徵象？(A)高血糖，體重大於妊娠週數　(B)低血糖，體重大於妊娠週數　(C)高血糖，體重小於妊娠週數　(D)低血糖，體重小於妊娠週數

　　　　　　　　　　　　　　　　　　　　　　　　　　（99專高一）

解答：　　7.B　　8.C　　9.B　　10.D　　11.B　　12.B

解析 孕婦長期血糖過高，使胎兒 β 胰島細胞過度增生，出生後新生兒葡萄糖濃度會迅速減少，出現低血糖情形；而胎兒在妊娠期間不停吸收高濃度血糖，胰島素持續增加造成胎兒過度成長及脂肪沉澱，故體重大於妊娠週數。

13. 有關第1型糖尿病(type 1 diabetes)之敘述，下列何者錯誤？(A)主要是因自體免疫反應，而使β細胞被破壞　(B)糖化血色素值(HbA$_{1c}$)大於9％，表示過去三個月的血糖控制良好　(C)症狀為口渴、多尿、體重減輕　(D)要終生注射胰島素治療　（99專高一）

　解析 HbA$_{1c}$是葡萄糖與血色素結合的反應，血糖越高者，則葡萄糖附在血紅素上越多，故HbA$_{1c}$大於8％表示控制不好。

14. 有關第1型糖尿病的敘述，下列何者錯誤？(A)大多在兒童及青少年期被診斷出來　(B)多數患童屬肥胖型身材　(C)易出現多吃、多喝及多尿的症狀　(D)須終身注射胰島素　（99專普二）

　解析 身體需要分解儲存於體內的蛋白質與脂肪來代替葡萄糖以產生能量，故多見體重減輕的情況。

15. 罹患第1型糖尿病(type I diabetes)的小明在早上7點時，出現冒冷汗、發抖、頭痛的現象，此時護理人員應該採取什麼措施？(A)鼓勵小明下床活動　(B)先監測小明的血糖值，再讓他進食　(C)讓小明喝熱開水　(D)協助小明注射短效胰島素　（99專高二）

16. 副甲狀腺功能低下(hypoparathyroidism)的兒童，不會出現下列哪一種臨床表徵？(A)骨質疏鬆　(B)低血鈣　(C)痙攣　(D)肌肉無力　（99專高二）

17. 照顧一位糖尿病母親的嬰兒時，護理人員需要注意哪些低血糖徵兆？(1)嗜睡　(2)呼吸暫停　(3)末梢水腫　(4)發紺　(5)解綠便。(A)(1)(2)(4)　(B)(1)(3)(5)　(C)(2)(3)(5)　(D)(2)(4)(5)　（99專高二）

18. 有關先天性甲狀腺功能低下嬰兒照顧措施之敘述，下列何者正確？(A)嬰兒期須餵食低苯丙胺酸奶粉　(B)補充維生素B$_{12}$及葉酸，預防貧血　(C)補充維生素D且增加日曬，促進骨骼發育　(D)避免接觸樟腦丸或使用水楊酸類解熱劑　（100專高一）

解答：　13.B　14.B　15.B　16.A　17.A　18.C

解析 先天性甲狀腺功能低下嬰兒需口服補充T_4；(A)苯酮尿症患童須餵食低苯丙胺酸奶粉；(D) G-6-PD缺乏症患童需避免接觸樟腦丸或使用水楊酸類解熱劑。

19. 有關兒童甲狀腺機能亢進(Grave's disease)的臨床表徵，下列何者錯誤？(A)食慾增加，體重卻減輕　(B)皮膚乾燥而皮厚、脫皮 (C)腸蠕動快，很容易腹瀉　(D)注意力不集中、情緒不穩

    解析 皮膚對熱耐受力會降低、毛髮柔細。　　　　　　　（100專高二）

20. 有關糖尿病酮酸中毒之護理措施，下列何者不適合？(A)觀察有無庫斯毛耳氏呼吸(Kussmaul's respiration)，或低血鉀現象　(B)使用短效胰島素可很快控制血糖　(C)設立靜脈液體輸注管路，提供液體　(D)立即補充可迅速吸收的醣類飲食　　（100專高二）

    解析 因葡萄糖再利用降低、肝臟糖質新生作用升高而出現高血糖，不宜補充醣類飲食。

21. 甜甜患有第1型糖尿病，已接受胰島素治療，下列何種情形易引發酮酸中毒？(A)感染　(B)未進食　(C)胰島素過量　(D)運動量增加　　　　　　　　　　　　　　（98專高二；100專高二）

    解析 感染、疾病、壓力、飲食控制不佳、胰島素不足易引發酮酸中毒。

22. 小英10歲，罹患第1型糖尿病，因血糖控制不佳導致酮酸中毒而住院，在調高胰島素治療後，護理人員應提供的指導為：(A)若感覺有飢餓、無力、冒冷汗的情形時，應趕快注射短效型胰島素 (B)體育課宜避開胰島素作用的高峰期並在課前先吃東西，以免造成低血糖　(C)若自覺有口渴、多尿、出現深且快的呼吸，應立即補充方糖或果汁　(D)自行注射胰島素時，應採肌肉注射，且須輪換注射部位，並予以按摩　　　　　　（100專普一）

    解析 (A)感覺飢餓、無力、冒冷汗為低血糖症狀，需補充方糖或果汁；(C)口渴、多尿、呼吸深且快時，可能為酮酸中毒的症狀，需給予生理食鹽水、注射重碳酸鈉、注射短效型胰島素等措施；(D)不需按摩，以免加速胰島素吸收。

解答：　　19.B　　20.D　　21.A　　22.B

23. 有關先天性甲狀腺功能低下症診斷性檢查值之敘述，下列何者正確？(A)甲狀腺素(thyroxine)下降、促甲狀腺素(TSH)上升　(B)甲狀腺素上升、促甲狀腺素(TSH)下降　(C)肌酸磷酸激酶(creatine phosphokinase)下降、甲狀腺素T_3及T_4值上升　(D)沒有抗甲狀腺抗體(antithyroid antibodies)、促甲狀腺素(TSH)下降　（100專普二）

24. 有關先天性甲狀腺功能低下(congenital hypothyroidism)之敘述，下列何者正確？(A)出生時的身高、體重比正常足月兒低　(B)可於出生24小時內做新生兒代謝篩檢，以確定診斷　(C)通常以L-thyroxine治療，直到病情改善後一週為止　(D)須觀察甲狀腺素之副作用，如躁動不安、心搏過速等　（101專高一）

    解析 (A)身高體重可能與正常足月兒無異；(B)出生後2天內易有偽陽性，一般於出生後2~5天做篩檢；(C)以L-thyroxine治療，需長期服藥。

25. 有關罹患第一型糖尿病病童的臨床表徵，下列何者錯誤？(A)體型偏瘦　(B)多吃、多喝及多尿之症狀比成人明顯　(C)容易出現酮酸中毒　(D)頸部周圍皮膚變黑　（101專普一）

    解析 第二型糖尿病患者因胰島素抗性，血中胰島素濃度偏高而作用在角質細胞或纖維母細胞上的類胰島素生長因子(insulin-like growth factor)受體上面，使細胞增生，導致局部皮膚粗黑，出現「黑棘皮症(acanthosis nigricans)」。

26. 小青，16歲，剛被診斷罹患第一型糖尿病，有關其護理指導，下列敘述何者錯誤？(A)青春期因生長激素分泌旺盛，較不易維持血糖穩定　(B)協助避免課業壓力所引發的低血糖症狀　(C)父母若能參與症狀處理則有助小青適應疾病　(D)協助參加病友夏令營學習自我照顧技巧　（101專高二）

27. 有關第I型糖尿病之敘述，下列何者錯誤？(A)為避免兒童對胰島素的依賴，宜使用口服降血糖藥　(B)飲食宜限制糖類、飽和脂肪及膽固醇　(C)青春期後，宜定期檢查眼底監測視網膜病變　(D)急性期的臨床特徵為：尿糖、血糖過高及酮酸中毒　（101專普二）

解答：　23.A　24.D　25.D　26.B　27.A

解析 口服降血糖藥物通常是刺激胰臟分泌胰島素，不適用於第I型糖尿病，而且口服降血糖藥物會被胃酸破壞。

28. 小光，10歲，診斷為第一型糖尿病，護理師進行胰島素注射之護理指導，下列敘述何者錯誤？(A)採皮下注射，避免注射到肌肉或血管內　(B)先抽短效型胰島素，再抽長效型胰島素　(C)注射部位吸收速率依序為大腿、手部、腹部、臀部　(D)不可按摩注射部位，以避免胰島素作用時間變短　　（98專普一；102專高一）

解析 注射部位吸收速率依序為腹部、手部、大腿、臀部。

29. 小華，10歲，體重30公斤，診斷為第一型糖尿病，護理師為小華進行飲食之指導，下列敘述何者錯誤？(A)小華每日熱量需求約為兩千大卡　(B)每日三餐及二次點心之熱量分配應各占1/5　(C)需維持醣類：脂肪：蛋白質比例約為55：30：15　(D)若小華不想吃飯，可給予醣類飲料代替　　（102專高一）

30. 小偉，10歲，有躁動不安、心悸等現象，經診斷為甲狀腺機能亢進(hyperthyroidism)，有關服藥治療的護理指導，下列何者不適當？(A)指導家屬與小偉用藥的注意事項，以防發生甲狀腺危象　(B)若出現肌肉無力，宜加強肌力訓練　(C)服藥6週後，症狀就會改善，但仍不可停藥　(D)通常需治療1~3年，疾病才可獲得緩解

解析 若出現肌肉無力應注意是否為疾病進展，且急性期應避免過度活動。　　（101專高二；102專高一）

31. 王小弟，10歲，罹患第1型糖尿病，有關他在學校活動的護理指導，下列何者正確？(A)避免有氧運動　(B)避免慢跑及游泳　(C)口服降血糖藥物30分鐘後再運動　(D)若活動持續進行，應額外補充碳水化合物的點心　　（102專高二）

解析 (A)(B)適度的有氧運動有助於控制血糖；(C)第1型糖尿病以胰島素控制，注射胰島素後60~90分鐘再運動，且應補充點心。

解答： 　28.C　29.B　30.B　31.D

32. 有關先天性甲狀腺功能低下症(congenital hypothyroidism)的敘述，下列何者錯誤？(A)是一種體染色體隱性遺傳疾病　(B)病童的體溫較低且皮膚較乾燥，易脫皮　(C)主要治療方式為飲食治療　(D)未加治療會影響生長及智力發展　　　　　　（102專高二）

　　解析 主要治療為長期且持續的補充甲狀腺素。

33. 有關兒童生長激素缺乏的敘述，下列何者錯誤？(A)可以使用人工基因合成的生長激素治療，直到青春期結束為止　(B)生長激素缺乏的病童，其乳牙生長的時間會延後　(C)可以間接測肝臟所合成的軟骨生成素，以了解生長激素在身體中的量　(D)病童會智力不正常，且性發育的時間會延後　　　　　　（102專高二）

　　解析 臨床表徵為生長遲緩，青春期遲緩，但不會有智力不正常的情形。

34. 有關第一型糖尿病病童使用採血針檢驗血糖的護理措施，下列敘述何者較不恰當？(A)採血前先將手指浸泡冰水數秒，以減少採血時的疼痛感　(B)宜在手指指腹側邊採血，因其富含血管且含較少的神經末梢　(C)採血後應稍加壓止血，但避免按摩該部位　(D)勿將手指置於桌面扎針，以免刺入手指過深　　　　（103專高一）

　　解析 採血前應按摩或熱敷手指以利血管擴張。

35. 小鑫，7個月，罹患苯酮尿症，有關飲食的護理指導，下列敘述何者錯誤？(A)飲食治療目的在預防腎臟功能病變　(B)餵食特殊的牛奶配方，如Lofenalac和Phenyl-Free　(C)飲食控制時間愈長愈好，至少持續至學齡期　(D)應避免攝取含魚、肉、蛋、牛奶、堅果、豆類等副食品　　　　　　（103專高一）

　　解析 (A)飲食治療的目的在避免攝取過量苯丙胺酸，預防造成智力退化。

解答：　32.AC　33.D　34.A　35.A

36. 李小妹，1個月大，罹患先天性甲狀腺功能低下(congenital hypothyroidism)，下列敘述何者正確？(A)出生體重比正常足月兒低　(B)不容易餵食，體重增加緩慢　(C)好動、愛哭，媽媽會很不容易安撫及照顧　(D)出生6~12個月開始治療，可避免智能發展遲緩 （103專高二）

> **解析** (A)出生體重與一般新生兒無明顯差異；(C)病童反應會較遲緩；(D)出生後2~5天進行檢查，若及早開始治療，可避免智能發展遲緩。

37. 小敏，12歲，診斷為急性淋巴性白血病，接受化學治療後，白血球：4,800/mm³、血紅素：11.8g/dL、血小板：15,000/mm³，根據上述檢查值，下列護理措施何者正確？(A)為防感染應採取保護隔離　(B)為防貧血應多攝取含鐵食物　(C)為防出血應避免碰撞跌倒　(D)為防便祕應多吃高纖食物 （103專高二）

> **解析** 血小板正常值為150,000~450,000/mm³之間，低於正常值容易出血，故須預防跌倒。

38. 有關周邊血液幹細胞移植前，捐贈者需先持續施打3~6天白血球生成激素(G-CSF)的理由，下列敘述何者正確？(A)驅動骨髓內的幹細胞移至周邊血液　(B)增加血中白血球數目，增加免疫力　(C)減少移植體對抗宿主疾病(GVHD)　(D)增加幹細胞的濃度及其增生能力 （103專高二）

39. 王太太罹患糖尿病懷孕38週生下王小弟3,980公克，有關糖尿病對王小弟可能造成的影響，下列敘述何者錯誤？(A)孕期王太太的高血糖可能刺激胎兒胰島素的分泌　(B)王小弟發生中樞神經系統畸形的機會較高　(C)王小弟出生後可能會出現低血糖現象　(D)王小弟有較高的機會罹患高血鈣症 （104專高二）

解答： 　36.B　37.C　38.A　39.D

40. 有關副甲狀腺功能低下症病童，初診斷時的血液檢驗結果，下列敘述何者正確？(A)血中鈣離子濃度增高，血中磷離子濃度增高 (B)血中鈣離子濃度增高，血中磷離子濃度降低　(C)血中鈣離子濃度降低，血中磷離子濃度增高　(D)血中鈣離子濃度降低，血中磷離子濃度降低 （104專高二）

41. 小東，14歲，罹患第一型糖尿病已兩年，有關其自我管理能力良好之證據，下列敘述何者錯誤？(A)能在上體育課前先自行食用小方糖　(B)能在血糖過高但未酮酸中毒前就尋求協助　(C)能正確地輪流替換胰島素的注射部位　(D)能自覺低血糖症狀，不需依賴血糖監測器 （104專高二）

解析 能自覺低血糖症狀，能正確並定時使用血糖監測器監測血糖。

42. 有關副甲狀腺功能低下症病童之照護，下列何者錯誤？(A)監測抽搐症狀，避免抽搐造成二次傷害　(B)減少病童周圍環境之聲光刺激　(C)監測呼吸型態，避免因喉頭痙攣引發呼吸困難　(D)鼓勵攝取高纖食物，改善便祕症狀 （105專高一）

解析 副甲狀腺功能低下症病童會有腹瀉的症狀而非便祕。

43. 嘉佳，13歲，診斷為第1型糖尿病，有關居家護理指導，下列何者正確？(A)正餐以外的時間避免攝取點心　(B)建議退出學校羽球隊　(C)最好由嘉佳的媽媽來執行血糖監測及胰島素注射　(D)上體育課前可以先吃1片花生醬麵包或2、3顆牛奶糖 （105專高一）

44. 小容，17歲，診斷為甲狀腺機能亢進(hyperthyroidism)，下列臨床表徵何者錯誤？(A)腸蠕動增快，易腹瀉　(B)食慾增加，但體重減輕　(C)皮膚乾燥、頭髮易斷裂　(D)注意力不集中、情緒不穩 （105專高二）

解答： 40.C 41.D 42.D 43.D 44.C

45. 罹患胰島素依賴型糖尿病(IDDM)的12歲病童，參加營養衛教課，當病童能說出下列何者，表示護理師此次衛教已經成功？(A)如果正餐時我不餓，我可以稍後再吃點心　(B)如果我正餐沒吃完，我就必須馬上補充些醣類的食物　(C)如果我正餐沒吃完，我需要注射多一點胰島素　(D)如果我正餐沒吃完，我可以在下一餐時增加些醣類的食物 （106專高二）

46. 有關第一型糖尿病(type I diabetes mellitus)的初期臨床表徵，下列敘述何者正確？(A)陳施式呼吸　(B)體重增加　(C)高血糖及酮酸中毒　(D)口渴、少尿症狀 （107專高一）
   解析 體重會減少且多尿。

47. 有關性早熟(precocious puberty)的敘述，下列何者錯誤？(A)男孩發生率較高，較女孩高2~3倍　(B)血清中LH、FSH、estrogen、testosterone皆上升　(C)可用X光檢查骨骺板癒合情況以確認骨齡(D)可以腦部掃描確認是否有中樞神經性早熟 （107專高二）

48. 小明，15歲，因慢性腎衰竭而引發副甲狀腺功能亢進(hyperparathyroidism)，血鈣質為12 mg/dL，骨骼X光顯示脫鈣現象。相關的護理措施，下列何者錯誤？(A)維持足夠的水分攝取，減少腎結石產生　(B)為預防骨折發生，下床活動必要時可穿硬背心　(C)心尖脈監測需測滿1分鐘，注意有無心律不整　(D)建議服用維生素C，以促進鈣質排出 （108專高一）

49. 副甲狀腺功能低下(hypoparathyroidism)的兒童會出現的臨床表徵，下列何者正確？(A)血中鈣質為12.0~15.0 mg/dL　(B)血中磷質為2.5~3.5 mg/dL　(C)喉部肌肉痙攣及喘鳴現象　(D)大量鈣流失而骨密度不足 （108專高一）
   解析 (A)會出現低血鈣(<7mg/dL)；(B)會出現高血磷(>6mg/dL)；(D)副甲狀腺素不足會減少鈣、磷自骨骼中釋放，故不會有鈣流失問題。

解答：　45.B　46.C　47.A　48.D　49.C

50. 有關胰島素注射的敘述，下列何者錯誤？(A)應先抽取短效胰島素RI後，再抽取中效胰島素NPH　(B)以Z字法做肌肉注射　(C)注射部位須輪換，以避免注射部位脂質增生，影響胰島素的吸收　(D)胰島素注射部位吸收速度由快而慢之排列順序為：腹部＞手臂＞大腿＞臀部　　　　　　　　　　　　　　　　（108專高二）

解析 (B)胰島素注射採皮下注射，針頭以90度角或45度角進入皮下組織。

51. 小健，國中一年級，罹患第一型糖尿病(type 1 diabetes mellitus)，有關糖尿病照護，下列敘述何者正確？(A)為減少兒童被歧視，盡量減少其參與社會性活動　(B)避免告知老師及同儕罹患糖尿病，以減少被標籤化　(C)聯絡老師，允許不參加體育課，以預防疾病惡化　(D)只要適當控制血糖，也可自我照顧並和同學一起聚餐　　　　　　　　　　　　　　　　（108專高二）

解析 (A)(C)運動可促進身體組織對於胰島素之敏感性，應就病童年齡及疾病控制情形選擇合適運動；(B)照顧者應適當運用同儕及學校的支持，協助疾病控制。

52. 近年來由於飲食及生活型態的改變，致使哪一類型的問題疾病增加？(A)第一型糖尿病(type 1 diabetes)　(B)第二型糖尿病(type 2 diabetes)　(C)葡萄糖耐受性不良(impaired glucose tolerance)　(D)糖尿病酮酸症(diabetes ketone acidosis)　　　　　　　　（108專高二）

53. 小珍，8歲，第1型糖尿病病童。幾天來出現噁心、嘔吐、易口渴症狀，現因呼吸、心跳快且深而到急診。blood sugar 780 mg/dL、K^+：5.0 mEq/L、Na^+：138 mEq/L、urine sugar 3+、ketone+。由上述症狀評估小珍可能出現的問題為：(A)高滲透壓高血糖狀態　(B)低滲透壓高血糖狀態　(C)糖尿病酮酸症　(D)低血糖性休克反應　　　　　　　　　　　　　　　　（109專高一）

解答：　50.B　51.D　52.B　53.C

54. 小青，2歲，罹患先天性甲狀腺功能低下(congenital hypothyroidism)，下列敘述何者不適當？(A)提供低纖維食物，以預防腹瀉　(B)增加鐵質的提供，以預防貧血　(C)給予四肢適當保暖，預防體溫過低　(D)鼓勵增加日曬時間，以促進骨骼發展

解析 應提供高纖維食物，以預防便祕。　　　　　　　　　　（110專高一）

55. 小良，4歲，身高90公分，患有生長素缺乏(growth hormone deficiency)，有關護理措施，下列敘述何者不適當？(A)應以小良發展年齡的方式與其互動，以促進正向發展　(B)建議發掘小良較優勢的能力，而非靠身高取勝的活動　(C)建議母親在家中須每日早上起床時為小良注射生長素　(D)生長素的注射部位可以選擇腹部及大腿，採皮下注射　　　　　　　　　　（111專高一）

解析 分泌生長激素最多的時間是午夜，故注射生長素最適當的時機為每天睡前注射。

56. 小華，11歲，診斷為副甲狀腺功能低下，下列護理照護措施之敘述，何者較不適當？(A)身材矮小、圓臉和短脖子會影響小華的身體心像，鼓勵支持小華的興趣發展　(B)若緊急出現低血鈣時，可以靜脈注射葡萄糖鈣(Calcium Gluconate)　(C)發生強直性痙攣時，應維持呼吸道通暢和注意安全　(D)服用高劑量的維他命A　　　　　　　　　　（111專高一）

解析 症狀嚴重時應增加維生素D。

57. 小奇，10歲，診斷為第一型糖尿病，有關運動的護理指導，下列敘述何者較不適當？(A)建議運動時隨身攜帶糖果或果汁　(B)鼓勵進行游泳、慢跑等有氧運動　(C)建議養成每日睡前運動的習慣　(D)提醒注射胰島素60~90分鐘後再運動　　　　　　　　　　（111專高一）

解答：　　54.A　　55.C　　56.D　　57.C

58. 小軒，6歲，體重20公斤，診斷為尿崩症，有關診斷與護理處置，下列何者錯誤？(A)在接受禁水試驗(fluid deprivate test)過程中，體重減少至1公斤時，繼續試驗　(B) 24小時尿液分析之尿比重降低　(C)當病況穩定後，可經由鼻腔噴霧法給予血管緊縮素，效果可維持8~20小時　(D)避免過度給予血管緊縮素，造成尿量減少、體液滯留體內以及頭痛等症狀　　　　(112專高一)

解析 若體重降低大於體重3%，須立即中止試驗。

59. 有關第1型糖尿病(Type 1 diabetes)之敘述，下列何者正確？(1)主要是因為自體免疫反應，使產生胰島素的β細胞受到破壞　(2)使用口服降血糖藥物就能治療疾病　(3)疾病治療的準則中，血糖監測、藥物、飲食和運動缺一不可　(4)好發族群為肥胖之青少年。
(A) (1)(3)　(B) (1)(4)　(C) (2)(3)　(D) (2)(4)　　　　(112專高一)

解析 (2)口服降血糖藥物無效，需終生使用胰島素注射；(4)發病年齡高峰期為5~7歲和青春期，無特別好發於肥胖青少年。

60. 有關兒童副甲狀腺功能低下症(hypoparathyroidism)，下列敘述何者錯誤？(A)通常血鈣濃度小於7.0mg/dL　(B)手足痙攣為常見症狀　(C) X光檢查發現骨質疏鬆　(D)避免食用含高磷的食物

　　　　(112專高三)

解析 (C)低血鈣會造成手足痙攣、肌肉無力、噁心嘔吐、腹瀉、身材矮小、智能不足等。

61. 有關性早熟(precocious puberty)的敘述，下列何者正確？(A)男孩在12歲以前、女孩在11歲以前出現第二性徵，即為性早熟　(B)血清中的LH、FSH、estrogen、testosterone皆正常　(C)中樞性性早熟可給與leuprolide acetate，以抑制促性腺激素釋放荷爾蒙(GnRH)的分泌　(D)可以腹部斷層掃描確認是否有中樞性性早熟

　　　　(113專高一)

解析 (A)女孩於8歲、男孩於9歲前出現第二性徵發育；(B)都會升高；(D)以血液檢查診斷，骨盆超音波檢查協助排除腫瘤可能。

解答：　58.A　59.A　60.C　61.C

消化系統疾病患童的護理

出題率：♥ ♥ ♡

CHAPTER

14

兒童消化系統概論── 兒童消化系統的生理特徵
├─ 兒童消化系統疾病的整體性護理
└─ 常用相關護理技術

兒童常見的消化系統疾病── 腸胃道功能障礙
├─ 先天性消化系統疾病
└─ 其他消化系統疾病

Pediatric Nursing

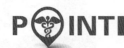

14-1　兒童消化系統概論

一、兒童消化系統的生理特徵

(一) 兒童消化系統的特性

1. 胃的形狀：2 歲前胃如球形並呈水平位置；3~6 歲呈牛角形；7 歲後為**管袋形，並呈直斜位置**。

2. **胃液**：嬰兒期胃液的 pH 值較成人高。

3. **出生後最早發展的能力是吞嚥。**

4. **嬰兒排便的頻率與性質受食物、腸蠕動和胃排空時間影響。**

5. 兒童腸胃道排空較快，水分也易流失。

6. 嬰兒腸蠕動較快且胃結腸反射快速，每日排便次數多。

7. 嬰兒唾液的分泌量隨年齡增長而增加。

8. **嬰兒澱粉酶、脂肪酶、胰蛋白酶不足，增加腹脹與腹瀉機會。**

(二) 吞嚥動作機轉

1. 上食道括約肌可預防食物進入咽部及肺部。

2. 下食道括約肌可預防胃內食物逆流至食道中。

3. 食團會對咽喉部刺激，引發腦髓質命令軟顎上提。

二、兒童消化系統疾病的整體性護理

(一) 全身性評估

1. 視診
   (1) 觀察右上腹部是否有由左向右的異常蠕動波（幽門狹窄）。
   (2) 嬰兒哭泣時，是否臉部用力、四肢彎曲握拳（腸絞痛）。
   (3) 腹部皮膚是否有異常隆起及皮膚改變。

2. 聽診：以膜面依順時鐘方向聽診腹部四象限，正常腸蠕動音每分鐘 3~40 次。

3. 叩診：幽門狹窄時局部叩診呈實音；疼痛部位最後執行。

4. 觸診
   (1) 左下腹若觸及軟質塊狀物可能降結腸有變化，如糞便填塞。
   (2) 右上腹若深觸診呈橄欖狀質塊，可能為幽門狹窄。
   (3) 腹內病變或感染，注意局部壓痛及反彈痛。

(二) 主要健康問題

◆ 體液及電解質不平衡

　　對嬰幼兒造成的危險性比成人嚴重，主要因素如下：

1. 嬰幼兒水分總量占體重 70~80%，成人水分占體重 50~60%。

2. **嬰幼兒有較高的新陳代謝率。**

3. 新生兒腎絲球過濾率只達成人的 30~50%。

4. 嬰幼兒體表面積與體重比率比成人大。

◆ 營養狀況不平衡的指標

1. 疲倦、腹水、血清白蛋白降低、消瘦，可能**蛋白質攝取不足**。

2. 唇鼻皮脂漏、蒼白、月亮臉，可能缺乏菸鹼酸或惡性營養不良。

3. 結膜蒼白，眼瞼角發紅及裂溝，可能貧血、缺乏菸鹼酸或維生素 B_6。

4. 牙齦呈藍紅或黑色、鬆軟、脆弱、腫脹、易出血，可能缺乏維生素 C。

5. 琺瑯質斑駁，可能服用抗生素所造成的脫色。

三、常用相關護理技術

(一) 鼻胃管護理

◆ 目 的

無法吸吮、吞嚥或意識不清時使用，為**腸道營養法**的一種。

◆ 管灌食執行

1. 護理人員協助醫師放置胃管之步驟：
   (1) 嬰兒的胃灌食管以 5~8Fr.最適宜。
   (2) **鼻胃管**：插入長度可由**鼻尖至耳垂，連至劍突來測量**（或由鼻樑至胸骨底）。
   口胃管：插入長度可由**嘴角至耳垂，連至劍突來測量**。
   (3) **可使用水潤滑導管，若管子太硬，可泡於溫水中**，讓其彈性好；若太軟可泡於冷水中，較易操作固定。
   (4) 若有任何不適需要進行觀察，不可強行插入。

2. **測試是否在正確位置**：
   (1) 接上空針於鼻胃管末端反抽，觀察是否有胃容物抽出。
   (2) 將鼻胃管末端放入水中，觀察有無空氣冒出。
   (3) 聽診器置於胃部，快速打入 10~20 c.c.空氣，聽診有無空氣進入的聲音。

3. 幼童採半坐臥或坐姿；嬰兒採右側臥，頭部抬高 20~30 度。

4. 灌食前需先反抽胃餘留量，並**打回胃內，如反抽量大於灌食量一半時，應暫停餵食。**

5. 灌食注意事項：

(1) 胃內殘餘的食物量，若存有上次的 10%左右，可繼續灌食。**總灌入量＝該次灌食量－胃殘餘量。**

(2) 流質食物的溫度宜在 37~40℃。

(3) 嬰兒、早產兒灌食速度為 5 c.c./5~10 分；幼兒以上約為 15~30 分鐘。

(4) 灌畢後再灌入少量溫開水(5~20 c.c.)至管路清澈為止。

6. 餵食時可同時提供安撫奶嘴。**如出現嘔吐、腹脹、呼吸暫停應立即停止灌食。**

7. 灌食後需進行排氣，採**右側臥或半坐臥**以助消化。

(二) 灌　腸

◆ 目　的

1. 解除便祕。

2. 手術前準備，協助腸道清空，如腸道清除灌洗 (cleaning enema)、肥皂水灌腸(S.S. enema)等。

3. 協助檢查：如鋇劑灌腸。

◆ 灌腸執行

1. 解釋目的與過程，尊重隱私。

2. **嬰幼兒灌腸時，**為促進腹肌鬆弛可**微彎曲其膝，協助左側臥。**

3. 灌腸溶液的溫度宜為 40~43℃。

4. 灌腸筒液面與肛門的垂直距離：小量灌腸 15~20 cm、**大量灌腸 30~45 cm，**嬰兒勿超過 10 cm。

5. 先潤滑肛管(10~12Fr.)，插入時，請病童深呼吸。依據年齡來選擇肛管的尺寸、插入深度及灌腸液的總量（表 14-1）。

表 14-1	依年齡選擇肛管的尺寸、插入深度及灌腸液的總量		
年齡	肛管尺寸(Fr.)	肛管插入深度	灌腸液總量(c.c.)
嬰兒	10~12	2.5 公分（1 吋）	120~240
2~4 歲	10~12	5 公分（2 吋）	240~360
4~10 歲	14~18	7.5 公分（3 吋）	360~480
11 歲以上	18~22	10 公分（4 吋）	480~720

6. 請病童盡可能忍住 5 分鐘以上再排出。

7. 若為鋇劑灌腸，告知病童及家屬排出物為白色是正常現象。

14-2 兒童常見的消化系統疾病

一、腸胃道功能障礙

(一) 嘔吐(Vomiting)

◆ 病理生理

1. 胃內容物因故被強而有力排空的現象。

2. 結構性問題如胃食道逆流、幽門狹窄；非結構性問題如急性腸胃炎、乳糖不耐症或是感染性疾病如腦膜炎、急性咽峽炎。

◆ 治療

　　適時補充電解質；發生嚴重嘔吐時，因胃液流失易造成代謝性鹼中毒，故需**矯正代謝性鹼中毒**。

◆ 護理措施

1. 先禁食並觀察嘔吐情形，記錄嘔吐時間、量、次數、內容物性狀、有無腹痛等，並監測生命徵象。

2. **哺餵後採右側臥，可預防逆流情形。**

(二) 胃食道逆流(Gastroesophageal Reflux; GER)

◆ 病理生理

1. 常見 1 歲以下，原因包含**賁門括約肌不成熟、胃容量較小、餵食後未拍背排氣**等。

2. 早產兒與神經功能失常的嬰兒出現比例較高，一般嬰兒於 6~12 個月時，會逐漸緩解。

◆ 臨床表徵

1. 哺餵後會溢奶或嘔吐，**嘔吐物不含膽汁。**

2. 胃酸長期侵襲食道壁造成灼傷，會引起食道炎，亦**可見解血便和吐血。**

3. 餵食時出現拒絕進食、哭鬧不安等。

◆ 診斷檢查

1. **24 小時食道酸鹼值測定**：是最準確的診斷方法。

2. 食道內視鏡：確認是否食道發炎、潰瘍或狹窄。

3. 鋇鹽螢光消化道檢查：吞入鋇鹽了解是否有胃食道逆流。

◆ 治　療

1. **藥物治療**：制酸劑如 Mylanta、Tagamet (Cimetidine)，機轉是降低胃酸分泌量及預防食道炎；消化劑如 Cisapride (Prepulsid)可促進胃排空，機轉是加強分泌乙醯膽鹼的能力。

2. **手術治療**：症狀嚴重時，**將胃底呈 360 度折疊於食道四周**（尼森氏胃底摺疊），加強食道下括約肌的力量。

◆ **護理措施**

1. **少量多餐，可在牛奶中添加麥粉，增加食物黏稠度；經常拍背排氣**，減少食物逆流機會。

2. **餵食後可採頭部抬高 30 度的俯臥姿勢。**

(三) 腸絞痛(Colic)

◆ **病理生理**

　　易發生於 3 個月以下，可能是對牛奶中的蛋白質過敏或胃食道逆流所致。

◆ **臨床表徵**

　　發作時嬰兒會大聲哭泣，雙腿往腹部上舉、無法安撫的哭鬧或尖叫，一天發生數次，特別是在傍晚。

◆ **治療及護理**

1. **給予鎮靜劑，如 Phenobarbital，可緩解疼痛。**

2. 選擇不含乳糖的飲食和抗逆流治療。

3. 多給予關懷。

(四) 復發性腹痛(Recurrent Abdominal Pain)

◆ **病理生理**

　　易發生於 5~10 歲，可能是食物過敏、便祕、激躁性大腸或神經性因素引起。

◆ 臨床表徵

　　腹痛會出現在肚臍周圍，時間不規律，常伴隨頭暈、頭痛；有時會解出鬆軟的糞便。

◆ 治療及護理

1. 限制刺激性及可能有過敏的食物。

2. 養成每天正常如廁排便、充足睡眠，避免常期使用止痛劑。

(五) 腹瀉(Diarrhea)

◆ 病理生理

1. **急性腹瀉**（小於 2 週）以感染性疾病居多，如**輪狀病毒**。

2. 慢性腹瀉以某些特殊性腸炎居多，如果腸黏膜傷害主要發生在空腸上段，一般會表現出吸收不良、糞便較酸、較水等症狀。

◆ 臨床表徵

1. 排便次數、量增加，糞便黏稠度變稀、變水。**急性感染性腹瀉會伴隨著發燒、嘔吐等症狀**。

2. 腹瀉造成分泌物刺激肛門周圍皮膚，導致紅臀。

3. **代謝性酸中毒**：主因是 HCO_3^- 排泄增加，影響血液酸鹼平衡，使血液呈酸性。

4. 脫水：需觀察**體重喪失**（此為評定依據）、皮膚顏色、皮膚彈性、**黏膜（乾燥）**、**尿量（減少及顏色加深）**、血壓（下降）、脈搏淺快微弱等，見表 14-2。

表 14-2 脫水的程度及症狀

症狀＼程度	輕度脫水	中度脫水	重度脫水
體重減輕	5%以下	5~9%	10~15%
膚色	蒼白	灰白	斑駁
皮膚飽滿度	減低	差	極差
黏膜	正常至乾燥	乾燥	枯乾、龜裂
尿量	減少	少尿	少～無尿、氮血症
口渴	輕度	中度	極度口渴
淚水	正常	減少	無
血壓	正常	正常或降低	明顯降低
脈搏	正常或微增	增加微弱	淺快微弱的絲脈
眼眶	正常	正常	凹陷
囟門	平坦	下陷	凹陷

◆ 治 療

1. 嬰幼兒腹瀉時，首先評估腹瀉原因，尤其是否為**配方奶濃度過高**，造成腸胃系統負擔過重及吸收不良，如是，則降低濃度。

2. 嬰幼兒的急性感染性腹瀉，一般不建議服用止瀉藥物，理由為**擔心產生腸蠕動減慢或阻塞**。

3. 輕度脫水時**口服液體補充體液**(oral rehydration therapy; ORT)。

4. **重度脫水**時，須依體重和臨床表徵優先採行靜脈輸液，給予生理食鹽水、碳酸氫鈉維持電解質平衡；補充鉀離子之前，先進行全身評估，且確認**腎功能是否正常**，才能給予，以防鉀中毒。

◆ 護理措施

1. 勤洗手並注意隔離技術、**補充水分**、**降低牛奶濃度**、**記錄輸出輸入量**、**每日量體重**、**測量尿比重**、**觀察糞便性狀**、**次數**、**嬰兒精神與活力**等。

2. 觀察是否有酸中毒症狀，並監測是否有低血鈉、低血鉀現象，因為嚴重時會造成**代謝性酸中毒**。

3. 靜脈輸液補充。

4. 加強臀部護理，預防尿布疹：

    (1) **使用溫水清潔皮膚**、勤換尿布，保持皮膚乾燥，嚴重時可以使用烤燈，**勿使用痱子粉**。

    (2) 可能會引起白色念珠菌的感染，故需注意隨時保持清潔。

(六) 便祕(Constipation)

◆ 病理生理

1. 結腸對水分的再吸收增加，使糞便變硬。

2. 感染或運動神經的不正常均可能造成便祕。

3. 慢性便祕的原因：環境改變、飲食習慣不佳、**心因性因素**等。

◆ 臨床表徵

排便困難、糞便質地變硬、腹痛等。

◆ 治療及護理

1. 灌腸或服用瀉劑，如 Ducolax、Senokot、MgO。

2. 教導**正確飲食觀念**，鼓勵多攝取水分及高纖維食物。

3. 養成定時排便、固定運動的習慣。

二、先天性消化系統疾病

(一) 兔唇(Cleft Lip)及顎裂(Cleft Palate)

◆ 病理生理

1. 懷孕第 7~12 週間，胚胎發育時，上頜突與前頜突的組織在連結過程中出現差錯而產生。

2. **體染色體異常疾病**，病因不明，與多因子遺傳有關。

◆ 臨床表徵

1. **出生時即明顯可見**，並會出現餵食困難的現象。

2. **易反覆罹患中耳炎使耳咽管功能受損，造成慢性中耳炎、聽力障礙。**

3. 張口呼吸，黏膜乾燥，口腔易感染、**口齒不清**。

4. **顎裂大部分會經常出現腹脹。**

◆ 治 療

1. 唇裂修復手術應盡早開始；**修復唇裂的條件包含 1~2 個月大**（約 10 週）、**體重 5 kg**（約 10 磅），Hb 10 gm/dL 以上、WBC<10,000/mm^3 及**免疫球蛋白達標準**。

2. 顎裂修補手術時機約 6~18 個月大，需考慮**勿損傷牙床，且不影響發音**。

3. **唇裂及顎裂修補應在 2 歲前完成，會有較好的語言發展**；修補手術完成後，要進行語言追蹤。

◆ 護理措施

1. 術前
   (1) 教導家屬哺餵方法，給予機會表達失落感。

(2) 餵食：採坐姿，選擇**洞較大且柔軟的奶嘴**或唇顎裂專用奶嘴、滴管，餵食後需執行口腔護理，以減少感染的機會。

2. 術後

(1) 立即護理：維持呼吸道通暢，協助調整為鼻子呼吸。

(2) **適當使用約束避免碰觸傷口**，可使用**手肘約束法**，**或以毛毯或約束夾克，限制嬰兒翻身**，避免摩擦到臉部。

(3) 以雙氧水(H_2O_2)加生理食鹽水清除分泌物。

(4) 先從水開始餵食。1 個月內避免硬及黏著性高的食物。

(5) **唇裂手術後勿使用普通奶嘴，應以滴管或注射吸球進行餵食，從內側頰部緩緩注入。**

(6) 顎裂手術後，以紙杯或湯匙邊緣慢慢倒入液體至口中，不宜使用吸管或直接伸進口腔中餵食。

(7) **餵食時採直立式坐姿，餵食後唇裂病童宜採平躺或坐臥，不宜俯臥；顎裂病童宜採俯臥。**

(8) 少量多餐，並教導進食後要協助排氣。

(9) **若出現不停的吞嚥動作，應評估傷口處是否出血。**

(二) 食道閉鎖 (Esophageal Atresia) 及食道氣管瘻管 (Tracheo-Esophageal Fistula; T-E Fistula)

◆ **病理生理**

1. 食道閉鎖約有 1/3 發生在早產兒身上。

2. **最常見的形式為食道近端為盲端，遠端食道則藉由瘻管與氣管相通。**

◆ **臨床表徵**

1. 出生後，**唾液分泌增加，自口腔及鼻腔流出**，易發生吸入性肺炎、間歇性發紺。

2. 3C 症狀：嗆到(choking)、咳嗽(coughing)、發紺(cyanosis)。

3. 哭泣時腹部腫脹會更明顯。

◆ 治　療

1. 診斷確立後立刻禁食。

2. 修補手術前可先置入胃造瘻管，以提供餵食及減輕胃內壓力；而食道造瘻管可用以引流唾液。爾後再施行食道端對端吻合術。

◆ 護理措施

1. 手術前，保持坐姿或仰臥，床頭抬高 45~60 度（以減少胃液逆流至氣管而造成灼傷，並預防發生吸入性肺炎），可使用安撫奶嘴，避免哭鬧造成腹壓增高。

2. 行氣管造瘻術最初數小時須經常抽吸口鼻以除去過多分泌物。

3. 抽吸時，先測量抽吸管長度，伸入至大約恰好在氣管造瘻管之末端，注意長度不可超越傷口吻合處，避免吻合部位受傷。

4. 氣管造瘻口須每日護理，保持皮膚清潔乾爽。

5. 經常間接性抽吸及定期更換插管，預防腐痂形成而阻塞管道。

6. 出現呼吸窘迫及抽吸管無法通至氣管造瘻管末瑞時，即須更換插管。

7. 若無法更換脫出之插管，則應插入較小號的管子。

8. 術後一週先給予全靜脈營養，10 天後試吞牛奶，確定無吞嚥問題才可以經口餵食。

9. 若鼻胃管滑脫不可重新放置，以免損及手術吻合處。

(三) 肥厚性幽門狹窄(Hypertrophic Pyloic Stenosis)

◆ 病理生理

1. 先天幽門肌過度增生造成管腔狹窄，食物不易進入十二指腸，使得胃擴張而呈噴射性嘔吐。

2. 男嬰的發生率為女嬰的 5 倍，一般發生於出生後第 2~4 週間。

◆ 臨床表徵

1. 餵食後嘔吐，接著發生噴射狀嘔吐。

2. 因為食物未經過腸道只達胃部，故嘔吐物包含奶塊或帶有血絲的黏液，不含膽汁。

3. 嘔吐後呈飢餓狀態。

4. 視診可見胃蠕動波，由左至右橫過上腹區。

5. 觸診時可在右上腹區摸到橄欖狀 2~3 公分的腫塊。

6. 嘔吐嚴重時造成體液電解質不平衡，出現低血氯、低血鉀與代謝性鹼中毒。若長期嚴重嘔吐，會因脫水造成代謝性酸中毒。

◆ 治　療

1. 內科療法：插胃管餵食或使用幽門鬆弛劑改善幽門痙攣。

2. 外科療法：幽門切開術(pyloromyotomy)。

◆ 護理措施

1. 手術前，需矯正嘔吐造成的代謝性鹼中毒；術後先禁食 6~8 小時，若給予葡萄糖水未出現嘔吐，8 小時後可開始漸進式餵食，先餵葡萄糖水或電解質口服液，再餵稀釋奶，適應後逐漸調整牛奶濃度。

2. **手術後避免餵食過快，常予拍背排氣。最初幾天可用滴管餵食**或選擇**奶嘴洞小者**，餵奶時維持頭部抬高 30~45 度，餵食間做多次排氣，餵完後**採右側臥或半坐臥位，抬高頭部 45~60 分鐘**，協助牛奶從胃排入十二指腸，並予排氣以利進入胃部，防嘔吐逆流。

3. 採少量多餐餵食，減輕胃部膨脹的機率。

(四) 膽道閉鎖(Biliary Atresia)

◆ 病理生理

　　主因是膽道結構異常。因膽汁缺乏，無法將膽汁排至小腸中，**無法分解食物中的脂肪**，影響其吸收能力，易造成營養吸收不良、**肝脾腫大、肝硬化**。

◆ 臨床表徵

1. **黃綠色的皮膚**：剛出生時無異狀，但直接膽紅素會慢慢增加，接著出現黃綠色的皮膚。

2. **灰白色糞便**：因缺乏膽素，糞便逐漸變成灰白色。

3. **暗茶色的尿液**：尿液中含膽紅素，尿布可看到暗茶色尿液。

◆ 治　療

1. **早期診斷是膽道閉鎖病童存活的關鍵，越早接受手術，成功率越高**。肝臟內膽管阻塞則以肝臟移植治療較佳。最好在 2 個月大之前進行肝門靜脈腸造口術(Kasai procedure)；若無手術治療，一般會造成肝臟永久性損傷。

2. **最常見的合併症是上行性膽管炎，可給予抗生素預防。**

3. **解出黃褐色糞便時，可初步判定手術有效。**

◆ 護理措施

1. 疾病發展時，病童會表現出不安、無法休息、很難安撫的情況，需**教導並提供父母安撫的技巧**。

2. 出院衛教
   (1) **由於缺乏膽鹽，易造成脂肪類及脂溶性維生素吸收障礙**，故需教導**採高蛋白、低脂、高鈣飲食**，並補充脂溶性維生素 A、D、E，給予肌肉注射維生素 K，以防出血。
   (2) **使用含中鏈脂肪酸的配方奶粉**。
   (3) **需定期進行內視鏡追蹤，以預防與處理食道靜脈曲張**。

(五) 巨結腸症(Megacolon)

◆ 病理生理

1. **又稱赫爾斯隆氏病**(Hirschsprung's disease)，**屬先天性疾病**。

2. 主要是在**結腸或直腸某一段的肌肉內層，原發性缺乏副交感神經細胞**，**常見缺陷部位為乙狀結腸，導致該處發生狹窄，巨大膨脹的結腸發生在病灶腸段的上方**，充滿糞便和氣體。

◆ 臨床表徵

1. 常有延遲排出胎便現象（**出生後 24~48 小時內未解出胎便**）。

2. 稍後即開始產生腹脹、**便祕**症狀，爾後漸漸嚴重而腹部脹大，但**未伴隨腹痛；有膽汁性嘔吐**。

3. **較少一出生就被診斷，慢性便祕是診斷的重要依據**。

4. **肛門指診可發現很緊的肛門括約肌及無內容物的直腸**。

5. 易出現**生長遲滯**、營養不良等情形。

◆ 治　療

1. 症狀療法：部分輕微、慢性巨結腸症病童可採保守療法，提供**高熱量、低渣及高蛋白飲食**，並給予**等張溶液灌腸**或**軟便劑**以建立規則排泄型態。

2. **手術治療：切除無神經節細胞段結腸**，並做暫時性造瘻口。當**體重達 10 公斤左右，可施行腸道吻合術**。

◆ 護理措施

1. **術前飲食：高熱量、高蛋白、低渣（保持糞便稀軟易排出）**。

2. 術後腸蠕動恢復前應禁食。

3. 預防合併症發生，如感染、出血、腸阻塞等。

(六) 肛門閉鎖(Imperforate Anus)

◆ 病理生理

胚胎發育到 4~6 週時，泄殖腔劃分為泌尿生殖及直腸兩部分，當形成過程發生障礙，分隔不完全時，會發生先天性異常疾病，其中以肛門閉鎖最常見。

◆ 臨床表徵

出生 24 小時內未解便，且有腸阻塞問題。

◆ 治　療

1. 肛門擴張術，經常且持續 6 個月以上矯正狹窄部位。

2. 階段性手術
   (1) 結腸造口術：設立暫時性排便管道。
   (2) 肛門直腸成形術：滿 6 個月時施行。
   (3) 結腸造口閉合術：於肛門傷口癒合後再執行。

◆ 護理措施

1. 人工肛門造瘻護理

(1) 造瘻口外觀**如口腔黏膜般的紅色，若呈現黑色或深色**，表示可能因扭轉、脫出或黏連造成血液循環不佳。

(2) **剛手術完的結腸造口腫脹，3~6 週後會漸漸縮小開口。**

(3) 無法控制糞便排出，需外貼造瘻口袋。**先修剪保護膜，約比造瘻口大 0.5 公分，再貼在造瘻口周圍皮膚上。**

(4) **造瘻口若持續出血需送醫。**

(5) **手術後 3 週內採低渣飲食，減少腸蠕動。**

(6) 避免容易產生臭味、脹氣與刺激性食物。

2. 肛門整形術後之護理

(1) 使用烤燈以促進傷口乾燥及癒合。

(2) 採**俯臥姿勢或側臥**，並將臀部抬高，**避免大小便汙染傷口**。

(3) 保持手術部位清潔與乾燥，排便後溫水清洗，並暴露臀部，預防感染。

(4) 依醫囑暫時勿進食。

(5) 禁止測量肛溫。

(七) 先天橫膈疝氣(Congenital Diaphragmatic Hernia)

◆ 病理生理

　　橫膈有先天缺損時，腹腔壓力大於胸腔，使腹腔的器官經由缺損處移入胸腔，因而壓迫肺臟、橫膈、心臟，引起呼吸困難，甚至死亡。

◆ 臨床表徵

　　呼吸困難、發紺、聽不到呼吸音、嘔吐等。

◆ 治　療

1. 給予氧氣使用，但避免使用面罩(mask)，以預防移入胸腔內的腸子因充氣而更膨脹。

2. 插鼻胃管，減少對胸腔壓迫。

3. 盡早手術。

◆ 護理措施

1. 手術前**盡量維持頭部抬高 30 度。**

2. **健側肺葉朝上側臥**，有利於健側肺葉擴張，減少呼吸困難。

3. 以鼻胃管持續抽吸，減輕腹部壓力。

(八) 腹股溝疝氣(Inguinal Hernia)

◆ 病理生理

　　腹腔內器官經由腹股溝管下降，造成腹股溝隆起突出，男童與女童的發生比率約為 5:1。

◆ 臨床表徵

　　腹股溝或鼠蹊部隆起，男童可能造成陰囊隆起，大部分不會造成疼痛，會因咳嗽、運動、腹部用力或哭泣更加明顯。

◆ 治　療

　　腸道疝出壓迫血管，會造成腸道、睪丸或卵巢壞死，目前以手術治療為主，若發現**疝氣處紅腫充血、硬塊應及早進行手術。**

◆ 護理措施

　　術後傷口若持續出血應立即返院。

三、其他消化系統疾病

(一) 肝炎(Hepatitis)

◆ 病理生理

1. **懷孕前期，肝炎的病毒即可滲入胎盤。**

2. A 型肝炎易發生於學齡兒童及青少年，傳染途徑為**糞口傳染**，會突然發病。

3. B 型肝炎各個年齡層都有可能發生，傳染途徑主要為生產、針扎、輸血等，也可能經口傳染，發病較緩。

4. 兒童急性肝炎的合併症：急性猛爆性肝炎、慢性活動性肝炎、肝性腦病變。

◆ 臨床表徵

1. A 型肝炎：突然急性發燒、食慾不振、噁心，**常無黃疸**，僅有肝功能障礙。

2. B 型肝炎：少有發燒、食慾不振、噁心、黃疸、關節痛、皮膚出疹、癢。

◆ 治療及護理

1. 所有嬰幼兒應定期注射 B 型肝炎疫苗，如產婦為帶原者，新生兒出生 24 小時內應注射 B 型肝炎免疫球蛋白(HBIG)。

2. 照顧 A 型肝炎病童時，**洗手是預防感染的有效方法。**

3. 維持病童足夠的熱量及水分，採高熱量飲食。

(二) 急性腸胃炎(Acute Gastroenteritis)

◆ 病理生理

1. 發生原因眾多，**主要透過糞口途徑傳播、飲食不當**，或是藥物副作用、食物中毒、腸道刺激症候群等。

2. **輪狀病毒感染最常見，屬自癒性疾病，會伴隨上呼吸道感染症狀出現；80%發生在冬季，好發於 6~24 個月大嬰幼兒**，傳染率高，可用酵素連接的免疫吸附劑(ELISA)偵測出抗原抗體反應。

3. 大腸桿菌感染會出現出血性結腸炎、水樣便；**沙門氏菌感染則糞便含有血絲**。

◆ 臨床表徵

1. 噁心、嘔吐，造成胃中鹽酸(HCl)流失，導致代謝性鹼中毒。

2. 腹瀉，易脫水，造成代謝性酸中毒。

3. 腎功能會下降，**排尿量減少**；亦會疲倦、發燒、腹絞痛等。

◆ 治 療

1. 視臨床狀況決定是否禁食，亦需隨時評估及處理脫水問題，由靜脈補充水分、電解質或**進食電解質液**。

2. 臨床上常用豆奶(soy-based formula)代替母奶或配方奶，因**不含乳糖，可減少對腸道的刺激，也較易吸收**。

◆ 護理措施

1. 接觸病童前後均需**洗手，是最經濟**、有效的預防傳染措施。

2. 維持皮膚完整性，預防紅臀。

3. 維持足夠營養及體液電解質平衡，預防脫水。

4. **若為輪狀病毒感染，糞便棄置前需經漂白水消毒。**

5. **預防輪狀病毒感染**：接種輪狀病毒疫苗（目前國內上市的廠牌有兩種，分別為 2 劑、3 劑時程，皆為**口服疫苗**）、鼓勵父母及兒童養成**勤洗手**習慣、**盡量減少出入公共場所、勿吃生食，保持廚房、器具、食材的清潔**。

(三) 腸套疊(Intussusception)

◆ 病理生理

1. 兒童期常見的下腸胃道阻塞，一部分腸子套入另一部分腸子內，使該段腸子的血液受阻，**最常發生的部位是迴腸進入升結腸的迴盲瓣膜處**。

2. 好發於健康、營養狀況良好的 3~12 個月嬰兒。

◆ 臨床表徵

1. **突然嚴重的急性腹痛，會表現出哭鬧不安的行為**（尖銳哭聲及腳一直踢動，並縮向腹部），**有盜汗、臉色發白、嘔吐等現象。初期嘔吐物不含膽汁，腸道完全阻塞後才含有膽汁，無噴射狀嘔吐**。

2. 最初糞便可能正常，然後沒有糞便或**糞便含血、黏液等，又稱草莓樣便**。

3. **觸診腹部呈腹脹，在右上腹或肚臍下方可以觸摸到香腸樣腫塊**。

◆ 治 療

1. 疑似腸套疊時留院觀察，**若解出黃褐色糞便表示可能已復原**。

2. **鋇劑高壓灌腸**
   (1) 原理：在腸子無壞死前，從高度 76~91 公分處，將鋇劑溶液以肛管由肛門灌入，**利用液體靜力壓將嵌入的腸子推回原來部位**。
   (2) **可用來診斷腸套疊**。

(3) 治療成功率約 70~75%，再復發率約 5~10%。

(4) 當有**休克或穿孔徵兆和腹膜炎時，絕不可灌腸**。

(5) **灌腸後會解出灰白色糞便**。

3. 外科手術治療：嚴重時才執行手術，**手術治療後，解出黃褐色糞便，即表示腸套疊已復原**。

◆ 護理措施

1. **術前持續監測糞便情形，解出正常褐色便時通知醫師**。

2. 嘔吐厲害，為了預防吸入性肺炎，可以插鼻胃管引流。

3. 術後 4~5 天解出褐色便，表示腸蠕動功能漸恢復，可開始進食流質，少量多餐。

4. 觀察術後傷口，並給予病童與家屬心理支持。

5. 經治療復位後，最初 36 小時內，最有可能再復發。

(四) 急性闌尾炎(Acute Appendicitis)

◆ 病理生理

1. 常發生於學齡兒童，較少發生於 2 歲以下，糞石是主因之一，其他原因尚有病菌、寄生蟲等。

2. **若沒有加以治療，很快會演變成穿孔及腹膜炎**。

3. 診斷依賴病史、症狀及理學檢查：**羅氏徵象**(Rovsing's sign)**右下腹有壓痛**、腹肌僵硬、反彈痛等，血中白血球常會上升、腹部 X 光片可見異常腸氣或糞石、腹部超音波可見腫大的闌尾、腹水或膿瘍。其症狀變化多端，有時不易確定診斷，需要斷層掃描協助。

◆ 臨床表徵

1. 疼痛是主要的症狀。大部分會先腹痛再嘔吐，腹痛由上腹開始，以腹脹、悶痛為常見。

2. 輕微發燒，約 37.5~38.5℃；**腹膜炎時體溫可超過 39℃，且腹部肌肉有不自主收縮、僵硬如木板。**

3. 幼兒常以腹膜炎表現。

◆ 治療及護理

1. 以手術為主，若懷疑破裂者應在手術前給予抗生素治療。

2. **手術前不給予止痛劑**，以免無法以疼痛作為評估疾病進展的指標。

3. 監測生命徵象，**注意術後傷口有無發炎現象。**疼痛時鼓勵深呼吸運動，**不可腹部熱敷。**

4. 術後若有引流管留置，**需採半坐臥或側臥姿位**，以利引流及防止感染逆行向上擴散。

5. **術後無頭暈可下床，以促進排氣，恢復腸蠕動後採流質飲食。**

(五) 潰瘍性結腸炎(Ulcerative Colitis)

◆ 病理生理

結腸與直腸之黏膜及黏膜下層，發生廣泛性發炎反應，好發於任何年齡，但以年輕人較常見。

◆ 臨床表徵

液狀糞便含血絲（腹瀉）、腹痛、生長遲緩、體重減輕。

◆ 治療及護理

1. 急性期時應禁食，多臥床休息以減輕疼痛，增加舒適。

2. 藥物治療：類固醇、水楊酸、止瀉劑、免疫抑制劑等。

3. 症狀控制；可進食時，採高熱量、高蛋白、低脂、低渣飲食，再改以軟質飲食，少量多餐。

(六) 腸道寄生蟲疾病(Intestinal Parasitic Disease)

常見的寄生蟲感染疾病見表 14-3。

表 14-3 常見的寄生蟲感染疾病			
種類	病理生理	臨床表徵	診斷及處置
蟯蟲	成蟲多寄生在人體的迴腸、升結腸及闌尾中，當**兒童抓癢時，蟲卵藏在指甲內，藉由觸摸將蟲卵傳播**；蟲卵亦會飄浮於空氣中，人經由呼吸而感染並侵入迴腸	**雌蟲移行時會造成肛門、會陰周圍及陰道局部搔癢、不適**，亦有食慾變差、腹痛、噁心、嘔吐等症狀	1. **清晨起床時，**以黏膠試紙輕壓肛門及周圍皮膚，收集蟯蟲蟲卵，在顯微鏡下檢查有無蟲卵 2. 蟯蟲易使肛門搔癢，**傳染率高，**需**全家人一起藥物治療** 3. 注意身體清潔，修剪指甲、飯前便後勤洗手、勤換內衣褲、床單、衣褲用熱水清洗

表 14-3 常見的寄生蟲感染疾病（續）			
種類	病理生理	臨床表徵	診斷及處置
蛔蟲	在腸道孵育成蟲，幼蟲會移行至肺臟、肝臟，而蟲卵經由糞便排出，透過感染的食物、手或物品由口進入	初期可能無症狀，之後出現腹脹、食慾不振、體重減輕、發燒等，嚴重時甚至腸阻塞、腹膜炎，亦可能因肺部受侵犯而產生肺炎	1. 顯微鏡下可於糞便中找到蟲卵 2. 藥物治療 3. 養成良好衛生習慣
鉤蟲	蟲卵存於感染者的排泄物中，特別是泥土中的排泄物，於合宜溫／濕度孵化的幼蟲，經由**皮膚直接接觸泥土**而穿入體內，再由血循至肺或咽喉，吞食後進入腸道，成蟲於腸道侵犯腸壁、吸血	腳部搔癢、**貧血、消瘦**，長期會造成營養不良	1. 顯微鏡下可於糞便中找到蟲卵 2. 藥物治療 3. 不可打赤腳於泥地玩耍、注意衛生

(七) 粥狀瀉(Celiac Disease)

◆ 病理生理

1. 又稱乳糜瀉；因麩質引起小腸吸收不良。

2. 開始提供米穀類飲食 6 個月後，約在 9~12 個月大時出現症狀。

◆ 臨床表徵

1. 泡沫狀腹瀉，因含脂肪，所以氣味惡臭。若糞便檢查結果 pH 值為 6.5，代表**脂肪含量多**。

2. 生長遲緩、腹脹嘔吐、食慾不振、貧血等，如有大量水瀉及嘔吐時，易造成粥狀瀉危機。

◆ 治　療

　　盡量避免食用含麩質的食物，如小麥、大麥、燕麥（本身無麩質，但易在種植、採收、運送和製造過程中受到交叉污染）、裸麥、麵包等，以無麩質食物，如玉米和稻米代替，建議可改喝**無乳糖配方奶粉**，並補充維生素 D、K、B_{12}。如有體液電解質不平衡則提供輸液矯正，並給予白蛋白治療休克，服用類固醇降低發炎。

◆ 護理措施

1. **接觸病童前後均洗手**。

2. 維持皮膚完整性，預防紅臀。

3. 維持足夠營養及體液電解質的平衡，**可給與電解質口服液**治療，以預防脫水。

4. 以**中性溫和肥皂及清水清洗臀部**並擦乾。

QUESTI?N

1. 有關腸套疊(intussusception)之敘述，下列何者錯誤？(A)最常發生在迴腸進入盲腸和結腸處　(B)腹部觸診時，右上腹可觸摸到香腸狀腫塊　(C)解草莓色果醬般大便，便中含有血及黏液　(D)持續性的腹部疼痛，嘔吐物不含膽汁　　　　　　（101專普一）

   解析 突然且急性的腹痛，初期嘔吐物不含膽汁顏色，腸道完全阻塞後又會含有膽汁。

2. 3個月大的嬰兒接受唇裂修補術後，宜採下列何種約束法？(A)手肘帶約束法　(B)床護帶約束法　(C)結繩約束法　(D)木乃伊約束法　　　　　　　　　　　　　　　　　　　　　　（101專高二）

   解析 約束嬰兒手臂，避免觸碰到頭或臉部的傷口或管路。

3. 小萍，2個月大，有腹部脹氣及嘔吐情形，確立診斷為先天性巨結腸症，下列相關手術前後的醫護處置何者正確？(A)手術前腸道準備時，需採肥皂水進行清潔灌腸　(B)通常採兩階段方式的手術治療，其間應相隔1個月左右　(C)若更換造瘻口袋而造成持續出血，需立即就醫　(D)結腸造瘻口手術後應採高渣、高熱量、高蛋白飲食　　　　　　　　　　　　　（101專高二）

4. 有關疝氣之敘述，何者正確？(A)臍疝氣隨著小孩體重增加會更趨嚴重　(B)腹股溝疝氣若局部出現紅、硬且疼痛時，必須及早手術　(C)橫膈疝氣絕大部分為間接疝氣，因此只需做疝氣囊高位結紮　(D)腹股溝疝氣發生率，男女的比例為1：5　（101專高二）

5. 小敏，9個月大，因嘔吐持續2天且有脫水現象而入院，血液Na^+濃度值為147 mEq/L，請問小敏脫水的類型為何？(A)低張性脫水　(B)等張性脫水　(C)高張性脫水　(D)輕度脫水　　　　（102專高一）

解答：　　1.D　　2.A　　3.C　　4.B　　5.BC

6. 小琪，8歲，因腸阻塞開刀有人工肛門留置，有關人工肛門造瘻口的護理指導，下列何者不適當？(A)可利用遊戲或娃娃模型示範更換造瘻口袋與清潔皮膚的步驟　(B)向父母說明手術後3週內要採低渣飲食，以減少腸道蠕動　(C)教導父母協助小琪穿衣，選擇寬鬆、不需使用腰帶的衣服為主　(D)可利用圖片說明造瘻口呈白色表示功能良好　　　　　　　　　　　　（102專高一）

解析 造瘻口呈粉紅色表示功能良好，白色為異常。

7. 唇顎裂(cleft lip and palate)最常引起下列何種健康問題？(A)脫水　(B)反覆性中耳炎　(C)營養不足　(D)腹瀉　　　　（102專高一）

8. 有關急性淋巴球性白血病病童誘導期化學治療之敘述，下列何者錯誤？(A)乃是在罹病最初4至5週，以達到骨髓內的芽細胞少於5%的緩解　(B) 95%的病童在此期結束後，骨髓內的癌細胞大約只剩下原來的1%　(C)一般會合併使用bactrim(backtar)預防泌尿道感染　(D)一般在用藥7至14天會發生骨髓抑制，容易出現感染問題　　　　　　　　　　　　　　　　　　（102專高二）

解析 使用Bactrim (Backtar)目的為預防肺囊蟲肺炎。

9. 有關幽門狹窄(pyloric stenosis)之敘述，下列何者正確？(A)發生率為早產兒比足月兒高　(B)出現噴射狀的嘔吐現象　(C)嘔吐物含膽汁　(D)容易呈現代謝性酸中毒　　　　　　　（102專高二）

10. 丁小妹的母親主訴餵奶數分鐘後，丁小妹即出現溢奶或嘔吐，經24小時食道酸鹼值測定，確定為胃食道逆流，治療藥物Cimetidine (Tagamet)的作用為何？(A)促進酵素分解　(B)促進腸胃蠕動　(C)抑制嘔吐　(D)抑制胃酸分泌　　　　（102專高二）

11. 許小弟，罹患慢性輕微巨結腸症，需採保守療法；有關飲食的護理指導，下列何者正確？(A)高渣、高熱量、高蛋白飲食　(B)低渣、高熱量、高蛋白飲食　(C)低渣、低熱量、高蛋白飲食　(D)高渣、高熱量、低蛋白飲食　　　　　　　　　　　　　（102專高二）

解答：　6.D　7.B　8.C　9.B　10.D　11.B

12. 有關氣管食道瘻管(tracheo-esophageal fistula)兒童，常呈現的「3C」臨床表徵，除咳嗽(coughing)及哽塞(choking)外，還包括下列何者？(A)聽診肺部有捻髮音(crepitation) (B)聽診肺部有爆裂(crack)聲 (C)發紺(cyanosis) (D)尖聲哭叫(crying) （102專高二）

13. 小琪罹患粥樣瀉(celiac disease)，護理師應指導母親避免給予小琪下列哪種食物？(A)米飯 (B)麵包 (C)豆漿 (D)玉米
　解析) (D)造成原因為麩質引起吸收不良，故需避開麵包。 （103專高一）

14. 有關嬰幼兒腸胃道生理功能之敘述，下列何者正確？(A)嬰幼兒的胃容量小、胃排空時間短、腸蠕動速度緩慢，故飲食需要少量多餐 (B)新生兒於出生24小時後，會因腸蠕動及胃結腸反射，解出墨綠色黏稠的胎便 (C)新生兒腸道的長度約為身長的10倍，腹瀉會流失較多的體液及電解質 (D)嬰兒因澱粉酶、脂肪酶、胰蛋白酶不足，而增加腹脹與腹瀉機會 （103專高二）
　解析) (A)嬰幼兒的胃容量小、胃排空時間長、腸蠕動速度較快；(B)胎便大部分於24小時內解出；(C)新生兒腸道的長度約為身長的6~8倍，腹瀉會流失較多的體液及電解質。

15. 有關兒童腹部的身體評估，下列敘述何者正確？(A)腹部評估順序應為視診、叩診、觸診、聽診 (B)左下腹區若深觸診發現軟質塊狀物，可能為幽門狹窄 (C)疼痛部位宜最先進行叩診，以能夠正確進行疼痛評估 (D)聽診腸蠕動的性質與頻率，正常腸蠕動次數約為3~40次／分 （103專高二）
　解析) (A)腹部評估順序應為視診、聽診、叩診、觸診；(B)右下腹摸到橄欖狀2~3公分的腫塊，可能為幽門狹窄；(C)疼痛部位宜最後叩診。

16. 小明，2歲，因連續二天來食慾變差、腹脹、腹瀉、腹痛及排便有血絲等狀況而至急診求治，有關小明糞便培養(stool culture)檢查的目的，下列何者正確？(A)檢驗是否有寄生蟲感染 (B)確認腸道感染致病菌原 (C)檢驗是否有病毒感染 (D)評估碳水化合物吸收情形 （103專高二）

解答： 12.C 13.B 14.D 15.D 16.B

17. 有關膽道閉鎖(biliary atresia)嬰兒父母的護理指導，下列敘述何者錯誤？(A)指導父母密切注意病童皮膚、尿液是否呈茶黃色 (B)衛教父母選擇葛西手術(Kasai procedure)最適當的時機在出生60天內進行　(C)指導父母需定期追蹤病童肝功能的變化　(D)衛教父母，病童需要長期攝取長鏈脂肪酸之配方奶或低蛋白牛奶

解析 (D)須攝取中鏈脂肪酸之配方奶。　　　　　　　　（103專高二）

18. 有關兒童巨結腸症(megacolon)的敘述，下列何者正確？(A)引起原因為某一段腸壁缺乏副交感神經節　(B)常發生於降結腸後段 (C)解出果醬般的大便　(D)須做永久性結腸造瘻口　（103專高二）

解析 (B)常發生於乙狀結腸；(C)會產生便祕、腹部脹大症狀；(D)須做暫時性結腸造瘻口。

19. 林小弟，3個月大，持續腹瀉，為維持臀部及會陰皮膚的完整性，應避免下列何種護理措施？(A)以中性溫和肥皂和清水清洗臀部及會陰部後，用紙巾吸乾　(B)打開尿布，讓臀部及會陰部暴露於空氣中，使其自然乾燥　(C)於臀部塗抹凡士林或羊毛脂，以避免糞便直接刺激皮膚　(D)每4小時使用烤燈0.5~1小時，烤燈需距離臀部30公分　　　　　　　　　　（104專高一）

解析 每次使用烤燈的時間為15~20分鐘。

20. 林小妹，9歲，因下腹部疼痛、發燒、噁心、嘔吐及煩躁不安等現象到急診室求治，下列護理措施何者正確？(A)病史收集後，以視、叩、觸、聽之順序進行腹部評估　(B)以巴賓斯基徵象(Barbinski's sign)評估闌尾炎的表徵　(C)協助採屈膝臥躺姿勢，以增加其舒適感　(D)提供熱水袋熱敷腹部，緩解疼痛

（104專高一）

解答：　17.D　18.A　19.D　20.C

21. 有關嬰幼兒消化系統的生理特性，下列敘述何者錯誤？(A)新生兒1~2週大時即會嘗試自主控制吞嚥，故有生理性流涎的現象 (B)新生兒的胃賁門括約肌較為鬆弛，故餵食後常會出現溢奶情形　(C)嬰兒3個月前缺乏胰臟分泌的澱粉酶(amylase)，對澱粉的消化吸收較有困難　(D) 2歲以前幼兒的胃呈圓形及水平位置，餵食後採直立姿勢以免溢奶　　　　　　　　　　　　（104專高一）

22. 小葶，6個月大，因突然尖叫、哭泣且嘔吐而由母親送醫求治，經銀劑灌腸確定為腸套疊，下列護理評估與指導何者錯誤？(A)解便特徵為果醬般的暗紅色血便　(B)呈噴射狀嘔吐，嘔吐物不含膽汁　(C)若銀劑灌腸無法使腸道還原，即採外科療法　(D)外科手術後，需協助病童維持屈膝的側臥姿　　　　（104專高二）

　解析) 初期嘔吐物不含膽汁顏色，等到完全阻塞後才會含有膽汁，不會有噴射狀嘔吐。

23. 有關兒童A型肝炎的敘述，下列何者錯誤？(A)傳染方式為糞口途徑　(B)急性期時，症狀如同感冒　(C)早期時，會出現黃疸現象 (D)飲食宜採高蛋白和低脂肪飲食　　　　　　　　　　（104專高二）

　解析) 較少出現黃疸，僅有肝功能障礙。

24. 小勇，3週大，因罹患幽門狹窄入院備行幽門切開術(pyloromyotomy)，有關幽門狹窄手術前後的護理，下列敘述何者不適當？(A)術前記錄輸出入量、嘔吐物的性狀以及尿比重　(B)術前協助矯正嚴重嘔吐造成的代謝性酸中毒　(C)術前需協助矯正脫水及電解值不平衡情形　(D)術後4~8小時即可開始給予少量葡萄糖水　　　　　　　　　　　　　　　　　（105專高一）

　解析) (B)術前協助矯正嚴重嘔吐造成的代謝性鹼中毒。

解答：　21.A　22.B　23.C　24.B

25. 小明，妊娠週數32週出生，體重1,500 gm，將進行口胃管餵食，下列護理措施何者正確？(A)測量插入的長度宜由鼻尖經耳垂，連接至劍突和肚臍中點的距離　(B)插入過程若無咳嗽、嗆到、發紺，表示未插到氣管，可安全地灌食　(C)灌食速度要緩慢，約5 mL/5~10分鐘，以預防胃部過度膨脹　(D)餵食後協助左側臥、頭抬高45度約30分鐘，以防吸入性肺炎　　　（105專高二）

　　解析 (A)測量插入的長度宜由鼻尖經耳垂，連接至劍突的距離；(B)插入後需經測試，確認在正確位置後才可安全地灌食；(D)餵食後協助右側臥、頭抬高45度約30分鐘，以防吸入性肺炎。

26. 小明，1個月大，罹患膽道閉鎖，因發燒、呼吸喘、脾腫大而住院治療，接受鼻胃管灌食，每餐灌食量為150 mL，護理師灌食前反抽出胃殘餘量50 mL，下列護理措施何者正確？(A)應暫時停止餵食，並通知醫師　(B)倒掉反抽的胃殘餘量，再灌入150 mL　(C)將反抽的胃殘餘量灌回，再灌入100 mL　(D)將反抽的胃殘餘量灌回，再灌入150 mL　　　（106專高一）

　　解析 灌食量需加上反抽出胃殘餘量。每餐灌食量為150 mL，反抽出胃殘餘量為50 mL，再灌入100 mL即可。

27. 王小弟，9歲，將進行腸道手術前的清潔灌腸(cleansing enema)，下列護理技術之執行，何者正確？(A)準備蒸餾水600 mL，溶液溫度為40~43℃　(B)協助兒童安靜平躺床上後，採右側臥、屈曲雙膝姿勢　(C)將灌腸筒掛於點滴架上，使液面與兒童肛門距離45~60公分　(D)請兒童張口深呼吸，潤滑14 Fr.肛管後，推入兒童肛門內7.5公分　　　（106專高一）

解答：　25.C　26.C　27.D

28. 小芸，1歲半，因罹患克隆氏症(Crohn's disease)而接受人工結腸造瘻口手術。小芸母親第一次參與學習腸造瘻口居家護理技巧，下列護理措施及指導何者錯誤？(A)手術後造瘻口會有暫時性腫脹情形，持續約3~6週後，造瘻口會漸漸縮小開口　(B)好的造瘻口呈紅色，若呈現黑色或深色，表示可能因扭轉、脫出或黏連造成血液循環不佳　(C)將保護膜剪成造瘻口大小或比造瘻口大約0.5公分，貼在造瘻口周圍皮膚上　(D)造瘻口黏膜需比周圍皮膚低，以保護周圍皮膚及造瘻口的完整，促進傷口癒合　　（106專高一）

　解析　(D)造瘻口黏膜需比周圍皮膚高，以免發生造瘻口回縮。

29. 有關沙門氏菌(Salmonella)感染引致的兒童急性腸胃炎，其大便型態之敘述，下列何者正確？(A)水樣無臭味　(B)含膿樣分泌物　(C)含有黏膜　(D)含有血絲　　（106專高一）

30. 林小妹，9歲，診斷為闌尾炎(appendicitis)預進行盲腸切除手術。有關手術前後的護理措施，下列何者正確？(A)術前持續評估疼痛型態，必要時給予口服非類固醇止痛劑(NSAID)　(B)持續腹部評估，若腹部肌肉有不自主收縮而僵硬如木板，疑有腹膜炎的危險　(C)術前宜禁食由靜脈點滴維持體液，術後試喝水無不適即可恢復進食　(D)術後若有引流管留置，需採平躺姿位，以利引流及防止感染逆行向上擴散　　（106專高二）

　解析　(A)不可給予止痛劑，以免無法以疼痛作為評估疾病進展的指標；(C)術後恢復腸蠕動，需先採流質飲食；(D)需採半坐臥或側臥。

31. 有關先天性的氣管食道瘻管(tracheoesophageal fistula)嬰兒，進行瘻管關閉及食道吻合術後之照護重點，下列敘述何者錯誤？(A)需將嬰兒頭部抬高45~60度，以避免胃容物逆流　(B)使用安撫奶嘴，以免嬰兒哭泣造成胃腸壓力上升　(C)若鼻胃管滑脫應立即重新放置，以免胃液損及傷口　(D)抽吸管的長度不可超越傷口吻合處，避免吻合部位受傷　　（106專高二）

　解析　(C)不可重新放置，以免損及手術吻合處。

解答：　28.D　29.D　30.B　31.C

32. 有關輪狀病毒(rotavirus)感染引起的兒童急性腸胃炎，下列敘述何者正確？(A)主要藉由飛沫傳染　(B)糞便棄置前需經漂白水消毒　(C)需使用抗生素治療　(D)常併有上呼吸道感染（106專高二）

解析 (A)主要透過糞口途徑傳播；(C)補充水分和電解質以防止脫水，為治療原則。

33. 陳小弟，出生3星期，餵食後經常發生噴射狀嘔吐，嘔吐物呈酸性、內含未消化的胃內容物與血絲、黏液分泌物，但不含膽汁，視診可見由左至右橫過上腹區的胃蠕動波，在右上腹可摸到橄欖狀腫塊，以上現象為下列何種疾病的臨床表徵？(A)巨結腸症(megacolon)　(B)幽門狹窄(pyloric stenosis)　(C)膽道閉鎖(biliary atresia)　(D)橫膈疝氣(diaphragmatic hernia)　（106專高二補）

34. 兒童的復發性腹痛(recurrent abdominal pain)會具有下列何項特徵？(1)腹痛會出現在肚臍周圍　(2)是一種轉移性的腹痛　(3)解出鬆軟的大便　(4)腹痛時間是不規律的　(5)會伴隨體溫升高。(A)(1)(3)(4)　(B)(1)(4)(5)　(C)(2)(3)(5)　(D)(2)(4)(5)　（107專高一）

解析 常發生於在5~10歲的孩童，常於肚臍周圍疼痛，少數會發生在上腹心窩處。疼痛是在幾個星期或幾個月內不規則反復性的發作。常伴隨頭昏、頭痛，身體麻麻的感覺或腳痛等症狀。

35. 有關唇裂(cleft lip)與顎裂(cleft palate)之手術後護理，下列敘述何者正確？(A)出現不停的吞嚥動作，應評估傷口處是否出血　(B)採俯臥姿勢，利分泌物流出，避免吸入性肺炎　(C)啼哭時，以奶嘴安撫，避免縫合處裂開　(D)拆除縫線前應禁食，避免傷口感染　（107專高一）

36. 張小妹，9個月大，體重原為9公斤，因腹瀉入院治療。臨床表徵，體重現為8.3公斤、囟門凹陷、皮膚及黏膜乾燥、脈搏增加、少尿，有關脫水程度之評估，下列何者正確？(A)輕度脫水　(B)中度脫水　(C)重度脫水　(D)極重度脫水　（107專高一）

解析 體重減少約7%，為中度脫水（體重減少5~9%）。

解答：　32.BD　33.B　34.A　35.A　36.B

37. 王小弟，4週大，因幽門狹窄(pyloric stenosis)接受幽門切開術(pyloromyotomy)。下列有關護理措施之敘述，何者錯誤？(A)術前監測嘔吐物質與量、輸出入量、尿比重　(B)術前協助矯正嘔吐造成的代謝性鹼中毒　(C)術後避免餵食過快，常予拍背排氣　(D)術後餵食，宜採左側平躺方式　　　　　　　　　　（107專高一）

解析 餵完後應採右側臥或半坐臥位。

38. 婷婷，9個月大，體重9公斤，母親主訴最近一天解水便數次，現體重為8公斤，此屬於下列何種情況？(A)正常體液流失　(B)輕度脫水　(C)中度脫水　(D)重度脫水　　　　　　　（107專高二）

解析 體重減輕約11%，故為重度脫水（體重減輕10~15%）。

39. 小文，6個月大，被診斷胃食道逆流(gastroesophageal reflux)，下列護理指導何者正確？(A)添加麥粉或米粉，泡製較濃稠的配方奶　(B)容易溢奶，其嘔吐物含膽汁　(C)餵食後，宜採仰臥平躺姿勢　(D)餵食時，避免拍背排氣引起食物逆流　　　（108專高一）

解析 (B)嘔吐物不含膽汁；(C)餵食後保持30分鐘到1小時的直立或半直立姿勢，以改善逆流；(D)餵食中多次排氣，可以減少胃食道逆流的量。

40. 張小弟，2個月大，經由鼻胃管餵食，下列有關管灌餵食的敘述何者正確？(A)總灌入量為胃殘餘量加上該次灌食量　(B)如出現嘔吐、腹脹、呼吸暫停等徵象應立即停止灌食　(C)餵食後，採坐姿或左側半坐臥，避免食物逆流　(D)鼻胃管餵食期間，不應給予安撫奶嘴，以免影響呼吸　　　　　　　（108專高一）

解析 (A)總灌入量＝該次灌食量－胃殘餘量；(C)採右側臥或半坐臥以助消化；(D)餵食時可同時提供安撫奶嘴。

41. 小明，8個月大，疑似患有胃食道逆流(gastroesophageal reflux, GER)接受多項診斷檢查，下列何者正確？(A)食道鏡檢查，可以確認逆流量的多寡　(B)上腸胃道攝影術，需喝下含顯影劑的牛奶　(C)腹部超音波掃描，確認食道炎的位置　(D) 24小時食道酸鹼值測定，是最準確的診斷方法　　　　　　（108專高二）

解答：　37.D　38.D　39.A　40.B　41.D

42. 有關先天性巨結腸症(congenital megacolon)之臨床表徵，下列敘述何者錯誤？(A)新生兒胎便延遲排出　(B)嘔吐物不含膽汁　(C)嬰幼兒慢性便祕　(D)嬰幼兒生長遲滯　　　（109專高一）

解析 (B)會有膽汁性嘔吐。

43. 林小妹4歲，常用手抓屁股，疑有蟯蟲感染，將進行透明膠帶試驗(scotch tape test)，最合適的蟲卵採集時間為何？(A)清晨尚未起床時　(B)中午進餐後　(C)傍晚進餐前　(D)睡覺前　　（109專高二）

解析 蟯蟲雌蟲夜間會至肛門產卵，故宜於清晨尚未起床時進行透明膠帶試驗採集蟲卵。

44. 小曄3個月大，因為唇裂(cleft lip)而入院，經醫師進行唇裂修補術後返回病室，有關手術後護理，下列敘述何者錯誤？(A)協助採取俯臥姿勢，以促進分泌物流出，預防呼吸道阻塞　(B)須適當約束手肘，避免病童碰觸傷口影響癒合　(C)儘量避免嬰兒吸吮，安撫奶嘴暫時勿使用　(D)餵完奶後，應給予清水清洗口腔以預防感染　　　　　　　　　　　　　　　　　（109專高二）

解析 採仰臥或坐臥，以免俯臥摩擦傷口。

45. 王小弟腹瀉三天，每天高達10次，體重從10公斤降至9.2公斤，尿量也減少。請問王小弟的脫水程度為何？(A)沒脫水　(B)輕度脫水　(C)中度脫水　(D)重度脫水　　　　　　　　（109專高二）

解析 體重減輕5~9%為中度脫水。

46. 有關腸套疊(intussusception)的臨床表徵，下列敘述何者正確？(A)常出現咳嗽、梗塞、發紺等症狀　(B)解草莓果醬般大便　(C)腹部的左下象限內會觸摸到香腸狀腫塊　(D)解出暗茶色尿液

解析 (A)常出現盜汗、臉色發白、嘔吐症狀；(C)腹部的右下象限內會觸摸到香腸狀腫塊；(D)尿液正常。　　　　　　（109專高二）

47. 兒童健康手冊有嬰兒大便卡，請家長比對嬰兒大便的顏色，可早期發現膽道閉鎖兒，主要目的為何？(A)預防核黃疸，減少神經損傷　(B)早期給予特殊奶粉，減少代謝異常　(C)儘早進行手術，減少肝臟損傷　(D)儘快給予排膽劑，以利膽汁排出

　　解析 膽道閉鎖是進行性炎症過程，肝臟及肝臟外膽道纖維化會造成膽道管腔封閉導致肝硬化、肝衰竭等，早期診斷是膽道閉鎖病童存活的關鍵，越早接受手術，成功率越高。　　　　（109專高二）

48. 陳小弟11歲，因闌尾炎進行盲腸切除術。有關手術後護理措施，下列敘述何者正確？(A)疼痛時少用止痛劑，因易降低腸蠕動，可予腹部熱敷，減輕疼痛　(B)定時監測傷口有無紅、腫、熱、痛等發炎現象　(C)鼓勵病童臥床休息，減少下床，以預防傷口縫線滲血，導致影響傷口癒合　(D)術後如有引流管留置，應採平躺姿勢，以利傷口引流　　　　（109專高二）

　　解析 (A)不可腹部熱敷；(C)術後無頭暈可下床走動，以促進排氣；(D)術後如有引流管留置，需採半坐臥或側臥姿位。

49. 兒童是易受輪狀病毒感染的高危險群，為預防輪狀病毒感染，有關家屬的護理指導，下列敘述何者錯誤？(A)鼓勵父母及兒童養成勤洗手習慣　(B)需注射兩劑輪狀病毒疫苗　(C)盡量減少出入公共場所　(D)勿吃生食，保持廚房、器具、食材的清潔

　　解析 輪狀病毒疫苗為口服疫苗。　　　　（110專高一）

50. 罹患腸套疊(intussusception)的病童，接受鋇劑灌腸治療後，下列敘述何者正確？(A)腸套疊可完全復原，不需擔心再度復發　(B)必須配合外科手術使腸道完全復位　(C)初次解出灰白色糞便代表非正常現象　(D)解出正常的褐色糞便，表示腸套疊可能復原

　　　　（110專高一）

解答：　47.C　48.B　49.B　50.D

51. 嬰兒唇顎裂手術後的護理照護注意事項，下列敘述何者錯誤？
(A)需適時約束嬰兒，手臂避免抓到縫線　(B)避免哭泣影響傷口，可使用安撫奶嘴安撫之　(C)直立式坐姿是較適合餵食的方式　(D)可用毛毯限制嬰兒翻身，避免嬰兒碰到傷口

　解析 唇顎裂手術後勿使用普通奶嘴，以免觸碰傷口。　（110專高二）

52. 王小弟，6週大，每次餵奶後出現噴射式嘔吐，被診斷為幽門狹窄(pyloric stenosis)，下列敘述何者正確？(A)嘔吐物含膽汁，呈黃褐色　(B)嘔吐多發生在餵食完後　(C)上腹部出現由右至左慢慢移動的胃蠕動波　(D)大便含有血液與黏膜　（110專高二）

53. 小雄，2歲，因嘔吐、體溫38.6℃而入院，母親主訴小雄昨日就開始嘔吐、解水樣綠色便多次，且進食量、尿量明顯減少，體重由14公斤降到13.1公斤。下列評估何者正確？(A)無脫水現象　(B)輕度脫水現象　(C)中度脫水現象　(D)重度脫水現象

　解析 體重減輕：輕度脫水：5%以下；中度脫水：5~9%；重度脫水：10~15%。　（110專高二）

54. 乳糜瀉(celiac disease)是對蛋白質中的麩質過敏而導致吸收不良的疾病，下列何種食物不適合麩質過敏的兒童食用？(A)燕麥片　(B)玉米　(C)米飯　(D)蛋　（111專高一）

55. 有關先天性巨結腸症的臨床表徵，下列敘述何者錯誤？(A)出生24小時內無法排出胎便　(B)新生兒時有嘔吐現象且嘔吐物不含膽汁　(C)嬰兒期時有難以進食及生長遲滯之狀況　(D)兒童期有慢性便祕且呈現絲帶狀糞便　（111專高一）

　解析 症狀包含膽汁性嘔吐。

56. 小乖，18個月大，因感染腸病毒上吐下瀉多日而入院，原體重為14kg，入院時體重只有12kg，皮膚黏膜乾燥、脈搏淺快、尿很少，其症狀屬於：(A)輕度脫水　(B)中度脫水　(C)重度脫水　(D)正常體液流失　（111專高二）

解答：　51.B　52.B　53.C　54.A　55.B　56.C

解析 重度脫水徵象包括體重減輕10~15%、膚色斑駁、黏膜枯乾、少尿至無尿、血壓下降、脈搏淺快微弱等。

57. 小莉，因診斷有食道氣管瘻管(tracheo-esophageal fistula)而住加護病房，欲執行鼻胃管放置，下列護理措施之敘述，何者較不適當？(A)經鼻插入，長度由鼻尖到耳垂到劍突之長度為準　(B)可接上空針並反抽，如有胃液，表示鼻胃管位置正確　(C)灌食前，應以灌食空針反抽，評估是否有殘餘量，以了解消化吸收情形　(D)鼻胃管灌食後鼓勵採左側臥以預防吸入性肺炎
解析 灌食後需進行排氣，採右側臥或半坐臥以助消化。　（111專高二）

58. 有關兒童因幽門狹窄，需進行幽門切開術(pyloromyotomy)，下列何者正確？(A)嬰兒需禁食至排氣後，始可給予少量的葡萄糖水或電解質口服液　(B)若給予葡萄糖水未出現嘔吐，8小時後可開始漸進式給予餵食　(C)餵食時抬高頭部，餵食後應採左側臥或半坐臥位　(D)手術後，易造成腸阻塞宜補充脂溶性維生素

（111專高二）

59. 陳小弟，4歲，身體瘦弱，因貧血來院檢查，疑似寄生蟲感染，陳小弟喜歡赤腳到田裡玩泥巴，下列何者是最可能感染的寄生蟲？(A)蛔蟲　(B)蟯蟲　(C)鉤蟲　(D)廣東住血吸蟲　（112專高一）
解析 人類可能透過皮膚直接接觸泥土而感染鉤蟲，其主要寄生於腸道，症狀包含貧血、營養不良、胃腸功能障礙等。

60. 有關先天性膽道閉鎖的敘述，下列何者正確？(A)常出現水溶性維生素缺乏現象　(B)通常執行膽道切開術後，病童一般預後良好　(C)若未治療，易出現肝硬化、脾腫大現象　(D)糞便內經常含有血絲及暗紅色大便　（112專高一）

解答：　57.D　58.B　59.C　60.C

61. 林小弟，妊娠31週，出生一週大，目前體重1,868公克，有關林小弟的營養照護，下列敘述何者最正確？(A)為滿足口慾，以經口餵食為主，不足部分以靜脈輸液補充　(B)為避免吸吮耗費身體能量，以全靜脈營養提供所需熱量　(C)早產兒配方奶熱量高於母乳，建議餵食早產兒配方奶為主　(D)口胃管灌食時，反抽量大於灌食量一半時，應暫停餵食　　　　　　（112專高二）

解析 (A)(B)小於32週應採口或鼻胃管餵食；(C)早產兒母親的母乳所含的營養成分較能符合早產兒需求。

62. 王小弟，6歲，因下腹部疼痛、噁心、嘔吐等現象到急診室求治，懷疑闌尾炎，有關闌尾炎的評估，下列何者最適當？(A)柯林氏徵象(Kernig's sign)　(B)布魯伯氏徵象(Blumberg's sign)　(C)羅氏徵象(Rovsing's sign)　(D)墨菲氏徵象(Murphy's sign)

（112專高二）

解析 羅氏徵象為施壓病人左下腹時，其右下腹會感覺更為疼痛。

63. 有關病童罹患腸套疊(Intussusception)之治療和護理措施，下列敘述何者正確？(A)可採趴睡壓迫腸子促使自動復位　(B)若需執行外科手術，可以拉扯方式將嵌入腸道復位避免壞死　(C)鋇劑灌腸是以液體和空氣壓力將嵌入腸子推回原位　(D)腸套疊治療復位後可立即出院　　　　　　　　　　　（112專高二）

64. 吳小弟，5個月大，持續腹瀉，有關護理指導的敘述，下列何者較不適當？(A)以中性溫和肥皂及清水清洗臀部並擦乾　(B)需泡兩倍濃度的全奶，防止營養不良　(C)建議可改喝無乳糖配方奶粉　(D)輕中度腹瀉可給與電解質口服液治療　　　（112專高二）

65. 有關輪狀病毒(rotavirus)和諾羅病毒(norovirus)之比較，下列敘述何者錯誤？(A)輪狀病毒好發於嬰幼兒，諾羅病毒好發於所有年齡層　(B)輪狀病毒有疫苗預防，諾羅病毒則無　(C)輪狀病毒會產生腸毒素，諾羅病毒機轉尚不清楚　(D)兩者傳染途徑均屬糞口傳染　　　　　　　　　　　　　　　　　　（112專高三）

解答：　　61.D　　62.C　　63.C　　64.B　　65.C

解析 (C)諾羅病毒是一種沒有外殼的RNA病毒，僅少量病毒顆粒及可致病，沒有疫苗也沒有特效藥。

66. 小亮，出生後診斷為腭裂(cleft palate)，1歲時入院行腭裂修補術，有關術後約束之護理措施，下列敘述何者正確？(A)木乃伊約束法　(B)手臂約束法　(C)手肘約束法　(D)背心式約束法
（113專高一）

解析 腭裂手術後必要時，可適時約束手肘，或以毛毯或約束夾克，限制其翻身，避免摩擦到臉部。

67. 膽道閉鎖(biliary atresia)是嬰兒先天性疾病之一，下列敘述何者錯誤？(A)常出現灰白色的大便、暗茶色的尿液　(B)容易影響脂肪的消化吸收，導致水溶性維生素缺乏　(C)膽管炎是手術後常見的合併症之一　(D)提供不需要膽汁消化的中鏈脂肪酸配方奶，高蛋白牛奶為主
（113專高一）

解析 (B)影響脂溶性維生素吸收。

68. 小強罹患先天性巨結腸症(congential megacolon)，有關照護和手術之護理指導敘述，下列何者正確？(A)保守療法應採低渣、高熱量、高蛋白飲食　(B)手術前需採肥皂水進行腸道清潔灌腸(C)術後若有造瘻口腫脹情形，則是異常現象，須立即通報醫師(D)結腸造口的黏膜並無神經，且會比周圍皮膚低　（113專高一）

解析 (B)手術前會依醫囑投予預防性抗生素，並以抗生素做腸道灌洗。

69. 有關兒童急性腹瀉時，下列護理處置何者最適當？(A)給與腸道吸附劑(kaolin-pectin)，與食物一起服用　(B)以雞湯取代配方奶(C)水分的補充可給與口服葡萄糖電解質水　(D)配方奶泡濃一些，減少水瀉的次數
（113專高一）

解答：　66.C　67.B　68A　69.C

MEMO

泌尿生殖系統疾病
患童的護理

出題率：♥ ♥ ♡

CHAPTER

15

兒童泌尿生殖 ── 兒童泌尿生殖系統的生理特徵
系統概論 ── 兒童泌尿生殖系統疾病的整體性護理

兒童常見的泌尿 ── 先天性泌尿生殖系統疾病
生殖系統疾病 ── 泌尿生殖系統功能障礙

Pediatric Nursing

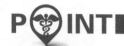

15-1　兒童泌尿生殖系統概論

一、兒童泌尿生殖系統的生理特徵

1. 泌尿系統包括腎、輸尿管、膀胱、尿道。

2. 少於 34 週的早產兒腎絲球吸收能力低於正常新生兒。

3. 5 歲以上兒童的排尿功能與成人相似。

4. 每日尿液輸出量：新生兒 2 mL/kg/hr、兒童 1 mL/kg/hr、青春期 40~80 mL/24hr。

5. 新生兒睪丸已下降至陰囊中，尿道開口位於陰莖頂端中央。

6. 陰囊水腫常見於 2 歲以下兒童，內含漿液故**陰囊透光**，無痛，會自然消失。

7. 女嬰受母體女性荷爾蒙影響，可能有假性月經。

二、兒童泌尿生殖系統疾病的整體性護理

(一) 全身性評估

1. 泌尿系統
   (1) 視診如腹部凸起可能有液體瀦留、肚臍突出可能有疝氣。
   (2) 叩診時有腰痛情形，可能為上泌尿道感染。
   (3) 恥骨聯合上方有持續疼痛，可能為膀胱炎。
   (4) 青春期在兩側下腹部有持續疼痛，可能為骨盆腔發炎。

2. 生殖系統
   (1) 正常睪丸左右等大。
   (2) 觸診睪丸或陰囊時，會因天氣冷、碰觸或運動刺激而使睪丸提高進入骨盆腔。

(二) 常見檢查

嬰幼兒檢查前，可利用玩偶簡單說明檢查過程以減輕焦慮。

1. **尿路動力學**：可檢定排尿功能失常的特性。

2. **排泄性膀胱尿道攝影(VCUG)**：將顯影劑由導尿管注入膀胱內，**評估有無膀胱輸尿管逆流現象及逆流等級**。結果正常表無解剖結構上的異常。

3. **靜脈注射腎盂攝影(intravenous pyelogram; IVP)**：靜脈注射含碘對比劑，以確定泌尿系統的感染與**解剖結構異常**的相關性，通常在發炎治療後 4~6 週或感染消失後執行，**攝影後宜多讓病童攝取液體**。

4. **腎臟掃描(DMSA renal scan)**：注射放射線物質以觀察腎臟結構與腎功能，檢查時必須保持不動，**是診斷急性腎盂腎炎最可靠的工具**。

5. 尿液檢查
   (1) 貼尿袋：以生理食鹽水清潔後貼上，若在 30 分鐘內不能送至檢驗室，則必須將檢體放入冰箱(4℃)存放，但不宜超過 24 小時。
   (2) 收集中段尿。
   (3) 恥骨上抽吸：用空針從恥骨上插入膀胱抽出尿液。

15-2　兒童常見的泌尿生殖系統疾病

一、先天性泌尿生殖系統疾病

(一) 尿道下裂(Hypospadias)

◆ 病理生理

　　尿道開口在陰莖腹面，屬先天性疾病，發生原因不明，可能是胚胎發育過程，尿道與尿道海綿體生成發生異常。有時只影響外觀，也可能嚴重到需蹲著排尿或無法勃起。

◆ 臨床表徵

　　陰莖背側有較長的包皮、無法站立排尿。以陰囊型及會陰型之尿道下裂最為疼痛。

◆ 治 療

　　外科手術：**最好在完成小便訓練前完成重建手術**，通常建議於 6 個月～1 歲施行。**重建手術前，不宜施行包皮環切術**。

◆ 護理措施

1. 監測尿量、尿液顏色及導尿管通暢度。術後數天尿液可能含血。如果**尿液由陰莖以外區域滲出，須立刻通知醫師**。

2. **鼓勵多喝水**，以維持適當水分及排尿通暢。

3. **術後臥床休息**，保持尿道導管固定於腹壁或腿上，以免牽扯傷口；使用床上支架，避免床單壓迫傷口。敷料視需要更換。

4. **限制會壓迫手術部位的活動約 2 週**，如坐玩具車、跨坐等。

5. **將導尿管固定於腹部或腿上，以降低拉扯傷口**。

(二) 隱睪症(Cryptorchidism)

◆ 病理生理

1. **單側或雙側睪丸未完全下降至陰囊內，且陰囊小及無皺褶**，與胎兒腦下垂體所分泌的黃體生成素(LH)及胎兒體內的睪固酮(testosterone)有關。

2. **睪丸下降發生於胎兒期第 7~9 個月，故好發於早產兒**。

◆ 臨床表徵

陰囊中摸不到睪丸，陰囊發育也較差。

◆ 治　療

1. 內科治療：於 1~4 歲時注射荷爾蒙，如人類絨毛膜性腺激素(hCG)刺激睪固酮合成，促使睪丸下降。

2. 手術：5 歲以前進行矯正，尤以 2 歲為佳，以防閹割焦慮。若**到青春期時尚未矯正，會對生殖能力產生嚴重影響**，未下降的睪丸可能受高溫損害，造成萎縮且不能產生精子，進而導致不孕，未來也**易發生睪丸癌**。

◆ 護理措施

1. **手術腫脹部位可冰敷減輕疼痛**、注意感染症狀。

2. 須長期追蹤，適當的時機做不孕測試，於年齡較大時教導自我檢查睪丸。

二、泌尿生殖系統功能障礙

(一) 泌尿道感染(Urinary Tract Infection; UTI)

◆ 病理生理

1. 泌尿道感染(UTI)是指腎臟、輸尿管、膀胱或尿道有感染情形，其中以**大腸桿菌**(*E. coli*)引起居多。

2. **膀胱輸尿管逆流**(vesicoureteral reflux; VUR)**會導致輸尿管及腎臟的擴張與損傷，排尿疼痛有灼熱感**，最常見的臨床表徵為UTI。**共分為五等級，等級越高，逆流程度越嚴重。**

3. 小於 3 個月的嬰兒常因細菌由血液流至腎臟，而造成 UTI。**1 歲以下男孩發生率較高；2~6 歲女孩發生率比男孩高 10~30 倍，**因女孩尿道較短，且尿道與肛門會陰較接近所致。**青少年期有較高的發生率是與性行為有關。**

4. 尿中菌數超過 10^5 個／毫升，即可確立診斷。

◆ 臨床表徵

解尿困難、頻尿、排尿及下腹部疼痛。

◆ 治療

1. **抗生素治療**，如 Gentamicin、Amoxicillin 等，**細菌培養結果為兩次陰性，才可停止。**結構異常時須接受外科矯正。

2. VUR 屬第 3 級，使用預防性抗生素治療並定期回診，出院後每 3 個月做 1 次尿液培養（至少 1 年）；屬第 4、5 級時，除了藥物控制外，尚可考慮接受輸尿管再植入手術治療。

◆ 護理措施

1. **攝取充足水分**，有助於減輕感染的機率。

2. **督促定時排尿**，避免憋尿，**教導女性排便後養成從前往後擦拭的衛生習慣**，以及採淋浴方式，避免泡澡、**穿著棉質內褲**等。

3. 鼓勵多喝蔓越莓汁，促進尿液酸化；避免咖啡因與碳酸飲料，因會刺激膀胱黏膜。

4. **每次性行為後，立即清潔會陰部及排空膀胱，以防尿液滯留及將細菌排出。**

5. 門診追蹤複檢尿液。

(二) 急性腎絲球腎炎(Acute Glomerulonephritis; AGN)

◆ 病理生理

1. 常發生於上呼吸道或皮膚受到 A 群 β 溶血性鏈球菌的感染，產生抗原抗體反應所導致。

2. 當自體免疫複合體沉積於腎絲球與鮑氏囊，會造成發炎、阻塞，而產生血尿，也會降低腎絲球過濾率，導致尿量減少，引起水腫。

3. 常發病於感冒治癒後的 1~2 週間。

◆ 臨床表徵

1. 早晨眼眶明顯水腫，至下午會全身水腫、少尿、無尿（主要臨床表徵，易造成代謝性酸中毒）或血尿、蛋白尿（3+~4+），亦會有**高血壓**、血中白蛋白微減、疲倦等情形。

2. **補體(C3, C4)和血紅素下降、尿素氮及肌酸酐(creatinine)上升，可作為疾病判斷；而補體(C3, C4)是疾病改善的最佳指標。**

◆ 治 療

1. 急性期約 1~2 週，以支持療法為主，**每 4~6 小時監測血壓**，如有高血壓時給予降血壓藥物，嚴重少尿時使用利尿劑。

2. 抗生素治療至少 7~14 天，若有鏈球菌感染須使用 Penicillin。

◆ 護理措施

1. **急性期時盡量臥床休息**，記錄每次尿液之外觀，**直至肉眼看不見血尿**。

2. 避免和感冒的小朋友一起玩，以免上呼吸道感染。

3. 若無出現合併症，**可採普通飲食，但若有水腫及高血壓，應限制鈉的攝取**，並監測血中鈉、鉀離子濃度。

4. **每天尿量若少於 200~300 c.c.則須限水及禁食高鉀食物**，如香蕉、柑橘等。

5. **若血中尿素氮過高需限制蛋白質。**

6. 有嚴重水腫的病童需定期協助翻身。

7. **監測血壓及每日體重的變化**，每天同一時間以同一體重計測量體重、正確測量輸出入量。

8. 在蛋白尿及血尿消失前，需避免劇烈活動。

(三) 腎病症候群(Nephrotic Syndrome; NS)

◆ 病理生理

可能與免疫有關，主要發生於 2~6 歲兒童，其**腎絲球受到破壞，腎絲球膜通透性增加**，造成血中白蛋白大量流失，出現**蛋白尿**，造成血管膠質滲透壓降低，液體穿過血管壁流至組織間隙形成水腫（表 15-1）。

◆ 臨床表徵

全身水腫、體重增加、**血壓正常或偏低**、食慾減低、活動力減退、疲倦、尿量及解尿次數減少、**尿色深且呈泡沫狀、低白蛋白血症** (<2.5 gm/dL)、**高蛋白尿** (2 $gm/m^2/day$)、**高血脂症** (450~1,500 mg/dL)。

表15-1 急性腎絲球腎炎與腎病症候群的比較		
項目	急性腎絲球腎炎	腎病症候群
病因	A 群 β 溶血性鏈球菌感染	大多是原因不明所造成的腎絲球膜病變
好發年齡	6~12 歲	2~6 歲
臨床表徵 · 水腫	· 局部	· 全身
· 血壓	· 升高	· 正常或降低
· 蛋白尿	· 中量	· 大量
· 血尿	· 明顯	· 少或無
· 尿素氮	· 增加	· 正常
· 肌酸酐	· 增加	· 正常
· 血中白蛋白	· 微減	· 大量減少
· 血脂	· 正常	· 增加
· 疲倦	· 存在	· 存在
飲食治療	低鈉、限水、低蛋白	· 普通飲食 · 急性期：低鈉、限水、高蛋白、高熱量、高醣食物

◆ 治 療

1. 最先選用**皮質類固醇（如 Prednisolone）**，需服用至尿中不再出現尿蛋白達 2 週後，目的是減少蛋白尿，進而緩解水腫症狀。如對類固醇治療有反應的病童，73%在 1~2 週內蛋白尿即消失，另外 19%則在 2~4 週內消失。**使用藥物期間，不可注射減毒疫苗。**

2. 對於類固醇無反應、明顯副作用或經常復發的病童，則考慮給予免疫抑制劑，如 Cytoxan (Cyclophosphamide)。

◆ 護理措施

1. **藥物方面**：(1)類固醇：**會引起身體心像改變**（如水牛肩、月亮臉），**需給予心理建設**，亦容易感染需注意預防；(2)利尿劑：會

排鉀離子，故需維持電解質平衡；(3)免疫抑制劑：如 Cytoxan，應注意多飲水預防膀胱炎。

2. 預防感染：避免與感冒的小朋友玩耍、養成經常洗手的習慣。

3. **腎組織切片檢查：檢查後**密切測量生命徵象、觀察傷口，並在敷料上加壓以防出血。**清醒後即可鼓勵多攝取水分，防止血塊阻塞尿路。**

4. **控制水腫：**每日測量輸出入量、腹圍及體重（同磅秤定時測量）、依醫囑給予利尿劑。臥姿時頭部抬高減輕眼睛浮腫。

5. **皮膚護理：**保持水腫區域皮膚清潔及乾燥、**經常變換姿勢**、選擇寬鬆通風的棉質衣服，**以防皮膚受損。**

6. **飲食：**急性期時，採限水、**低鹽、高蛋白**（2~3 g/kg，**以動物性蛋白為主**）、**高熱量、高糖分飲食**；直到恢復期。

7. 急性期臥床休息或進行靜態床上活動。

(四) 急性腎衰竭(Acute Renal Failure)

◆ 病理生理

　　腎臟突然嚴重損傷，造成高血鉀、低血鈉、**代謝性酸中毒**等症狀。**高血鉀**會導致心臟傳導異常，是**致命原因**。造成急性腎衰竭的原因如下：

1. 腎前性：因出血或腎臟灌流不足所致，例如灼傷、出血、敗血症、脫水等。

2. 腎因性：腎元本身問題（例如腎絲球腎炎）或腎小管缺氧造成的急性腎小管壞死等。

3. 腎後性：急性尿路阻塞等。

◆ 臨床表徵

1. **主要表徵：少尿（50 mL/24 小時）或無尿**，亦會發生水腫、呼吸急促、餵食困難及**哭沒有眼淚**情形等。

2. 臨床檢查值：低血鈉、低血鈣、低血紅素、**血中尿素氮上升、高血鉀（會有立即致命的危險，徵象為心悸）、血清肌酸酐上升。正常血清中肌酸酐值**：新生兒 0.8~1.0 mg/dL；嬰兒 0.2~0.4 mg/dL；兒童 0.3~0.7 mg/dL。

◆ 治療及護理

1. 給予重碳酸鈉提高酸鹼值及降低血鉀濃度，視病情透析治療。

2. 評估是否呼吸衰竭，監測輸出入量、體重、血壓、水腫程度。

3. 注意有無感染症狀、維持皮膚完整性，提供**低蛋白、低鉀、低鈉、高脂和高醣**的飲食。

4. **少尿期因體液容積過多，宜限制水分攝入。**

(五) 慢性腎衰竭(Chronic Renal Failure)

◆ 病理生理

1. 嬰幼兒最常見的原因是長期逆流性腎病變或腎臟先天性發育不良；青少年常見原因為腎絲球腎炎及多囊腎。

2. 當腎絲球過濾率(GFR) < 25%時，其病理變化上，因腎元多數損毀及腎絲球過濾率減少，會造成全身性影響，包括酸中毒、高血壓、倦怠、紅血球生成素製造減少，使紅血球製造受損，造成貧血。

◆ 臨床表徵

1. 易出血、噁心嘔吐、全身水腫、酸中毒、腦神經病變、高血壓、少尿、倦怠等，甚至因貧血、副甲狀腺功能亢進、食慾差、荷爾蒙不平衡、腎性骨發育不全造成生長遲滯。

2. 慢性腎衰竭末期會發生尿毒症候群，出現出血、噁心嘔吐、尿毒性結晶、感覺遲鈍等症狀。

◆ 治　療

1. 透析治療：血液透析、腹膜透析。

2. 定期注射紅血球增生素(erythropoietin)、服用葉酸、鐵質及維生素 D 等藥物改善貧血，必要時可輸血，嚴重者需進行腎移植。

◆ 護理措施

1. 早期慢性腎衰竭病童若無水腫及高血壓，飲食上可採高碳水化合物及高脂肪，並攝取以動物性蛋白質為主的蛋白質(1~1.5 g/kg)；選擇富含鐵質及葉酸的食物，以防貧血發生。

2. 皮膚因尿霜堆積而引起搔癢問題，視需要協助病童洗澡，以去除堆積的尿霜。可依醫囑給予藥物以減少搔癢。

QUESTI?N

1. 照顧急性腎絲球性腎炎(acute glomerulonephritis)的兒童，下列護理措施何者不適當？(A)急性期需盡量臥床休息，以減少能量消耗　(B)每日測量體重及記錄輸出輸入量　(C)每4~6小時測量血壓一次　(D)食慾不佳應給予鹹蘇打餅乾以補充能量　　（101專高一）

   解析 採低鈉飲食，減輕腎臟負擔。

2. 小輝，4歲，每天起床時，都發現其眼睛四周浮腫，但到下午時便消失。日前因出現全身水腫、呼吸喘，診斷為腎病症候群(Nephrotic syndrome)。有關小輝的檢查，下列何者不是腎病症候群的診斷依據？(A)高膽固醇血症　(B)蛋白尿　(C)低白蛋白血症　(D)血尿　　（101專高二）

   解析 大多數病童尿中不會出現紅血球。

3. 為新生兒做健康評估時，發現有尿道下裂的狀況，下列何者為尿道下裂的特徵？(A)尿道開口在龜頭的中央　(B)陰莖向背側彎曲　(C)多處尿道開口　(D)尿道開口在陰莖腹側　　（101專高二）

4. 小涵，6歲，因泌尿道感染住院，有關住院護理指導，下列敘述何者不適當？(A)抗生素需連續服用14天　(B)鼓勵小涵即使在上課中途想尿尿也要告知老師去解尿　(C)解尿後用面紙或衛生紙由前往後擦拭會陰部　(D)多喝汽水，以促進酸化尿液之作用

   解析 碳酸飲料會刺激膀胱黏膜，故應避免飲用。　　（101專高二）

5. 小豪，14歲，因脊椎損傷造成尿瀦留，需要自己執行間歇性清潔導尿，有關其照護指導之敘述，下列何者錯誤？(A)設計每日的飲水計畫，避免在短時間內暴飲過多水分　(B)約每隔3至4小時就需執行一次導尿，避免泌尿道感染　(C)禁用抗乙醯膽鹼藥(anticholinergic drug)，避免尿瀦留　(D)可以使用克雷德氏法(Crede's method)壓迫膀胱幫助排尿　　（101專高二）

解答：　　1.D　　2.D　　3.D　　4.D　　5.C

6. 小琪診斷為泌尿道感染，出院時醫師開立10天份的口服抗生素，下列護理指導何者適當？(A)當尿量增加，尿液澄清時可停藥 (B)體溫穩定後，即可停藥　(C)藥物吃完，須返診追蹤檢查尿液 (D)務必再返診進行膀胱攝影術檢查　　　　　　　（101專普二）

   解析）須返診追蹤檢查尿液確定是否已控制感染，要細菌培養陰性兩次以上才可停藥。

7. 有關先天性腎上腺增生症(congenital adrenal hyperplasia)的敘述，下列何者錯誤？(A)男嬰的生殖器會較大，但睪丸比一般嬰兒小 (B)女嬰出生時陰蒂較大，類似小陰莖　(C)嬰幼兒期生長速度較慢，但青春期生長快速，身高反而高於常人　(D)兒童期若未接受適當治療，會導致性早熟　　　　　　　（101專普二）

   解析）(C)嬰兒期生長速度快，等到青春期時生長停滯。

8. 6個月大的楊小弟因尿道下裂(hypospadias)而住院接受尿道重建術，下列術後的護理措施，何者不適當？(A)不能讓楊小弟以跨坐方式被父母抱著　(B)為止血，必須於陰莖及陰囊處加壓　(C)導尿管固定於腹部或腿上，以免牽扯傷口　(D)若尿液從陰莖以外區域滲出，必須立即通知醫師　　　　　　　（101專普二）

9. 下列何者不是腎病症候群的主要症狀？(A)全身性水腫　(B)高血壓　(C)蛋白尿　(D)高血脂　　　　　（100專高一；101專普二）

10. 腎病症候群(nephrotic syndrome)患童在類固醇治療期間，有關疫苗接種的敘述，下列何者正確？(A)接觸水痘病童時，應予水痘疫苗　(B)所有的活性減毒疫苗均不可給予　(C)所有減毒細菌疫苗均不可給予　(D)常規的疫苗須停藥1個月後再給予（102專高一）

11. 王小弟，5歲，罹患腎病症候群，目前服用類固醇治療，教導王小弟及家屬常見的副作用時，不包括下列何者？(A)食慾增加 (B)容易感染　(C)生長抑制　(D)出血性膀胱炎　　　　　（102專高二）

12. 急性腎衰竭(acute renal failure)兒童出現下列哪一個徵象時，需懷疑是血鉀過高？(A)頭痛　(B)心悸　(C)無尿　(D)便祕　　　（103專高一）

解答：　　6.C　　7.C　　8.B　　9.B　　10.B　　11.D　　12.B

13. 徐小弟，6歲，主訴頭痛及視力模糊，於急診室測量血壓為150/100 mmHg，入院診斷為急性腎絲球腎炎(AGN)，下列護理處置何者正確？(A)急性期必須臥床休息或於床上活動　(B)鼓勵攝取高鉀食物並限制飲水　(C)觀察病童是否因高血容積而造成肺水腫　(D)評估病童的膽固醇及三酸甘油脂是否上升　（103專高一）

14. 李小弟，2歲，診斷為腎病徵候群(nephrotic syndrome)，有關藥物治療，下列護理指導何者不適當？(A)服用利尿劑時，宜補充鉀離子　(B)先給予白蛋白靜脈注射後，再給予利尿劑　(C)使用類固醇治療期間，不可給予活性減毒疫苗　(D)出現月亮臉、水牛肩時，需立刻停用類固醇製劑　（104專高一）

15. 王小妹，8歲，出現血尿、水腫，診斷為急性腎絲球腎炎(AGN)，入院後24小時輸出入量紀錄I/O：1,200 c.c./1,050 c.c.，血清尿素氮(BUN)：12 mg/dL，血清肌酸酐(blood creatinine)：0.7 mg/dL，血壓：120/85 mmHg。下列護理措施何者需優先執行？(A)低蛋白飲食　(B)低鉀飲食　(C)臥床休息　(D)每日限水500 c.c.　（104專高二）

16. 小偉，1歲半，剛接受尿道下裂矯正手術，下列護理措施何者不適當？(A)須保持導尿管的通暢，避免扭曲或阻塞　(B)矯正手術後的前幾天，應限制液體攝入量，避免膀胱脹痛　(C)為了保護傷口，不可讓小偉跨坐在父母的大腿上　(D)提供小偉熟悉的玩具與用物，減少其焦慮感　（104專高二）

解析 應鼓勵病童多喝水，以維持適當水分及排尿通暢。

17. 呂小弟因尿量減少診斷為急性腎衰竭，有關急性腎衰竭的照護，下列敘述何者錯誤？(A)注射碳酸氫鈉，矯正代謝性鹼中毒　(B)以少量多次給予水分，控制水分攝取　(C)聽診呼吸音，以評估肺水腫狀況　(D)服用Kayexalate，降低鉀離子　（105專高一）

解析 (A)注射碳酸氫鈉，矯正代謝性酸中毒。

解答：　13.A　14.D　15.C　16.B　17.A

18. 謝小弟，6個月大，因尿道下裂(hypospadias)接受尿道重建術，有關手術後之護理處置，下列何者不恰當？(A)手術後使用床上拱型護架，避免手術部位加壓　(B)讓病童包雙層尿布，將引流管拉到外層尿布上　(C)勿限制病童活動，鼓勵照顧者讓病童活動肢體　(D)監測尿量、顏色、性質及引流管的通暢度　（105專高一）

19. 小美，12個月，診斷為泌尿道感染(urinary tract infection, UTI)，有關出院護理指導，下列敘述何者錯誤？(A)為避免因包尿布引起感染，立即開始大小便訓練　(B)避免泡澡，盡量採淋浴的方式清潔身體　(C)大小便後，會陰部的清潔需由前往後擦拭　(D)可多攝取蔓越莓汁，以減少重複感染機會　（105專高二）

解析 (A)為避免因包尿布引起感染，應勤換尿布並多喝水。

20. 有關隱睪症的評估，下列敘述何者錯誤？(A)保持檢查環境溫暖，避免提睪肌收縮會將睪丸拉回至腹股溝內　(B)視診，睪丸未下降側的陰囊縮小，且表皮平滑、缺少摺紋　(C) 6個月大前，可讓嬰兒平躺，以觸診檢查雙側的陰囊　(D)大於6個月的小孩宜採站姿檢查，以緩和提睪肌　（105專高二）

21. 有關尿道下裂病童手術後的護理措施，下列敘述何者不適當？(A)限制喝水，以降低尿液滲漏　(B)導尿管固定於腹部或腿上，以免牽扯傷口　(C)避免淋浴，直到傷口痊癒為止　(D)預防便祕，以免影響傷口癒合　（105專高二）

解析 應鼓勵病童多喝水，以維持適當水分及排尿通暢。

22. 王小妹，10歲，診斷為急性腎絲球腎炎，每天尿量約250 c.c.，血中尿素氮(BUN) 100 mg/dL，下列護理指導何者錯誤？(A)攝取生酮飲食，以利腎絲球過濾　(B)攝取低蛋白質飲食，以保護腎臟功能　(C)嚴格限水，以控制水腫與高血壓　(D)避免高鉀食物，以減少水分滯留　（105專高二）

解答：　18.C　19.A　20.D　21.A　22.A

23. 小嫻，4歲，預行排尿性膀胱尿道攝影(VCUG)，有關檢查前後的護理措施，下列何者正確？(A)檢查前，至少禁食(NPO) 8小時，以免引起嘔吐　(B)檢查前，需給予清潔灌腸，以免影響影像判讀　(C)檢查中，需收集尿液，測量膀胱壓力，以了解排尿功能　(D)檢查後，需鼓勵多喝水，以利排出顯影劑　（105專高二）

    解析　(A)檢查前禁食(NPO)5~6小時，以免引起嘔吐；(B)檢查前不需灌腸；(C)檢查中，藉由將尿液排出，來觀察尿液逆流的情形。

24. 小花，12歲，診斷為急性腎絲球腎炎(acute glomerulonephritis)，有關其護理措施，下列敘述何者正確？(A)每日測量腹圍　(B)鼓勵下床活動　(C)採取高鉀飲食　(D)密切監測血壓（106專高二補）

    解析　(A)每日監測體重變化；(B)急性期應臥床休息；(C)禁食高鉀飲食。

25. 婷婷，18歲，因性行為導致泌尿道感染(UTI)，有關出院護理指導，下列敘述何者正確？(A)教導如廁後，要由下往上清潔會陰部　(B)鼓勵多泡澡，以減少會陰部燒灼與疼痛感　(C)每次性行為後，立即用消毒液沖洗會陰部　(D)性行為前後應排空膀胱，以防尿液滯留及將細菌排出　（106專高二補）

    解析　(A)要由上往下清潔會陰部；(B)勿泡澡，以減少化學物質刺激；(C)每次性行為後，立即會陰部的清潔及排空膀胱。

26. 有關嬰幼兒隱睪症之治療，下列護理指導何者正確？(A)兩歲以內不用處理，觀察其是否自動下降至陰囊中　(B)依醫囑給予生長激素，直到睪丸下降為止　(C)為促進血液循環，術後傷口宜天天換藥且鼓勵活動　(D)手術部位腫脹時，宜給予冰敷，以減輕疼痛　（106專高二補）

27. 小群，14個月，因尿道下裂(hypospadias)進行尿道重建手術，有關手術後第二天的護理措施，下列敘述何者正確？(A)以支托帶支托陰莖，經常協助下床活動　(B)減少水分攝取，以避免尿液汙染傷口　(C)尿袋需固定於床欄杆，以免滑脫及汙染　(D)導尿管固定於腹部或腿上，以免牽扯傷口　（106專高二補）

解答：　23.D　24.D　25.D　26.D　27.D

28. 有關膀胱輸尿管逆流(vesicoureteral reflux, VUR)，下列敘述何者錯誤？(A)膀胱輸尿管逆流易導致腎病症候群　(B)排尿性膀胱尿道攝影可用來評估膀胱輸尿管逆流等級　(C)膀胱輸尿管逆流分為五等級，等級越高，逆流程度越嚴重　(D)輕微膀胱輸尿管逆流可使用預防性抗生素治療 　　　　　　　　　　　　　　（107專高一）

   解析 會導致輸尿管及腎臟的擴張與損傷，最常見的臨床表徵為泌尿道感染。

29. 有關腎病症候群(nephrotic syndrome)與急性腎絲球腎炎(acute glomerulonephritis)之比較，下列何者正確？(A)兩者皆受到A群β型溶血性鏈球菌感染所致　(B)兩者檢驗值皆呈現C-反應性蛋白質(CRP)增加　(C)兩者皆會出現蛋白尿臨床表徵　(D)兩者皆會出現高血脂現象 　　　　　　　　　　　　　　（107專高二）

   解析 (A)急性腎絲球腎炎是受到A群β型溶血性鏈球菌感染所致；(B)急性腎絲球腎炎C-反應性蛋白質(CRP)增加；(D)腎病症候群會出現高血脂。

30. 王小弟，診斷為急性腎衰竭(acute renal failure)，下列敘述何者正確？(A)腎臟排出過多氫離子與鉀離子，造成代謝性酸中毒　(B)依醫囑給與口服Kayexalate，增加鉀離子的吸收　(C)少尿期，體液容積過多，宜限制水分攝入　(D)少尿期應攝入高鉀、高鈉飲食，矯正電解質不平衡 　　　　　　　　　　　　　（107專高二）

   解析 (A)腎臟排出過多氫離子，造成代謝性酸中毒；(B)Kayexalate促進鉀離子的排出；(D)少尿期應攝入低鉀、低鈉飲食。

31. 小美，14歲，診斷為泌尿道感染(urinary tract infection)，有關出院護理指導，下列何者錯誤？(A)依醫囑服用抗生素，返院追蹤複檢尿液　(B)多攝取碳酸飲料，酸化尿液，減少重複感染機會　(C)如廁後，由前往後擦拭清潔會陰處　(D)排空膀胱，減少重複感染機會 　　　　　　　　　　　　　（107專高二）

   解析 (B)須避免攝取碳酸飲料，因會增加感染機會。

解答：　　28.A　　29.C　　30.C　　31.B

32. 王小妹，8歲，罹患急性腎絲球腎炎，若出現少尿情形，有關飲食之護理指導，下列何項應避免？(A)鳳梨　(B)木耳　(C)胡瓜 (D)香蕉　　　　　　　　　　　　　　　　　　　　（108專高一）

　　解析 (D)尿量少於200~300 c.c.，須禁食高鉀食物，如香蕉、柑橘及葡萄柚等。

33. 婷婷，14歲，泌尿道感染三度入院，下列護理指導何者較不適當？(A)增加運動量　(B)解便後由前向後擦拭　(C)多喝水，不憋尿　(D)穿寬鬆的棉質內褲　　　　　　　　　　（108專高一）

34. 小奇，10個月大，接受尿道下裂(hypospadias)手術，有關手術後護理措施，下列何者錯誤？(A)應臥床休息及限制肢體活動　(B)可跨坐父母身上，進行靜態活動　(C)監測尿量、尿液顏色及導尿管的通暢度　(D)尿液由陰莖以外部位滲出，應通知醫師

　　解析 (B)術後應臥床休息，以免牽扯傷口。　　　　　（108專高一）

35. 兒童接受排空性膀胱尿道攝影(voiding cystouretheography)的主要目的是：(A)了解尿路動力學　(B)了解泌尿道生理結構　(C)評估輸尿管逆流情形　(D)評估尿路結石情形　　（108專高二）

　　解析 (C)排空性膀胱尿道攝影係將顯影劑由導尿管注入膀胱內，評估有無膀胱輸尿管逆流現象及逆流等級。

36. 王小弟，3歲，罹患腎病症候群(nephrotic syndrome)，目前服用prednisolone治療。護理師在安排與王小弟同住的病童時，下列何者適宜？(A) 2歲，張小弟，診斷哮吼(croup)　(B) 3歲，吳小弟，診斷腸病毒(enterovirus)　(C) 3歲，李小妹，診斷水痘(varicella) (D) 4歲，陳小妹，診斷疝氣(hernia)　　　　　（108專高二）

37. 下列何者是幼兒泌尿道感染常見的致病菌？(A)變形桿菌屬 (*Proteus spp.*)　(B)腸球菌(*Enterococcus*)　(C)克雷白氏桿菌屬 (*Klebsiella spp.*)　(D)大腸桿菌(*E. coli*)　　　　（109專高一）

　　解析 以腸胃道細菌最為常見，90%為大腸桿菌所致。

解答：　　32.D　　33.A　　34.B　　35.C　　36.D　　37.D

38. 王小妹，7歲，被診斷泌尿道感染(urinary tract infection)，出院時醫囑開立7天份的口服抗生素Amoxicilline，下列護理指導何者適當？(A)解尿無疼痛或無灼熱感，即可停藥　(B)尿量增加，尿液清澈，即可停藥　(C)藥物吃完，完成治療，即可避免復發　(D)藥物吃完，需回診追蹤及檢查尿液　　　　　　　　（109專高一）

　　解析 即使沒有症狀，仍不可停藥，藥物吃完後，需回診追蹤及檢查尿液，以確認有無受到控制、復發。

39. 有關隱睪症(cryptorchidism)，下列敘述何者錯誤？(A)胎兒7個月時睪丸應已進入陰囊　(B)早產兒發生隱睪症的機率高於足月兒　(C)出生後一年內未下降的睪丸可能會自動下降　(D)臨床醫療處置以手術或荷爾蒙治療為主　　　　　　（109專高一）

　　解析 (A)7個月時約在鼠蹊部，8~9個月時才開始進入陰囊。

40. 林小弟，9歲，因為急性腎絲球腎炎(acute glomerulonephritis)而入院治療，有關此疾病之護理照護，下列敘述何者錯誤？(A)急性期階段，盡量鼓勵臥床休息，以減少能量消耗　(B)須密切監測病童水腫、血壓、尿量等的變化　(C)鼓勵病童多進食高鉀食物，如香蕉、橘子以預防低血鉀　(D)每日定時使用同一磅秤與相同穿著測量體重　　　　　　　　　　　（110專高一）

　　解析 需禁食高鉀食物。

41. 小強，男生，1個月大，因泌尿道感染住院，有關此疾病敘述與照護，下列何者錯誤？(A)嬰兒常出現的臨床表徵包括發燒、餵食困難、食慾下降等　(B)鼓勵給予小強蔓越莓汁，以鹼化尿液，預防感染　(C)指導母親應給予小強勤換尿布及避免泡澡　(D)指導母親在小強抗生素服用期間，勿因症狀改善而任意停用抗生素　　　　　　　　　　　　　　　　　（110專高一）

　　解析 多喝蔓越莓汁，有促進尿液酸化之作用。

解答：　38.D　39.A　40.C　41.B

42. 有關病童罹患膀胱輸尿管逆流(Vesicoureteral Reflux; VUR)的初期臨床表徵，下列敘述何者正確？(A)排尿疼痛有灼熱感 (B)無尿意感 (C)出現下肢骨突處凹陷性水腫 (D)總膽固醇與三酸甘油脂數值上升 (110專高一)

43. 張小弟，10歲，診斷為腎病症候群(nephrotic syndrome)，目前服用Prednisolone治療，下列護理指導何者最適當？(A)常見副作用是掉髮，建議以帽子或假髮修飾 (B)出現腸胃不適，先自行停藥，待症狀改善後再服用 (C)避免接觸有傳染病源的人或環境，以預防感染 (D)解血尿是藥物副作用所致，停藥後會改善 (110專高二)

44. 咚咚，4個月大，疑似泌尿道感染(urinary tract infection)住院，經排尿性膀胱尿道攝影(voiding cystourethrogram; VCUG)檢查，確認為第三級，下列敘述何者正確？(A)屬輕微的尿液逆流，不需治療會自行痊癒 (B)出院後每3個月做1次尿液培養至少1年 (C)宜限制水分攝取，避免發生低血鉀 (D)安排開刀，避免尿液大量逆流，造成腎臟損傷 (111專高一)

45. 小華，5歲，罹患腎病症候群(nephrotic syndrome)，全身出現水腫。為預防因水腫可能產生的皮膚完整性受損，下列護理指導何者不適當？(A)選擇寬鬆通風的棉質衣服 (B)適當地支托身體可減輕水腫及增加舒適感 (C)避免經常更換姿勢導致皮膚摩擦受損 (D)保持皮膚及皺摺處的清潔與乾燥 (111專高一)

46. 小真，6個月大，體重7公斤，剛接受完開心手術入住心臟外科加護病房，有關腎臟衰竭之臨床表徵，下列何者錯誤？(A) 1小時內尿量排出0.5~2 mL/kg/hr (B)意識不清或昏睡 (C)高血鉀出現心悸現象 (D)血中尿素氮和血清肌酸酐降低 (111專高二)

解答： 42.A 43.C 44.B 45.C 46.D

47. 小佳，3歲半女童，因經常泌尿道感染而反覆入院，此次入院準備作靜脈注射腎盂攝影(intravenous pyelogram; IVP)檢查，下列護理指導之敘述，何者不適當？(A)檢查目的為觀察上泌尿道結構　(B)檢查期間，為防止感染宜給予預防性抗生素　(C)檢查前，宜先確認有無對放射線顯影劑產生過敏　(D)檢查後，宜讓小佳攝取大量液體　　　　　　　　　　　　　　　　　　　　（111專高二）

48. 陳小弟，4歲，診斷急性腎絲球性腎炎(acute glomerulonephritis)，下列護理指導何者最適當？(A)急性期合併水腫時，鼓勵多活動，排出過量體液　(B)急性期合併少尿時，鼓勵多攝入果汁、湯汁等，增加尿量　(C)急性期合併水腫時，宜以海苔、蘇打餅、洋芋片等食物，補充熱量　(D)急性期合併少尿時，避免牛奶、蛋類、香蕉等食物　　　　　　　　（111專高二）

49. 姍姍，2歲6個月，因為出現水腫、體重增加而入院，診斷為腎病症候群(nephrotic syndrome)，有關此疾病的敘述下列何者最適當？(A)一種因為A群β型溶血性鏈球菌感染所導致　(B)腎絲球受破壞，導致腎絲球膜通透性增加，常出現有蛋白尿　(C)主要治療以抗生素為主，應指導勿隨意停藥以免產生抗藥性　(D)容易出現有高血壓及嚴重血尿現象　　　　　　　　　　　　　（112專高一）

50. 小強，14歲，因慢性腎衰竭進行腹膜透析治療中，有關護理指導的敘述，下列何者較不適當？(A)攝取高熱量碳水化合物及脂肪類食物，特別限制蛋白質及鹽的攝取　(B)多攝取富含鐵質、葉酸食物以及提供維生素D，防止出現貧血現象　(C)腹膜炎是常見的合併症，病童及家屬須學習透析部位正確消毒方法　(D)每次透析液約30~50 mL/kg緩慢注入腹內，需停留20分鐘再引流出　　　　　　　　　　　　　　　　　　　　　　　　　　　（112專高一）

解析 慢性腎衰竭病童若無水腫及高血壓，飲食上可採高碳水化合物及高脂肪，並攝取以動物性蛋白質為主的蛋白質。

解答：　47.B　48.D　49.B　50.A

51. 有關評估早產兒的生長發展，下列敘述何者最適當？(A)早期應每3個月評估早產兒的生長發展　(B)早產男嬰睪丸可能尚未下降且陰囊小及無皺褶　(C)早產兒評估的矯正年齡計算是以其預產期加4週當出生日期　(D)應用新貝拉德量表(New Ballard Score)定期進行評估生長發展　　　　　　　　　　　　　　（112專高二）

52. 下列何者為評估病童「重度脫水」時會有的症狀或徵象？(A)頻尿　(B)哭沒有眼淚　(C)體重減輕＜5%　(D)脈搏下降

（112專高二）

53. 有關尿道下裂(hypospadias)病童術後之敘述，下列何者最適當？(A)術後鼓勵病童常下床活動，可促進傷口癒合速度　(B)術後數天內尿液由陰莖以外滲漏，為正常現象　(C)鼓勵病童跨坐可固定傷口減輕疼痛　(D)將導尿管固定於腹部或腿上以降低拉扯傷口　　　　　　　　　　　　　　　　　　　　　　（112專高三）

解析 (A)術後臥床休息，以免牽扯傷口；(R)此情形須立刻通知醫師；(C)跨坐會壓迫傷口，須限制。

54. 小倩，11歲，有急性腎衰竭病史，因控制不佳，此次入院診斷為慢性腎衰竭，有關其護理照護之敘述，下列何者最不適當？(A)觀察身體有無瘀傷、紫斑等現象以預防出血　(B)皮膚因尿霜堆積，易出現搔癢問題，可給與適當潤膚劑使用　(C)給與高鉀之飲食指導，如香蕉、橘子，以避免低血鉀導致心律不整現象　(D)給與含鐵質與葉酸之飲食指導，以避免貧血之發生　　　　（112專高三）

解析 (C)高血鉀會導致心臟傳導異常，是致命原因，應提供低鉀飲食。

解答：　　51.B　52.B　53.D　54.C

MEMO

神經、肌肉及骨骼系統疾病患童的護理

出題率：♥♥♥

CHAPTER
16

兒童神經、肌肉及骨骼系統概論 ─┬─ 兒童神經、肌肉及骨骼系統的生理特徵
　　　　　　　　　　　　　　 ├─ 兒童神經、肌肉及骨骼系統疾病的整體性護理
　　　　　　　　　　　　　　 └─ 常用相關護理技術

兒童常見的神經、肌肉及骨骼系統疾病 ─┬─ 癲癇
　　　　　　　　　　　　　　　　　├─ 熱性痙攣
　　　　　　　　　　　　　　　　　├─ 腦膜炎
　　　　　　　　　　　　　　　　　├─ 水腦
　　　　　　　　　　　　　　　　　├─ 腦性麻痺
　　　　　　　　　　　　　　　　　├─ 脊髓肌肉萎縮症
　　　　　　　　　　　　　　　　　├─ 杜馨氏肌肉萎縮症
　　　　　　　　　　　　　　　　　├─ 重症肌無力
　　　　　　　　　　　　　　　　　├─ 雷氏症候群
　　　　　　　　　　　　　　　　　├─ 脊椎側彎
　　　　　　　　　　　　　　　　　├─ 脊柱裂
　　　　　　　　　　　　　　　　　├─ 先天性髖關節脫臼
　　　　　　　　　　　　　　　　　├─ 骨折
　　　　　　　　　　　　　　　　　├─ 骨髓炎
　　　　　　　　　　　　　　　　　├─ 妥瑞氏症候群
　　　　　　　　　　　　　　　　　├─ 馬蹄內翻足
　　　　　　　　　　　　　　　　　├─ 成骨不全
　　　　　　　　　　　　　　　　　└─ 生長痛

Pediatric Nursing

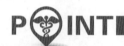

16-1　兒童神經、肌肉及骨骼系統概論

一、兒童神經、肌肉及骨骼系統的生理特徵

1. 出生時腦重量約 350 公克，腦容量的發展在 2 歲以前最快。

2. 評估嬰幼兒精細動作、肌肉張力及平衡感等，可判斷小腦功能。

3. 兒童骨骼系統在生長過程中，骨骼年齡與實際年齡具平行關係，**骨骼板的生長速度受生長激素控制**。

4. 胎兒在第 5 個月時便有骨化之機能出現。

5. 骨骼發生的順序，從鎖骨、膜狀骨至四肢及脊椎。

6. 兒童脊柱彎曲的正常發展過程：

   (1) 新生兒的兩個原發彎曲部位是胸部及薦部。

   (2) 約 3 個月大的嬰兒，頸部已出現繼發性彎曲。

   (3) 約 7 個月大的嬰兒，腰部會出現繼發性彎曲。

   (4) **學步期開始**，學習站立的兒童**會有代償性的脊柱前凸**。

7. 6 歲前手腕 X 光可提供有用之骨骼年齡鑑定。

二、兒童神經、肌肉及骨骼系統疾病的整體性護理

(一) 全身性評估

1. 腦神經檢查的**應用與評估**：

   (1) 眨眼、結膜反射：三叉神經。

   (2) 瞳孔反射：動眼神經。

   (3) **洋娃娃眼反射**：滑車、外展神經（第 3、6、8 對腦神經）。

   (4) **光反射**：視神經。

(5) 視丘接受除了嗅神經外之感覺衝動。

(6) **枕葉主司視覺及記憶；顳葉主司聽覺。**

2. 兒童深部肌腱反射(deep tendon reflex)之正常反應：

(1) **膝反射**：下肢向外伸。

(2) **三頭肌反射**：前臂稍微**伸展**。

(3) **二頭肌反射**：前臂稍微**屈曲**。

(4) **跟腱反射**：足背屈曲。

3. **葛氏昏迷量表**(Glasgow coma scale; GCS)：睜眼反應（E：4分）、語言反應（V：5分）、運動反應（M：6分），可對病童意識程度做客觀性評估，總分 15 分。最高 15 分表示正常、**小於等於 7 分定義為昏迷狀態、最低 3 分表示深度昏迷狀態。**

4. 屈曲或伸展僵直現象：

(1) 去人腦皮質姿勢：上肢屈曲僵直、下肢伸直僵直，受傷病灶位於大腦皮質。

(2) **去大腦僵直姿勢：手、腳呈僵直和內轉，受傷病灶為中腦。**

(二) 顱內壓增高(Increased Intracranial Pressure; IICP)

◆ 定 義

　　常見於神經系統功能障礙所引發的症狀。因顱腔是封閉、不能膨脹的空間，當其內容物增加便會造成壓力上升，**顱內壓正常為 4~15 mmHg，當壓力超過 15 mmHg 時即稱 IICP**，如水腦、腦部腫瘤、腦膜炎、顱內出血等。

◆ 臨床表徵

1. 早期：(1)嬰兒：**前囟門突起、躁動、頭圍增加、噴射式嘔吐、哭聲尖銳、厭食、痙攣**；(2)幼兒及兒童：**複視、斜視、頭痛、噴射式嘔吐、痙攣。**

2. 晚期：**瞳孔反應緩慢或不對稱**、視乳突水腫、**呼吸變慢或不規則**、心搏過緩、**血壓上升**、嗜睡、意識障礙等。

◆ 治　療

藥物治療目的主要在降低顱內壓，常見藥物如下：

1. Glycerol：腦代謝改善劑，副作用為倦怠、虛弱。500 mL 滴注 2~3 小時。

2. Mannitol：高滲性利尿劑，副作用為頭昏、頭痛、低血壓。滴注 30~60 分鐘。

3. Lasix：利尿劑，副作用為虛弱、暈眩、低血壓。

◆ 護理措施

1. 評估生命徵象、意識狀態、IICP 症狀、每天**測量頭圍**（自眉毛上方、耳朵頂端及枕骨隆凸處之連線）、**觀察前囟門的大小、張力、有無膨出**。

2. 調暗室內光線，降低環境噪音；**給予安撫，減少哭泣及不安**。

3. **抬高床頭 30~45 度，促進腦脊髓液引流，以降低顱內壓。**

4. 顱內壓較高時應暫停翻身、被動關節運動，**將頭部維持在中線位置，以促進頸靜脈血回流**。

5. **限制液體攝取**，減少腦室系統液體堆積，避免顱內壓上升。

6. **監測有無膀胱脹。**

7. **避免便祕、咳嗽、叩擊和抽痰**，預防顱內壓升高。

三、常用相關護理技術

(一) 特殊藥物及檢查衛教

◆ 腦波檢查(Electroencephalography)

　　利用電極貼片於頭皮特別位置測量腦細胞電位變化，測量腦皮質的電位活動，做為抽搐診斷參考。

◆ 電腦斷層

　　利用電腦分析 X 光檢查的資料，提供腦部三度空間的狀況。

◆ 腦部掃描

　　利用放射線同位素注入血管，並以閃爍掃描器檢查。

◆ 腰椎穿刺

1. 可做為檢查、診斷或治療途徑；需執行的狀況如下：

    (1) 所有第一次熱痙攣的病童。

    (2) 所有 2 歲以下發燒併發痙攣的病童（**因為此年齡層腦膜炎臨床表徵不明顯**）。

    (3) 年齡較大而有熱痙攣反覆發作者。

2. **檢查方法**：將針頭插入腰椎($L_3 \sim L_4$)蜘蛛膜下腔內，抽取腦脊髓液。採**抱膝側臥，下頜向胸部屈曲姿勢**（蝦米狀）。

3. 腦脊髓液之比較見表 16-1。

4. 護理措施

    (1) 穿刺部覆蓋無菌紗布加壓，**平躺 6~8 小時，注意生命徵象**。

    (2) 觀察有無中樞神經系統感染、脊髓脫出等合併症。

    (3) 正常進食，鼓勵喝水以補充流失之腦脊髓液。

表 16-1 腦脊髓液的變化			
腦脊髓液	正常	細菌性	病毒性
外觀	清澈	乳狀黃色，有時有血塊形成	**清澈；有時會混濁**
壓力(mmH$_2$O)	50~100	**極度上升**(200~450)	**正常或中度上升**(200~350)
血球細胞（個／mm³）	0~5	增加很多，**主要為多形核白血球**	增加，主要為單核球，少見多形核白血球或混合型
蛋白質(mg/dL)	10~40	**增高很多**(100~500)	**正常或增高**(50~60)
葡萄糖(mg/dL)	50~75	**減少**(<40)	正常

(二) 腦室分流導管護理

◆ 種 類

1. 腦室內引流
   (1) 腦室－腹膜分流(V-P shunt)：側腦室至腹膜，合併症為阻塞。
   (2) 腦室－心房分流(V-A shunt)：側腦室至右心房，合併症為心內膜炎感染。
2. 腦室外引流(EVD)：將引流管穿入頭蓋骨置入腦室內，將 CSF 引流至收集瓶，為密閉無菌系統；**引流時需平躺**，以耳朵為壓力零點。**可配合測量顱內壓。**

◆ 護理措施

1. **每天測量頭圍，並觀察前囟門大小、張力、有無膨出等現象。**
2. 協助病童**躺向未接受手術的一側**，避免壓到引流管。
3. 觀察生命徵象、意識狀態、外耳道有無透明液體流出、有無 IICP 及**感染**等現象。

4. 術後若出現嘔吐、頭圍增大、抽搐及食慾差等情形可能是感染或阻塞，需馬上通知醫師處理。

5. **定期按壓唧筒，以確認分流管的瓣膜是否通暢**，避免阻塞導致水腦復發。

6. **避免將病童快速抱起，以防顱內的腦脊髓液快速減少。**

(三) 石膏及牽引器護理

◆ 石膏固定護理措施

1. **上石膏的肢體抬高於心臟**，預防神經血管傷害及減輕腫脹，尤其在最初 24~48 小時。

2. 經常評估肢體循環與神經狀況，**即「6P」：疼痛(pain)、蒼白(pale)、麻痺(paralysis)、脈搏消失(pulselessness)、感覺異常(paresthesia)、溫度改變(poikilothermic)。**

3. 石膏固定後若抱怨麻痛，應優先**測量患肢動脈。**

4. 說明**乾燥過程中有溫熱感是正常的；不可用烤燈或吹風機吹乾**，石膏尚未乾透前勿靠在硬物上以免變形。

5. **休息時保持患肢抬高**，可以將石膏肢體放在軟枕上。

6. 石膏固定的肌肉可做等長運動，並**鼓勵盡可能及早下床運動；患肢未被石膏固定的上下關節**，建議做關節運動以防僵硬。

7. **石膏內皮膚搔癢時，可使用酒精棉棒以減輕不適。**

8. **衛教返家後依體能活動健側肢體。**

◆ 牽引護理措施

1. 所有牽引重力均需懸空，繩索、砂袋不能碰到床或地面。

2. 牽引方向與骨骼呈長軸平行。

3. 牽引病童身體位置需在堅固床上。

4. 使用保護性棉墊包住骨釘末端，避免刮傷皮膚。

5. 牽引需維持持續性。

6. 股骨骨折，如以 Bryant 氏牽引器牽引，應採**髖關節屈曲 90 度、臀部微離床面，兩腳向上做牽引**。

7. 以皮膚牽引器治療的病童，最適宜的遊戲為**聽童謠及看書**。

16-2　兒童常見的神經、肌肉及骨骼系統疾病

一、癲癇(Epilepsy)

◆ 病理生理

1. 腦神經元不正常放電所引起。

2. 為**急性發作性疾病**，乃因慢性復發性發作所引起的神經功能障礙，**不一定持續終身**，在成長的過程中可能會自動好轉。

3. 當整個大腦受影響時，會引起全身性發作，通常會失去意識。發作型態與年齡有關，發生率在 1 歲前最高。

◆ 分類及臨床表徵

1. 全身性：

   (1) **全身強直－陣攣性發作**：又稱大發作；突然不醒人事，發作時間 5 分鐘內，**易併有尿失禁**，發作後疲倦，不記得此事。

   (2) **失神性發作**：又稱小發作；**突然暫停身體活動維持原姿勢、意識空白**，面部出現失神、呆滯狀，**會有數秒動作停止**，每天有數十次短暫凝視、意識喪失情形，注意力不集中，常被認為做白日夢而忽略，恢復後可繼續原先活動，如同沒發生一般。對藥物治療效果佳，不影響日後學習發展。

    (3) **肌陣攣性發作**(myoclonic seizures)：特徵為一塊或一群肌肉突然短促的收縮（約 5 秒），可能重複發生，但不會有意識喪失或抽搐，如**嬰兒型痙攣**(infantile spasms)。

    (4) 失張力性發作：突然間意識和肌肉張力喪失，出現頭下垂而昏倒。

2. 局部性痙攣：複雜型局部性發作；主要是大腦管理情緒、記憶區的不正常放電，如五官感覺異常、心理精神上感受異常、害怕或焦慮等，可能出現不正常行為舉止。

3. 重積性癲癇(status epilepticus)

    (1) 引發原因：突然停用抗癲癇藥物、**抗癲癇藥物藥效不佳**、中樞神經系統感染（**急性腦膜炎**）、代謝不平衡（低血糖、低血鈣）、顱內損傷或出血等。

    (2) 症狀：昏迷和重複發作、發作時間≧10 分鐘、發作 30 分鐘內意識未恢復又再度發作。

◆ 治　療

1. 藥物治療：可降低腦部不正常的電位傳導，約 70%可靠藥物控制。發作逐漸控制後，**停藥過程以 3~8 個月漸進減少**，連續兩年未發作甚至可不再服藥控制。

2. 生酮飲食治療：以**高脂肪**為主，**需達 70~80%**。酮體提供腦神經細胞的額外能量，並**製造較多的穩定性神經傳導物質**。

3. **需定期監測藥物濃度**和追蹤腦波變化、血球、肝及腎功能等，避免中毒。

◆ 護理措施

1. 發作時，最優先處理的步驟是將病童**先側躺，使口中分泌物流出**，防止呼吸道被分泌物或舌頭阻塞，並**鬆開頸部的緊身衣**

物，保持呼吸道通暢，必要時給予氧氣使用，觀察並保護直到清醒為止。結束後**記錄發作的型態與時間**。

2. 注意病童安全，**除去周圍可能造成傷害的物品**，拉起床欄杆、圍上護墊等，**不可約束住病童肢體，以防抽搐時造成骨折**。

3. 發作後清除口腔分泌物，勿立即餵食，以利分泌物繼續流出。

4. 發紺或呼吸淺快時，**讓病童安靜下來，採膝胸臥位或床頭抬高20~30 度，給氧並通知醫師**。

5. 抗癲癇藥物衛教

　(1) 強調定時、持續、長期服用藥物的重要性，**不可自行停藥**，並告知副作用。**避免與牛奶併服**，須間隔 1~2 小時以上。

　(2) 當病情穩定時，維持一般日常生活作息，**不需限制病童的活動**，如上學、遊戲、**游泳（需有人陪伴）**等。

　(3) 持續 2 年都未發作，才能表示控制良好。

6. 常見藥物副作用

　(1) Phenobarbital：易昏睡、亢奮、噁心嘔吐、肌肉關節疼痛。

　(2) Dilantin(Phenytoin)：**按時抽血檢查，維持穩定血中濃度。會引起皮膚發疹、齒齦增生及顆粒性白血球減少症**，故須特別強調**口腔及皮膚衛生**。Dilantin 注射液不可使用 D_5W 稀釋，易產生結晶沉澱。

　(3) Trimethadione：皮膚發疹、黃疸毒性效應、畏光等。

二、熱性痙攣(Febrile Convulsions)

◆ 病理生理

1. 體溫突然升高而誘發的痙攣疾病，**無中樞神經系統感染**，故發生後**不會產生神經功能的缺損**。

2. 幼兒期引發痙攣最常見的原因（**體溫控制能力尚未成熟**）。好
　發於 6 個月到 6 歲之間，**男童多於女童**，有家族遺傳病史，復
　發機率高。

3. 分類：

　(1) **單純型：為全身性發作**，發作時間小於 15 分鐘，**與發燒有
　　關，只要避免發燒便較不會發作**。發作後神經學檢查正常。

　(2) **複雜型：為局部性抽搐**，發作時間超過 15 分鐘。發作後神
　　經學檢查可能為不正常。

◆ 臨床表徵

　　**發燒高於 38.8℃，會出現全身性強直－陣攣性抽搐（大發
作），呈對稱性發作**，一般發作時間約 2~3 分鐘，**通常不超過 20
分鐘**。燒退後 10 天腦波會恢復正常。

◆ 治療及護理

1. 主要治療藥物包括 Diazepam 及 Acetaminophen。

2. 注意病童安全，**拉起床欄杆、圍上護墊**；發作時協助採**側臥**，
　維持呼吸道通暢。**發作後有嗜睡情形，應協助適當休息**。

3. 降低體溫，並記錄發作時間、情況、體溫變化等。

三、腦膜炎(Meningitis)

◆ 病理生理

　　中樞神經系統感染引起腦脊髓膜發炎，好發於 1 個月到 12 歲
之間，**男童多於女童**。

◆ 分類及臨床表徵

　　食慾變差、痙攣、嘔吐、意識改變等。

1. 細菌性腦膜炎
   (1) 95%是由**流行性嗜血桿菌**(*Hemophilus influenzae*)、**肺炎鏈球菌、腦膜炎雙球菌引起。其中，新生兒腦膜炎最常見的是受大腸桿菌感染**，會出現體溫變化、黃疸、噁心嘔吐、腹瀉等，接著出現抽搐、意識改變；學齡期兒童與青少年主要受腦膜炎雙球菌感染，**會出現瘀斑或紫斑。**
   (2) 腦脊髓液檢查會出現**蛋白質濃度上升**、白血球數量增加、**葡萄糖濃度會下降。**
   (3) 臨床表徵：顱內壓上升；急性發作時會**發燒、噁心嘔吐**等。

2. **病毒性腦膜炎**
   (1) 又稱無菌性腦膜炎，主要是腸病毒及腮腺炎病毒引起，**多數不會產生後遺症。**
   (2) **腦脊髓壓力正常或稍上升**，腦脊髓液分析中白血球<$500/mm^3$，早期以多型核白血球為主，晚期則以淋巴球為主，葡萄糖濃度不改變。**
   (3) 臨床表徵：發作時會出現發燒、頭痛、**全身無力**等症狀。

3. 結核性腦膜炎
   (1) 結核桿菌感染，**可發生於任何年齡層**，常見於經濟差、營養不良者，**男女比率為 2：1。**
   (2) **會因顱內高壓及腦血腫而造成腦損傷。**

4. 腦膜炎徵象(meningeal sign)：頸部僵直、**角弓反張、柯林氏徵象**(Kernig's sign)（平躺將小腿托高，使髖及膝關節屈曲成直角，再伸展小腿會產生阻力或疼痛）**及布魯辛斯基氏徵象**(Brudzinski's sign)（頸部屈曲時會刺激膝及腰部屈曲）。

◆ 治　療

1. 無菌性腦膜炎

(1) 採症狀及支持性療法，除非同時發生細菌性感染，否則不適合給予抗生素。

(2) 若有明顯腦壓上升現象，依醫囑給予降腦壓藥物 Mannitol 或 Lasix，並隨時監測血壓變化。

2. 細菌性腦膜炎

(1) 培養結果未知可先予廣效性抗生素 Ampicillin、Penicillin，後依培養結果選用抗生素，**靜脈注射抗生素至少 10 天**。

(2) 流行性嗜血桿菌腦膜炎：給予適當的抗生素。大於 2 個月之嬰幼兒，需給予類固醇製劑，以減少如聽力障礙的後遺症。

3. 結核性腦膜炎：INH、Rifampin、Streptomycin 三者併用，相關人員可用 Rifampin 預防。

◆ 護理措施

1. 結核性腦膜炎、**流行性嗜血桿菌腦膜炎的隔離措施**：常洗手、戴口罩、住隔離病房、**不需穿隔離衣及戴手套**。

2. 床頭抬高 30~45 度，運用姿勢調整以減輕疼痛，**給予最少的感官刺激，以平穩情緒、緩解疼痛**。

3. 每 2~4 小時作一次神經學評估，如有水腫應減少液體攝入，並密切監測輸出入量。**避免便祕或用力解便造成腦壓上升**。

4. 維持體溫於正常範圍。

四、水腦(Hydrocephalus)

◆ 病理生理

　　腦脊髓液產生過多、流動障礙或吸收不良，壓迫腦實質部分並引起腦室擴大，進而**產生一連串的神經方面障礙**。

◆ 臨床表徵

　　嘔吐、**落日眼**(sunset eyes)、**前囟門膨出**、**顱內壓增高(IICP)**。

◆ 治療及護理

1. 去除大腦障礙物。

2. 腦室內引流：V-P shunt 和 V-A shunt。

3. 腦室外引流(EVD)。

4. **抗生素治療**：裝置分流管後 2 週～2 個月最常見的合併症是感染，做完腦脊髓液細菌培養後再決定使用。

5. **記錄頭圍變化**，觸診前囟門有無膨出。

6. **觀察意識狀態及顱內壓增高徵象**。

五、腦性麻痺(Cerebral Palsy; CP)

◆ 病理生理

1. 腦部**未發育成熟前**（**產前、產中或產後**）遭受頭部外傷、鉛中毒、腦膜疾病、腦缺氧、**腦部缺血**（**最常發生的原因**）、早產、急產、血型不合、核黃疸、感染等原因所致。是一種**非漸進性永久性腦功能失常**，常合併發音困難或語言障礙；會因肌張力過高造成肌肉控制障礙，**導致運動功能失常**，尤其是**粗動作發展遲緩**。

2. 非致命但**不能治癒**，是兒童最常見的**永久性殘疾**，其發生率占活產中的 1.5~5‰，**約 1/3 的病童具有正常智力**。

3. 可依神經肌肉受損形式分類，見表 16-2。

表 16-2　腦性麻痺依神經肌肉受損形式分類

類型	痙攣型 (spastic)	徐動型 (athetoid)； 又稱運動 困難型 (dyskinetic)	運動失調型 (ataxic)	無張力型 (atonic)
受損部位及臨床表徵	・導因：**大腦皮質或椎體路徑損傷**，傳出異常訊息至肌肉，使肌肉持續出現高張力。為**最常見的類型** ・症狀：**肌肉張力高**、肢體僵硬或緊縮、上肢彎曲，下肢呈內收、半彎曲、內旋之**剪刀式現象**(scissoring)	・導因：**基底核及錐體外病變** ・症狀：肌肉張力不穩、**四肢無法控制的抖動**、扮鬼臉（影響到顏面、喉部和口腔肌肉時）、說話難以理解	・導因：**小腦損傷** ・症狀：**肌肉張力和協調能力不正常**，常出現不自主轉變姿態和舞動四肢、**站不穩**、步態蹣跚、手眼協調動作差、**跨大步伐行走**	・症狀：**肌肉呈無力且張力低、深度肌腱反射增加**、易影響控制呼吸的肌肉

註：合併上述2種類型者，稱混合型(combined)。

◆ 治 療

1. **復健**：盡早做伸展動作，以**增進運動功能及預防殘障加重**。

2. 藥物治療：減少痙攣發作。

3. 手術治療：可改善部分症狀。

◆ 護理措施

1. **協助進食**：痙攣性腦性麻痺通常有餵食困難，可設計各種方法和技巧來增進餵食，以獲得充分營養。

   (1) 先以熱敷按摩放鬆顎部、給予容易吞嚥的食物

   (2) **協助病童坐起、身體頭部維持正中位置，使肩部前屈**，一手支撐病童下巴，另一手餵食，**盡量將食物置於舌頭後方**。

   (3) 以**三指下顎控制法**協助閉嘴、咀嚼及吞嚥。

   (4) **液態過稀的物質，可用增稠劑以利吞嚥順暢**。

2. 保持正確姿勢預防關節攣縮變形，加強肢體運動。

3. **維持規律的時間表，適當的休息和睡眠，預防疲勞**。

4. **供給額外熱量，以符合肌肉活動增加的能量需求**、維持排泄功能、預防呼吸道感染。

5. 注意病童的安全問題，以防發生意外。

6. **促進成長及發展**：加強父母早期接受物理治療、職能治療、語言治療的觀念，改善腦性麻痺造成的障礙。

7. **鼓勵病童獨立完成自我照顧工作，適時給予肯定；鼓勵就學與其他兒童互動，積極擴展社交聯繫**。

8. **評估家庭對腦性麻痺診斷的因應能力及適應程度**：評估重點包括家庭現有的支持系統和資源、家屬對疾病診斷的情緒反應、家屬對腦性麻痺的認知及了解。

六、脊髓肌肉萎縮症(Spinal Muscular Atrophy; SMA)

◆ 病理生理

1. 神經肌肉病變，屬**自體隱性遺傳**。**病變位置在脊髓的前角細胞和腦幹的運動核**，又以嬰兒漸行性脊髓肌肉萎縮症最常見。

2. 出生即發病，大部分在 2 歲內死於呼吸衰竭和吸入性肺炎。

◆ 臨床表徵

　　最主要的症狀是很厲害的肌肉萎縮、肌肉無力、肌肉張力減少等，下肢呈現青蛙腿。

◆ 治療及護理

1. 採症狀治療。

2. 協助翻身，並預防感染。

3. 維持呼吸道通暢。

4. 給予家屬心理支持。

七、杜馨氏肌肉萎縮症
(Duchenne's Muscular Dystrophy)

◆ 病理生理

　　X 染色體隱性性聯遺傳疾病，病變於染色體 XP_{21} 肌肉組織中缺乏酵素 Dystrophin，肌肉營養不良，使**腓腸肌假性肥大**，肺功能會變差，好發於 1~3 歲。

◆ 臨床表徵

1. 經常性跌倒、走路搖擺、後期肌肉完全萎縮等。

2. 血液檢查 CPK、aldolase、AST **數值偏高**。

◆ 治療及護理

1. 目前無有效治療方法。

2. 教導自我照顧技巧，加強胸腔物理治療，以防呼吸道感染。

3. 家屬應做肌肉酵素定量檢查及遺傳基因諮詢。

4. 鼓勵游泳、唱歌或深呼吸，增強肺活量及肺部肌肉強度。

八、重症肌無力(Myasthenia Gravis)

◆ 病理生理

　　肌肉的自體免疫疾病；體內會產生乙醯膽鹼接受體的抗體，造成接受器的破壞與數目減少，使神經與肌肉間的傳導功能受損，造成肌肉無力。

◆ 臨床表徵

1. 主要症狀為肌肉無力感和容易疲憊。**肌肉無力症狀在活動後才逐漸顯現。**

2. 最早出現的症狀為眼瞼下垂。眼球肌肉受到侵犯而有複視、顏面神經出現麻痺等。

3. 新生兒可能出現吸吮及吞嚥困難、嬰兒期出現頭頸部控制不佳的症狀。

◆ 治療及護理

1. 藥物治療：抗膽鹼酯酶藥物(Mestinon)、免疫抑制劑（如糖皮質激素、Cyclosporine A、Azathioprine）等。

2. 施行血漿置換術以及胸腺切除術。

3. 注意呼吸是否順暢、痰液是否易咳出。若仍有眼瞼下垂、視力不佳情形，注意其活動安全。

4. 鼓勵多進食需咀嚼的食物，以減緩咀嚼功能之退化。

九、雷氏症候群(Reye's Syndrome)

◆ 病理生理

1. 是一種急性腦病變。**好發於嬰兒至青少年期。**

2. 原因不明，常有病毒感染的病史，**可能與服用 Aspirin（水楊酸類藥物）及黃麴毒素，或遭受德國麻疹病毒、流行感冒病毒感染或發生水痘後有關。**

◆ 臨床表徵

1. 早期會出現 IICP、**嘔吐**、**發燒**、**意識障礙**、**嗜睡**、**昏迷**、**換氣過度**、**抽搐**等，亦常伴隨肝、**神經及代謝功能障礙。**

2. 隨著病程惡化，**血糖濃度降低**、凝血酶原和**氨濃度上升。**

◆ 治療及護理

1. 監測血中 pH 值、血糖、輸出入量等的變化。

2. 控制腦水腫：限制輸液，予 Mannitol、類固醇治療。

3. 抽搐時給予氧氣及抗痙攣藥物治療。

4. 低血糖時補充糖分（使用高張性葡萄糖液和胰島素）、凝血功能過低時補充維生素 K、血小板、新鮮冷凍血漿、鈣質以矯正凝血病變。

5. **監控腦壓變化，觀察是否有 IICP 症狀**，必要時使用巴比妥類藥物(Phenobarbital)以減低腦壓。

十、脊椎側彎(Scoliosis)

◆ 病理生理

　　常出現於青春期女生，可能原因為先天性、肌肉無力型、脊椎退化病變等引起。

◆ **臨床表徵**

　　站立時，身體歪向一側（**一邊肩胛骨突出、一邊髖骨突出、彎腰時背部呈現明顯的突峰**）。嚴重者會導致肋骨架及胸腔變形，影響心肺功能，**會有背痛不適的主訴，X 光檢查可確立診斷**。

◆ **治　療**

1. 背架矯正；**需持續穿著背架直到骨成熟為止**。

2. **外科手術**：常使用哈林頓桿(Harrington rod)、鐸爾裝置(Dweyer instrumentation)或陸克線(Luque wire)，以安全的拉直脊柱。

◆ **護理措施**

1. **早期可以游泳矯正，以防惡化**。

2. **洗澡及運動外均需穿著背架（一天 23 小時）**，注意皮膚的護理，預防皮膚受損。

3. **注意身體心象改變引起的同儕認同問題**。

4. 社交互動的評估。

十一、脊柱裂(Spina Bifida)

◆ **病理生理**

1. 胚胎發育初期，脊椎骨及神經管為完全閉合所造成的先天性異常疾病。

2. 類型

    (1) 隱藏性脊柱裂(spina bifida occulta)：只有脊柱發生缺損。

    (2) 脊髓膜膨出(meningocele)：脊髓膜由裂開的脊柱突出。刺激新生兒腳底時，該側膝蓋不會有彎曲回縮情形，即退縮反射(withdrawal reflex)呈陰性。

(3) 脊髓脊髓膜膨出(myelomeningocele)：**外觀可見囊狀膨出物，內含脊髓膜、脊髓液及部分脊髓索。最常發生於腰椎與薦椎交接處(L_5~S_1)**，易造成運動及知覺障礙。70%有水腦現象。

◆ 臨床表徵

1. 神經功能失調程度與缺陷處神經包含量有關，嚴重者會導致下肢癱瘓、大小便失禁。

2. 產前檢查時，**羊水中 α－胎兒蛋白值**如果過高，表示可能有神經管缺陷。

◆ 治 療

1. 脊髓膜膨出需要長期治療，一般會在**出生 24 小時內手術縫合**，以防預後差及感染。

2. 進行椎板切除術及缺損處修補，**一般手術後沒有神經學功能方面之進步。**

◆ 護理措施

1. 術前
   (1) 為避免囊袋破裂，可**用無菌生理食鹽水紗布覆蓋其上保持濕潤，並採俯臥頭略低垂的姿勢；合併水腦時不可頭部下垂。**
   (2) 預防潛在性感染。
   (3) **鼓勵父母觸摸病童，建立親子關係。**
   (4) **協助病童腿部呈外展，以預防髖關節脫位。**
   (5) **選擇質軟小孔的奶嘴餵食，預防吞食過量空氣。**
   (6) **維持臀部及會陰部乾淨，以減少糞便汙染膨出的囊袋。**

2. 術後
   (1) 測量生命徵象、血壓，注意有無 IICP，**並觀察神經功能狀態，以評估腦膜炎徵象。**
   (2) **監測哭聲與頭圍，以早期發現合併症。**

(3) 如有裝置分流管，需注意是否通暢。

(4) 不可包尿布，**最佳姿勢為俯臥**，以減少患部受壓。另外，可微屈髖部，降低對傷口的張力。

(5) **經常給予被動運動、按摩**，促進血液循環。**提供視聽覺刺激，以維持正常發展。**

(6) 鼓勵病童與他人互動，建立正向的自我觀念。

十二、先天性髖關節脫臼 (Congenital Hip Displacement; CHD)

◆ **病理生理**

多因子遺傳性疾病，為一側或兩側股骨頭從髖臼處移位。

◆ **臨床表徵**

1. **患肢、臀部及大腿皺摺處不對稱。**

2. **讓新生兒仰臥，將膝關節彎曲時，患肢膝部比健肢低。**

3. **將新生兒自雙腋下抱起，讓腳接觸床面，患肢比健肢短。**

4. Ortolani 氏徵象(Ortolani's sign)：患肢腿屈曲，行外展運動時會受限，可聽到或感受到股骨頭於髖臼關節囊中滑動之卡答聲；通常在 1~2 個月大時消失，因此時股骨頭已無法再復位。

5. **卡列阿齊氏徵象**(Galeazzi's sign)**陽性**：仰臥，將髖關節屈曲成 90 度時，可發現患肢的膝蓋頂點較健肢低。

◆ **治 療**

1. **帕力克氏背帶**(Pavlik hamess)：適用 1~6 **個月，可維持髖關節屈曲及外展**。建議父母在背帶正確位置做記號，以方便調回正確位置，並維持背帶下皮膚的清潔及完整性。

2. 使用弗雷傑卡氏枕頭夾板(Frejka pillow splint)，以維持髖部外展。

3. 人字型石膏(spica cast)：由腰至膝下。

◆ 護理措施

1. 教導有關夾板及人字型石膏照顧知識（見前述石膏護理）。

2. 因不動，故需多攝取水分及高纖維食物，以預防便祕。

3. 以布萊安特氏(Bryant's)牽引器牽引時，需維持髖關節屈曲、外展、外旋姿勢，採平躺、髖關節屈曲 90 度，雙腳向上牽引，臀部微離床面。

十三、骨折(Fracture)

◆ 病理生理

遊戲中受傷常造成骨折及脫臼，以近肘處和近膝處最易受傷，生長板軟骨是決定預後的重要因素。當壓迫疏鬆骨造成在骨折處看似一個突起或凸出物之骨折，稱為捲曲或隆起骨折(buckle or torus fracture)。正常新生兒鎖骨為直的，兩側對稱，若觸診有突起或捻髮音、擁抱反射呈單側不對稱，可能為鎖骨骨折。

◆ 臨床表徵

疼痛、觸痛、腫脹、活動減少、瘀血、捻髮音等。

◆ 治療及護理

以復位、牽引、上石膏等方式治療。見牽引及石膏護理。

十四、骨髓炎(Osteomyelitis)

◆ 病理生理

1. **大多數為金黃色葡萄球菌造成，新生兒常見的細菌為 B 型鏈球菌**、大腸桿菌等，傳染方式為血液傳播或鄰近組織直接侵犯。

2. **兒童的骨髓炎多數由菌血症造成，常侵犯長骨。**

◆ 臨床表徵

1. 新生兒常見症狀為關節積液、局部腫脹、肢體活動減少等，1 歲以上常見症狀為發燒、局部骨頭疼痛、跛行、敗血症等。

2. **白血球中的 bands 數量會異常升高。**

◆ 治 療

　　血液培養陽性時立即靜脈注射抗生素治療，至少 3~4 週。

◆ 護理措施

1. **可能由血行性**(hematogenous)**細菌感染而來，故協助血液培養。**

2. 可能由外因性(exogenous)細菌感染而來，視需要傷口護理。

3. **減輕疼痛與安排舒適體位、協助使用固定肢體裝備。**

十五、妥瑞氏症候群(Tourette's Syndrome)

◆ 病理生理

1. **自體顯性遺傳疾病**，病因不明，可能是某個異常基因改變腦部使用神經傳導物質方式。

2. 有 50%機會遺傳給子女。通常 7 歲半左右發作，**18 歲前出現。**

3. 30~40%青春期後症狀自然消失，不到 30%持續至成年後。

4. 無法治癒，但**不影響智商，男性發生率比女性高 3~4 倍。**

◆ **臨床表徵**

1. **會出現不自主、重複性的動作**，稱為抽筋(tics)。抽筋不會一直出現，但可能會因疲勞或壓力而惡化，睡眠時發生的頻率和強度減少。第一個症狀通常是臉部抽筋，如眨眼睛。

2. **動作型抽筋**(motor tics)：一些不自主的運動，通常發生於臉和脖子的肌肉，包括搖頭聳肩、眨眼及擤鼻子，或是模仿別人的動作、反覆的踢腿等，並非刻意而為。

3. **聲語型抽筋**(vocal tics)：從單純的清喉嚨、擤鼻涕、發出像豬的咕嚕聲、狗叫聲，到突然說一些詞語或發出無意義的聲音。

◆ **治 療**

1. 大部分因為症狀輕微並不需要藥物治療。

2. 藥物治療：主要是多巴胺拮抗劑，如 Haloperidol (Haldol)、Fluphenazine (Prolixin)、Clonidine (Catapres)，70~80%可獲得改善。

◆ **護理措施**

1. 評估家庭對疾病的了解及提供成長團體、協會之訊息。

2. 病童常常被誤以為是長期的慢性咳嗽或過敏性鼻炎，甚至被老師指為調皮搗蛋有行為偏差的學生，父母親及學校單位應注意病童學習及人際適應。

3. 家庭成員及病童需學習接受它，與它和平共存，症狀反而會減輕。

十六、馬蹄內翻足

◆ 病理生理

馬蹄內翻足（杵狀足）是下肢最常見的先天畸形，病因不明，多數認為是胚胎在早期發育異常導致畸形，也可能是由於胎兒時期腿部在子宮內位置不正常。約 10%有家族史，男性發病率高於女性。

◆ 臨床表徵

可見畸形的足向內下扭曲變形，主要包括四個不同部位：足弓過高（空凹足）、前足內收變形、內翻變形及馬蹄足。

◆ 治　療

1. 石膏固定法：首先依序矯正四個畸形，接著維持矯正後的正常位置至沒有再發的危險為止。

2. 常作運動配合「托腳板(splint)」固定：如果腳在外觀及 X 光上都接近正常時，平常除作運動外，尚須以「托腳板」來保持腳的位置。

3. 關節及軟組織完全放鬆手術：治療抗拒性杵形足，大多選在 6 個月至 1 歲間動手術，最晚在 3 歲以前完成。手術矯正後要上石膏，**並且要施行足部被動伸展運動**。

◆ 護理措施

1. 出生後 3 個月內，每 1~2 週至少要矯正及更換石膏一次，教導家屬在下次換石膏前，用溫水及醋先把石膏泡鬆，再層層拆開，病童可以有機會作一次全身沐浴。

2. 開始走路後，夜間最好也使用托腳板，持續約 1 年。

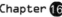

十七、成骨不全(Osteogenesis Imperfecta; OI)

◆ 病理生理

俗稱玻璃娃娃，為體染色體顯性遺傳的膠原纖維病變，導致骨骼強度耐受力變差，易發生骨折。

◆ 臨床表徵

典型特徵為藍色鞏膜；其他包含皮膚變薄、前額變寬（三角形臉）、肌肉張力不足、韌帶過度伸展、四肢極短呈弓形、牙齒缺乏象牙質，容易斷裂且齲齒不易補綴、聽力喪失等。

◆ 治　療

1. 支持性治療：臨床以此為主，如物理治療，增加肌肉強度。

2. 外科手術：骨折時以夾板固定、**骨髓內固定術** (ineramedullary rodding)**以增強骨骼強度**。

3. 藥物治療：使用鈣劑和**雙磷化合物**(Bisphosphonate)，增加骨密度和強度，**降低疼痛和骨折頻率**。

◆ 護理措施

1. 控制體重並均衡飲食，避免肥胖。

2. 避免使用止血帶，以紗繃代替，減少對骨骼的壓迫。

3. 預防及減少骨折發生：如採適當姿勢、穿著寬鬆衣物、抱起病童時予適當支托等。

4. 鼓勵**適當運動防止肌肉萎縮**。

5. 提供心理支持。

6. 提供轉介服務：如成骨不全團體或基金會。

十八、生長痛(Growing Pain)

◆ 病理生理

主要影響 3~12 歲孩童。其發生原因不明，可能與肌肉疲累或姿勢不良有關。

◆ 臨床表徵

發作時四肢會出現疼痛，常見部位在小腿後側、大腿前側及膝蓋周圍，時間從數分鐘至一小時不等，多在半夜發生，白天活動正常，通常不會造成跛行或行動不便。

◆ 治 療

多會自行恢復，必要時睡前依醫囑服用**止痛藥**，如 Acetaminophen。若休息未改善，且**持續嚴重疼痛**，或出現跛行、發燒、紅腫等症狀，需再進行詳細診治。

◆ 護理措施

鼓勵**參與各類活動**以活用不同肌群，可避免過度使用相同肌肉、強烈活動後應適當休息、睡前給予按摩或洗溫水澡放鬆肌肉。

QUESTI❓N

1. 腦膜病徵會出現布魯辛斯基氏徵象(Brudzinski's sign)，此徵象為下列何者？(A)抬起兒童的腿並彎曲膝蓋，當由膝蓋伸直腿時，會有阻力或引起疼痛　(B)讓兒童平躺，當將其頸部迅速抬高屈曲，會引發膝及腰部的屈曲　(C)用指尖或反射鎚的柄沿兒童之足跟往上劃過足外緣至大拇趾時，大拇趾會向上翹，其餘趾呈扇形張開　(D)讓兒童俯臥，以大拇指沿其脊柱，自尾椎處往上壓至頸部，兒童會不自主抬頭　　　　　　　　　　（102專高一）

2. 林小弟，妊娠週數37週又3天，剖腹產娩出，外觀顯現脊髓脊髓膜膨出(myelomeningocele)，有關其照護，下列敘述何者錯誤？(A)若無其他合併症，最理想的姿勢是採小坡度垂頭俯臥式　(B)以無菌乾紗布覆蓋於膨出的囊上，避免囊袋破裂　(C)應注意臀部及會陰部清潔，避免排泄物汙染膨出處　(D)護理師應密切監測林小弟的頭圍大小及囟門壓力緊張程度　　　（101專普一；102專高二）

   解析) 應以無菌生理食鹽水紗布覆蓋以保持濕潤。

3. 有關學齡兒童顱內壓增高之早期徵候，下列何者正確？(A)去大腦皮質姿勢　(B)瞳孔放大　(C)噴射狀嘔吐　(D)雙眼出現落日眼徵象　　　　　　　　　　　　　　　　　　（102專高二）

4. 下列敘述何者為雷氏症候群(Reye's syndrome)的病徵？(A)急性中樞神經系統感染引起之腦脊髓膜發炎　(B)急性腦病變，出現肝功能、代謝功能及神經功能障礙　(C)中樞神經傳導病變，會出現重複不自主的肢體動作　(D)腦部在尚未發育前受損，造成運動功能障礙　　　　　　　　　　　　　　　　（102專高二）

解答： 1.B 2.B 3.C 4.B

5. 陳小弟因下肢骨折上石膏，有關出院護理指導，下列何者不恰當？(A)患肢可能會影響活動能力，應多臥床休息以免不適　(B)若石膏內肢體搔癢，用扇子搧涼或在石膏上輕輕拍打　(C)若弄濕石膏，需自然風乾，不可使用吹風機加速乾燥　(D)應時常檢查患肢皮膚顏色、感覺或運動能力有無改變　（102專高二）

解析 患肢應多做等長運動，可避免肢體攣縮。

6. 林小弟在出生3天後，經評估出現歐氏徵象(Ortolani's sign)，其代表的意義為何？(A)是一種發展性髖關節發育不良，當林小弟下肢屈曲外展時，股骨頭滑過髖臼緣所產生的聲音　(B)是一種先天性肌肉萎縮症，林小弟下肢麻痺，無法活動　(C)是一種雙側性足內翻，林小弟的足部無法往背側屈曲　(D)是一種肌肉炎症，致使受侵犯的肢體骨骼肌肉有攣縮變硬情形　（102專高二）

7. 小蘭，6個月大，此次住院是因水腦症而置入右側的腦室腹膜分流管(ventriculoperitoneal shunt, V-P shunt)，今日病況穩定準備出院，護理師給予父母出院護理指導，下列敘述何項不適當？(A)觀察小蘭的傷口周圍是否有紅腫現象　(B)觀察小蘭的前囟門是否膨出　(C)每日由同一人測量小蘭的頭圍　(D)教導父母協助小蘭採右側臥，以利引流　（103專高一）

8. 兒童罹患細菌性腦膜炎，下列何者為布魯辛斯基氏徵象(Brudzinski's sign)的陽性反應？(A)平躺時用手托高頭部，將其頸部迅速屈曲，病童會感到疼痛，膝部因而屈曲　(B)平躺時，雙手將大腿托高，再快速伸展小腿，檢查者感到阻力，病童感到疼痛　(C)用手指沿著病童腳跟由外側往上向內劃線，會出現大拇指向上翹，其餘四趾張開成扇形　(D)將病童的頭部從一邊轉至另一邊，眼球活動能成對比共軛朝向與頭部旋轉相反方向移動　（103專高一）

解答：　　5.A　　6.A　　7.D　　8.A

9. 有關罹患腦性麻痺的兒童及其家庭之護理指導，下列敘述何者錯誤？(A)為預防下肢攣縮，可以雙手控制膝關節，將雙腿內轉合併　(B)教導三指下顎控制法，協助病童閉嘴咀嚼及吞嚥　(C)鼓勵病童獨立完成自我照顧工作，並適時給予肯定　(D)鼓勵病童就學與其他兒童互動，積極擴展社交聯繫　　　　　（103專高一）

10. 有關罹患成骨不全(osteogenesis imperfecta)兒童的醫療及護理指導，下列敘述何者錯誤？(A)通常以骨內固定物做骨髓內固定，以加強長骨　(B)以脊椎固定桿合併骨水泥矯正部分脊椎變形　(C)因骨骼脆弱易發生骨折，應盡量完全固定不動　(D)在活動限制下執行主動運動，防止肌肉萎縮　　　　　（103專高一）

11. 祥祥，18個月大，護理師執行格拉斯哥氏意識狀態(Glasgow coma scale; GCS)評估的結果如下：給予疼痛刺激，祥祥眼睛張開，且有退縮反應，但呼叫祥祥，並無反應，祥祥的格拉斯哥氏意識狀態分數是多少分？(A) 3　(B) 5　(C) 7　(D) 9　（103專高一）

12. 林小弟，1歲6個月，因頭部撞傷，送醫院求治，以幼兒格拉斯哥氏量表(Glasgow coma scale; GCS)評估林小弟的意識程度發現如下：躁動不安無法安撫，然後需經由痛覺刺激，眼睛才會睜開、且上臂才會有收縮反應，其評分結果為何？(A) 7分　(B) 8分　(C) 9分　(D) 10分　　　　　　　　　　　　　　　　（103專高二）

13. 有關病童接受腰椎穿刺前後的護理措施，下列敘述何者正確？(A)穿刺前，戴清潔手套與口罩，保持穿刺部位呈無菌區，以避免感染　(B)穿刺前，協助病童抱膝俯臥，呈現蝦米狀姿勢，使脊柱充分展開　(C)穿刺後，監測是否有脊髓脫出症狀：呼吸快、心跳慢、血壓高等　(D)穿刺後，應讓病童抬高床頭臥床約4~6小時，以減少頭痛發生　　　　　　　　　　（103專高二）

　解析　(A)需穿戴無菌手套；(B)抱膝側臥，呈現蝦米狀姿勢；(D)應平躺臥床約6~8小時。

解答：　9.A　10.C　11.C　12.B　13.C

14. 楊小妹，妊娠週數39週又5天出生，體重3,980公克，自然產，產鉗使用，產後15分鐘，當嬰兒哭時左臉扭抽，嘴角下垂，左半邊臉無活動，有關顏面神經麻痺之護理措施，下列何者不適當？(A)若採用奶瓶餵食，宜採用質軟且奶嘴洞大之奶頭　(B)若吞嚥能力受損，宜依醫囑給予鼻胃管灌食　(C)若餵母奶時，宜將健側靠近乳房以利吸奶　(D)若眼瞼無法閉合，宜使用單眼眼罩保護　　　　　　　　　　　　　　　　　　　　　　　　　（103專高二）

15. 小庭，10歲，與同學在公園騎腳踏車比賽，忘了戴安全帽，不小心頭部側面撞到一棵大樹後跌倒，意識清醒，顱骨骨折，耳下腺撕裂傷，對聲音反應差，有關小庭的神經功能評估，下列敘述何者正確？(A)進行眼前庭反射，測試橋腦中樞功能　(B)進行眼底鏡檢查，觀察是否有視乳突水腫　(C)執行熱測試，使用熱水滴入耳朵觀察眼球是否震顫　(D)測洋娃娃眼反應，迅速轉頭時，觀察是否有落日眼　　　　　　　　　　　　　　　　　　　　（103專高二）

　　解析 (A)眼前庭反射為測試腦幹功能；(C)以30℃之冷水滴入耳朵觀察眼球是否震顫；(D)測洋娃娃眼反應，迅速轉頭時，觀察眼睛是否有向對側轉動。

16. 有關細菌性腦膜炎與無菌性腦膜炎的脊髓液檢查值之比較，下列敘述何者正確？(A)細菌性腦膜炎者的葡萄糖值較無菌性腦膜炎者高　(B)細菌性腦膜炎者的蛋白質值較無菌性腦膜炎者高　(C)細菌性腦膜炎者的腦脊髓液外觀比無菌性腦膜炎者清澈　(D)細菌性腦膜炎者的淋巴球數較無菌性腦膜炎者高　　　（103專高二）

　　解析 細菌性腦膜炎病童的腦脊髓液檢查會出現蛋白質濃度上升，白血球數量增加，葡萄糖濃度會下降。

17. 楊小妹，妊娠週數39週又5天出生，體重3,980公克，自然產，產鉗使用，下列何者是左側顏面神經麻痺之徵象？(A)哭時左臉扭曲，嘴角下垂　(B)左眼無法閉合，口角流涎　(C)右臉活動消失　(D)右側無抬眉動作　　　　　　　　　　　　　　　　　　　　（104專高一）

解答：　14.C　15.B　16.B　17.B

18. 小英，3歲，被機車撞倒頭部受傷緊急送至急診室，進行意識評估時(Glasgow coma scale; GCS)，觀察小英對環境刺激反應之項目，不包含下列何者？(A)對刺激眼睛張開之最佳反應　(B)上臂對疼痛刺激之最佳反應　(C)對刺激之最佳言語反應　(D)對刺激之眼球最佳運動反應　　　　　　　　　　　　　　　　（104專高一）

19. 小美，15歲，診斷為腦膜炎，身體檢查時，會出現下列何者徵象？(A)歐氏徵象(Ortolani's sign)　(B)葛氏徵象(Galeazzi's sign)　(C)高爾氏徵象(Gower sign)　(D)克爾尼格氏徵象(Kernig's sign)
　　　　　　　　　　　　　　　　　　　　　　　　　　　　（104專高一）

20. 林小弟，8歲，在家附近玩溜冰時意外跌倒，致右前臂骨折，已上石膏固定，有關出院護理指導，下列敘述何者錯誤？(A)教導評估右前臂的膚色和溫度是否正常　(B)若不小心弄濕石膏，可以用烤燈烘乾　(C)鼓勵林小弟運用左手，執行日常活動或自我照顧　(D)若感覺疼痛或有異味，宜就醫檢查是否有感染現象
解析 需避免弄濕，不小心弄濕應用冷風吹乾。　　　　　　（104專高一）

21. 王小妹，就讀小學五年級，罹患失神性癲癇發作(absence seizure)，有關其日常照護措施，下列敘述何者錯誤？(A)可參加學校體育課打球、跑步等活動　(B)提醒老師勿責怪其上課有失神、作白日夢情形　(C)發作時喪失意識，給予適當處理及安全保護措施　(D)教導記錄發作次數，以自行調整藥量　（104專高一）

22. 小華，5歲，因腦膜炎引起顱內壓升高，不會出現下列何種臨床徵象？(A)心跳過慢　(B)頭痛　(C)噴射式嘔吐　(D)落日眼
解析 落日眼會出現於水腦的病童。　　　　　　　　　　　（104專高二）

23. 小芳，12歲，疑似腦膜炎入院，有關其身體檢查與評估，宜進行何種檢查？(A)歐特雷妮操作(Ortolanimaneuver)　(B)布魯辛斯基徵象(Brudzinski's sign)　(C)特倫德倫伯格徵象(Trendelenburg's sign)　(D)卡列阿齊式徵象(Galezzi's sign)　（104專高二）

解答：　18.D　19.D　20.B　21.D　22.D　23.B

24. 小明，8歲，出生時即被診斷為痙攣型腦性麻痺，有關協助其家庭生活趨向正常化的護理措施，下列敘述何者正確？(A)為避免小明和同儕比較，建議其最好就讀資源班　(B)鼓勵父母採用其他「成功正常化」病童家庭的做法　(C)建議小明與父母將復健計畫併入家庭生活　(D)勸導小明與父母別再談論疾病對家庭的衝擊 (104專高二)

25. 小美，1歲，罹患脊髓脊髓膜膨出(myelomeningocele)合併水腦，手術前應協助小美採取下列何種臥位？(A)垂頭俯臥的姿勢　(B)仰臥，維持頭腳同高的姿勢　(C)側臥，並將床頭抬高　(D)俯臥，維持頭腳同高的姿勢 (104專高二)

26. 6歲小明出現下肢無力，經診斷為裘馨氏假肥大性肌失養症(Duchenne's pseudohypertrophic muscular dystrophy)，下列護理指導何者適當？(A)鼓勵游泳，以保持肌力，預防攣縮　(B)減少深呼吸的動作，以免肺部肌肉過度疲勞　(C)建議多攝取飽和脂肪酸的食物，以補充營養　(D)為減少體力，少走動，儘量以輪椅代步 (104專高二)

解析 (B)鼓勵深呼吸動作，以增強肺活量；(C)建議多攝取不飽和脂肪酸的食物，以補充營養；(D)鼓勵適度運動，以增強肌肉強度。

27. 有關嬰兒脊柱彎曲發展之敘述，下列何者正確？(A)新生兒時，薦椎彎曲完成　(B) 3個月時，頸椎續發彎曲完成　(C) 5個月時，腰椎續發彎曲完成　(D) 7個月時，胸椎續發彎曲完成

解析 (A)(D)新生兒時，薦椎、胸椎就有原發性彎曲；(C) 7個月時，腰椎續發彎曲完成。 (105專高一)

解答：　24.C　25.D　26.A　27.B

28. 謝小弟，妊娠週數41週又1天，出生體重4,600公克，自然產娩出，出生第2天，左手臂活動少，X光顯示鎖骨骨折，有關骨折之生產損傷，下列敘述何者錯誤？(A)沿左鎖骨觸摸，會有骨磨擦及裂開的感覺　(B)驚嚇反射表現不對稱的手臂上舉　(C)為其執行圍巾徵象(scarf signs)之評估　(D)抱起時，支持後背及臀部，避免自手臂處抱起　　　　　　　　　　　　　（105專高一）

　　解析 (C)圍巾徵象之評估為評估新生兒之神經肌肉成熟度，鎖骨骨折時可能無症狀或測試擁抱反射時手無法上舉。

29. 小玲，1歲，因頭部外傷自急診入院，依據兒童適用之葛氏昏迷量表(Glasgow coma scale, GCS)評估其意識程度，結果發現其躁動不安無法安撫，對痛有收縮與睜眼反應，其昏迷指數為幾分？
(A) 7分　(B) 8分　(C) 9分　(D) 10分　　　　　　（105專高一）

　　解析 痛有睜眼反應：2分；對痛有收縮：4分；躁動不安無法安撫：2分，共8分。

30. 有關學齡兒童罹患癲癇的護理指導，下列運動何者不適當？(A)騎腳踏車　(B)著救生衣游泳　(C)打羽毛球　(D)在操場跑步
　　　　　　　　　　　　　　　　　　　　　　　　　（105專高一）

31. 小莉，1歲，因中耳炎而發高燒40℃，在家時突然兩眼上吊、四肢抽動持續2分鐘，送醫診斷為熱性痙攣，下列出院護理指導何者不恰當？(A)高燒時，可提供酒精拭浴以降低體溫　(B)抽搐時，協助側臥並維持呼吸道通暢　(C)痙攣時，移除床上易造成傷害的物品　(D)發作時，不可強將物品塞入口中，以免造成受傷　　　　　　　　　　　　　　　　　　　　　　　（105專高一）

　　解析 酒精拭浴會使體溫急速下降，可能會造成體溫反彈性上升。

32. 陳小弟，5歲，頭部創傷後，合併無菌性腦膜炎(virus meningitis)，作腰椎穿刺，有關其腦脊髓液檢查之結果，不會呈現下列何者？(A)壓力為60 mmH$_2$O　(B)淋巴球100個／mm^3　(C)蛋白質50 mg/dL　(D)葡萄糖30 mg/dL　　　　　　　　（105專高一）

解答：　　28.C　　29.B　　30.A　　31.A　　32.D

33. 王小弟，9歲，診斷為裘馨氏假肥大性肌失養症(Duchenne's pseudohypertrophic muscular dystrophy)，下列護理指導何者不適當？(A)鼓勵王小弟進行體能活動，避免肢體攣縮變形　(B)避免讓王小弟游泳，以防溺水意外之發生　(C)家中添加輔助性設施，以減少王小弟發生意外　(D)每日為王小弟執行胸腔物理治療，以預防肺炎　　　　　　　　　　　　（105專高二）

34. 張小弟，就讀小學三年級，罹患強直陣攣型癲癇(tonic-clonic seizure)，有關其在學校癲癇發作時的照護，下列敘述何者錯誤？(A)協助採取側臥姿勢，以利口鼻分泌物流出　(B)疏散圍觀人潮維持通風，以免影響呼吸　(C)移除身旁堅硬及尖銳物，以提供安全環境　(D)立即進行口對口人工呼吸，以避免缺氧（105專高二）

35. 曉華，5歲，診斷為重症肌無力(myasthenia gravis)，下列護理指導何者錯誤？(A)教導家長注意曉華的呼吸是否順暢、痰液不易咳出　(B)鼓勵曉華多進食需咀嚼的食物，以減緩咀嚼功能之退化　(C)減少曉華費力的活動，以改善肌肉力量、保留體力　(D)若仍有眼瞼下垂、視力不佳情形，應注意其活動安全　（105專高二）

36. 小華，14歲，疑似腦膜炎，目前有咳嗽、顱內壓升高症狀，有關照護措施，下列敘述何者正確？(A)維持屈膝仰臥，以利靜脈血回流　(B)給予背部叩擊，以促進痰液排出　(C)教導深呼吸咳嗽，避免引發肺炎　(D)攝取高纖維食物，避免便祕　（105專高二）

37. 下列何種藥物可能與雷氏症候群(Reye syndrome)有關，不建議兒童使用？(A) Acetaminophen　(B) Ibuprofen　(C) Ketorolac　(D) Aspirin　　　　　　　　　　　　　　　　　（106專高一）

38. 小強，15個月大，被診斷有輕微的腦性麻痺(cerebral palsy)。小強爸爸是個食品公司全職行銷人員，媽媽則在電腦公司上班，家中有請外傭照顧小強，外傭每週一次帶小強去醫院做復健，下列何者為主要的護理措施？(A)盡力保護避免傷害　(B)解釋腦性麻痺的病因　(C)改善身體心像　(D)促進成長及發展　（106專高一）

解答：　　33.B　　34.D　　35.B　　36.D　　37.D　　38.D

39. 小華，7歲，搭乘母親的摩托車上學途中，被轎車撞傷，頭部嚴重撞傷，轉入兒科加護病房，現昏迷指數3分，給予疼痛刺激時，手臂和腳均呈僵直和內轉的姿勢，有關這些症狀及受傷部位的描述，下列何者正確？(A)呈現去皮質僵直姿勢，延腦功能異常　(B)呈現去皮質僵直姿勢，腦幹功能異常　(C)呈現去大腦性僵直姿勢，小腦功能異常　(D)呈現去大腦性僵直姿勢，中腦功能異常　　　　　　　　　　　　　　　　　　　（106專高一）

40. 小敏，出生6天，罹患脊髓脊髓膜膨出，有關其手術後的護理措施，下列敘述何者錯誤？(A)觀察神經功能的狀態，以評估腦膜炎徵象　(B)給予被動運動及按摩，以預防肢體攣縮　(C)提供安靜與昏暗的環境，以減少視聽覺刺激　(D)監測哭聲與頭圍，以早期發現合併症　　　　　　　　　　　　　　　　　（106專高一）

　解析 (C)應提供視聽覺刺激，以維持正常發展。

41. 張小弟，罹患腦性麻痺，有咀嚼及吞嚥困難問題，有關幫助其吞嚥的護理措施，下列敘述何者正確？(A)頭部維持後仰位置　(B)食物置於舌頭後方　(C)肩膀稍微向後傾斜　(D)保持雙腳自然下垂　　　　　　　　　　　　　　　　　　　　　　　（106專高一）

42. 小玲，1歲，診斷為單純性熱性痙攣(simple febrile convulsion)，小玲的媽媽詢問護理師：「小玲未來是否會再發作？」有關護理師的回答，下列敘述何者較適當？(A)小玲的痙攣與發燒有關，只要避免其發燒，就較不會發作　(B)小玲的痙攣與年齡有關，只要年紀大於2歲，就較不會發作　(C)小玲的痙攣與腦波有關，只要腦波檢查正常，以後就不會發作　(D)小玲的痙攣與缺氧有關，只要維持呼吸道通暢，就較不會發作　　　　　　　　（106專高一）

解答：　39.D　40.C　41.B　42.A

43. 有關水腦病嬰接受腦室－腹膜分流術(V-P shunt)後的各項護理，下列敘述何者正確？(A)頭圍測量方式：自枕部隆經耳垂至額頭上方　(B)觀察是否有噴射狀嘔吐或尖銳哭聲的發生　(C)協助病嬰採水平俯臥，以避免傷口受壓　(D)避免抱起病嬰餵奶，以防脊髓液引流過快　　　　　　　　　　　（106專高二）

44. 小玲，出生3天，診斷為脊髓之脊髓膜膨出且合併有水腦症，有關其手術前的護理措施，下列敘述何者錯誤？(A)維持垂頭俯臥姿勢，以利脊髓液回流　(B)協助其腿部呈外展，以預防髖關節脫位　(C)選擇質軟小孔的奶嘴餵食，以預防吞食過量空氣　(D)維持臀部及會陰部乾淨，以減少糞便汙染膨出的囊　（106專高二）

解析 (A)脊髓膜膨出維持垂頭俯臥姿勢，但合併水腦症，則須避免頭部下垂。

45. 雷氏症候群(Reye's syndrome)早期病變的主要徵象為何？(A)嘔吐　(B)去大腦髓質僵直　(C)反射消失　(D)過度換氣　　　（106專高二）

解析 早期徵象為顱內壓上升(IICP)、嘔吐、發燒、意識障礙、嗜睡、昏迷、換氣過度、抽搐等。

46. 小強，15個月大，被診斷有輕微的腦性麻痺(cerebral palsy)。有關小強家庭對腦性麻痺診斷的因應能力及適應程度，下列哪個項目非目前的評估重點？(A)現有的支持系統和資源　(B)對疾病診斷的情緒反應　(C)對腦性麻痺的認知及了解　(D)各家庭成員未來的目標　　　　　　　　　　　　　　　（106專高二補）

47. 羅妹妹，12歲，診斷為脊柱側彎，下列護理措施及指導，何者正確？(A)若側彎程度不嚴重，建議羅妹妹多游泳，以預防惡化　(B)每半年作電腦斷層檢查，以確定羅妹妹脊柱側彎程度　(C)一旦使用支架矯正姿勢，除睡覺外，其他時間均須穿著　(D)因活動上有所限制，建議羅妹妹不要參加戶外郊遊活動　　　（106專高二補）

解答：　43.B　44.A　45.A　46.D　47.A

48. 陳小妹，9歲，在家附近騎單車意外跌倒，致左側腓骨骨折，在急診剛上完石膏固定，下列護理措施何者錯誤？(A)不要使用烤燈或吹風機加速石膏快點乾燥　(B)石膏未乾燥前，為減輕疼痛，可以將小妹的患肢放低　(C)經常檢查左下肢的膚色和溫度，以評估是否壓迫到神經　(D)要衛教小妹及家長，返家後仍要依體能活動健側肢體　　　　　　　　　　（106專高二補）

49. 王小弟，10歲，長期服用抗癲癇藥物，應定期檢查的項目，下列何者除外？(A)血中藥物濃度　(B)肝臟功能檢查　(C)血球數量檢查　(D)心肺功能檢查　　　　　　　　　　　　　　　（107專高一）

50. 有關雷氏症候群(Reye's syndrome)病童的臨床症狀，下列敘述何者正確？(A)血清中的氨濃度降低　(B)血糖濃度增加　(C)易形成血栓　(D)肝功能障礙（SGOT、SGPT高）　　　　（107專高一）

　　解析 (A)血清中的氨濃度增加；(B)血糖濃度降低；(C)凝血時間延長、易出血。

51. 醫護人員藉由評估嬰幼兒的精細動作，肌肉張力及平衡感等活動，可判斷下列何者之功能？(A)脊髓　(B)延髓　(C)小腦　(D)中腦　　　　　　　　　　　　　　　　　　（107專高一）

52. 有關妥瑞氏症候群(Tourette's syndrome)，下列敘述何者正確？(A)發病年齡多在幼兒期　(B)會出現重複不自主的肢體動作　(C)易造成腦部傷害及學習困難　(D)因興奮劑及腦炎而引發症狀

　　　　　　　　　　　　　　　　　　　　　　　（107專高一）

53. 小珊，10個月大，因中耳炎合併熱性痙攣住院治療，下列護理措施何者正確？(A)定時給與退燒劑，將體溫控制於攝氏38度即可　(B)小珊發作後有嗜睡情形，故應協助其適當休息　(C)必須終身服用抗痙攣藥物，以免造成腦部傷害　(D)小珊並非全身性發作，所以不必使用床欄護墊　　　　　　　　　（107專高二）

解答：　　48.B　　49.D　　50.D　　51.C　　52.B　　53.B

54. 10歲的阿偉出現發燒、頭痛、頸背僵硬等症狀，經評估有腦膜炎徵象，下列何者不是腦膜炎的徵象？(A)歐氏徵象(Ortolani's sign) (B)柯林氏徵象(Kernig's sign)　(C)布魯辛斯基氏徵象(Brudzinski's sign)　(D)角弓反張(opisthotonic)　　　（107專高二）

解析 (A)應為先天性髖關節脫臼的徵象。

55. 有關重症肌無力(myasthenia gravis)病童的臨床症狀，下列何者錯誤？(A)眼球肌肉受到侵犯而有複視　(B)出現吸吮及吞嚥困難 (C)顏面神經出現麻痺　(D)活動之後症狀會改善　　　（107專高二）

56. 有關細菌性腦膜炎的護理措施，下列何者錯誤？(A)靜脈注射抗生素至少10天　(B)維持病童的體溫於正常範圍　(C)增加環境刺激預防病童嗜睡　(D)運用姿勢的調整以減輕疼痛　　　（108專高一）

解析 (C)應給予最少的感官刺激，以平穩情緒、緩解疼痛。

57. 10歲的大華罹患癲癇(epilepsy)以口服phenobarbital (luminal)藥物治療，護理人員給予大華母親的護理指導，下列何者正確？(A)定時帶大華回診抽血，監測血中藥物濃度　(B)尿液顏色變紅棕色是正常現象　(C)服藥6週後未再發生抽搐，即可停藥　(D)發作後須進食高碳水化合物飲食，以避免低血糖造成抽搐再度發作

解析 (A)(B)抗癲癇藥物治療期間需定期監測血中藥物濃度，亦需檢查血球數、腎臟、肝臟功能以及腦波的變化，以避免中毒；(C)以3~8個月的時間漸進減少、停藥之後，連續兩年未發作，表示癲癇控制良好，甚至可不再服藥控制；(D)發作後宜清除口腔分泌物，勿立即給予餵食。　　　（108專高一）

58. 協助有吞嚥困難的學齡前腦性麻痺病童進食，下列護理措施何者正確？(A)協助病童坐起、身體維持正中位置　(B)使病童肩膀前屈、膝蓋放鬆低於大腿　(C)食物位置高於嘴巴，將食物放於舌頭前方　(D)選擇適當輔具，完全由照顧者餵食　　　（108專高一）

解答：　54.A　　55.D　　56.C　　57.A　　58.A

59. 張小妹，4個月大，被診斷水腦(hydrocephalus)，接受腦室腹膜分流(V-P shunt)手術，有關手術後護理措施，下列何者錯誤？(A)記錄頭圍變化，觸診前囟門有無膨出　(B)觀察意識狀態及顱內壓增高徵象　(C)植入引流管處，勿碰撞或擠壓，保持傷口乾燥　(D)觀察引流管阻塞徵象是周圍皮膚出現紅、腫、熱　（108專高一）

60. 5歲以下兒童跌倒，容易導致何部位脫臼(dislocation)？(A)髖部　(B)膝部　(C)手肘　(D)腕部　（108專高二）

61. 王小弟，8歲，罹患細菌性腦膜炎(bacterial meningitis)，下列徵象何者正確？(A)巴氏徵象(Barlow's sign)陰性　(B)布魯金斯基氏徵象(Brudzinski's sign)陽性　(C)克爾尼格氏徵象(Kernig's sign)陰性　(D)反彈性疼痛(rebounding pain)陽性　（108專高二）

    解析　(A)用於檢測嬰兒發展性髖關節發育不良；(C)克爾尼格氏徵象應呈陽性；(D)為闌尾炎之徵象。

62. 有關腰椎穿刺之敘述，下列何者錯誤？(A)可做為檢查、診斷或治療途徑　(B)採俯臥平躺，以利穿刺針頭插入，避免傷害　(C)穿刺後宜觀察中樞神經系統感染、脊髓脫出等合併症　(D)穿刺後應教導平躺4~6小時，避免頭痛等合併症　（108專高二）

    解析　(B)採抱膝側臥，下頜向胸部屈曲（即側臥，蝦米式）。

63. 丁丁，2歲，診斷為水腦，並接受腦室－腹膜分流術(V-P shunt)，現已術後第5天，今早丁丁哭鬧不喝奶，測得體溫達38.2℃、血壓為100/60 mmHg，有關護理評估，下列何者需優先執行？(A)疼痛評估　(B)意識評估　(C)感染評估　(D)營養評估　（109專高一）

64. 小明，3歲，被機車撞倒，頭部受傷，有關腦壓增高的早期臨床表徵，不包括下列何者？(A)痙攣、頭痛　(B)斜眼、複視　(C)噴射狀嘔吐　(D)瞳孔大小不對稱　（109專高一）

解答：　59.D　60.A　61.B　62.B　63.C　64.D

65. 協助病童接受腰椎穿刺檢查過程中，下列護理措施何者不恰當？(A)穿刺前應仔細評估病童有無顱內壓升高之徵象　(B)穿刺時協助病童採半側臥、頭高腳低的舒適臥位　(C)穿刺前後應監測病童是否有脊髓脫出的症狀產生　(D)穿刺後教導病童平躺以減少頭痛及穿刺部位出血　（109專高一）

解析 (B)採側臥、下巴靠近胸前、膝蓋向腹部彎曲上縮、手抱膝蓋呈蝦米狀姿勢。

66. 有關腦性麻痺(cerebral palsy)的敘述，下列何者正確？(A)由濾過性病毒經由口或飛沫傳染，侵犯脊髓灰白質　(B)治療目標在增進運動功能和預防殘障加重　(C)吞嚥困難時，協助頭部維持正中位置，將食物放在舌頭前方，以利吞嚥　(D)病童主要問題為肢體障礙，大部分兒童的智能是屬於正常的　（109專高一）

解析 (A)可能為先天妊娠期嬰兒先天腦部發育不良、生產時難產等胎兒窘迫、或出生腦傷、腦炎所致；(C)食物應放置在口腔動作、對食物感知較好的那一側；(D)病童可能有智能不足情形，但約有25%的病童在學習方面為正常。

67. 小萱出生第3天，左手手臂活動受限，擁抱反射不對稱，兩肩不等高，局部觸痛及腫脹。依此觀察，小萱可能有下列何種問題？(A)鎖骨骨折　(B)橈骨骨折　(C)尺骨骨折　(D)肱骨骨折

解析 正常新生兒的鎖骨為直的、兩側對稱，若觸診有突起或捻髮音，擁抱反射呈單側不對稱的反應，可能為鎖骨骨折。（109專高二）

68. 有關提供癲癇病童長期服用抗癲癇藥物的護理措施，下列何者錯誤？(A)需與牛奶一起服用，避免吸收不良　(B)定時回診監測血中藥物濃度　(C)即使發作頻率降低，也不可自行停藥　(D)使用phenytoin(Dilantin)常見副作用是牙齦增生　（109專高二）

解析 為避免影響藥物吸收效果，導致血中濃度降低，避免與牛奶一起服用，須間隔1~2小時以上。

解答：　65.B　66.B　67.A　68.A

69. 有關發展性髖關節發育不良病童，使用帕米利克背帶(Pavlik harness)的護理措施，下列敘述何者不適當？(A)使用目的是維持髖關節屈曲及外展　(B) 2歲以上的病童，只需穿戴此背帶直到骨盆發育穩定就會痊癒　(C)建議父母在背帶正確位置做記號，以方便調整回正確位置　(D)維持背帶下皮膚的清潔及完整性

    解析 帕米利克背帶(Pavlik harness)適用1~6個月大的幼童，2歲以上孩童因髖關節已定型，通常需接受開放式復位手術，術後用髖部人字形石膏固定。　　　　　　　　　　　　（109專高二）

70. 當懷疑個案出現腦膜炎時，醫師常會執行柯林氏徵象(Kernig's sign)之身體評估，此評估正確做法為何？(A)以反射鎚柄由足跟沿上經足外緣至大拇趾，出現腳趾呈扇形張開　(B)讓兒童平躺，將其頭向上抬時，兒童會不自主的彎曲膝蓋及髖部　(C)讓兒童以兩腳之腳尖踮起走路，測試走路穩定狀態　(D)使平躺將小腿托高，使髖及膝關節屈曲成直角，再伸展小腿會產生阻力或疼痛　　　　　　　　　　　　　　　　　　　（109專高二）

    解析 (A)為巴賓斯基氏徵象(Babinski's sign)；(B)為布魯辛斯基氏徵象(Brudzinski's sign)；(D)為骨科步態評估。

71. 小英6歲，因扁平足(flat foot)就診，有關護理指導之敘述，下列何者正確？(A)建議墊腳尖及跳躍，以加強足背肌腱訓練　(B)使用矯正鞋墊配合矯正鞋，誘導足弓發育　(C)使用功能性鞋墊，以預防足弓繼續塌陷　(D)建議考慮以滑膜切除術，預防阿基氏腱的短縮　　　　　　　　　　　　　　　　　　　（109專高二）

    解析 (A)加強脛骨肌訓練；(C)用特製醫療鞋墊來支撐足弓，維持足部個正確位置；(D)少需外科手術治療。

72. 有關病毒性腦膜炎(virus meningitis)的護理措施，下列敘述何者錯誤？(A)採支持性療法或症狀治療　(B)大多數病童會出現神經系統障礙的後遺症　(C)持續監測病童的生命徵象　(D)若同時發生細菌性感染，則會給予抗生素使用　　　　　　（110專高一）

    解析 (B)病毒性腦炎多數不會產生後遺症。

解答：　　69.B　　70.D　　71.B　　72.B

73. 周小弟，12歲，因打球跌倒導致右側脛腓骨骨折，已上石膏住院治療，下列護理措施何者錯誤？(A)不可使用烤燈加速石膏乾燥 (B)評估右下肢皮膚及指甲床顏色、溫度有無改變　(C)患肢未被石膏固定的上下關節盡量固定不動，避免疼痛　(D)抬高敷有石膏的患肢，以促靜脈回流 （110專高一）

　　解析　患肢未被石膏固定的上下關節，建議做關節運動以防僵硬。

74. 小畢，5歲，因騎腳踏車跌倒，頭撞到地板，出現頭痛、嘔吐的現象，送醫後緊急接受開顱手術，下列有關手術後護理何者不適當？(A)密切評估監測意識狀態與生命徵象　(B)觀察有無顱內壓增高症狀，如頭痛、嘔吐、視力模糊等　(C)協助小畢採頭低臀高的姿勢，以促進頭部傷口引流　(D)提供安靜光線柔和的環境，並減少聲光刺激 （110專高一）

75. 張小弟，5個月，因水腦症入院，為預防顱內壓升高，下列護理措施何者不適當？(A)密切觀察有無囟門鼓脹或噴射狀嘔吐現象 (B)抬高床頭30~45度，以降低腦內壓　(C)術後每2小時協助叩擊與抽痰，以預防吸入性肺炎　(D)給予安撫奶嘴以減少哭泣不安

　　解析　應避免叩擊與抽痰，以預防顱內壓升高。 （110專高一）

76. 有關兒童腦性麻痺的型態及表徵，下列敘述何者不適當？(A)運動失調型(ataxic)因小腦功能病變而導致平衡和協調障礙　(B)痙攣型(spastic)因錐體徑路病變而肌肉持續性出現高張力　(C)運動困難型(dyskinetic)因錐體外徑路病變而有不自主運動　(D)徐動型(athetoid)因基底核受損而使雙下肢麻痺 （110專高一）

　　解析　徐動型通常多為四肢麻痺，上肢受牽連的程度更甚於下肢。

解答：　　73.C　　74.C　　75.C　　76.D

77. 小衡，7歲，因妥瑞氏症(Tourette's disorder)，在學校常出現搖頭聳肩、發出狗叫聲，導致班上同學嘲笑，下列護理措施何者不適當？(A)疾病會影響智能發展，宜提供特殊教育　(B)評估小衡對疾病的認知程度，給予正向的心理支持　(C)教導小衡學會放鬆，減少因身體抽動導致疲倦的症狀　(D)教導家屬發掘小衡潛能或專長，以建立良好的自信心　（110專高二）

    解析 (A)不會影響病人智商。

78. 小芳，5歲，罹患腦性麻痺(cerebral palsy)，因咀嚼及吞嚥能力較差，導致進食量少，有關協助其進食的護理措施，下列敘述何者正確？(A)提供高熱量、高蛋白質的流質食物，以增加進食量　(B)盡量將食物置放於舌頭後方　(C)膝蓋放鬆低於大腿，雙腳自然下垂　(D)不鼓勵小芳使用輔具學習獨立進食能力，以防嗆到

    （110專高二）

79. 小玉，3歲，因原有腦室－腹膜分流管(V-P shunt)感染，已移除並接受腦室外引流(external ventricular drainage)手術，有關術後護理措施，下列敘述何者正確？(A)引流時需完全平躺，以眼睛高度為壓力零點，嚴禁抬高床頭　(B)此裝置可配合測量顱內壓　(C)只能採取持續性引流，不可關閉引流管　(D)將腦脊髓液引流至一個半開放式的無菌收集瓶　（110專高二）

80. 陳小妹，於學校上體育課時，出現強直陣攣型痙攣(tonic-clonic seizure)發作，下列護理措施何者最不適當？(A)壓額抬下巴，通暢呼吸道　(B)移開可能造成損傷的物品　(C)勿強行放置壓舌板於口內　(D)觀察並記錄發作型態與時間　（110專高二）

    解析 發作時，最優先步驟為讓病童側躺，使口中分泌物流出，防止呼吸道被舌頭或分泌物阻塞。

解答：　　77.A　　78.B　　79.B　　80.A

81. 王小妹，8個月大，被診斷為熱性痙攣(febrile convulsion)，下列敘述何者最適當？(A)熱性痙攣通常會續發為癲癇的主要原因　(B)發作時呈現全身性或局部性痙攣型態　(C)痙攣發作時間通常持續1小時以上　(D)熱性痙攣發作後，常造成肢體偏癱或智能障礙等後遺症　　　　　　　　　　　　　　　　　　　（110專高二）

82. 妙妙，5個月大，因發展性髖關節發育不良(developmental dysplasia of the hip)入院，進行髖部人字形石膏固定，有關石膏固定之出院護理，下列敘述何者不適當？(A)餵食時，盡可能採用坐姿或仰臥並抬頭抬高，以預防受嗆　(B)當因石膏內皮膚發癢不適而哭鬧，協助以長竹棍伸入抓癢減輕不適　(C)多給予撫觸、擁抱，利用玩具分散注意，以減輕不適　(D)經常更換尿布，以防石膏受糞便污染　　　　　　　　　　　　　（111專高一）

解析 石膏內皮膚搔癢時，可使用酒精棉棒以減輕不適。

83. 小薇，13歲，經檢查發現脊柱側彎角度30度，確診為脊柱側彎，有關醫療及護理措施，下列何者正確？(A)除洗澡及睡覺之外，都需穿著背架　(B)需持續穿著背架直到骨成熟為止　(C)需同步接受脊柱融合術　(D)穿著背架時才可進行較劇烈的球類運動

（111專高一）

84. 有關成骨不全(osteogenesis imperfecta)病變的護理措施，下列敘述何者錯誤？(A)鼓勵盡量固定不動以避免多重骨折　(B)使用雙磷化合物降低骨折頻率　(C)固定不動時宜在健側多做運動　(D)可做骨髓內固定以增強骨的強度　　　　　　　　　　　（111專高一）

85. 張小妹，10歲，罹患腦膜炎，出現顱內壓增高(increased intracranial pressure; IICP)，下列護理措施何者不適當？(A)監測有無便祕情形　(B)監測有無噴射式嘔吐、認知改變　(C)避免執行頭低腳高的姿位引流　(D)執行背部扣擊或抽痰，以利呼吸道通暢　　　　　　　　　　　　　　　　　　　　（111專高一）

解答：　81.B　82.B　83.B　84.A　85.D

86. 小芬，11個月大，初次診斷為單純性熱性痙攣(simple febrile convulsion)住院治療，下列護理措施何者錯誤？(A)發作時協助採側臥，維持呼吸道通暢　(B)教導家屬終生服用抗痙攣藥物的重要性　(C)提供床欄護墊使用　(D)通常停止發燒10天後，才執行腦電波檢查　　　　　　　　　　　　　　　　　（111專高二）

87. 小明，14歲，最近常抱怨大腿肌肉疼痛，經檢查後確認是生長痛(growing pain)，下列護理措施何者不適當？(A)建議小明應維持日常活動　(B)減少參與太多不同種類的運動，適時休息以減緩疼痛　(C)必要時，可依醫囑給予止痛藥，如Acetaminophen　(D)若每晚都持續嚴重疼痛，建議尋求醫療診治　　（111專高二）

88. 有關兒童罹患妥瑞氏症(Tourette's disorder)的疾病特徵，下列敘述何者正確？(A)通常在18歲之前出現抽動病徵　(B)屬於精神心理疾病，會影響未來智能發展　(C)不自主的聲語型抽動相當罕見　(D)動作型抽動最常出現的是聳肩　　　　　（111專高二）

解析 通常在7歲半左右發作，在18歲之前出現。

89. 小強，7歲，罹患癲癇，有長期服用抗癲癇藥，包括Phenytoin (Dilantin)及Valproicacid (Depakine)，有關藥物護理指導，下列敘述何者錯誤？(A)指導父母須定時返院監測血中藥物濃度　(B)當疾病發作被控制時，可暫停服用藥物以降低副作用　(C) Dilantin易造成牙齦增生，須執行良好的口腔護理　(D)雖有定時服用藥物，仍鼓勵維持正常生活習慣，以預防發作　　（111專高二）

90. 有關腦性麻痺(cerebralpalsy)兒童常見的健康問題，下列敘述何者較不適當？(A)皆合併有智力障礙　(B)普遍有粗動作發展遲緩(C)常會合併有發音困難或語言障礙　(D)非進行性的神經病變　　　　　　　　　　　　　　　　　　　　　（111專高二）

解答：　86.B　87.B　88.A　89.B　90.A

91. 張小弟，5個月大，因不慎跌落床下，診斷為顱內出血，有顱內壓增高(increase intracranial pressure; IICP)現象，有關其護理措施，下列敘述何者較不適當？(A)觀察兒童囟門有無緊繃鼓脹現象，每天測量頭圍　(B)鼓勵父母陪伴，並給予安撫，減少哭泣不安　(C)給予多喝水，增加體液容積以及腦組織灌流　(D)保持床頭抬高約30~45度，維持頭部於中線位置，並避免壓迫頸靜脈
    解析 應限制液體攝取，減少腦室系統之液體堆積，避免顱內壓持續上升。　　　　　　　　　　　　　　　　　　　　　　(111專高二)

92. 有關使用格拉斯哥氏昏迷量表(Glasgow coma scale; GCS)評估兒童意識程度，下列敘述何者正確？(A)評估嬰幼兒時，不需要父母陪同，避免干擾評估正確性　(B)評估兒童對於環境刺激的瞳孔、語言和運動反應　(C)少於或等於7分定義為昏迷狀態　(D)最高分13分表示正常　　　　　　　　　　　　　　　(112專高一)

93. 有關雷氏症候群(Reye's syndrome)的臨床表徵，下列敘述何者錯誤？(A)肝臟酵素－胺基轉胺酶(AST、ALT)皆升高　(B)高血糖　(C)腦水腫　(D)凝血酶原時間(PT)及部分凝血酶原時間(PTT)延長
    解析 隨著病程惡化，血糖濃度會降低。　　　　　　　　(112專高一)

94. 李小妹，診斷為痙攣型腦性麻痺(spastic type of cerebral palsy)，有關其臨床表徵，下列敘述何者正確？(A)不自主的扭動　(B)伸展反射增加　(C)肌腱反射降低　(D)跨大步伐行走　(112專高一)
    解析 (A)為徐動型(athetoid)；(C)常出現在腦部代謝性疾病或神經肌肉疾病；(D)為運動失調型(ataxic)。

95. 有關肌肉失養症(Muscular Dystrophy)病童之臨床表徵與處置，下列敘述何者不適當？(A)症狀乃因缺乏肌縮蛋白(Dystrophin)導致　(B)病童站立時出現巴羅氏徵象(Barlow's sign)　(C)游泳是促進全身肌肉強度最好的運動　(D)血液檢查CPK、aldolase、AST數值偏高　　　　　　　　　　　　　　　　　　　　　　(112專高二)
    解析 (B)此為先天性髖關節發育不良的徵象。

解答：　91.C　92.C　93.B　94.B　95.B

96. 兒童罹患雷氏症候群(Reye's Syndrome)常會有複雜性合併症產生，有關其病因和症狀，下列敘述何者正確？(A)為代謝性腦病變合併胰臟病變的疾病 (B)可能與使用含阿斯匹靈(aspirin)退燒有關 (C)血液中氨(ammonia)值下降 (D)血糖濃度增加

(112專高二)

解析 (A)是一種急性腦病變合併肝、神經及代謝功能障礙；(C)氨濃度上升；(D)血糖濃度降低。

97. 小琪，5歲，診斷為中度腦性麻痺(Cerebral Palsy)，有咀嚼、吞嚥控制困難問題，有關飲食之居家照顧指導，下列敘述何者錯誤？(A)可以三指下顎控制法(three-finger jaw control)協助小琪進食 (B)儘量將食物置於舌頭前方，避免哽塞 (C)餵食姿勢應維持頭部正中位置，使肩部前屈 (D)液態過稀的物質，可用增稠劑以利吞嚥順暢 (112專高二)

98. 有關發展性髖關節發育不良之護理措施，下列敘述何者錯誤？(A)布萊安特氏(Bryant)牽引，是將雙腳與髖關節屈曲45度並向上做牽引 (B)帕米利克背帶(Pavlik harness)使用目的是維持髖關節屈曲及外展 (C)開始走路以後，無法用吊帶，可用髖部人字形石膏(spica cast)來治療 (D)6個月以前為治療發展性髖關節發育不良的黃金時期 (112專高三)

解析 (A)髖關節應屈曲90度、臀部微離床面，兩腳向上做牽引。

99. 有關罹患無菌性腦膜炎(aseptic meningitis)病童之腦脊髓液，下列敘述何者正確？(A)外觀呈現白濁濃稠 (B)蛋白質值大幅下降 (C)腦脊髓壓力正常或稍上升 (D)葡萄糖值大幅上升 (112專高三)

解析 (A)通常外觀清澈；(B)(D)葡萄糖濃度不改變。

解答： 96.B 97.B 98.A 99.C

100. 有關兒童腦神經疾病導致的顱內壓升高(IICP)，若無適切介入措施，常會造成兒童生命危險，下列護理措施何者正確？(A)可過度換氣讓動脈血中氧氣濃度(PaO_2)維持在27~30 mmHg　(B)應維持病童房間光線明亮，避免病童因頭昏跌倒　(C)協助抬高床頭約30度，維持頭頸部自然平直　(D)若有痰液，教導常做深呼吸咳嗽，避免積痰而缺氧　　　　　　　　　　（113專高一）

　　解析 (A)維持$PaCO_2$於25~30 mmHg；(B)提供安靜、光線柔和及舒適的環境；(D)避免咳嗽等閉氣而增加腹壓。

101. 小英，6歲，罹患重症肌無力(myasthenia gravis)，下列護理措施何者不適當？(A)鼓勵加強費力的活動，有助改善肌肉力量　(B)若出現複視情形，需預防跌倒　(C)觀察是否有呼吸困難或痰液不易咳出情形　(D)眼瞼下垂是最早出現的症狀　　　（113專高一）

　　解析 (A)肌力訓練要循序漸進，小量多次進行，避免過度劇烈運動。

102. 有關熱性痙攣(febrile convulsion)的敘述，下列何者最不適當？(A)發燒介於37~38℃之間，且出現單側性的全身性僵直　(B)為引起幼兒抽筋或痙攣最常見的原因之一　(C)發燒是誘發因素，其基礎疾病為感染性病原，如上呼吸道感染　(D)發作時，若出現牙關緊閉，不可強行將兒童嘴巴打開　　　　（113專高一）

　　解析 (A)體溫超過38.5~39℃。

解答：　100.C　101.A　102.A

癌症兒童的護理

出題率：♥ ♥ ♡

兒童癌症概論 ── 兒童癌症的生理特徵
　　　　　　　├─ 兒童癌症的九大警徵
　　　　　　　├─ 常用相關護理技術
　　　　　　　└─ 化學療法

兒童常見的癌症 ─┬─ 白血病
　　　　　　　├─ 腦　瘤
　　　　　　　├─ 神經母細胞瘤
　　　　　　　├─ 骨　瘤
　　　　　　　├─ 威爾姆氏腫瘤
　　　　　　　└─ 淋巴瘤

Pediatric Nursing

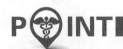

17-1 兒童癌症概論

一、兒童癌症的生理特徵

1. 一般症狀：如發燒、腹痛、食慾不振及體重減輕等。

2. 多為瀰漫性侵犯：如惡性淋巴瘤、神經母細胞瘤等。

3. 對化學治療敏感：如急性淋巴性白血病、威爾姆氏腫瘤、生殖細胞腫瘤等，治癒率較高。

4. 早期治療預後佳：越早期發現，手術可切除乾淨，其後化學治療只要較短期或較輕之劑量便可治癒。

5. 一旦復發治癒率低。

6. 兒童有其特殊性，如表達能力較差、合作度不好，使得診斷症狀很晚才發現。

7. 器官功能較不成熟、免疫能力較差，因此對於各種治療之耐受力亦較不好。

8. 兒童再生能力強，切除部分器官後可再生，且能有正常功能。

9. 與基因遺傳有關的兒童癌症：威爾姆氏腫瘤(Wilm's tumor)、神經母細胞瘤(neuroblastoma)、視網膜母細胞瘤(retinoblastoma)。

10. 兒童癌症由出生到 18 歲均有可能，最常見 3~10 歲之間。

11. 兒童惡性腫瘤前三位：**白血病**、中樞神經系統腫瘤、淋巴瘤。

二、兒童癌症的九大警徵

1. 不明原因之臉色蒼白：非因偏食、營養不良、寄生蟲等有貧血現象。

2. **不明原因之出血**：無碰撞或受傷但突然出現之出血點或**紫斑**。

3. **不明原因之發燒**：超過 2 週以上無法找出原因之不明熱。

4. **不明原因之疼痛**：尤其夜間睡夢中會痛醒者。

5. 不明原因之神經症狀：如頭痛、**嘔吐**、**走路不穩**、顏面神經麻痺、甚至抽搐等。

6. 不明原因之淋巴腺腫大：發育期間或感染均可造成局部或全身之淋巴腺腫大，正常會慢慢變小或消失，但卻持續迅速之無痛性淋巴腺腫大。

7. **不明原因之肝脾腫大**：左、右肋下可摸到硬塊。

8. 不明原因之皮膚腫塊。

9. 眼睛有反射光，俗稱貓眼。

三、常用相關護理技術

(一) 骨髓移植(Bone Morrow Transplantation; BMT)

◆ 適應症

1. 急性骨髓性白血病、高危險性之急性淋巴性白血病。

2. 骨髓移植的最佳時機：**化學治療第一次緩解後進行**。

◆ 分　類

1. **自體骨髓移植**：在疾病緩解狀態，先抽取病童本身骨髓儲存，待接受化學治療後輸入。

2. **異體骨髓移植**：捐贈者與病童的人類組織配合抗原(HLA)必須吻合，最佳的骨髓提供者為同卵雙胞胎。

◆ 治療過程

1. 骨髓抽吸檢查：**嬰幼兒**大多抽取近側**脛骨**（**小於 5 歲，可抽脛骨上 1/3 處**）及後側腸骨嵴；**較大兒童取後側腸骨嵴及股骨**。因胸骨可能尚未完全融合，故對於較小的病童不宜抽取。

2. 移植前須接受高劑量**化學治療**及（或）放射線治療**抑制骨髓功能及破壞癌細胞**。

3. 骨髓移植後行**保護性隔離，但捐贈者不需要**。

4. 輸入骨髓後需 **2~4 週**，新輸入的骨髓細胞才會成熟開始造血。

5. 使用 Hickman **輸注幹細胞**後，約需 14~28 天才會開始造血。

◆ 護理措施

1. 預防感染，減少暴露於危險的環境，給予預防性抗生素。

2. 維持足夠營養、觀察合併症、提供相關醫療訊息及情緒支持。

(二) Port-A 照護

◆ 目 的

1. 希克曼導管(Hickman catheter)：屬開放式。

2. Port-A：**以手術方式埋在胸前皮下**，家屬不必特別照顧，是一種人工血管通路，可完全植入體內，特別為需要**長期及重複輸注藥物**的病人設計；主要避免病人重複靜脈注射，可輸注藥物，甚至血液製品或其他輸液。

◆ 裝置後的照顧

1. Port-A **每個月需要沖洗一次 10 mL（含 Heparine100 U/mL）生理食鹽水**，沖洗時使用特製的蝴蝶彎針，將其插入鼓起的圓狀物部位，確認回血後**再沖洗以確保通暢**。

2. 導管阻塞可**以纖維蛋白溶解劑（如 Urokinase）處理**。

3. **使用前需先反抽，確認回血**。

4. **不易回血時可請病童抬高手臂**。

◆ 居家自我照顧

手術後傷口約 5 公分，出院時可能已經癒合；若未癒合，需注意傷口有無紅、腫、熱、痛或分泌物及體溫變化等情形。

◆ 麻醉乳劑(EMLA)

1. 為一種經由皮膚塗抹滲透的局部麻醉劑，內含 Lidocaine 及 Prilocaine 兩種麻醉成分。通常在**術前 1 小時塗抹**，深部止痛則需 2 小時前使用。若要用於 Port-A 導管插入角針或肌肉切片的病童，其適當使用時間宜為**術前 2 小時以上**。

2. 1 個月以下及先天性、自發性變性血紅素血症者不適用。

(三) 臍帶血移植

1. 原理：臍帶血中含豐富幹細胞，其幹細胞較年輕、分化力強。

2. 採取方式：胎兒出生時，自臍靜脈收取臍帶血約 100 c.c.，加入抗凝劑及培養液即可移植。

3. 適應症：黏多醣症、惡性腫瘤、血液疾病等。

4. HLA 配對：不須完全符合，手足間有 50%的機會適合。

5. 抗宿主排斥反應：因所含淋巴球功能尚未成熟，所以較少發生排斥反應，若發生其程度較輕。

6. 於出生後即已冷藏，隨時可以備用。

四、化學療法

(一) 化學療法的途徑

可經由口服、肌肉注射、靜脈注射、皮下注射或**脊椎管內**(intrathecal)（$L_3 \sim L_4$）注射。

(二) 化學療法分為三階段

1. 誘導緩解期(remission induction)：診斷確定後馬上進行 4~6 週的治療，使骨髓內白血球細胞減少或消失。此期因化療藥物引起骨髓抑制，病童容易出現感染及自發性出血的問題。

2. 鞏固治療期(consolidation)：又稱緩解期，目的是把殘留的癌細胞消滅。在誘導緩解期後再加強治療，可預防中樞神經系統受到侵犯。

3. 維持治療期(maintenance)：使緩解期維持長久，避免再復發。

(三) 化學藥劑的護理考量

◆ 分　類

1. 羥基化物：如 Cyclophosphamide (Endoxan)、Cytoxan。主要干擾 DNA 合成及 RNA 轉錄，會導致**出血性膀胱炎而出現血尿**（最主要的副作用）、噁心嘔吐、發燒、由心臟毒性導致之肺炎等，依醫囑予大量靜脈點滴補充水分及止吐劑，並鼓勵增加液體攝取量，預防**出血性膀胱炎**，監測尿液輸出入量的平衡。

2. 抗代謝藥物
   (1) Methotrexate(MTX)：**為抗葉酸製劑**，主要干擾 DNA 和 RNA 的合成，**會造成神經毒性**，可給予大量點滴或葉酸預防。
   (2) Ara-C：由脊椎注射或增加藥量時須**注意骨髓抑制、結膜炎、腎毒性及肺毒性**等。

3. 抗生素
   (1) Bleomycin：出現發燒、寒顫、肺毒性、色素沉著等症狀。
   (2) Adriamycin：出現骨髓抑制、禿髮、噁心、嘔吐等症狀。
   (3) Doxorubicin：出現**心臟毒性**、噁心嘔吐、骨髓抑制等症狀。

4. 植物鹼：Vincristine (Oncovin)：**出現神經毒性、手腳麻刺感、便祕**等症狀，鼓勵多喝水及高纖維飲食。

5. 酵素類：如 L-asparaginase。對胰臟具毒性，**使用時應監測血糖，並注意肝腎功能。**

6. Cisplatin 可破壞 DNA，**具聽神經毒性，需定期安排聽力檢查。**

7. G-CSF **為白血球生長激素，可促使幹細胞增生，用於化學治療病人。**

◆ 注意事項

1. 接受化學治療之癌症兒童，每週至少給 2~3 天的 Bactrim (Baktar)，其目的為**預防卡氏肺囊蟲肺炎。**

2. Allopurinol **屬非抗癌藥物**，主要作用是**保護腎臟**、阻礙及抑制尿酸的形成，預防尿酸沉積和尿酸腎病變。

3. 化學治療期間，**血小板＜2 萬個／mm^3 時易有出血傾向**，避免給予 Aspirin 等易致出血的藥物。

4. **化學治療藥物外滲：** 馬上停止化療→以空針反抽 3~10 c.c.滲漏部位的藥物，減少局部藥物的瀦留→予冷敷止痛，減少局部組織的損傷→每日追蹤滲漏部位變化。

5. **預防注射原則：化療期間不可施打活性疫苗**(live virus vaccines)；化療前 2 週或化療期間注射的疫苗，需於化療停藥 3 個月後重新施打。如在治療期間不慎接觸麻疹病童，應於 6 日內注射 γ 球蛋白。接受化學治療且須治療半年以上，**可施打四合一疫苗**(Tdap-IPV)。

6. 出現食慾下降、噁心嘔吐且體重減輕：**鼓勵攝取高蛋白及高熱量、柔軟的食物、鼓勵病童共同選擇或準備餐點、以卡通樣式作為食物擺盤的依據、每天請病童一起測量體重。**

五、放射線療法

縮小局部腫瘤或減輕症狀。將放射線直接照射到腫瘤所在的部位，或照射範圍涵蓋腫瘤可能擴散的範圍。3 歲以下較容易對腦組織造成傷害，故適用 3 歲以上兒童。

放射治療會引起皮膚反應症狀，如皮膚發紅、乾性脫屑、濕性脫屑、皮膚壞死。

◆ **注意事項**

1. 不得自行移除皮膚上之劃線記號。

2. **治療區域不可使用含酒精等刺激性成分產品**，避免皮膚敏感。

3. **照射部位皮膚避免接觸過冷或過熱之刺激**，如冰袋或熱水袋。

4. 照射範圍中之皮膚禁止黏貼膠帶或膠紙。

17-2 兒童常見的癌症

一、白血病(Leukemia)

◆ **病理生理**

1. 主因是骨髓造血組織的惡性病變，骨髓中不成熟的白血球製造過多，俗稱血癌。致死原因為**感染及出血**，為我國**最常見的兒童癌症**。

2. 分為急性和慢性，又各別分為淋巴性及骨髓性兩種，其中**急性淋巴性白血病(acute lymphoblastic leukemia; ALL)為兒童白血病最常見的一種，好發於 2~5 歲幼兒**。

◆ **臨床表徵**

1. 初期症狀不明顯，如食慾減退（因整體性代謝過盛，造成細胞飢餓）、發燒（因未成熟的白血球不能正常的吞噬侵入的微生物）、疲倦等。

2. 漸漸出現黏膜潰瘍、貧血、易出血、體重減輕、骨頭疼痛、骨折、無痛性淋巴結腫大、器官腫大等。

3. 若出現頭痛、嘔吐、腦神經麻痺、肢體無力等症狀，則表示**癌細胞侵入中樞神經系統，進入晚期**。

4. 急性淋巴性白血病有發生**腫瘤溶解症候群**(tumor lysis syndrome)之危機時，需監測**血液尿酸值、針對常見代謝性異常給與相關處置、補充水分及依醫囑給與** Allopurinol。

◆ **診斷及治療**

1. **診斷：骨髓抹片檢查為白血病最重要的依據**，骨髓中會出現大量的胚細胞(blast cell)（**正常骨髓中只占 5%以下**）。嬰幼兒大多抽取近側脛骨及後側腸骨嵴；**較大兒童則採後側腸骨嵴**或胸骨及股骨部分。

2. **治療**：支持療法、化學治療（由靜脈給予化學藥物外，亦常經**腰椎穿刺給藥，主要透過人工血管進行**）、骨髓移植。

◆ **預　後**

1. 臨床上將急性淋巴性白血病分為標準危險型(SR)、高危險型(HR)、非常高危險型(VHR)，通常 SR 預後佳，VHR 預後差。

2. **危險因子**（預後因子）：發病時之年齡（**小於 1 歲預後差，2~10 歲預後佳**）、白血球數（<1 萬／mm^3 預後佳，>10 萬／mm^3 預後差）、標記細胞型態（非 T 非 B 細胞型的急性淋巴性白血病預後佳，T 細胞型白血病預後差）、女病童比男病童預後佳、有無中樞神經侵犯（無中樞神經侵犯預後佳）。

◆ 護理措施

1. 監測絕對嗜中性白血球(ANC)數目，以了解身體對細菌感染的控制力。**當 ANC＜500/mm^3 時，採保護隔離（ANC=WBC 數目乘以成熟及未成熟的嗜中性白血球(segs+bands)的總百分比）**。

2. 注意個人衛生習慣及口腔護理：口腔潰瘍、疼痛導致進食量減少，可於進食前塗抹局部麻醉劑以減輕疼痛；用餐前、後漱口，以軟棉棒給予口腔護理。

3. 飲食：**少量多餐，提供高蛋白、高熱量飲食**，選擇軟質、口感佳的食物，避免過燙、生食或酸性食物、**鼓勵多攝取水分**以稀釋尿酸（血球破壞過多）、**高纖飲食避免便祕**。

4. 以 Cyclophosphamide(Endoxan)治療，依醫囑先予大量靜脈點滴補充水分，**預防出血性膀胱炎**。

5. Allopurinol **可預防尿酸新合成**，治療期間**鼓勵攝取大量液體**。

6. **給予 Mycostatin 預防口腔發生黴菌感染**。

7. 給予 Prednisolone 需注意副作用：**月亮臉、鈉瀦留、高血壓、水牛肩、腸胃刺激、骨質疏鬆、高血糖**等。

8. 觀察出血點。**禁用塞劑以免皮膚完整性受損**。

9. 白血球＜1,000/mm^3：**忌生食、禁止施打活性疫苗、以軟毛或海綿牙刷清潔口腔**。

10. 急性淋巴性白血病是一種慢性疾病，**了解病童及家屬的壓力源，提供心理支持**，協助家屬面對。

11. 疾病緩解後，仍須追蹤治療。

12. 預防注射原則如前所述。

13. **依醫囑注射顆粒球生成因子**，提高嗜中性白血球數，提升防禦能力。

二、腦瘤(Brain Tumor)

◆ 病理生理

　　原因不明，好發於學齡期兒童，是兒童惡性腫瘤死亡的第二位，60~70%兒童腦瘤生長在天幕下，即後顱窩處。兒童腦瘤中最常見的是星狀細胞瘤(astrocytoma)。

◆ 臨床表徵

1. 初始症狀為顱內壓增高、運動失調等，甚至導致人格或行為改變。IICP 臨床表徵包含頭痛（清晨頭痛）、噁心、噴射狀嘔吐、視乳突水腫、視線模糊、呼吸過緩、心搏過緩、嗜睡、昏迷、瞳孔不對稱、反應緩慢。

2. 侵犯腦幹時，可能會出現血壓升高、嘔吐、吞嚥困難、說話不清楚等症狀。

◆ 治　療

1. 依腫瘤型態決定治療方式。

2. Mannitol：顱內壓增高時依醫囑使用。一定要緩慢滴注，是危急時的救命藥物。

◆ 護理措施

1. 評估意識狀態、觀察 IICP 症狀。勿躺向患側，可抬高床頭10~30 度減輕水腫、避免用力咳嗽或解便、維持呼吸道通暢。

2. 高蛋白、高熱量飲食、少量多餐、維持輸出入量平衡、預防感染及合併症。

3. 維持安靜及光線稍暗、給予病童與家屬心理支持，提供相關疾病資源。

4. 放射治療期間建議使用遮陽傘帽，避免治療部位日曬。

三、神經母細胞瘤(Neuroblastoma)

◆ 病理生理

1. **最常見於腎上腺髓質及交感神經系統**，半數以上可在腹部被發現，偶爾發生在胸部、頸部、骨盆或頭部。

2. 好發於 2 歲以下男嬰，是**嬰兒期常見的惡性腫瘤**，70%在轉移後才被發現。由於侵犯力強，**發現晚，一般預後差**。

◆ 臨床表徵

1. 取決於原發腫瘤的部位及疾病階段：**第三期特徵**為**腫瘤已跨過身體中線，無法完全切除，兩側局部淋巴結可能已受侵犯**。轉**移於肝臟、皮膚及骨髓等處**，為第 4S 期。

2. 神經母細胞瘤最初表徵通常來自轉移之症狀：如侵犯骨髓、體重下降、**貧血**、眼球突出、眼眶周圍水腫、淋巴腺腫大、發燒、**呼吸急促、躁動不安**等。

◆ 治療及護理

1. 可由 24 小時尿液中兒茶酚胺的排泄量分析，來作為診斷依據。

2. 手術切除並合併放射線治療及化學治療。

四、骨瘤(Malignant Bone Tumor)

◆ 病理生理

1. **惡性骨肉瘤**(osteosarcoma)是最常見的兒童骨癌，**好發於下肢，尤其是長骨末端**。多見於 **10 歲以後的青少年**。造成**括約肌控制降低，造成大小便失禁**。

2. 依汶氏肉瘤(Ewing's sarcoma)常發生於 4~25 歲，是次多的兒童骨癌。

◆ 臨床表徵

1. 患部疼痛：最常出現的症狀，惡性骨肉瘤於夜間疼痛會加劇。

2. 運動功能障礙：跛行，甚至無法走路或爬樓梯。

3. 其他：局部出現腫塊、體重減輕、食慾不振、發燒等。

◆ 治　療

　　診斷確立時即可能有少數骨癌細胞已轉移至肺部，故需盡快治療。一般以手術或放射線治療為主，再合併輔助性的化學治療，以預防復發或轉移，增加治療成效。

◆ 護理措施

1. **協助病童面對截肢後身體心像不完整的威脅。**
   (1) 視情況給予止痛劑。
   (2) 殘肢使用彈性繃帶包紮，預防攣縮。
   (3) 穿著能掩飾義肢的衣服，以增加自我肯定。
   (4) **約 6 週後可以裝置永久性義肢。**

2. 介紹病友，鼓勵病童與父母表達感受和問題，開放性討論。

五、威爾姆氏腫瘤(Wilm's Tumor)

◆ 病理生理

1. **起源於腎臟的快速成長型惡性腫瘤，呈堅實平滑，且不會隨呼吸移動，主要發生於單側，又以左側較右側多。**

2. **1~5 歲最常見之惡性腎臟腫瘤，又以 3 歲為高峰，男多於女。**

3. 一般與遺傳因素有關，家族有此疾病者罹病率較高。相關疾病分期與治療見表 17-1。

表 17-1 威爾姆氏腫瘤的分期與治療		
分期	腫瘤分布	治療方式
第一期	腫瘤局限於腎臟，手術時可完全切除且無殘餘	**腎臟切除術**（預後佳）
第二期	腫瘤延伸至腎臟以外，**已穿破被膜，仍可完全被切除**	腎臟切除術及化學治療（預後佳）
第三期	殘餘非血原性的腫瘤局限於腹部，**手術無法去除乾淨**	腎臟切除術、化學及放射治療
第四期	血原性的腫瘤轉移至肺臟、肝臟、骨頭或腦部	腎臟切除術、化學及放射治療
第五期	雙側的腎臟皆受侵犯	腎臟切除術、化學及放射治療

◆ **臨床表徵**

1. **主要轉移肺臟，注意肺臟方面的症狀。**

2. **腹部無痛腫塊、腹痛、高血壓、血尿、貧血、疲倦**、發燒、腹脹、食慾差、體重減輕等。

3. 可能併發先天異常，包括無虹彩症(aniridia)、半側身體肥大、泌尿生殖器畸形、第十一對染色體異常等。

◆ **護理措施**

1. **術前**
   (1) **注意腎功能及血壓變化**、實施保護隔離，預防感染、監測生命徵象，並準確觀察記錄排尿量、色與比重。
   (2) **避免觸診腹部**，若腫瘤破裂，將藉血行散布至鄰近器官。

2. **術後注意血壓變化，並評估輸出入量。**

3. 傾聽父母對病童生病的感受，說明腎臟切除及**術後化學與放射線治療為必要之治療方式**，並提供相關疾病資源。

六、淋巴瘤(Lymphoma)

是一種進行性淋巴網狀系統惡性變化增殖之疾病，分為何杰金氏症與非何杰金氏症。

(一) 何杰金氏症(Hodgkin's Disease)

◆ 病理生理

一般發生於 5 歲以上，常見於 15~19 歲。臨床表徵為無痛性單側頸部淋巴腫大。

◆ 治療及護理

1. 治療：手術切除、放射線治療（效果好）及化學治療。
2. 放射線治療的副作用：常在 1 週後出現，且會依治療部位不同，而出現不同症狀，其中皮膚反應及倦怠最常見，故放射線治療部位的皮膚應避免陽光照射及使用肥皂清洗。
3. 若照射頭皮會有暫時性毛髮脫落，鼓勵使用帽子或假髮。
4. 骨髓受抑制，需預防感染。
5. **若轉移至骨頭，並主訴骨頭痛，可依醫囑給予靜脈注射 Morphine，並以枕頭支托骨頭疼痛處。**

(二) 非何杰金氏症(Non-Hodgkin's Disease)

◆ 病理生理

多為瀰漫型分化差的淋巴性淋巴瘤，常發生於 5 歲以上。臨床表徵需視腫瘤所在位置而定。

◆ 治療及護理

1. 治療：手術切除、放射線治療（效果好）及化學治療。
2. 注意化學及放射線治療之副作用。
3. 若採安寧療護，最重要的是維持舒適、清潔，並尊重病童之感受與決定。

QUESTION

1. 有關癌症兒童在化學治療期間營養照顧之敘述，下列何者錯誤？
   (A)在一天中食慾最佳的時刻，給予高熱量及高蛋白的食物　(B)在食慾不佳時，可採少量多餐，不強迫進食　(C)為預防便祕，每日需大量補充高纖維的蔬菜、水果　(D)口腔破皮時，給予溫度適中，不刺激的軟質食物，如布丁　（101專高一）

2. 小如，5歲，罹患威耳姆氏腫瘤(Wilms tumor)，目前已接受手術切除腫瘤，請問小如手術後的護理措施，下列何者較不適當？
   (A)此腫瘤常轉移至腦部，不需監測神經功能　(B)經常監測腎功能、體重、輸出入量及血壓　(C)可利用繪畫或治療性遊戲讓小如表達感受　(D)協助小如及家屬接受後續的治療　（101專高一）
   解析　較常轉移至肺部、肝臟。

3. 有關腦瘤之敘述，下列何者錯誤？(A) 60~70%兒童腦瘤位於天幕下，即後顱窩處　(B)放射線治療的目的是使腫瘤範圍縮小，預防轉移　(C)侵犯腦幹部位的腫瘤，必須接受外科手術切除　(D)星狀細胞瘤是最常見的，手術切除後治癒率高　（101專普一）
   解析　腦幹密布重要神經，若是長了腫瘤，通常很難以手術治療。

4. 維持癌症末期病童身體的舒適以及生活品質最首要的工作是：
   (A)溝通　(B)症狀控制　(C)滿足願望　(D)安排喪禮　（101專高二）
   解析　首要的工作是控制生命終期症狀及疼痛。

5. 有關末期病童的疼痛控制，下列敘述何者正確？(A)依循醫囑定時給予止痛藥，並視需要隨時加重劑量　(B)需嚴格監控止痛藥的劑量，避免超過上限而造成成癮　(C)使用鴉片類藥物時，需注意腹瀉等合併症的發生　(D)給予高劑量鴉片類藥物，會加速病童的死亡　（101專高二）

6. 下列哪一種化學藥物的副作用可能會引起血糖過高，甚至造成胰臟炎，施打期間需密切監測血糖值？(A) Asparaginase (L-asparaginase)　(B) Doxorubicin　(C) Mercaptopurine (6-MP)　(D) Vincristine (Oncovin)　（101專普二）

解答：　1.C　　2.A　　3.C　　4.B　　5.A　　6.A

解析 (A)會造成胰毒性而出現高血糖；(B)會造成心肌毒性等；(C)會造成過敏、肝功能異常等；(D)常見副作用是神經毒性等。

7. 下列何者不是兒童疑似癌症的九大警訊之一？(A)不明原因的疼痛　(B)紫斑或出血傾向　(C)蕁麻疹或皮膚紅疹　(D)嘔吐或走路不穩　(102專高一)

8. 有關化學治療之癌症病童接受預防注射的敘述，下列何者正確？(A)可接受注射型小兒麻痺沙克疫苗　(B)若接觸到水痘病童，需於72小時後注射γ球蛋白　(C)若接觸到麻疹病童，需立即注射麻疹疫苗　(D)若受傷時，不可接受破傷風類毒素　(102專高一)

解析 注射型小兒麻痺沙克疫苗為死病毒疫苗。

9. 醫師告訴張媽媽，張小妹確定罹患急性淋巴性白血病，須接受化學藥物治療，醫師離開後，護理師發現張媽媽焦急的打電話，並獨自在病房外掉眼淚，此時護理師最適宜的處理措施為何？(A)告訴張媽媽不用擔心，此病的治療效果良好　(B)提供張媽媽有關化學藥物治療的訊息　(C)陪伴張媽媽，並鼓勵他表達擔心的問題　(D)通知醫師告知張媽媽的反應　(102專高二)

10. 下列何者是癌症病童在治療階段中可以接種的疫苗？(A)水痘疫苗　(B)流行性感冒疫苗　(C)口服沙賓小兒麻痺疫苗　(D)麻疹、腮腺炎、德國麻疹混合疫苗　(102專高二)

解析 流感疫苗為非活性（死）疫苗，故癌症病童治療期間仍可施打。

11. 8歲的小彥，正準備接受異體骨髓移植，下列敘述何者錯誤？(A)捐髓者與小彥的人類白血球抗原(HLA)須吻合　(B)骨髓移植前7日，小彥須接受化學治療及／或放射線治療　(C)利用Hickmann導管將捐髓者的骨髓輸入小彥的體內　(D)新輸入的骨髓細胞，於骨髓移植後隔天就能發揮造血功能　(102專高二)

解析 輸入骨髓後約需2~4週新輸入的骨髓細胞才能發揮作用。

解答：　7.C　8.A　9.C　10.B　11.D

12. 英英，4歲，罹患神經母細胞瘤，經歷化學治療，手術，放射治療後，癌細胞仍然轉移到骨骼及肺部，當英英面臨死亡時，執行護理評估可能會出現的症狀，下列何者不是？(A)貧血，出血 (B)尿崩現象 (C)躁動不安 (D)呼吸急促 （104專高一）

解析 可能會出現大小便失禁現象。

13. 有關白血病病童接受化學治療期間，依醫囑服用Bactrim (Bakter)的目的，下列敘述何者正確？(A)提升嗜中性白血球的數目 (B)預防感染卡氏肺囊蟲肺炎 (C)緩解骨髓內胚芽細胞生長 (D)阻礙以及抑制尿酸的形成 （104專高一）

14. 小欣，7歲，於化學治療期間出現口腔黏膜破損，針對此問題的照護措施，下列敘述何者錯誤？(A)使用軟棉棒勤作口腔護理，避免牙齦出血 (B)提供高蛋白、高熱量的堅果類食物 (C)於餐前依醫囑給予口腔局部麻醉劑 (D)依醫囑於餐後給予Mycostatin漱口 （104專高一）

解析 應提供高蛋白高熱量柔軟的食物，避免堅硬及過燙的食物。

15. 下列有關EMLA(eutectic mixture of local anestetics)止痛藥的敘述，何者正確？(A)作用時間快速，能在注射後10分鐘內發揮效用 (B)是一種全身性止痛藥 (C)在疼痛性醫療處置前的1小時使用 (D)需注意成癮的情形 （104專高二）

解析 EMLA是外用藥膏，有局部麻醉的作用，沒有成癮性的問題。

16. 白血病人童於誘導期階段的化學治療後，特別容易有那些問題？(1)感染 (2)卡氏肺囊蟲肺炎 (3)聽力障礙 (4)自發性出血。(A)(1)(2) (B) (1)(4) (C) (2)(3) (D) (3)(4) （104專高二）

17. 關於末期病童的臨終階段照護，下列敘述何者正確？(A)補充營養，按時餵食，以維持體力 (B)補充液體輸液，以維持其血壓 (C)持續給予抗生素，以免再次感染 (D)維持皮膚清潔乾燥，以增進舒適 （105專高一）

解答： 12.B 13.B 14.B 15.C 16.B 17.D

18. 檢驗結果顯示白血病(leukemia)病童有貧血現象，護理師解釋此結果最可能的導因為：(A)葉酸攝取不足　(B)紅血球製造減少　(C)骨髓逐漸由疤痕組織取代　(D)淋巴細胞對紅血球的破壞增加
（105專高一）

19. 有關癌症病童疼痛時止痛劑的使用原則，下列敘述何者錯誤？(A)定時給予止痛劑，以維持無痛狀態　(B)給藥途徑以口服優先選用　(C)重度疼痛需選擇嗎啡類的止痛劑　(D)不可併用不同類的止痛劑
（105專高二）

20. 有關癌症病童接受化學治療期間的感染預防措施，下列敘述何者錯誤？(A)避免接種活性的病毒疫苗　(B)避免接觸水痘或麻疹病童　(C)縮短住院時間以防院內感染　(D)進食的食物需經微波處理
（105專高二）

解析〉(D)進食的食物應避免生食。

21. 急性淋巴性白血病童在接受化學治療多久後，會出現血球低下問題？(A) 24~72小時　(B) 7~14天　(C) 4~6週　(D) 2~3個月
（105專高二）

22. 小樺，7歲，最近因持續發燒、易流鼻血而求診，診斷疑似急性淋巴性白血病，下列哪一項檢查結果可以確定其診斷？(A)周邊血液白血球數量15,000/mm^3　(B)周邊血液血小板數量20,000/mm^3　(C)腦脊髓液色澄清，葡萄糖減少　(D)骨髓中未成熟白血球細胞有85%
（106專高一）

23. 有關化學治療藥物的副作用與護理措施，下列敘述何者正確？(A) Cyclophosphamide (Cytoxan)易造成聽神經毒性，因此需監測聽覺功能　(B) Cisplatin (Platinol)易造成出血性膀胱炎，應鼓勵病童多喝水　(C) Methotrexate (MTX)易造成心臟毒性，因此需監測心臟功能　(D) Vincristine (Oncovin)易造成便祕，應視需要依醫囑使用軟便劑
（106專高一）

解答：　18.B　19.D　20.D　21.B　22.D　23.D

解析 (A)會造成出血性膀胱炎；(B)會造成聽神經毒性；(C)會造成神經毒性。

24. 有關接受Port-A導管植入病童的護理措施，下列敘述何者錯誤？ (A)需限制與導管植入處同側的手臂之活動　(B)定期以含Heparin的生理食鹽水沖洗管路　(C)注射化療藥物前需先反抽，看有無回血　(D)插入角針不易回血時，可請病童抬高手臂　（106專高一）

解析 (A)手臂不須限制活動，但勿過度活動，如避免360度旋轉、激烈擴胸運動、舉重、打高爾夫球等。

25. 李小妹，9歲，剛被診斷為惡性腦瘤，母親擔心李小妹知道病情之後會傷心，所以不僅隱瞞病情，還整天面帶笑容，而李小妹卻說：「我這麼不舒服，我媽還笑嘻嘻，她有愛我嗎？」下列護理措施何者較適當？(A)鼓勵母親將病情告知李小妹，讓李小妹知道母親很愛她　(B)鼓勵醫師將病情告知李小妹，讓李小妹知道母親很愛她　(C)鼓勵母親和李小妹分享彼此的感受，共同面對疾病挑戰　(D)鼓勵母親和李小妹學習病友的經驗，共同面對疾病挑戰　（106專高一）

26. 文華，9歲，罹患淋巴癌末期，目前已轉移至骨頭，主訴右髖骨處很痛，經評估疼痛強度為八分，有關疼痛的護理措施，下列何者較為適當？(A)依醫囑給予口服Tinten，並使用冰枕冰敷右髖骨處　(B)依醫囑給予口服Ibuprofen，並使用熱水袋熱敷右髖骨處　(C)依醫囑給予肌肉注射Demeral，並按摩右髖骨處　(D)依醫囑給予靜脈注射Morphine，並以枕頭支托右髖骨處　（106專高二）

27. 張小弟，3歲，近日因嘔吐、吞嚥困難、說話不清楚等症狀求診，診斷為腦瘤，請問依據上述症狀，張小弟的腦瘤位置最可能發生在下列何處？(A)枕葉　(B)小腦　(C)腦幹　(D)腦室

（106專高二補）

解答：　24.A　25.C　26.D　27.C

28. 有關威廉氏腫瘤(Wilm's tumor)病童的照護，下列敘述何者錯誤？(A)手術前避免觸診病童的腹部　(B)手術前監測病童的血銅含量　(C)手術後注意病童的血壓變化　(D)手術後評估病童的輸出入量　　　　　　　　　　　　　　　　　　　　**（106專高二補）**

29. 有關兒童急性淋巴球性白血病預後的敘述，下列何者正確？(A)大於13歲發病者預後較佳　(B) T細胞型白血病者預後較佳　(C)侵犯到中樞神經者預後較差　(D)女病童比男病童預後較差

　　解析〉(A)10歲前發病者預後較佳；(B)T細胞型白血病者預後較差；(D)女病童比男病童預後佳。　　　　　　　　　　　　　　　　**（106專高二補）**

30. 有關腦瘤病童接受頭部放射治療期間的皮膚護理，下列敘述何者正確？(A)教導冰敷治療部位，以達止癢效果　(B)教導於治療部位塗抹乳液，保持濕潤　(C)使用遮陽傘帽，避免治療部位日曬(D)使用75%酒精，清洗治療部位　　　　　　　　　　　**（106專高二補）**

31. 若注射化學藥物出現紅腫、疼痛及水泡時，有關下列照護及處理步驟，其順序何者正確？(1)每日追蹤滲漏部位變化　(2)以空針反抽滲漏部位的藥物　(3)在滲漏部位局部冰敷或熱敷或塗抹藥物(4)停止注射。(A) (4)(2)(3)(1)　(B) (4)(3)(2)(1)　(C) (2)(3)(4)(1)(D) (3)(2)(4)(1)　　　　　　　　　　　　　　　　　　**（107專高一）**

32. 林小弟，5歲，接受化學治療後出現食慾下降、噁心嘔吐且體重減輕。有關護理措施之敘述，下列何者錯誤？(A)鼓勵林小弟可共同選擇或準備餐點　(B)林小弟想吃鮮奶、奶昔，也可以讓他吃　(C)以卡通樣式作為食物擺盤的依據　(D)每天都須請林小弟一起測量體重　　　　　　　　　　　　　　　　　　　　**（107專高一）**

　　解析〉未經滅菌的生乳及乳製品，包括鮮奶、生起士、優格、優酪乳、奶昔、霜淇淋等，則應避免食用。

解答：　28.B　29.C　30.C　31.A　32.B

33. 協助罹患腦瘤病童之家庭正向因應疾病時，下列護理照護何者較不適當？(A)評估病童及家屬對診斷治療及預後的了解程度　(B)教導病童及家屬評估病童的神經功能、腦壓上升及感染之徵象　(C)教導家屬評估病童在生長發展技能上的情形　(D)避免讓病童知道疾病情況，以免焦慮與緊張　　　　　　　　（107專高二）

34. 陳小弟，因腦瘤(brain tumor)接受手術，下列護理措施何者錯誤？(A)抬高床尾，增加腦部組織灌流　(B)監測生命徵象及意識狀況　(C)觀察傷口紅、腫、熱、痛現象　(D)教導避免用力咳嗽或解便　　　　　　　　　　　　　　　　　　（107專高二）

35. 阿明，1歲，因罹患急性淋巴性白血病正接受誘導期化學治療。因發燒而追蹤抽血檢查，白血球100/mm^3，血色素7.6 g/dL，血小板為10,000/mm^3，下列護理措施何者正確？(A)依醫囑立即給予廣效性的預防性抗生素　(B)發燒時，可給予Aspirin藥物協助降溫　(C)鼓勵阿明沒發燒時可多活動，如走路及玩球　(D)仍可依其年齡施打水痘疫苗　　　　　　　　　　　　　　　（108專高一）

　　解析) (B)避免給予Aspirin等易致出血的藥物；(C)化療期間應避免到人多的公共場所，以免感染；(D)水痘疫苗為活性減毒疫苗，罹患白血病或淋巴瘤病人應避免施打。

36. 疼痛控制為照護兒癌病童之一大挑戰，有關疼痛的評估及處置，下列敘述何者正確？(A)若兒童沒有主訴疼痛，表示沒有疼痛　(B)病童主訴疼痛時再給止痛藥，可減少止痛藥物副作用　(C)可運用轉移注意力的方式（如看卡通），緩解疼痛　(D)在給予止痛藥物時，應以針劑止痛藥為優先考量　　　　　　（108專高二）

37. 小鋼，7歲，罹患威廉氏腫瘤(Wilms tumor)第三期，即將接受腎臟切除術。下列敘述何者正確？(A)屬無觸痛感之良性腫瘤　(B)術前可按摩病童腹部，減輕腫脹不適　(C)第三期腫瘤局限於腎臟及周邊組織，以腎臟切除手術即可完全根除　(D)需監測腎功能、血壓及輸出入量　　　　　　　　　　　　　　　（108專高二）

解答：　33.D　34.A　35.A　36.C　37.D

解析 (A)是起源於腎臟的快速成長的惡性腫瘤；(B)術前應盡量避免觸診病童腹部，以避免破裂；(C)第三期腫瘤已侵犯腎臟外組織、鄰近的淋巴結、腹膜，手術無法完全切除。

38. 有關兒童白血病的敘述，下列何者正確？(A)兒童最常發生的是慢性骨髓性白血病　(B)急性淋巴球性白血病好發於2~6歲兒童　(C)發病年齡與白血病的預後無關　(D)兒童白血病的確診檢查為腰椎穿刺　　　　　　　　　　　　　　　　　　　（109專高一）

    解析 (A)兒童最常發生的是急性淋巴性白血病；(C)發病年齡小於1歲者預後較差，2~10發病者預後較佳；(D)確診檢查為胸骨或腸骨嵴的骨髓檢查。

39. 有關威廉氏腫瘤(Wilms tumor)之可能出現的臨床表徵，下列何者錯誤？(A)疼痛　(B)低血壓　(C)貧血　(D)疲倦　　（109專高一）

    解析 臨床表徵有腹部無痛腫塊、腹痛、高血壓、血尿、貧血、疲倦等。

40. 9歲的小君，診斷白血病(leukemia)，目前接受化學治療，其血液檢驗數值嗜中性白血球計數為800/mm^3，有關護理措施，下列敘述何者不適當？(A)接觸病童前後都要洗手　(B)禁止施打活性疫苗　(C)發燒時使用肛門塞劑來退燒　(D)飲食遵守低微生物餐的原則　　　　　　　　　　　　　　　　　　　　　　（109專高二）

    解析 禁用塞劑以免皮膚完整性受損。

41. 小明3歲，罹患急性淋巴性白血病，有關接受誘導期化學治療的敘述，下列何者錯誤？(A)相較於6個月或是12歲罹病的病童，小明有較佳的預後　(B) allopurinol是用來預防腫瘤溶血症候群的藥物　(C)中樞神經系統和睪丸是急性淋巴性白血病最常復發的地方　(D) MTX、Ara-C、hydrocortisone 用來預防中樞神經系統復發　　　　　　　　　　　　　　　　　　　　　　　　　（109專高二）

    解析 allopurinol可用於預防尿酸新合成。

解答：　38.B　39.B　40.C　41.B

42. 小美5歲，出現發燒、臉色蒼白、虛弱、肚子痛，經醫師確診為神經母細胞瘤第三期，下列敘述何者最不適當？(A)小美腫瘤已經出現轉移，因此無法完全切除腫瘤　(B)小美的症狀會依腫瘤位置而出現不同的疾病進展　(C)可以推測小美已經轉移至骨髓、骨骼、肝臟等處　(D)如果腫瘤轉移至眼睛，小美會有上眼瞼下垂症狀　　　　　　　　　　　　　　　　(109專高二)

解析 第三期特徵為腫瘤已跨過身體中線，無法完全切除，兩側局部淋巴結可能已受侵犯。轉移部位於肝臟、皮膚及骨髓等處，為第4S期。

43. 癌症病童接受治療期間，有關疫苗接種之敘述，下列何者最不適當？(A)可以接種流行性感冒疫苗　(B)可以口服小兒沙賓疫苗(C)不可以接觸水痘病人　(D)不可以接觸麻疹病人　(109專高二)

解析 化療期間不可接種活性疫苗，如卡介苗(BCG)、小兒麻痺口服沙賓疫苗(OPV)、水痘疫苗、日本腦炎疫苗等。

44. 有關兒童腫瘤好發部位的敘述，下列何者錯誤？(A)骨肉瘤(osteosarcoma)最常發生於肱骨(humerus)　(B)最常見的原發性腦瘤是膠質瘤(glioma)　(C)神經母細胞瘤(neuroblastoma)最常發生在腎髓質　(D)威廉氏腫瘤(Wilm's tumor)是發生於腎臟的惡性腫瘤　　　　　　　　　　　　　　　　　　　(110專高一)

解析 骨肉瘤好發於遠端股骨。

45. 小明，3歲，罹患神經母細胞瘤，進行第一次化學治療需要裝置人工血管，有關人工血管的敘述，下列何者不適當？(A) Port-A植入需要由外科醫師於手術室完成　(B) PICC可由特別訓練護理師執行導管插入　(C) Port-A每個月需要沖洗一次10 mL（含Heparine 100 U/mL）生理食鹽水　(D) PICC是最適合小明化學治療期間，長期給藥的方式　　　　　　　　　　　(110專高二)

解析 PICC較適宜短期使用。

解答：　42.C　43.B　44.A　45.D

46. 化學治療期間血液檢查結果，絕對嗜中性白血球(absolute neutrophil count, ANC)數目為320/mm³，依據檢查結果，下列護理指導何者較適當？(A)教導個案ANC是確立白血病緩解與否的指標　(B)教導個案ANC的正常值會隨著年齡不同而改變　(C)教導個案注意預防感染，需採保護性隔離措施　(D)教導個案可能出現自發性出血，需要限制活動　　　　　　　　　　（110專高二）

解析 絕對嗜中性白血球＜500/mm³需採保護性隔離。

47. 小名，14歲，因左膝尖銳性疼痛、腫脹入院，醫師診斷為骨肉瘤(osteosarcoma)並進行截肢手術，下列護理措施何者不適當？(A)觀察殘肢是否有出血、滲液或發炎　(B)評估幻肢痛，視需要使用藥物和神經阻斷法改善疼痛　(C)截肢術後立即以彈性繃帶固定殘肢，以預防攣縮　(D)截肢術後立即裝置永久性義肢，以減輕殘肢水腫　　　　　　　　　　　　　　　　（110專高二）

解析 截肢術後約6週可裝置永久性義肢。

48. 小勇，10歲，罹患急性淋巴性白血病，目前接受化學治療中，有關其護理措施之敘述，下列何者錯誤？(A) L-asparaginase會引起血糖過高，需要監測血糖　(B) Prednisolone 會增加感染機會，需採保護性隔離　(C) Vincristine需監測手腳麻刺感和便祕的現象　(D) Mycostatin指導於飯後使用，預防革蘭氏陽性菌感染

（112專高一）

解析 給予Mycostatin是為預防口腔發生黴菌感染。

49. 罹患癌症之嬰幼兒，需要接受骨髓穿刺檢查，最常選擇的部位為何？(A)胸骨　(B)股骨　(C)脛骨　(D)腰椎　　　　　（112專高一）

解析 骨髓穿刺檢查於嬰幼兒大多抽取近側脛骨及後側腸骨嵴；較大兒童則採後側腸骨嵴或胸骨及股骨部分。

解答：　　46.C　　47.D　　48.D　　49.C

50. 小強，13歲大，罹患骨肉瘤(Osteosarcoma)，經歷化學治療與手術治療後，癌細胞仍轉移到肺部。當小強在生命末期時，護理師可評估到的生理變化，下列敘述何者正確？(A)呼吸呈現深快的庫斯莫爾氏呼吸(Kussmaul's respiration)　(B)周邊循環增加，使得四肢末梢脈搏變強　(C)括約肌控制降低，造成大小便失禁　(D)痛覺變遲鈍，視力最後消失　　　　　　　　　　　（112專高二）

解析 (A)為糖尿病酮酸中毒現象；(B)周邊循環減少，脈搏變弱；(D)聽力最後消失。

51. 小美，5歲，罹患白血病，正處於引導緩解期，對於此階段的護理照護指導，下列敘述何者錯誤？(A)監測小美的血球計數，接觸前後需要洗手，執行侵入性治療嚴守無菌原則　(B)依醫囑注射顆粒球生成因子，提高小美的嗜中性白血球數，提升防禦能力　(C)此階段會採取密集和積極的治療，主要透過人工血管進行化學治療　(D)若接受脊髓腔內(intrathecal)注射化學藥物後，需鼓勵立即下床活動避免血栓產生　　　　　　　　　（112專高二）

52. 初診斷為急性淋巴性白血病童有發生腫瘤溶解症候群(Tumor Lysis Syndrome)之危機，下列敘述何者錯誤？(A)監測血液尿酸值　(B)針對常見代謝性異常給與相關處置　(C)限制水分攝取　(D)給與allopurinol　　　　　　　　　　　　　　（112專高二）

解析 (C)應經常補充水分。

53. 小芳，17歲，即將準備接受造血幹細胞移植，下列敘述何者錯誤？(A)移植前高劑量的化學治療是要破壞骨髓及癌細胞，使植入的幹細胞有生長空間　(B)急性移植體對抗宿主疾病(GVHD)可能在幹細胞移植後4~6個月之間出現　(C)移植過程需採保護性隔離並觀察有無副作用　(D)使用Hickman輸注幹細胞後，約需14~28天才會開始造血　　　　　　　　　　　　（112專高二）

解析 (B)發生在移植後100天內。

解答：　50.C　51.D　52.C　53.B

54. 有關威爾姆氏腫瘤(Wilms tumor)起源於下列哪個器官或系統？
(A)骨骼　(B)血液　(C)腎臟　(D)腦　　　　　　　　　　（112專高三）

55. 小恩，12歲，接受化學治療出現掉髮，顯得悶悶不樂，不願離開病房與他人互動。有關其護理措施，下列敘述何者錯誤？(A)告知小恩掉髮是必然的副作用，且不可逆　(B)鼓勵小恩表達對掉髮的想法及感受　(C)與小恩共同討論使用頭巾、假髮等遮蓋掉髮　(D)介紹與小恩年齡相仿之病友，分享掉髮經驗　（112專高三）

56. 有關兒童顱內壓增高的臨床表徵及處置，下列敘述何者錯誤？(A)早上起床後發生頭痛及噴射狀嘔吐　(B)會出現呼吸不規則，心搏過緩，血壓升高的Cushing' striad現象　(C)顱內壓大於15mmHg時，即稱為顱內壓增高　(D)給與全速靜脈輸注Mannitol
解析 (D) Mannitol必須緩慢滴注。　　　　　　　　　　（112專高三）

57. 小紅，12歲，罹患急性骨髓性白血病，治療後復發，目前處於疾病末期，她向父母發脾氣說：「為什麼生病的人是我，都是你們沒有把我照顧好！」，下列照護措施何者最適合？(A)仔細傾聽其話語，鼓勵小紅表達內心的需要　(B)鼓勵接受目前的治療措施，降低治療造成的疼痛　(C)鼓勵與同儕聯繫，讓其有歸屬感，並轉移焦點　(D)說明父母與醫療團隊已經盡最大努力協助治療　　　　　　　　　　　　　　　　　　　　　（113專高一）

58. 小華，6個月，罹患兒童癌症，目前接受化學治療且須治療半年以上，則小華可以接種下列何種疫苗？(A)四合一疫苗(Tdap-IPV) (B)水痘疫苗　(C)輪狀病毒疫苗　(D)麻疹腮腺炎德國麻疹混合疫苗　　　　　　　　　　　　　　　　　　　　　　（113專高一）
解析 (A)為非細胞性百日咳及不活化小兒麻痺混合疫苗；(B)(C)(D)為活性疫苗。

解答：　54.C　55.A　56.D　57.A　58.A

題│庫│練│習 ⊕ **113 ─年─ 第二次專技高考**

1. 1歲3個月的幼兒通常可通過動作發展之項目，下列敘述何者較適
   當？(A)能踏動三輪車　(B)可單腳跳躍　(C)可獨自行走　(D)會
   堆疊九塊積木
   解析 12~18個月尚於學習走路階段。

2. 陳小妹在媽媽的麵店玩耍，不小心撞到端著熱湯的媽媽，左手臂
   被燙傷，燙傷部分表皮皮膚微紅且出現水泡，當下立即處理何者
   最適當？(A)趕快帶陳小妹去沖冷水至少沖15~30分鐘　(B)立即
   去冰箱拿冰塊做局部冰敷　(C)給予燙傷藥膏塗抹傷口　(D)用無
   菌針頭將燒傷水泡戳破
   解析 燙傷發生時要立刻「沖脫泡蓋送」，首先以大量流動冷水降溫。

3. 有關自閉症(autistic disorder)兒童的照護，下列敘述何者最適當？
   (A)喜歡身體接觸的感覺，多擁抱可增進人際互動　(B)隨時調整
   生活常規，培養適應能力　(C)設計變化多端的環境，增加感官
   刺激　(D)隨時維持安全的環境，防範意外或自我傷害
   解析 (A)若病童不願有身體接觸，盡量減少擁抱；(B)生活常規有變動
   時應提前說明，以免引發焦慮；(C)應盡量避免過度視聽刺激。

4. 奇奇，2歲，因為住院而出現分離焦慮，為了協助奇奇宣洩負向
   情緒，下列何種治療性遊戲較合適？(A)木槌敲紙箱　(B)使用布
   偶進行戲劇性遊戲　(C)把玩聽診器　(D)玩扮家家酒
   解析 1~3歲間分離焦慮最為明顯，可允許兒童藉由遊戲表現反抗的感
   覺。

5. 張小妹，1歲，因發燒入院，護理師欲進行生命徵象測量，有關
   生命徵象測量相關護理，下列何者最適切？(A)壓脈帶的寬度應
   覆蓋過測量肢體長度的1/2　(B)觀察腹部起伏測量10秒鐘，並乘
   以六　(C)於左鎖骨中線第三~四肋間測量心尖脈　(D)耳溫測量
   時，應將耳朵向上向後拉

解答： 1.C　　2.A　　3.D　　4.A　　5.C

解析 (A)壓脈帶寬度應蓋過2/3的上臂；(B)應測量完整1分鐘；(D)應由向下向後拉。

6. 有關厭食症的敘述，下列何者錯誤？(A)好發於青少年期，女性多　(B)厭食症的女性易造成經血過多，經期過短的問題　(C)病童對身體形象知覺錯誤現象　(D)運用認知行為治療及心理治療等，修正病童不良飲食行為

解析 (B)厭食症會造成無月經。

7. 有關新生兒身體評估結果，下列何者需進一步追蹤評估？(A)出生身長45~55公分　(B)出生頭圍40~42公分　(C)新生兒兩眼瞳孔間距3.5~4公分　(D)視力範圍20公分（8英吋）以內

解析 (B)頭圍正常範圍約33~37公分。

8. 劉小弟，30週又2天早產兒，於新生兒加護病房接受治療，強化親子依附關係的行為，下列敘述何者較適當？(A)說明醫療團隊專業能力很強，雙親可放心　(B)避免回答雙親對使用醫療儀器的疑問　(C)劉小弟病情穩定時，鼓勵雙親參與照顧　(D)嚴格遵守訪客規定，限制雙親探視以預防感染

9. 有關早產兒常發生的問題，下列敘述何者錯誤？(A)腦室內出血是因腦室周圍原生質(germinal matrix)部位血管較脆弱易破裂所導致　(B)視網膜病變是因血氧過低或過高，使不成熟的視網膜血管收縮導致缺血　(C)壞死性腸炎的主因是腸胃道生理結構與消化功能不成熟　(D)呼吸窘迫症候群是因缺乏表面張力素造成肺擴張不全

解析 (C)主因是新生兒周產期窒息缺氧，造成消化道缺血壞死。

10. 有關病童死亡時，支持其家人哀傷的護理措施，下列敘述何者較為適當？(A)避免手足探訪，以免擔心害怕　(B)提醒家庭成員勿表達自己的感情，避免彼此煩惱　(C)營造讓病童的家人有時間與其獨處　(D)強調痛苦的悲傷情緒，通常持續不到一年

11. 有關高膽紅素血症新生兒的護理措施，下列何者最適當？(A)可即早餵食，使膽紅素正常排泄　(B)應每4小時翻身一次，以增加照光的持續效果　(C)照光時光源距離皮膚最佳的距離為30~45公分　(D)出現黃疸時，立即暫停哺餵母乳

解析 (B)每2小時翻身一次，照光時間依膽紅素下降的狀況而定；(C)燈光與嬰兒距離為50~75 cm；(D)母乳性黃疸極少引起嚴重病情，不需停餵母乳。

12. 有關日本腦炎的症狀與處置，下列敘述何者錯誤？(A)傳播媒介為三斑家蚊為主　(B)黃昏時刻避免至戶外，以防病媒蚊叮咬　(C)預防感染需要隔離病患的血液和分泌物　(D)前驅期會出現頭痛、倦怠的症狀

解析 (C)預防方式應減少蚊蟲孳生的環境。

13. 為病童執行抽吸(suction)技術時，下列護理處置何者最適當？(A)新生兒宜先抽鼻腔再抽口腔　(B)抽吸前將生理食鹽水滴入氣管內管　(C)嬰幼兒抽痰壓力應在110~120 mmHg　(D)早產兒抽吸時間宜在6~8秒

解析 (A) 1個月以下新生兒應先抽口腔再鼻腔；(B)此舉將使病童血氧飽和度降低，增加院內感染機率；(C)嬰幼兒約80~100 mmHg。

14. 有關細菌性肺炎(bacterial pneumonia)敘述，下列何者正確？(A)傳染性高，須採呼吸道隔離　(B)聽診出現哮鳴音(stridor)　(C)痰液量多且黏稠　(D)體溫正常或輕微上升

解析 (A)傳染性較低；(B)有咳嗽，無哮鳴音；(D)體溫≧39℃。

15. 小光，3個月大，診斷為法洛氏四重畸形，在矯正手術前，依醫囑給與prostaglandin E1 (PGE1)的理由，下列敘述何者正確？(A)使動脈導管維持開放，增加主動脈的血量　(B)使動脈導管維持開放，增加肺動脈的血量　(C)使動脈導管儘早關閉，減少肺動脈的壓力　(D)使動脈導管儘早關閉，減少主動脈的壓力

16. 下列何者為急性淋巴性白血病最有效之鑑別診斷？(A)血液檢查　(B)骨髓抽吸檢查　(C)淋巴組織切片檢查　(D)腦脊髓液檢查

解答：　11.A　12.C　13.D　14.C　15.B　16.B

17. 有關扁桃腺切除(tonsillectomy)術後飲食之護理指導，下列敘述何者適當？(A)可喝西瓜汁或番茄汁　(B)可喝檸檬汁或柳橙汁　(C)可吃布丁或冰淇淋　(D)可喝無糖綠茶及咖啡

　　解析 採冰涼流質飲食、避免酸性飲料刺激傷口。

18. 小琪，女嬰，新生兒篩檢診斷為先天性腎上腺增生症(congenital adrenal hyperplasia, CAH)，護理師提供給小琪父母的護理指導，下列敘述何者最不適當？(A)教導父母觀察小琪有無脫水情形　(B)若小琪合併醛固酮不足，應減少飲食的鹽分　(C)確實監測小琪的身高和體重的變化　(D)需要按時讓小琪服用皮質醇(cortisone)

　　解析 (B)病童因醛固酮不足，常在出生2 週內發生低血鈉等症狀。

19. 有關白血病病童接受化學治療期間，依醫囑注射Rasburicase 及Allopurinol 的目的，下列敘述何者正確？(A)預防卡氏肺囊蟲肺炎　(B)預防腫瘤溶解症候群造成高尿酸血症　(C)預防中樞神經系統白血病的復發　(D)治療念珠菌感染引起的鵝口瘡

20. 有關病童放置鼻胃管之護理照護，下列敘述何者較適當？(A)鼻胃管插入長度為由鼻尖至耳垂之直線距離　(B)測試放置正確與否，可將鼻胃管末端浸入水中需出現氣泡　(C)鼻胃管灌食的總量，不需考慮殘餘量　(D)管灌結束後宜採右側半坐臥或坐姿，頭部抬高30度

　　解析 (A)長度由鼻尖至耳垂，連至劍突的距離；(B)將鼻胃管末端放入水中，觀察有無空氣冒出；(C)胃內殘餘的食物量，若存有上次的10%左右，可繼續灌食。

21. 王小美，5歲，罹患巨結腸症(megacolon)，進行腸道無神經節部位切除，有關術後之護理措施與指導，下列敘述何者錯誤？(A)定時評估其疼痛型態，必要時依醫囑給與止痛劑　(B)教導並協助定時翻身，以預防肺炎或肺部擴張不全　(C)術後觀察肛門狹窄及糞便失禁合併症　(D)提供高纖飲食以促進早期排便

解答：　17.C　18.B　19.B　20.D　21.D

22. 有關疫苗接種對象的敘述，下列何者最適當？(A)兒癌病童化療期間不宜接種水痘疫苗　(B)體重2,000公克以上之新生兒，可接種卡介苗　(C)靜脈注射免疫球蛋白的兒童需間隔4週後才能接種疫苗　(D)活性疫苗可接種於後天免疫缺乏症候群兒童

解析 (B) 2,500公克以下新生兒不可接種；(C)母體HBsAg(+)新生兒出生後24小時內注射B 型肝炎免疫球蛋白及B型肝炎疫苗；(D)禁止接種活性病毒疫苗。

23. 小妍，14歲，被診斷為脊柱側彎(scoliosis)，有關疾病特性和臨床表徵，下列敘述何者錯誤？(A)彎腰時，雙側背部呈現明顯的突峰　(B)站立時二邊肩膀高度不一　(C)可用Cobb氏量角法評估脊柱側彎的嚴重度　(D)骨盆傾斜

解析 (A)彎腰時一邊背部呈現明顯的突峰。

24. 有關嬰幼兒呼吸系統解剖生理特徵，下列何者正確？(A)嬰幼兒肺泡數量較少，胸廓較小，因此年齡越小呼吸速率越慢　(B)嬰幼兒的氣管較成人短，分叉處較高，比成人較易造成吸入性肺炎　(C)耳咽管較成人短、窄、呈垂直，細菌易進入耳咽管，引發中耳炎　(D)嬰幼兒肋骨位置較成人呈垂直，胸肋骨支持穩定性較小，採胸式呼吸

25. 有關癲癇兒童接受生酮飲食療法，下列敘述何者正確？(A)提供高脂肪、高蛋白及低醣飲食　(B)需要增加液體攝取，有助於酮的生成　(C)酮(ketones)可製造較多的穩定性神經傳導物質，具有鎮定效果　(D)多數用於抗癲癇藥物治療效果良好的兒童

解析 (A)以高脂肪為主；(B)前2天需限制液體攝取；(D)用於藥物反應不佳的病童。

解答：　　22.A　　23.A　　24.B　　25.C

New Wun Ching Developmental Publishing Co., Ltd.
New Age · New Choice · The Best Selected Educational Publications—NEW WCDP

新文京開發出版股份有限公司

NEW
WCDP

新世紀・新視野・新文京 ─ 精選教科書・考試用書・專業參考書